동의보감 한방약초 도감

동의보감 한방약초 도감

초판인쇄 | 2021년 11월 12일
초판발행 | 2021년 11월 19일

지 은 이 | 박종철
펴 낸 이 | 고명흠
펴 낸 곳 | 푸른행복

출판등록 | 2010년 1월 22일 제312-2010-000007호
주   소 | 경기도 고양시 덕양구 통일로 140(동산동)
           삼송테크노밸리 B동 329호
전   화 | (02)356-8402 / FAX (02)356-8404
E-MAIL | bhappylove@daum.net
홈페이지 | www.munyei.com

ISBN 979-11-5637-290-5 (93510)

ⓒ 박종철, 2021
※ 이 책의 내용을 저작권자의 허락없이 복제, 복사, 인용, 무단전재하는 행위는 법으로 금지되어 있습니다.
※ 잘못된 책은 바꾸어 드리겠습니다.

- 동의보감 효능　　● 한방 효능, 약효 해설　　● 한방 작용부위, 약용법

동의보감 한방약초 도감

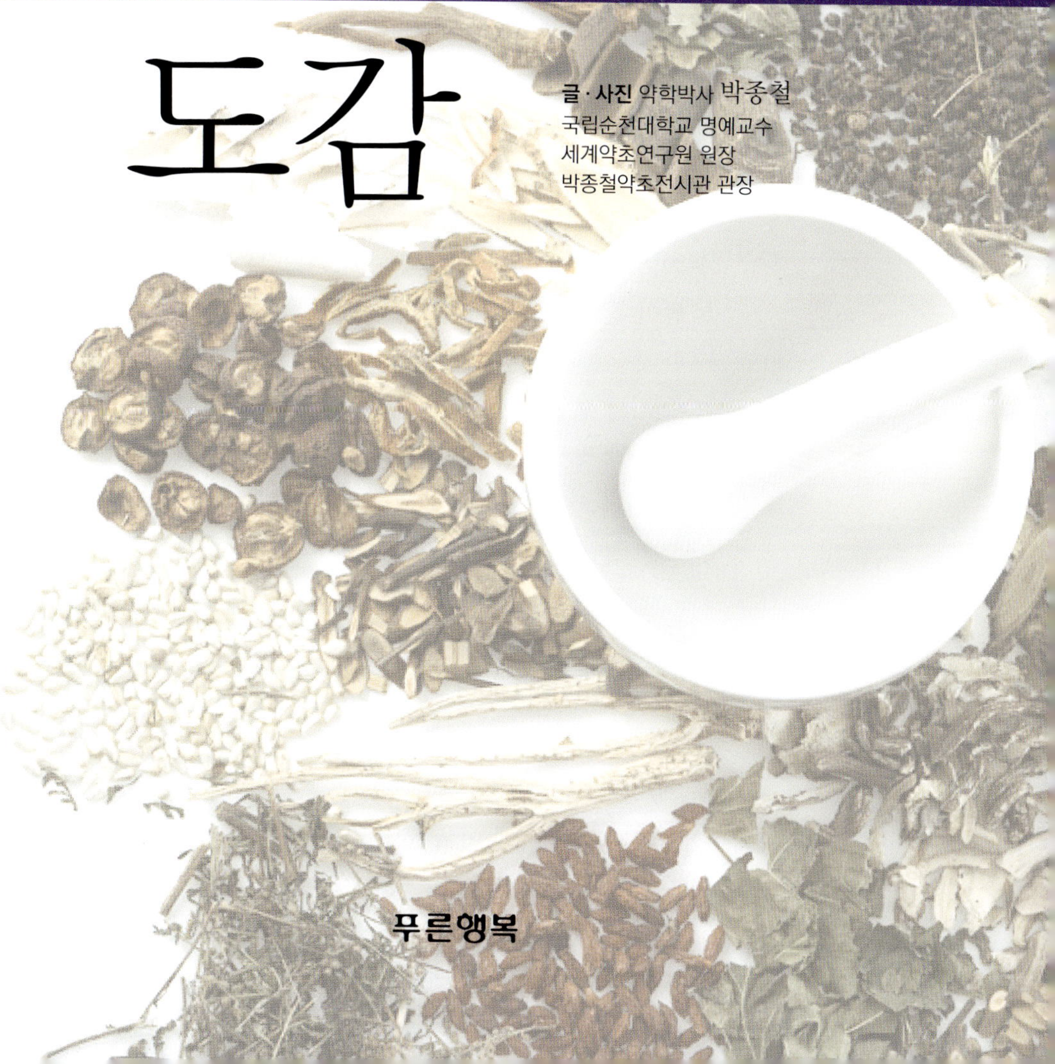

글·사진 약학박사 박종철
국립순천대학교 명예교수
세계약초연구원 원장
박종철약초전시관 관장

푸른행복

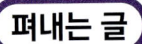

동의보감의 병들지 않고 건강하며 오래 살게 하는 한방약초

'27살부터 먹기 시작하면 360살까지 살 수 있고 만약 64살부터 먹기 시작하면 500살까지 살게 된다. 원기를 보하여 늙은이를 젊어지게 하고 모든 허손증(虛損證)을 보하며 온갖 병을 낫게 한다. 또한 정신이 좋아지고 오장이 충실해지며 흰머리가 다시 검어지고 빠진 이가 다시 나오며 걸음걸이가 뛰는 말과 같이 빨라진다. 하루에 두세 번 먹으면 종일토록 배고프거나 목이 마르는 일이 없다. 이 약의 효과는 이루 다 말할 수 없다.' 이는 《동의보감》에 기록된 경옥고(瓊玉膏)의 효능이다.

'원기를 보충해서 늙은이를 젊어지게 하고 온갖 병을 낫게 한다', '오랫동안 먹으면 몸이 가벼워지고 오래 살게 되며 얼굴이 젊은이와 같이 된다', '이 약을 반 달만 먹으면 성기능이 세지고 한 달을 계속 먹으면 얼굴이 젊은이와 같아지고 눈은 10리를 능히 볼 수 있다'.

이 같은 약이 있을까? 모두 《동의보감》에 쓰여진 한약처방의 약효다. 이처럼 병들지 않고 건강하게 오래 살 수 있는 한약이 《동의보감》에 소개되어 있다. 500살까지 살 수 있다는 등 비현실적인 내용도 있지만 장수할 수 있고 몸이 가뿐해진다는 점은 우리 모두의 관심을 끄는 것이기에 이 부분이 기술되어 있는 《동의보감》속의 무병장수 약초를 소개한다.

한약처방은 경옥고(瓊玉膏), 삼정환(三精丸), 연년익수불로단(延年益壽不老丹), 하령만수단(遐齡萬壽丹), 연령고본단(延齡固本丹), 반룡환(斑龍丸), 인삼고본환(人蔘固本丸)이다.

병들지 않고 건강하며 오래 살게 하는 약초는 감국(감국의 꽃), 검인(가시연꽃의 씨), 괴각(회화나무의 열매), 구기자(구기자나무의 열매), 만청자(순무의 씨), 백수오[큰조롱(은조롱)의 덩이뿌리], 백출(삽주의 뿌리줄기), 복령(복령의 균핵), 상심자(뽕나무의 열매), 생지황(지황의 신선한 뿌리), 석창포(석창포의 뿌리줄기), 송지(송진), 연자육(연꽃의 씨), 오가피(오갈피나무의 뿌리껍질 및 줄기껍질), 천문동(천문동의 덩이뿌리), 측백엽(측백나무의 잎), 토사자(갯실새삼의 씨), 해송자(잣나무의 씨), 황정(층층갈고리둥굴레의 뿌리줄기), 흑지마(참깨의 씨)이다. 이 책에서는 한약처방을 제외한 무병장수의 약초를 소개한다.

2부에는《동의보감》과 우리나라 식품의약품안전처의 의약품 공정서에 함께 수록된 55종의 건강약초 그리고 3부에서는 157종의《동의보감》약초도 함께 정리했다. 2부의 약초는《동의보감》뿐 아니라

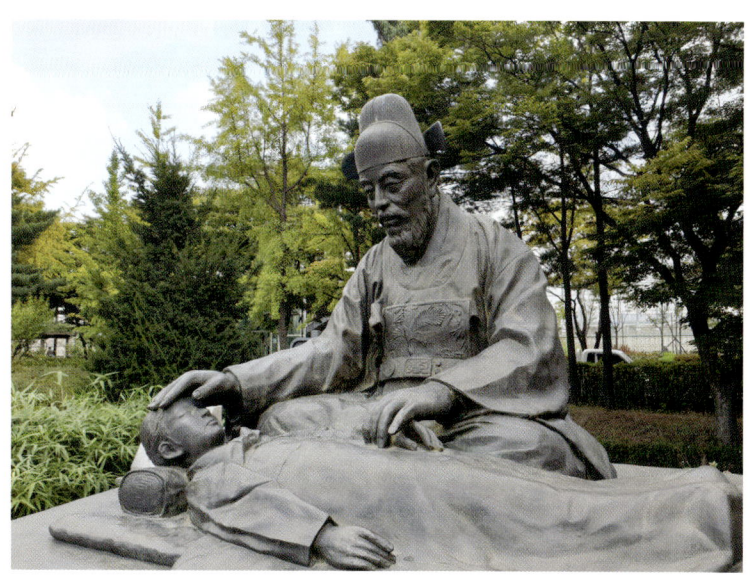

▶ 서울시 강서구 허준 근린공원 내에 있는 허준 동상

우리나라 식약처의 의약품 공정서에도 공통적으로 수재된 중요한 약용식물들이다. 의약품 공정서는 국가 또는 국가가 공인한 기관 등에서 제정한 의약품에 대한 품질 규격서인 약전(藥典)으로 우리나라에서는 《대한민국약전(KP)》과 《대한민국약전외한약(생약)규격집(KHP)》의 두 종이 이에 해당된다.

저자가 세계 각국에서 직접 촬영한 풍부한 약초 사진과 《동의보감》의 효능, 약효 해설 등을 담은 이 책이 건강에 관심 많은 분들은 물론 약초 분야를 공부하는 학부생과 대학원생을 포함한 과학자들에게도 곁에 두고 가까이 지낼 수 있는 길잡이가 되었으면 한다.

책 발간에 큰 도움을 주신 한국한의학연구원 최고야 책임연구원께 고마운 마음을 전한다. 원고 정리에 수고해준 순천대 남민우 졸업생과 출판을 승낙해주시고 모든 호의를 베풀어주신 도서출판 푸른행복 여러분께 감사드린다.

저자의 개인 사무실과 전시관인 '세계약초연구원'과 '박종철약초전시관' 두 곳을 마련해주신 죽암그룹 김종욱 회장님께 깊은 감사의 말씀을 드린다. 본서의 저술과 저자 교정 작업은 세계약초연구원에서 이루어졌음을 밝힌다.

세계약초연구원에서

박종철

국립순천대학교 명예교수
세계약초연구원 원장
박종철약초전시관 관장

일러두기

1. 본서는 《동의보감》 속의 무병장수 약초, 우리나라 공정서(KP, KHP)와 《동의보감》에 공통적으로 수재된 건강약초 그리고 《동의보감》 탕액편의 약초를 찾아 정리한 것이다.

2. 책에 수록된 모든 사진은 저자가 국내·외 현지에서 직접 촬영한 사진이다. 촬영지인 나라명은 괄호 속에 표기했으나 한국, 중국, 일본의 경우는 기재하지 않았다. 단 주요한 식물은 중국, 일본의 장소를 표기했다. 일부 사진은 기증자 및 출판사로부터 제공받아 사용했다.

3. 《동의보감》 원본은 남산당에서 발행한 《원본동의보감》을 활용했으며 원본 아래에 해당 약재가 수록된 페이지를 기록했다. 《원본동의보감》은 《동의보감》의 '세갑술중동 내의원교정 완영중간(歲甲戌仲冬 內醫院校正 完營重刊) 영인본'이다. 이는 갑술년(1814년) 음력 11월에 내의원 교정본을 전라감영(監營, 조선 시대에 관찰사가 직무를 보던 관아)에서 거듭 펴냈다는 의미이다.

4. '기원식물 해설'에서 인용한 〈한약정보연구회지〉의 주 저자는 한국한의학연구원 최고야 책임연구원이다.

5. '북한의 효능'은 《북한약전》 내용을 그대로 옮긴 것이며 우리나라 한글 맞춤법에 부합하지 않더라도 고치지 않고 그대로 실었다. 단, 우리나라에서 잘 쓰이지 않는 생소한 용어는 괄호 안에 설명했다.

6. 저자가 국내·외에 발표한 학술논문의 약리작용을 '약효 해설' 항에 기재했다.

감사의 글

약초의 귀한 사진을 제공해주시거나 한약 및 약초의 사진 촬영에 도움 주신 분들의 성함을 아래에 기록해 둡니다. 대단히 감사합니다.

사진을 제공해주신 분(무순)
- **김태기** 국장: 만주자작나무 숲(p.273)
- **오성윤** 팀장(제주한의약연구원): 비자나무 열매(p.200)
- **이재선** 과장(신구대 식물원): 가시연꽃 꽃(p.21)

약초 분류 및 한방 자료 제공에 도움 주신 분(무순)
- **배기환** 명예교수(충남대 약대)
- **주영승** 명예교수(우석대 한의대)
- **최고야** 책임연구원(한국한의학연구원)
- **권동렬** 교수(원광대 약대)

사진 촬영에 도움 주신 분(무순)
- **주영승** 명예교수(우석대 한의대)
- **육창수** 명예교수(경희대 약대)
- **이영종** 명예교수, **서정범** 박사(가천대 한의대)
- **오명숙** 교수, **최진규** 박사(경희대 약대)
- **김진웅** 명예교수, **한상일** 선생님(서울대 약대 약초원)
- **이경희** 졸업생(순천대)

※ 괄호 안은 도움 주신 분들의 당시 소속 기관명입니다.

차례

펴내는 글 • 4
일러두기 | 감사의 글 • 7

제1부 무병장수 약초 약차

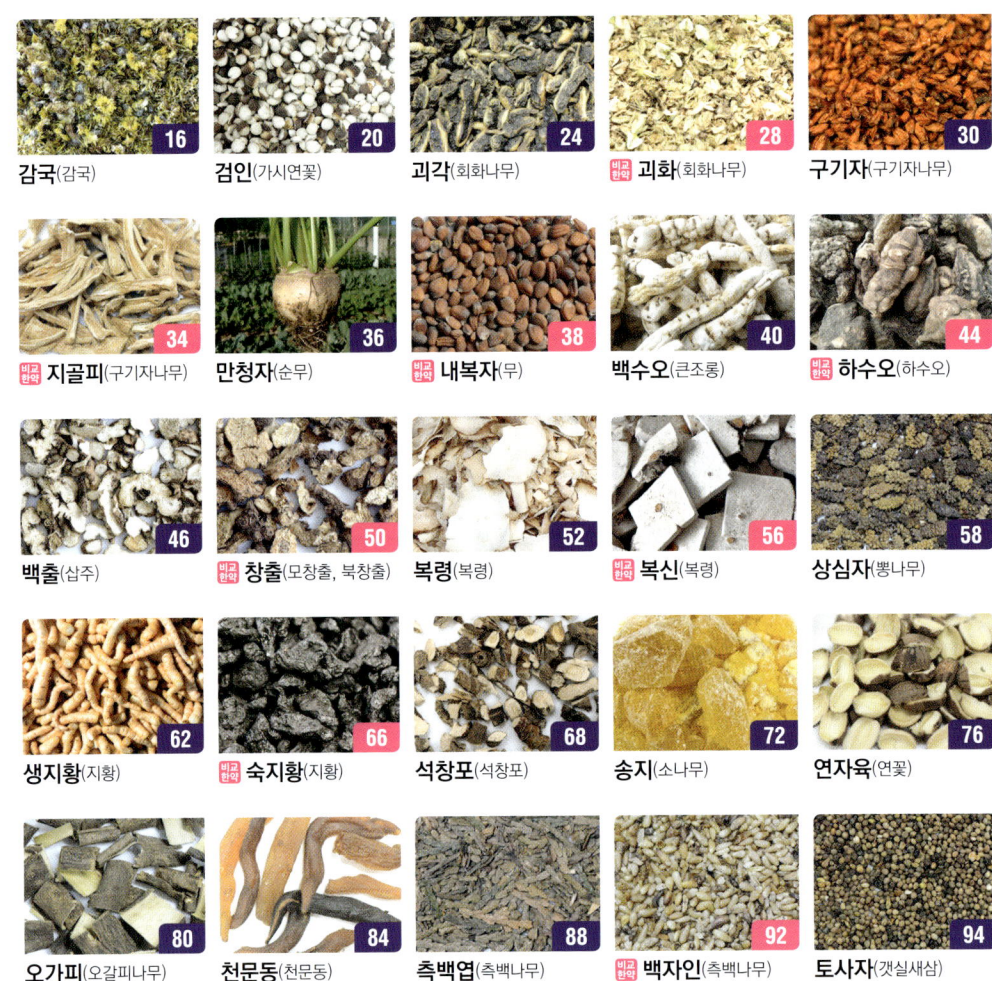

- 감국(감국) 16
- 검인(가시연꽃) 20
- 괴각(회화나무) 24
- 비교한약 괴화(회화나무) 28
- 구기자(구기자나무) 30
- 비교한약 지골피(구기자나무) 34
- 만청자(순무) 36
- 비교한약 내복자(무) 38
- 백수오(큰조롱) 40
- 비교한약 하수오(하수오) 44
- 백출(삽주) 46
- 비교한약 창출(모창출, 북창출) 50
- 복령(복령) 52
- 비교한약 복신(복령) 56
- 상심자(뽕나무) 58
- 생지황(지황) 62
- 비교한약 숙지황(지황) 66
- 석창포(석창포) 68
- 송지(소나무) 72
- 연자육(연꽃) 76
- 오가피(오갈피나무) 80
- 천문동(천문동) 84
- 측백엽(측백나무) 88
- 비교한약 백자인(측백나무) 92
- 토사자(갯실새삼) 94

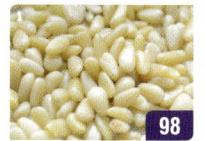
해송자(잣나무) 98

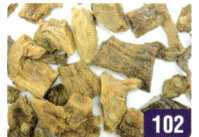
황정(층층갈고리둥굴레) 102

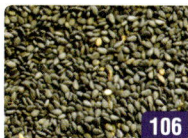
흑지마(참깨) 106

제2부 건강 약초와 약재

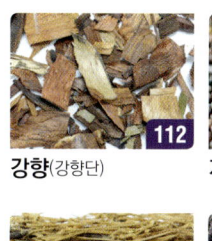
강향(강향단) 112

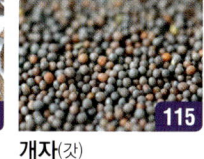
개자(갓) 115

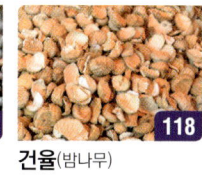
건율(밤나무) 118

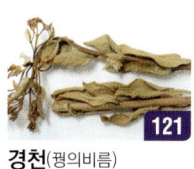
경천(꿩의비름) 121

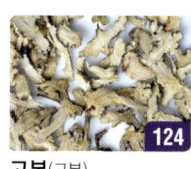
고본(고본) 124

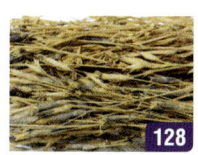
구맥(패랭이꽃) 128

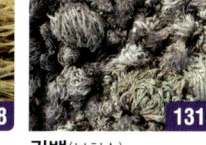
권백(부처손) 131

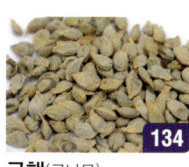
귤핵(귤나무) 134

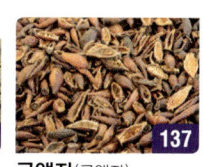
금앵자(금앵자) 137

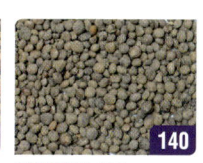
급성자(봉선화) 140

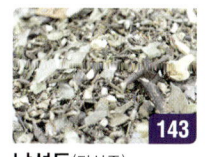
낙석등(마삭줄) 143

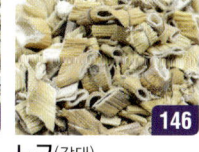
노근(갈대) 146

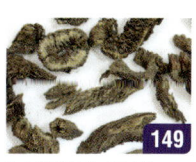
누로(뻐꾹채, 절굿대) 149

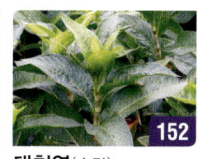
대청엽(숭람) 152

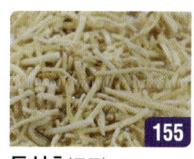
등심초(골풀) 155

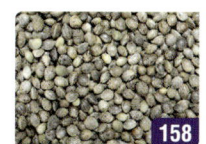
마인(삼) 158

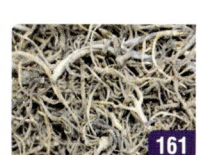
마치현(쇠비름) 161

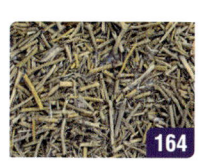
마황(초마황) 164

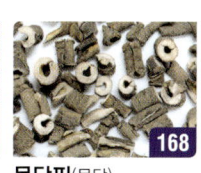
목단피(목단) 168

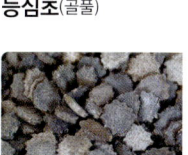
목별자(목별) 171

목적(속새) 174

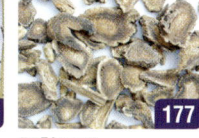
목향(목향) 177

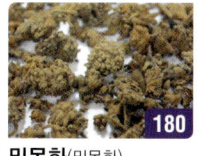
밀몽화(밀몽화) 180

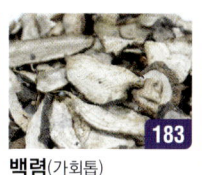
백렴(가회톱) 183

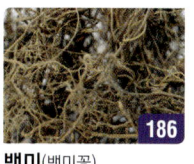
백미(백미꽃) 186

9

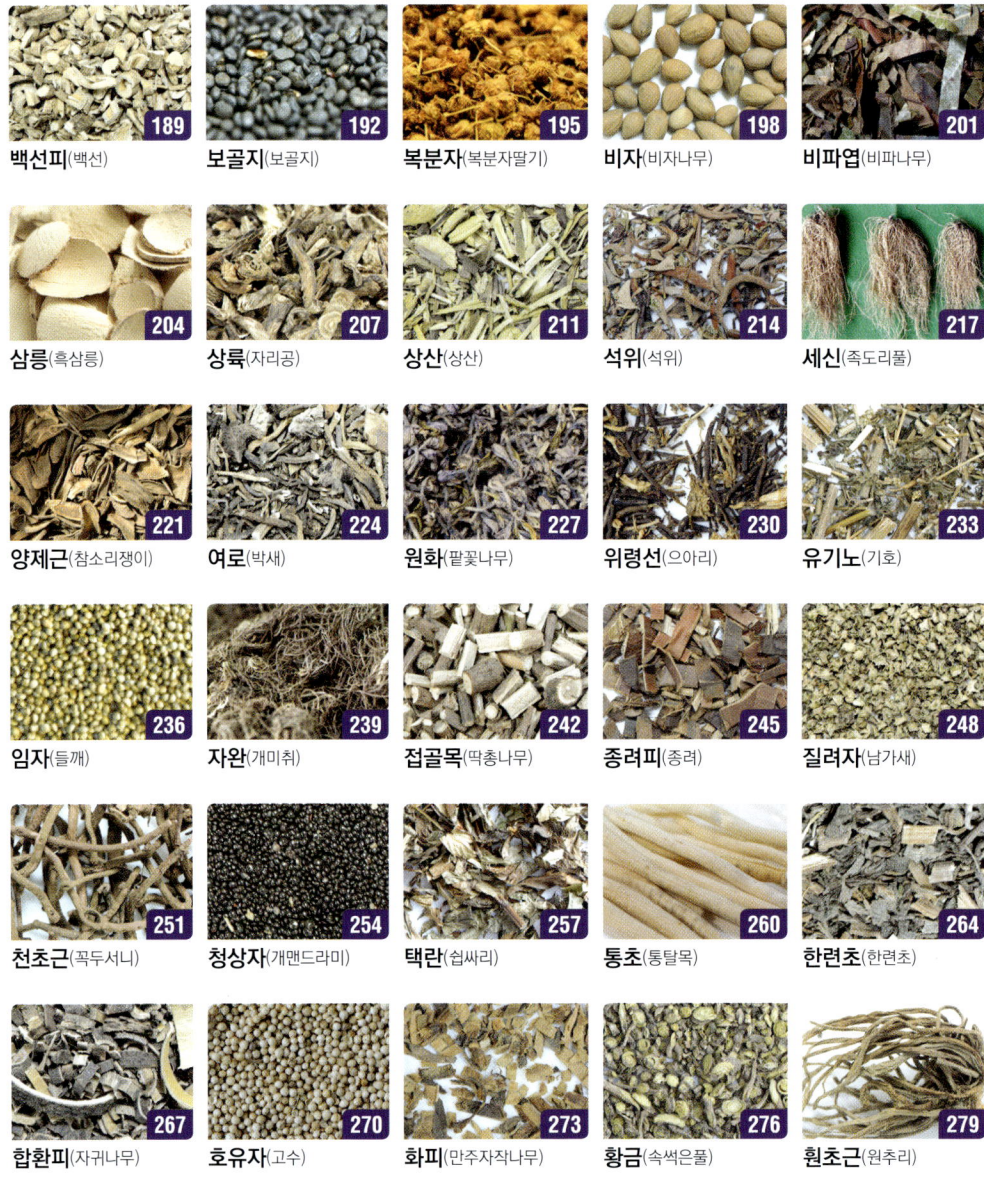

제3부 동의보감의 약초와 약재

가자 • 284	대산 • 298	산사자 • 312	연화 • 326	저근백피 • 341	행실 • 356
감초 • 284	대조 • 299	산수유 • 312	영실 • 327	적소두 • 342	행핵인 • 357
강황 • 285	대황 • 299	산조인 • 313	오매 • 327	정향 • 342	향유 • 357
건강 • 285	도실 • 300	상엽 • 314	오미자 • 328	제니 • 343	현호색 • 358
결명자 • 286	도핵인 • 300	상지 • 314	오수유 • 328	제채 • 344	형개 • 358
계피 • 286	도화 • 301	생강 • 315	와거 • 329	제채자 • 344	호과 • 359
고삼 • 287	두부 • 301	서과 • 315	완두 • 330	조각자 • 345	호과엽 • 359
고채 • 288	두충 • 301	석류 • 316	용규 • 330	조협 • 345	호도 • 360
과루근 • 288	마엽 • 302	석류각 • 316	용안 • 331	죽순 • 346	호초 • 360
과루실 • 289	마자 • 302	석류화 • 317	용안핵 • 331	즙채 • 346	호총 • 361
과루인 • 289	만형실 • 303	소방목 • 317	우슬 • 331	지실 • 347	홍시 • 361
과체 • 289	매실 • 304	소산 • 318	우엽 • 332	지유 • 347	홍촉규 • 362
곽향 • 290	맥문동 • 304	수근 • 318	우자 • 332	차전자 • 348	홍촉규엽 • 362
교맥 • 291	목과 • 305	숭채 • 319	욱리인 • 333	천마 • 348	홍촉규화 • 362
구채 • 291	무화과 • 305	숭채제 • 319	울금 • 334	첨과 • 349	황금 • 363
구채자 • 292	미후도 • 306	시호 • 320	위모 • 334	초 • 350	황기 • 363
궁궁 • 292	박하 • 306	신이 • 320	유자 • 335	초엽 • 350	황련 • 364
궐채 • 293	반하 • 307	아편 • 321	율자 • 335	촉초 • 350	황벽 • 364
궐채미 • 293	방풍 • 307	앵도 • 322	은행 • 336	총백 • 351	황촉규자 • 365
길경 • 293	백독과 • 308	앵속각 • 322	음양곽 • 336	출촉 • 352	황촉규화 • 366
녹두 • 294	백독과자 • 308	앵자속 • 323	의이인 • 337	지사 • 352	회향 • 366
단삼 • 295	백두옹 • 309	야자 • 323	인진호 • 337	택사 • 353	후박 • 367
당귀 • 295	백시 • 309	양하 • 324	자소 • 338	포도 • 354	
대계 • 296	변두 • 310	여지 • 324	자소자 • 339	하고초 • 354	
대두 • 296	변두엽 • 310	여지핵 • 325	자위 • 339	하엽 • 355	
대두황권 • 297	사간 • 310	연교 • 325	자초 • 340	합환피 • 355	
대맥 • 297	사삼 • 311	연실 • 326	작약 • 340	해동피 • 356	

참고문헌 • 368
찾아보기 • 370

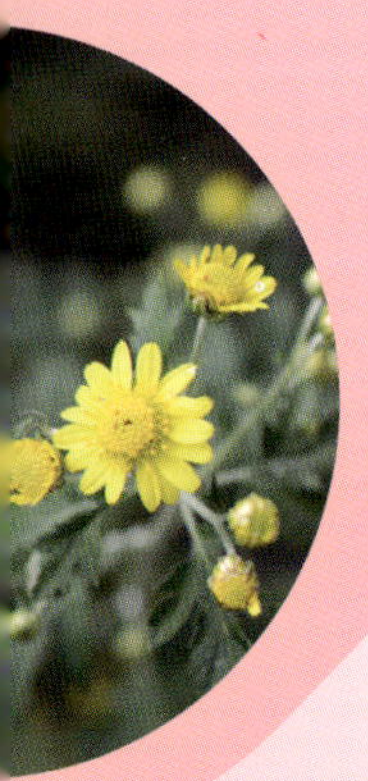

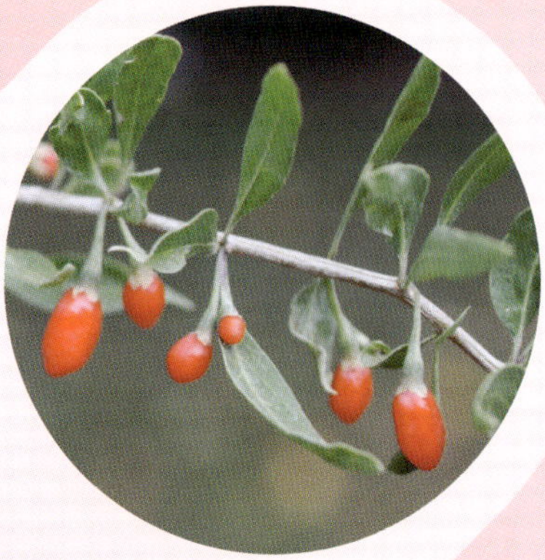

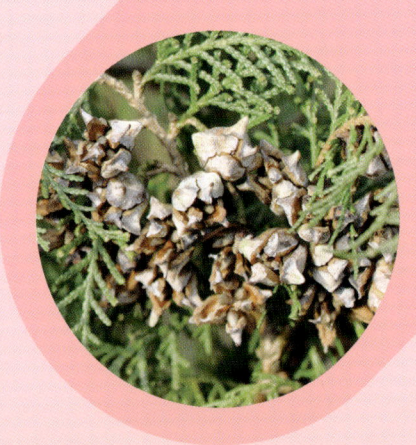
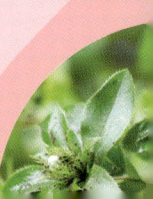

제1부 무병장수 약초 약차

감국 | 검인 | 괴각 | 괴화 | 구기자 | 지골피 | 만청자 | 내복자 | 백수오 | 하수오 | 백출 | 창출 | 복령 | 복신 | 상심자 | 생지황 | 숙지황 | 석창포 | 송지 | 연자육 | 오가피 | 천문동 | 측백엽 | 백자인 | 토사자 | 해송자 | 황정 | 흑지마

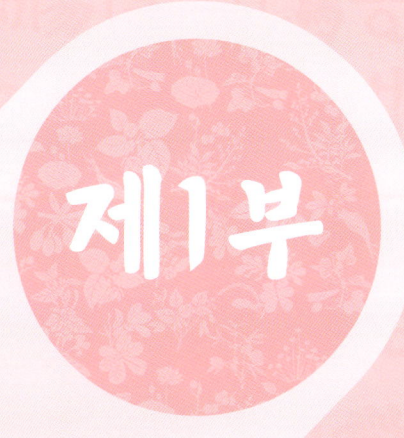
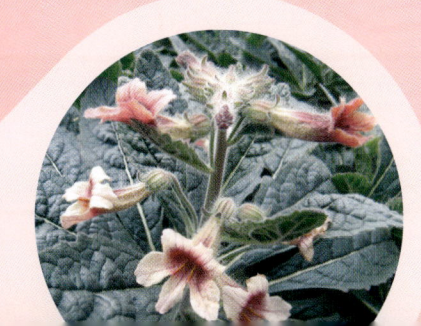
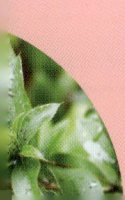

동의보감

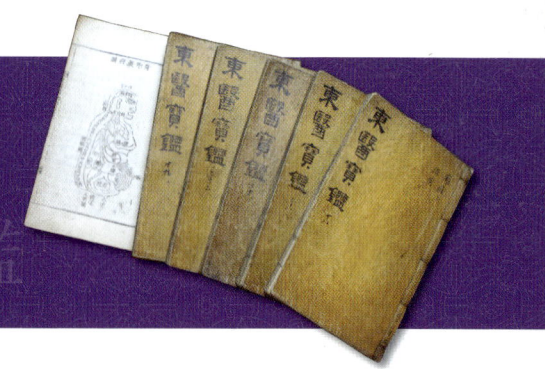

《동의보감》은 선조 29년(1596) 임금의 병과 건강을 돌보는 어의(御醫) 허준(1539~1615) 선생이 선조의 명을 받아서 중국과 우리나라의 의학 서적을 하나로 모아 편찬에 착수하여 광해군 2년(1610)에 완성하고 광해군 5년(1613)에 간행한 의학 서적이다.

이는 총 25권 25책으로 되어 있으며, 내의원에서 훈련도감의 개주갑인자(改鑄甲寅字) 목활자로 발간되었다. 《동의보감》은 우리나라에서 출간된 뒤 중국에서 25차례, 대만에서 3회, 일본에서 수차례 간행되어 주변 국가에도 많은 영향을 미쳤다. 현재까지 우리나라 최고의 한방 의서로 인정받고 있으며, 2009년에 유네스코 세계 기록 유산으로 지정되었다.

《동의보감》은 내경, 외형, 잡병, 탕액, 침구의 다섯 편으로 나뉘어 있다. 그중 한약과 관련된 분야는 〈탕액편〉이며, 약으로 쓰는 물 33종, 약으로 쓰는 흙 18종, 약으로 쓰는 곡식 74종, 인부 4종, 약으로 쓰는 새 107종, 약으로 쓰는 짐승 236종, 물고기 53종, 벌레 95종, 과일 91종, 채소 123종, 풀 266종, 나무 158종, 약으로 쓰는 구슬 4종, 약으로 쓰는 돌 55종 그리고 약으로 쓰는 쇠돌 33종 등 1,350종이 기술되어 있다. 약 이름 아래에 우리말 속명을 적고, 그 다음에 약성·약미·약독의 유무 및 약효와 채취시기 등에 관한 본초학적 지식을 간략하게 기록하였다.

《동의보감》의 〈내경편〉에는 병들지 않게 하며 건강하고 오래 살게 하는 약[養性延年藥餌], 즉 무병장수 약재가 수재되어 있다. 이 약재들은 대부분 오랫동안 먹으면 몸이 가뿐해지고 얼굴이 좋아지며 늙지 않고 배가 고프지 않는 약으로 소개하고 있다.

즉 감국(甘菊, 감국의 꽃), 검인(芡仁, 가시연꽃의 씨), 괴각(槐角, 회화나무의 열매), 구기자(枸杞子, 구기자나무의 열매), 만청자(蔓菁子, 순무의 씨), 백수오[白首烏, 큰조롱(은조롱)의 덩이뿌리], 백출(白朮, 삽주의 뿌리줄기), 복령(茯苓, 복령의 균핵), 상심자(桑椹子, 뽕나무의 열매), 생지황(生地黃, 지황의 신선한 뿌리), 석창포(石菖蒲, 석창포의 뿌리줄기), 송지(松脂, 송진), 연자육(蓮子肉, 연꽃의 씨), 오가피(五加皮, 오갈피나무의 뿌리껍질 및 줄기껍질), 천문동(天門冬, 천문동의 덩이뿌리), 측백엽(側柏葉, 측백나무의 잎), 토사자(兎絲子, 갯실새삼의 씨), 해송자(海松子, 잣나무의 씨), 황정(黃精, 층층갈고리둥굴레의 뿌리줄기), 흑지마(黑脂麻, 참깨의 씨)이다.

이 책에서는 이들 20종의 무병장수 약재를 정리하여 〈탕액편〉에 있는 효능과 함께 소개한다. 그리고 이들 약재의 약효도 사진과 함께 제시한다.

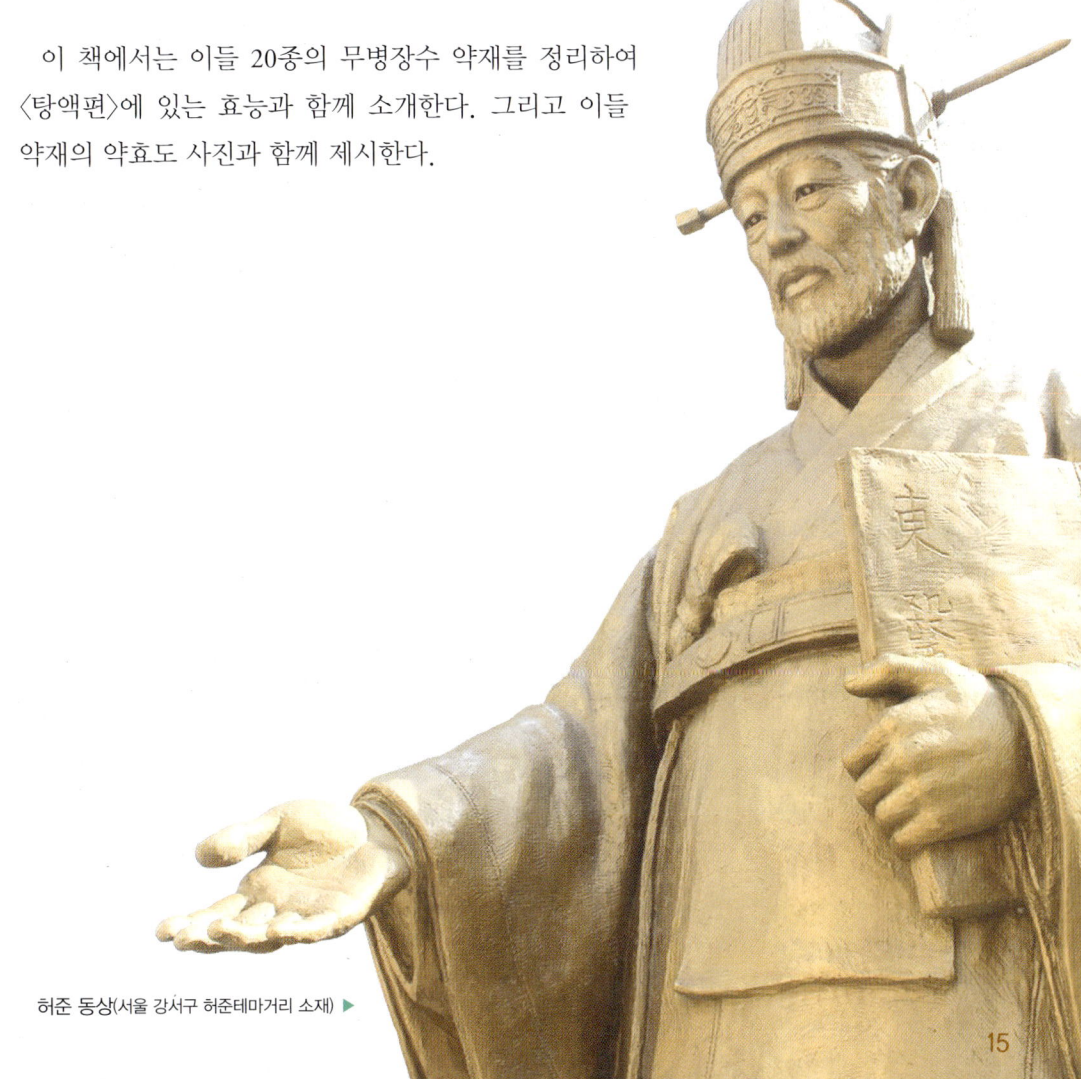

허준 동상(서울 강서구 허준테마거리 소재) ▶

동의보감 속 한글 이름 **강성황**

약재명 **감국** / **甘菊**
감국의 꽃

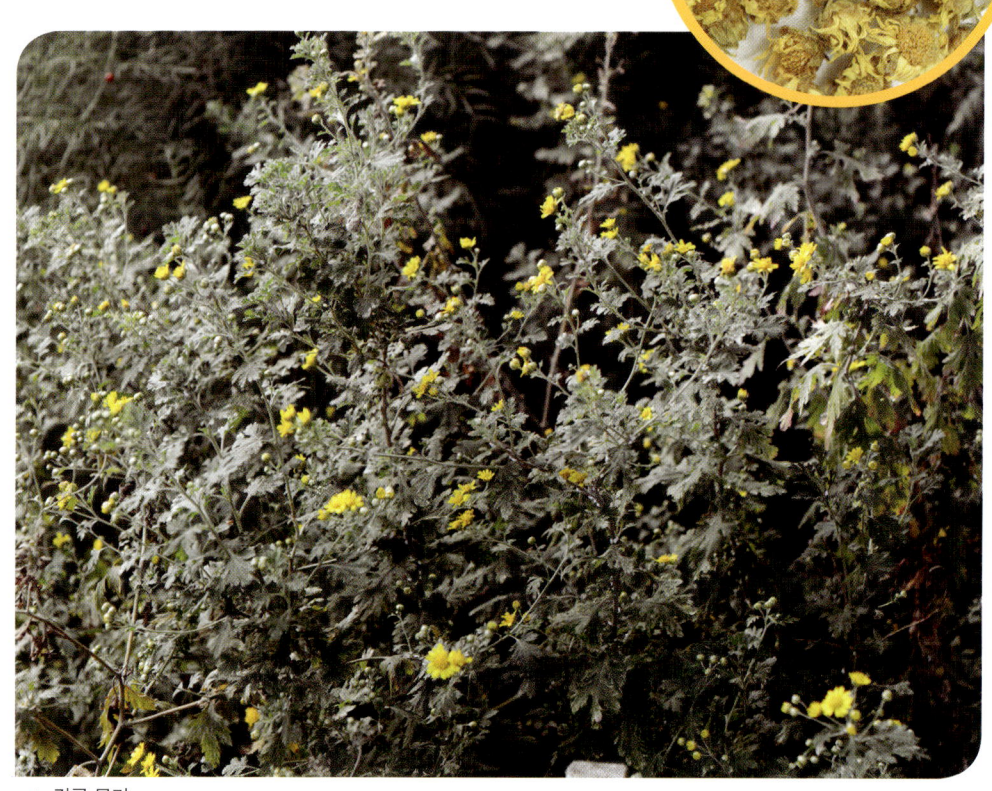

▲ 감국 무리

- **라틴생약명** : Chrysanthemi Indici Flos **이명 또는 영명** : 야국(野菊) **약초명 및 학명** : 감국 *Chrysanthemum indicum* Linné **과명** : 국화과(Compositae) **약용부위** : 꽃 **식약처 공정서 및 조선시대 의서 수재** : 《대한민국약전외한약(생약)규격집》(KHP), 《동의보감》 탕액편의 풀부, 《방약합편》의 습초편

> **식용 여부**
> 꽃, 전초가 《식품공전》의 '식품에 사용할 수 있는 원료' 항에 수재되어 있으므로 식품으로 사용 가능하다.

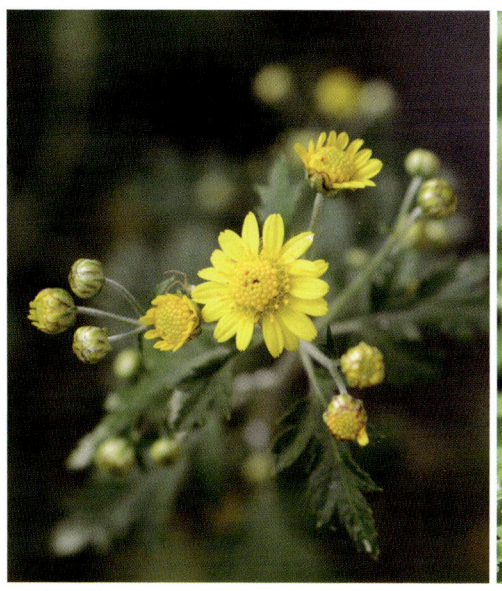
▲ 감국 꽃

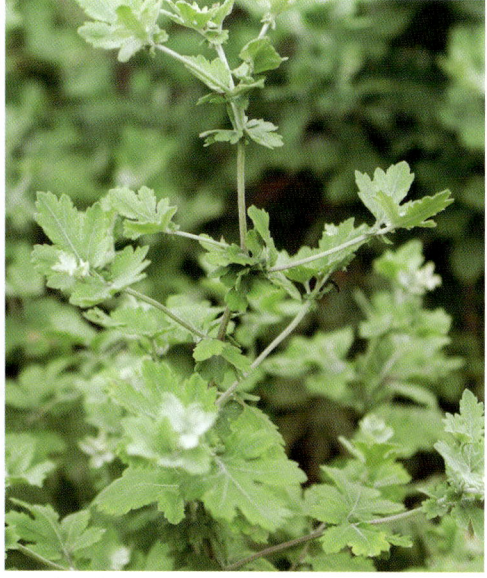
▲ 감국 잎

약재의 기원 약재 감국은 감국 *Chrysanthemum indicum* Linné(국화과 Compositae)의 꽃이다.

무병장수 약재, 감국화(甘菊花, 감국의 꽃)

몸을 가볍게 하고, 늙지 않고 오래 살게 한다. 싹, 잎, 뿌리, 꽃을 모두 먹는다. 그늘에 말린 후 찧어서 가루 내어 술과 함께 먹거나 꿀로 알약[丸]을 만들어 오랫동안 먹는다.[본초] ○ 감국화 술을 담그는 방법은 다음과 같다. 감국화, 생지황, 지골피 각 5되에 물 1섬(10말)을 넣고 5말이 될 때까지 달인 후 이 물에 찹쌀 5말을 넣고 다시 삶는다. 익으면 고운 누룩을 넣고 함께 섞은 후 항아리에 담는다. 술이 익으면 가라앉힌 후 그 윗물을 떠서 데워 마신다. 근골을 강하게 하고 골수를 보하며 수명을 늘린다. 흰 국화가 더욱 좋다.[입문]

甘菊花:輕身 耐老延年. 苗葉花 根 皆可服. 陰乾 搗末 酒調服. 或蜜丸久服.[本草] ○ 菊花酒方. 甘菊花 生地黃 枸杞根皮 各五升 水一石 煮取汁五斗. 糯米五斗 炊熟 入細麴 和勻 入瓮 候熟澄 清溫服 壯筋骨 補髓 延年益壽. 白菊花尤佳.[入門]

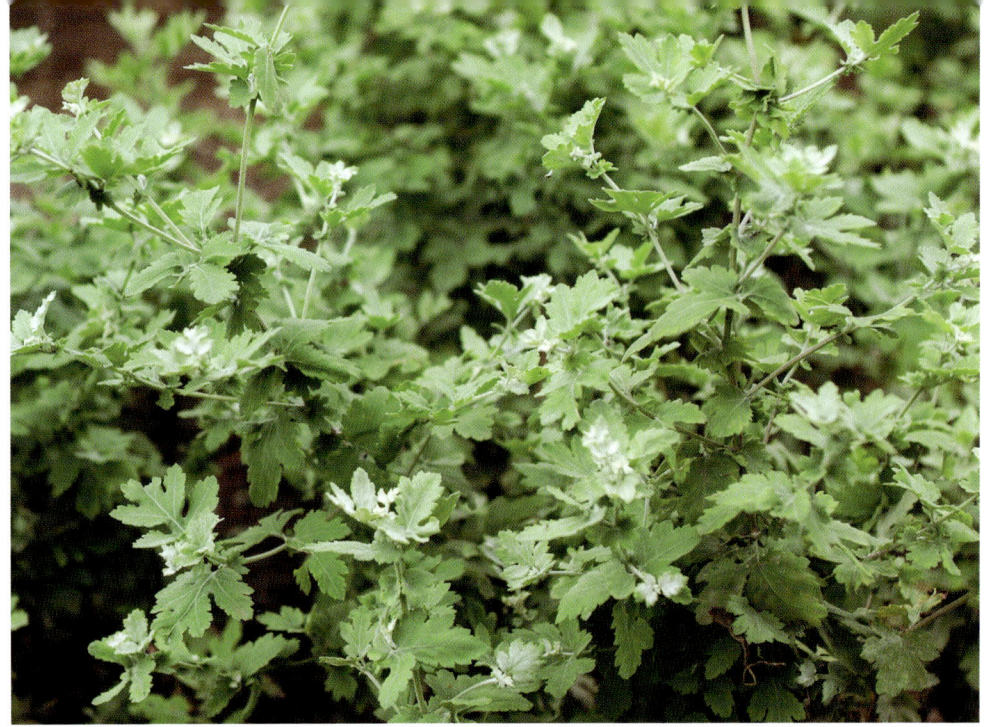
▲ 감국 지상부

동의보감 탕액편의 효능

감국화(甘菊花, 감국의 꽃)의 성질은 평(平)하고 맛이 달며[甘] 독이 없다. 위와 대소장(腸胃)을 편안하게 하고 오맥(五脈)을 좋게 하며 팔다리를 잘 놀리게 한다. 풍으로 어지럽고 머리가 아픈 데에 쓴다. 또 눈의 혈을 기르고[養目血] 눈물이 나는 것을 멈추며 머리와 눈을 맑게 한다. 팔다리를 잘 쓰지 못하고 마비되며 아픈 것을 치료한다. ○ 어느 곳에나 심는다. 국화의 종류는 매우 많다. 이 중에 꽃잎은 홑잎으로 꽃이 작고 노란색이며, 잎은 진한 녹색으로 작으며 얇고, 제철에 꽃이 피는 것이 진짜이다. ○ 단 것은 약에 쓰고 쓴 것은 쓰지 못한다. ○ 들국화는 의국(薏菊)이라고도 한다. 감국화는 달고 들국화는 쓰다. 감국화는 오래 살게 하고 들국화는 기운을 빠

【동의보감 탕액편의 원문】

甘菊花 강성황 : 性平 味甘 無毒. 安腸胃 利五脈 調四肢. 主風眩 頭痛. 養目血 止淚出 淸利頭目 療風濕痺. ○ 處處種之. 菊類甚 多 惟單葉 花小而黃 葉綠色深 小而薄 應候而開者 是眞也. ○ 甘者入藥 苦者不用. ○ 野菊爲 薏. 菊甘而薏苦. 甘菊延齡 野菊 瀉人. 花小氣烈莖靑者 爲野菊. ○ 正月採根 三月採葉 五月採莖 九月採花 十一月採實 皆陰乾用 之.[本草]

지게 한다. 꽃은 작으면서 향이 강하다. 줄기가 파란 것이 들국화이다. ○ 음력 1월에 뿌리를 캐며 3월에 잎을 따고 5월에 줄기를 벤다. 9월에 꽃을 따고 11월에 씨를 받는다. 그늘에서 말려 쓴다.[본초]

한방 약미(藥味)와 약성(藥性) 감국의 맛은 쓰고 매우며 성질은 약간 차다.

한방 작용부위(귀경, 歸經) 감국은 주로 간(肝), 심경(心經)에 들어가 작용한다.

약효 해설 눈이 충혈되면서 붓고 아픈 증상에 활용한다. 머리가 아프고 정신이 아찔아찔하며 어지러운 증상에 쓰인다. 열을 내리고 해독하는 효능이 있다. 혈압을 내리는 작용이 있다.

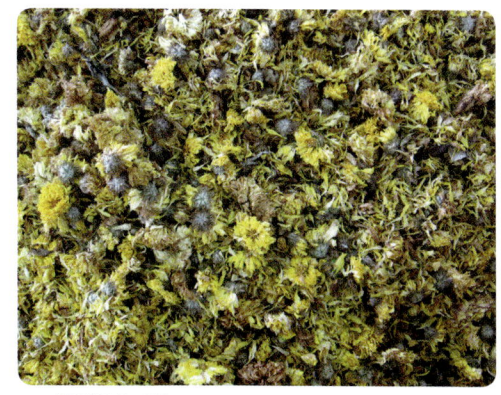
▲ 감국(약재, 전형)

약차만들기

감국茶

| 효능 | 청열해독, 혈압강하, 눈 충혈 제거 작용

1. 꽃 15g을 물 500mL에 넣고 중불에서 10분 정도 끓인다.
2. 꿀이나 설탕을 조금 타서 마시면 좋다.

동의보감 속 한글 이름 **거시년밤**

약재명 **검인** / 芡仁

가시연꽃의 씨

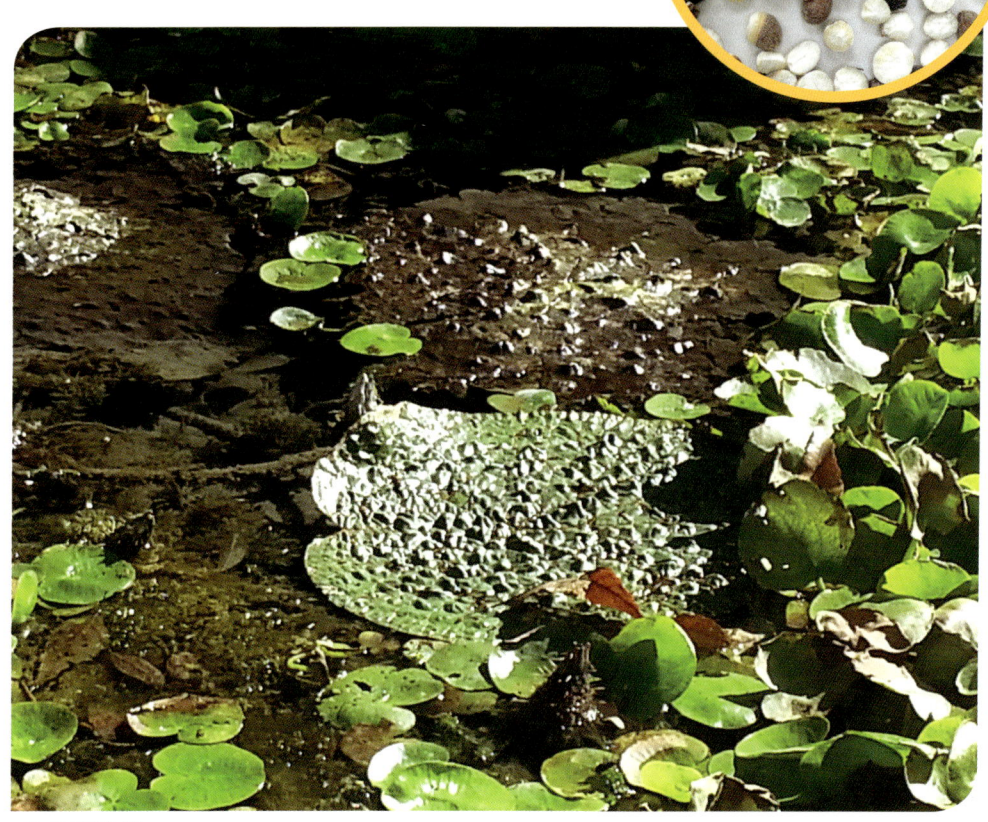

▲ 가시연꽃 잎

- **라틴생약명 :** Euryales Semen
- **이명 또는 영명 :** Euryale Seed
- **약초명 및 학명 :** 가시연꽃 *Euryale ferox* Salisbury
- **과명 :** 수련과(Nymphaeaceae)
- **약용부위 :** 잘 익은 씨
- **식약처 공정서 및 조선시대 의서 수재 :** 《대한민국약전》(KP), 《동의보감》 탕액편의 과일부, 《방약합편》의 수과(水果)편

식용 여부

가시연꽃의 열매와 씨는 《식품공전》의 '식품에 사용할 수 있는 원료' 항에 수재되어 있으므로 식품으로 사용 가능하다.

> **약재의 기원**   약재 검인은 가시연꽃 *Euryale ferox* Salisbury(수련과 Nymphaeaceae)의 잘 익은 씨이다.

> **무병장수 약재, 검인**(芡仁, 가시연꽃의 씨)

바로 계두실(雞頭實)이다. 오래 복용하면 몸이 가벼워지고 배고프지 않으며, 늙지 않아서 신선이 된다. 《선방(仙方)》에는 이것과 연밥[蓮實]을 섞어 먹는 것이 가장 좋다고 했는데, 가루 내어 먹어도 아주 묘한 효과가 있다. 오래 살게 하는 약이므로, 먹으면 수명이 늘어난다. ○ 가시연밥죽[芡仁粥]은 멥쌀 1홉과 계두실 가루 2홉으로 죽을 쑨 것이다. 빈속에 먹으면 정기(精氣)를 더하고 귀와 눈을 밝게 하며 늙지 않게 한다.[본초]

芡仁 : 卽雞頭實也. 久服 輕身 不飢 耐老神仙. 仙方取此 幷蓮實 合餌最佳. 作粉食之甚妙. 是長生之藥 服之延年. ○ 芡仁粥. 粳米一合 雞頭實末二合 煮粥. 空心服之 益精氣 聰利耳目 能駐年. [本草]

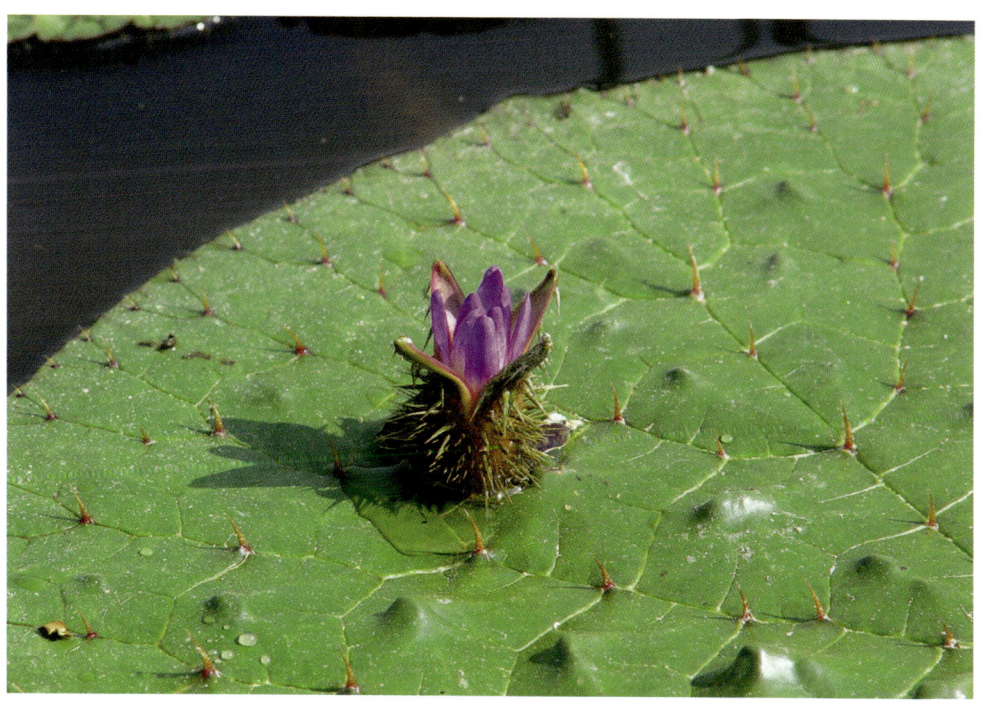

▲ 가시연꽃 꽃

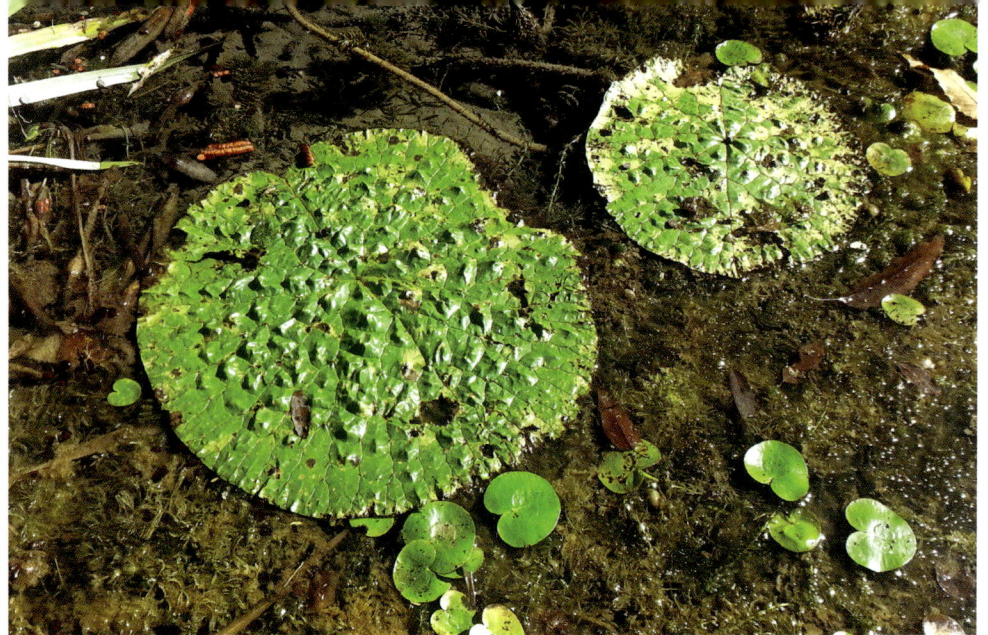
▲ 가시연꽃 잎

동의보감 탕액편의 효능

검인(芡仁, 가시연밥)의 성질은 평(平)하고 맛은 달며[甘] 독이 없다. 정기(精氣)를 보(補)하고 의지를 강하게 한다. 눈과 귀가 밝아지게 하고 오래 살게 한다. ○ 계두실(雞頭實)이라고도 하고 계옹(雞雍)이라고도 한다. 연못에 자란다. 잎은 연잎만 한데 주름지고 가시가 있다. 꽃이 주먹만 하면서 닭 머리와 비슷하다 하여 계두(雞頭)라고도 한다. 열매는 석류(石榴)와 비슷하다. 열매껍질은 검푸르고 살은 희다. 음력 8월에 열매를 따서 찐 후에 볕에 말리면 껍질이 벌어진다. 이것을 절구에 빻아 가루 내어 쓸 수 있는데 마름[菱]보다 사람에게 더 유익하다[益人勝菱]. [본초] ○ 검인은 부족한 정을 잘 보(補)하므로 수류황(水硫黃)이라고도 한다. [입문] ○ 가루 내어 금앵자를 볶아낸 즙으로 알약[丸]을 만든 것을 수륙단(水陸丹)이라고 한다. 정액이 새어 나가는 것을 막는다. [일용]

【동의보감 탕액편의 원문】

芡仁 거식년밤 : 性平 味甘 無毒. 益精氣 强志 令耳目聰明 延年. ○ 一名雞頭實 一名雞雍. 生水澤中. 葉大如荷 皺而有刺. 花子若拳大 形似雞頭 故以名之. 實若石榴 皮靑黑肉白. 八月採 蒸之 於烈日曬之 其皮卽開 亦可舂作粉. 益人勝菱. [本草] ○ 芡[音儉] 能補人之精欠少 謂之水硫黃. [入門] ○ 作粉 熬金櫻子汁作丸 名水陸丹 能秘精. [日用]

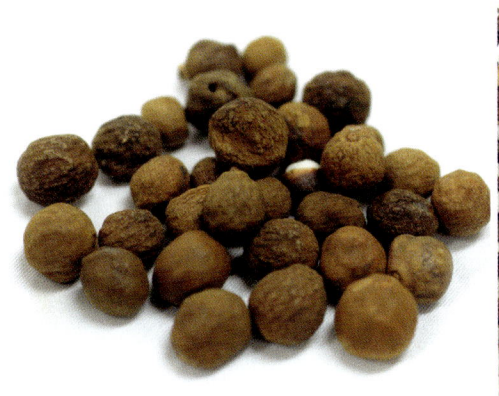
▲ 가시연꽃 씨(씨껍질 제거 전)

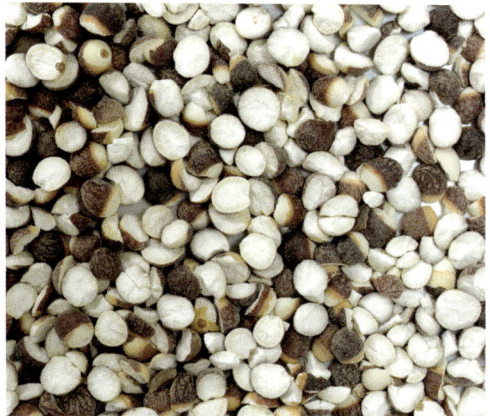
▲ 검인(약재, 반원형)

한방 약미(藥味)와 약성(藥性) 검인의 맛은 달고 떫으며 성질은 평(平)하다.

한방 작용부위(귀경, 歸經) 검인은 주로 비(脾), 신경(腎經)에 들어가 작용한다.

약효 해설 무의식중에 정액이 몸 밖으로 나오는 증상에 활용한다. 소변이 나오는 것을 참거나 가누지 못하여 흘리게 되는 증상에 쓰인다. 비(脾) 기능의 허약으로 인해 설사가 나는 것에 사용한다. 자궁에서 분비물이 나오는 증상을 낫게 한다.

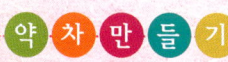

검인茶

| 효능 | 지사 작용, 소변을 참지 못하는 증상 개선, 유정(遺精) 및 대하(帶下) 치료, 총명하게 해주는 효능

1. 씨 30g을 물 1L에 넣고 센 불에 10분 정도 끓인다.
2. 중불에서 1시간 정도 우려낸다.
3. 감초 3~4조각(4~5g)이나 대추 3~4개를 넣어서 끓이면 좋은 맛을 낸다.
4. 또는 적당량을 죽과 밥으로 만들어 먹는다.

동의보감 속 한글 이름 **회화나모여름**

약재명 **괴각** / 槐角

회화나무의 열매

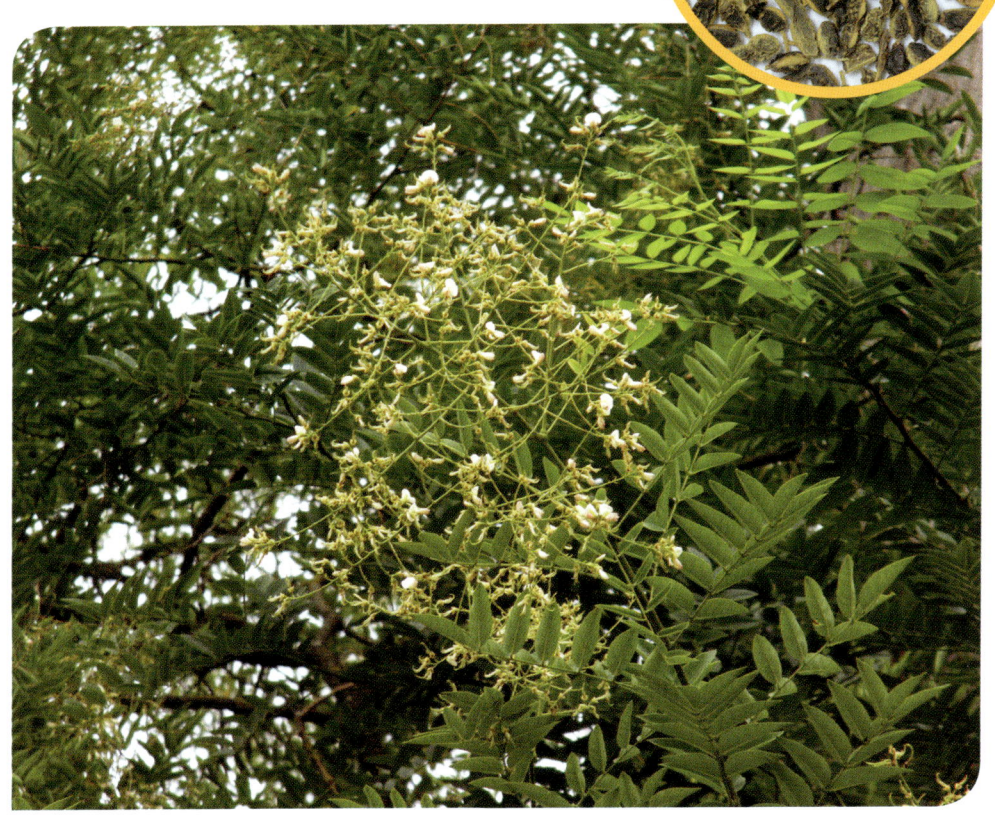

▲ 회화나무 꽃과 잎

■ **라틴생약명** : Sophorae Fructus   ■ **이명 또는 영명** : 괴실(槐實)   ■ **약초명 및 학명** : 회화나무 *Sophora japonica* Linné   ■ **과명** : 콩과(Leguminosae)   ■ **약용부위** : 잘 익은 열매   ■ **식약처 공정서 및 조선시대 의서 수재** : 《대한민국약전외한약(생약)규격집》(KHP), 《동의보감》 탕액편의 나무부

식용 여부
회화나무의 열매가 《식품공전》의 '식품에 제한적으로 사용할 수 있는 원료' 항에 수재되어 있으므로 식품으로 사용 가능하다.

약재의 기원 약재 괴각은 회화나무 *Sophora japonica* Linné(콩과 Leguminosae)의 잘 익은 열매이다.

무병장수 약재, 괴실(槐實, 회화나무의 열매)

오래 먹으면 눈이 밝아지고 머리와 수염이 검어지며 수명이 늘어난다. 회화나무는 허성(虛星)의 정(精)으로 음력 10월의 첫 사일(巳日)에 열매를 따서 먹는데, 모든 병을 고치고 오래 살게 한다.[본초] ○ 괴담환(槐膽丸)은 눈을 밝게 하고 머리를 검게 하며 치아를 튼튼하게 하고 수명을 늘린다. 음력 10월의 첫 사일(巳日)에 괴실을 따서 질항아리에 넣고 소금을 섞은 진흙으로 입구를 봉한다. 이것을 그늘진 담 밑에 3자 깊이로 묻었다가 섣달 초파일에 꺼내어 껍질을 벗긴 후 검은 씨를 소 쓸개[牛膽] 안에 넣고 높이 매달아 그늘에서 말린다. 다음 해 청명일에 꺼

> 槐實 : 久服 明目 黑鬚髮 延年. 槐者 虛星之精 十月上巳日 採子服之. 去百病長生.[本草] ○ 槐膽丸. 明目 黑髮 固齒 延年. 十月上巳日 採槐實 納陶缸中 封口鹽泥固濟 埋背陰墻下 掘三尺土中 至臘月初八日取出 去皮 取黑子 裝在牛膽內 高懸陰乾 至次年淸明日取出 每日 空心 白湯吞下一粒 二日二粒 漸加至十五粒 以後 每日減一粒 周而復始.[入門]

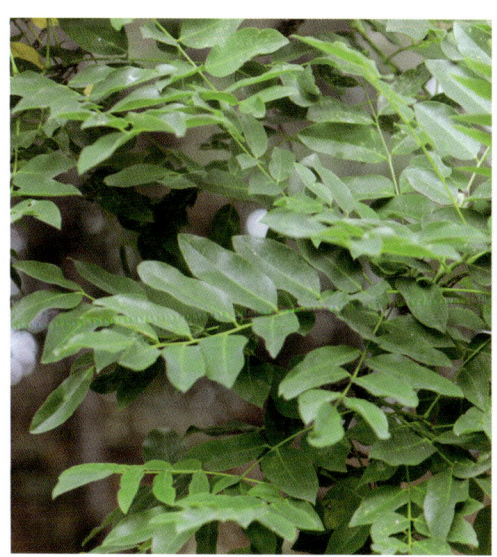

▲ 회화나무 잎

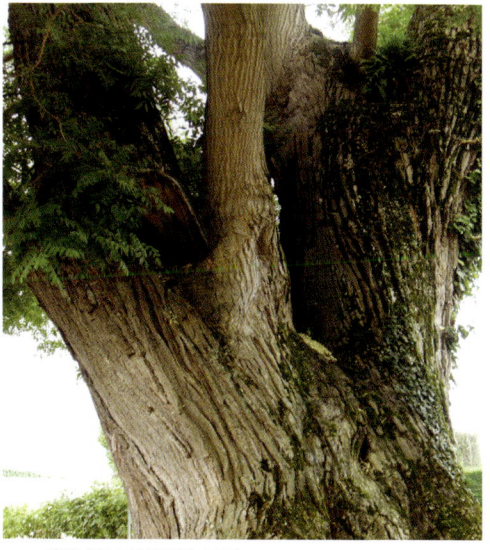

▲ 회화나무 나무껍질(프랑스)

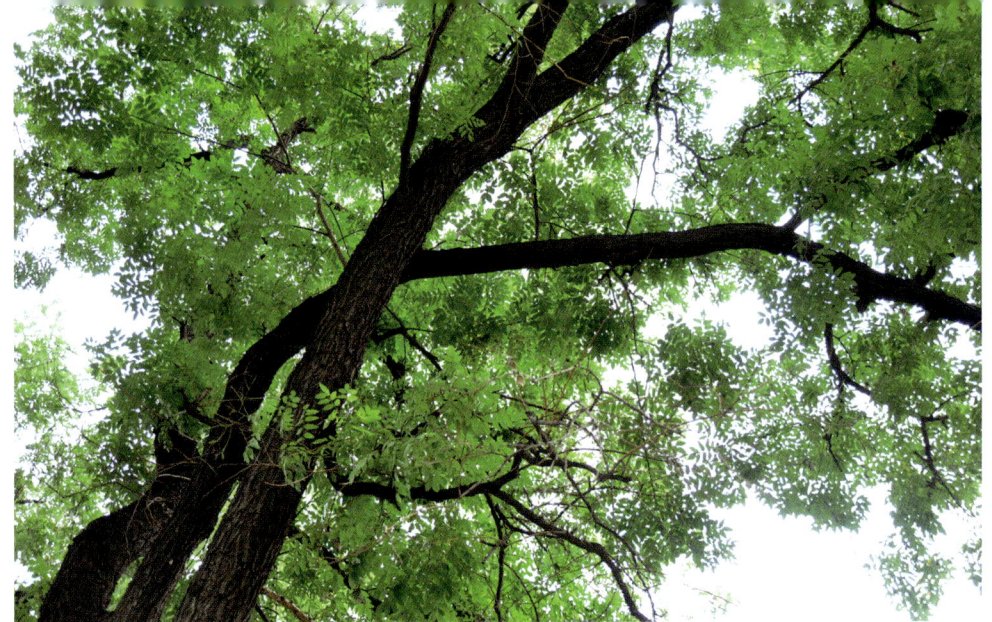

▲ 회화나무 나무모양

내어 매일 빈속에 끓인 물로 먹는데, 첫째 날은 1알을 삼키고, 둘째 날은 2알을 삼키며, 15알이 될 때까지 1알씩 양을 늘린다. 이후에는 매일 1알씩 줄이고, 한 바퀴 돌면 다시 시작한다.[입문]

동의보감 탕액편의 효능

괴실(槐實, 회화나무 열매)의 성질은 차며[寒] 맛은 쓰고[苦] 시며[酸] 짜고[鹹] 독이 없다. 다섯 가지 치질[五痔], 불에 덴 데 주로 쓴다. 심한 열을 내리고 난산(難産)을 치료하며 유산시킨다. 벌레를 죽이며 풍사를 없앤다. 남녀의 음부가 헐거나 축축하면서 가려운 것, 치질[腸風, 장풍]을 낫게 하고 분만을 촉진시킨다. ○ 음력 10월 초순에 열매와 꼬투리를 따서 새 동이에 담고, 우담즙(牛膽汁)을 넣어 축축하게 버무려 입구를 막고 틈 사이를 진흙으로 바른다. 백일 지나서 꺼내면 껍질이 문드러져 물이 되고 씨는 콩같이 자흑색으로 변해 있다. 이것은 풍열(風熱)을 몰아낸다. 약에 넣을 때는 약간 볶는다. 오래 먹으면

【동의보감 탕액편의 원문】

槐實 회화나모여름 : 性寒 味苦酸 鹹 無毒. 主五痔火瘡. 除大熱 療難産 墮胎 殺蟲去風. 治男女陰瘡濕痒 及腸風 能催生. ○ 十月上巳日採實和莢 新盆盛 以牛膽汁拌濕 封口塗泥 經百日取出 皮爛爲水 子如大豆紫黑色. 能疏導風熱. 入藥微炒. 有服法 久服則令腦滿 髮不白而長生. 一名槐角卽莢也.[本草] ○ 槐者 虛星之精葉晝合夜開 故一名守宮.[入門]

뇌가 좋아지고 머리카락이 희어지지 않으며 오래 살 수 있게 한다. 일명 괴각(槐角)이라고도 하는데 그 꼬투리[莢]를 말한다.[본초] ○ 회화나무는 허성(虛星)의 정기를 받아 잎이 낮에는 붙어 있다가 밤에는 벌어지기 때문에 일명 수궁(守宮)이라고도 한다.[입문]

한방 약미(藥味)와 약성(藥性) 괴각의 맛은 쓰고 성질은 차다.

한방 작용부위(귀경, 歸經) 괴각은 주로 간(肝), 대장경(大腸經)에 들어가 작용한다.

약효 해설 머리가 어지럽고 눈앞이 아찔한 증상을 낫게 한다. 마음이 번거롭고 답답하여 괴로운 증상을 치료한다. 눈 충혈에 활용한다. 치질에 의한 출혈과 자궁출혈에 사용한다.

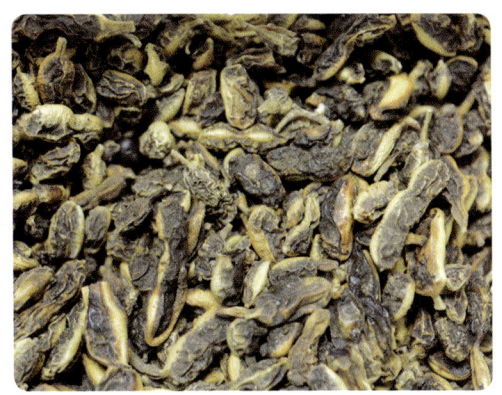

▲ 괴각(약재, 전형)

약차만들기

괴각茶

| **효능** | 열기를 식히고 화기(火氣)를 제거, 마음이 답답한 증상 개선, 눈 충혈 제거, 지사 작용

1. 열매 10g을 물 1L에 넣고 센 불에서 10분 정도 끓인다.
2. 중불에서 1시간 정도 더 끓인 다음 마신다.
3. 대추를 넣고 진하게 우려내면 좋은 약차가 된다.

비교 한약

약재명: 괴화 / 槐花

회화나무의 꽃봉오리와 꽃

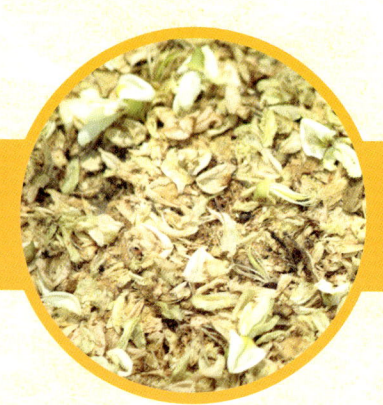

- **라틴생약명**: Sophorae Flos
- **이명 또는 영명**: Sophora Flower
- **약초명 및 학명**: 회화나무 *Sophora japonica* Linné
- **과명**: 콩과(Leguminosae)
- **약용부위**: 꽃봉오리와 꽃
- **식약처 공정서 및 조선시대 의서 수재**: 《대한민국약전》(KP), 《동의보감》 탕액편의 나무부, 《방약합편》의 교목(喬木, 줄기가 곧고 굵으며 높이 자라는 나무)편

식용 여부
회화나무의 꽃봉오리와 꽃은 《식품공전》에 수재되어 있지 않다.

약재의 기원
약재 괴화는 회화나무 *Sophora japonica* Linné(콩과 Leguminosae)의 꽃봉오리와 꽃이다. 전자를 괴미라 하고 후자를 괴화라고 한다.

동의보감 탕액편의 효능
괴화(槐花, 회화나무 꽃)는 다섯 가지 치질[五痔]과 가슴앓이[心痛]를 낫게 한다. 배 속의 벌레를 죽이고 치질[腸風, 장풍]로 피를 쏟는 것, 적백이질을 치료하며 대장의 열을 식힌다. 약간 볶아서 쓴다. 괴아(槐鵝)라고도 한다.[본초]

【동의보감 탕액편의 원문】
槐花 : 治五痔心痛 殺腹藏蟲 幷腸風瀉血 幷赤白痢 凉大腸熱. 微炒用. 一名槐鵝. [本草]

한방 약미(藥味)와 약성(藥性)
괴화의 맛은 쓰고 성질은 약간 차다.

한방 작용부위(귀경, 歸經)
괴화는 주로 간(肝), 대장경(大腸經)에 들어가 작용한다.

약효 해설
간열(肝熱)로 인해 눈이 붉어지고 아픈 병증에 사용한다. 머리가 아프고 어

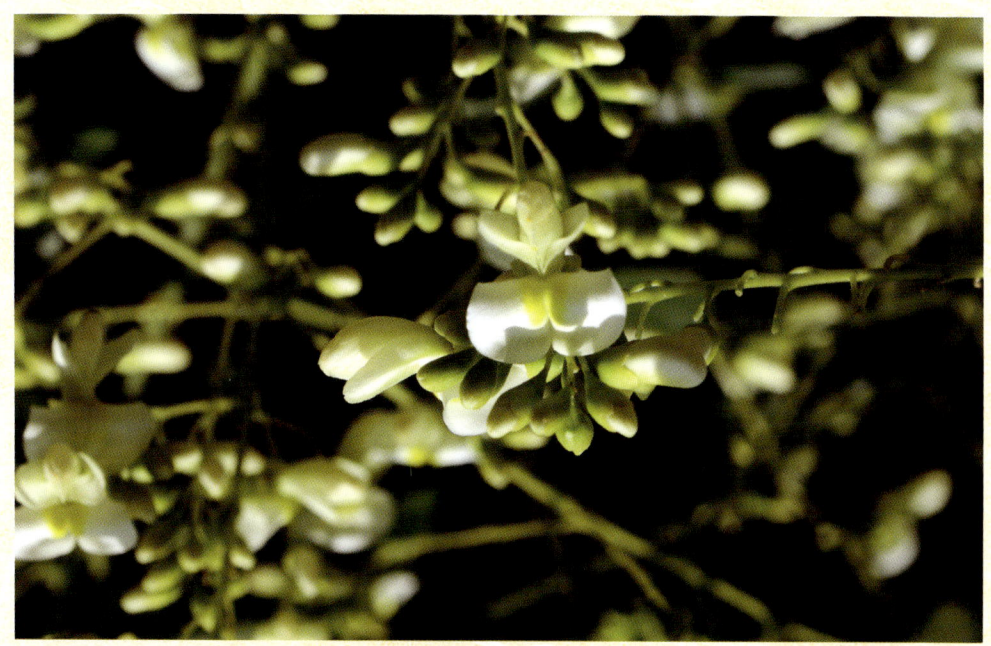
▲ 회화나무 꽃(크로아티아)

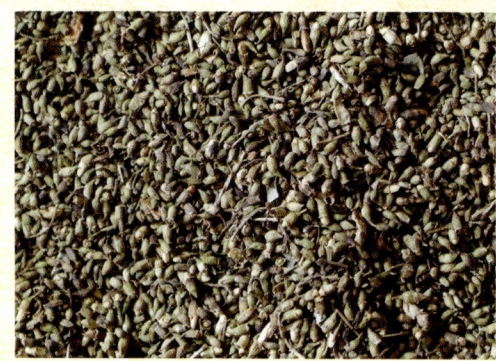
▲ 괴미(약재, 전형). 회화나무의 꽃봉오리이다.

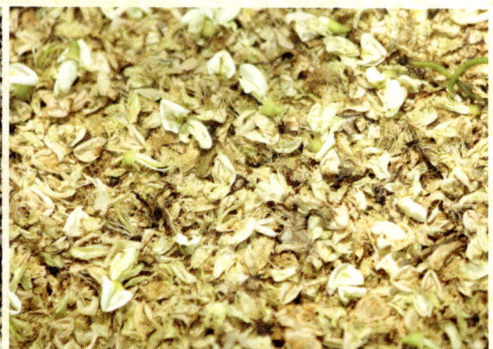
▲ 괴화(약재, 전형). 회화나무의 꽃이다.

지러운 증상에 쓰인다. 혈변(血便), 토혈, 코피를 멎게 하며, 여성의 부정기 자궁출혈에 유효하다. 고혈압, 중풍의 예방 효능이 있다. 주성분 플라보노이드인 rutin은 모세혈관 강화 작용이 있다.

약용법 꽃 5~10g을 물 800mL에 넣고 달여서 반으로 나누어 아침저녁으로 마신다.

동의보감 속 한글 이름 **괴좃나모여름**

약재명 **구기자** / **枸杞子**
구기자나무의 열매

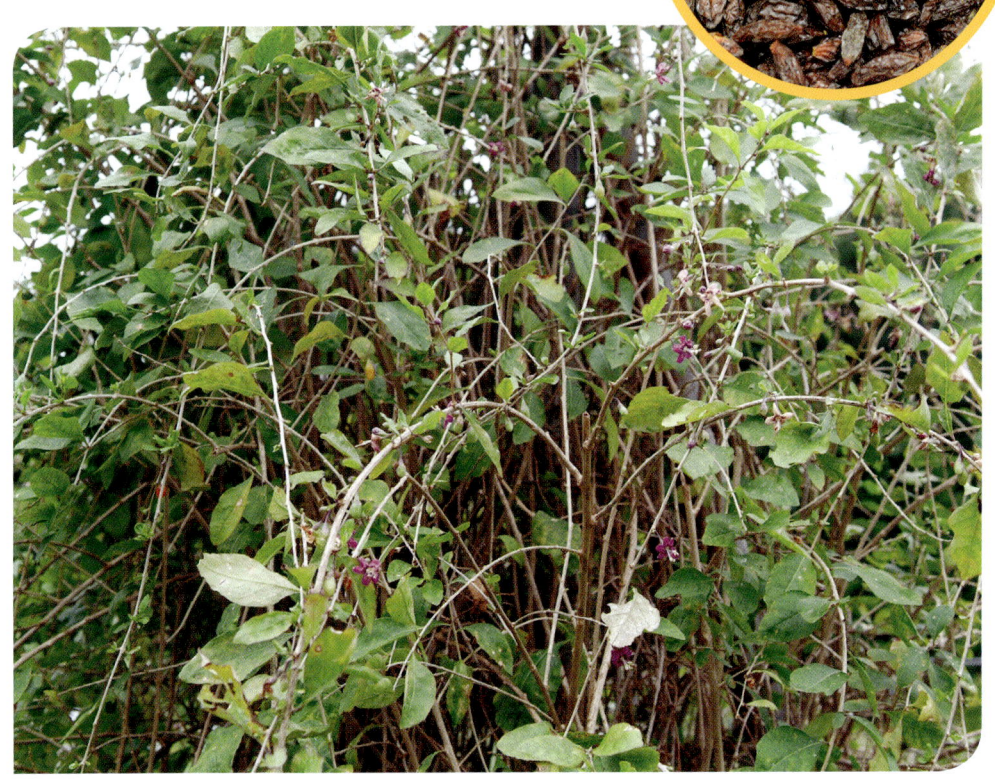

▲ 구기자나무 나무모양

■ **라틴생약명** : Lycii Fructus   ■ **이명 또는 영명** : Lycium Fruit   ■ **약초명 및 학명** : 구기자나무 *Lycium chinense* Miller, 영하구기(寧夏枸杞) *Lycium barbarum* Linné   ■ **과명** : 가지과(Solanaceae)   ■ **약용부위** : 열매   ■ **식약처 공정서 및 조선시대 의서 수재** : 《대한민국약전》(KP), 《동의보감》 탕액편의 나무부, 《방약합편》의 관목(灌木)편

식용 여부
구기자나무의 뿌리, 잎, 열매 그리고 영하구기의 열매가 《식품공전》의 '식품에 사용할 수 있는 원료' 항에 수재되어 있으므로 식품으로 사용 가능하다.

약재의 기원 약재 구기자는 구기자나무 *Lycium chinense* Miller 또는 영하구기(寧夏枸杞) *Lycium barbarum* Linné(가지과 Solanaceae)의 열매이다.

무병장수 약재, 구기(枸杞, 구기자나무의 열매)

오래 복용하면 몸이 가벼워지고 늙지 않으며, 더위와 추위를 타지 않고 장수한다. 구기는 줄기껍질을 써야 하고, 지골은 뿌리껍질을 써야 하며, 구기자는 붉은 열매를 써야 한다. 구기의 잎도 약효가 비슷하므로 뿌리, 줄기, 잎, 열매를 모두 복용할 수 있다. 어린잎은 국을 끓이거나 나물을 무쳐서 평상시에 먹어도 된다. 껍질과 열매는 가루 내어 꿀로 알약[丸]을 만들어 늘 복용해도 되고 술을 담가 마셔도 된다. ○ 금수전(金髓煎)은 붉게 익은 구기자를 두 달 동안 술에 담갔다가 걸러내어 짓찧어서 베에 다시 거른 다음 찌꺼기는 버리고, 거른 즙을 앞에서 담갔던 약주와 함께 은그릇이나 돌그릇에 넣고 졸여서 만든 고약[膏]이다. 매일 따뜻한 술에 큰 숟가락으로 2술씩, 하루에 2번 먹는다. 오래 복용하면 신선이 될 수 있다.[본초]

> 枸杞：久服 輕身 不老 耐寒暑 令人長壽. 枸杞當用莖皮 地骨當用根皮 枸杞子當用其紅實子 及葉同功 根莖葉子皆可服. 嫩葉作羹作虀可常服. 皮及子 作末蜜丸 常服亦可 酒浸服. ○ 金髓煎. 取紅熟枸杞子 酒浸兩月 濾出研爛 以布濾去滓 取汁 幷前浸藥酒 於銀石器內 熬成膏. 每日溫酒下 二大匙 日二次. 久服可以羽化.[本草]

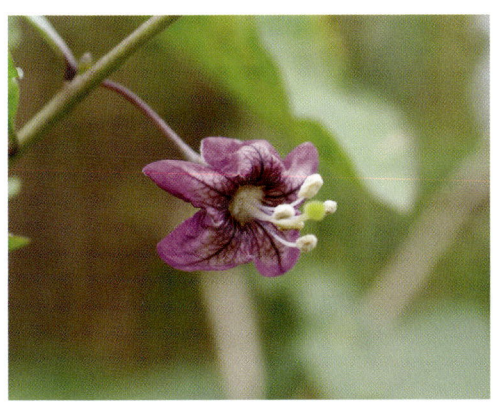
▲ 구기자나무 꽃

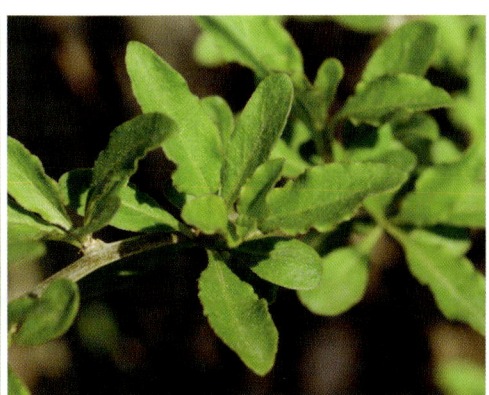
▲ 구기자나무 잎

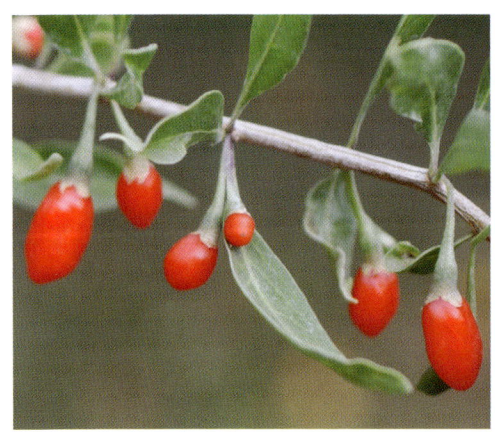
▲ 구기자나무 열매

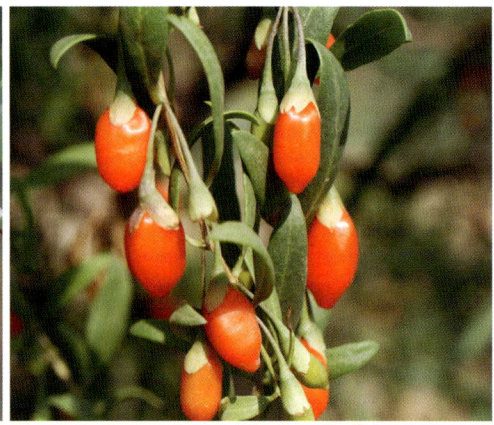
▲ 영하구기 열매

동의보감 탕액편의 효능

구기자(枸杞子)의 성질은 차고[寒](평[平]하다고도 한다) 맛은 쓰며[苦](달다[甘]고도 한다) 독이 없다. 내상(內傷)이나 몹시 피로하고 숨 쉬기도 힘든 것을 보(補)한다. 근육과 뼈를 튼튼하게 하고 양기를 세게 한다. 몸과 마음이 허약하여 생기는 5가지 증상과 사내의 성생활을 위협하는 7가지 증상을 치료한다. 정기(精氣)를 보(補)하며 얼굴색을 희게 한다[顔色變白]. 눈을 밝게 하며 정신을 안정시키고 오래 살 수 있게 한다. ○ 일명 지선(地仙), 선인장(仙人杖)이라고도 한다. 곳곳에 있다. 봄여름에 잎을 따고 가을에 줄기와 열매를 딴다. 오래 먹으면 몸이 가벼워지고 기운이 나게 한다. ○ 어린잎은 국이나 나물을 만들어 먹으면 아주 맛있다. 희고 가시가 없는 것이 좋다. ○ 줄기를 구기(枸杞), 뿌리를 지골(地骨)이라 한다. 구기는 줄기의 껍질을 써야 하고 지골은 뿌리의 껍질을 써야 한다. 구기자는 붉은 열매를 써야 한

【동의보감 탕액편의 원문】

枸杞子 괴좃나모여름 : 性寒[一云平] 味苦[一云甘] 無毒. 補內傷大勞噓吸 堅筋骨 强陰 療五勞七傷 補益精氣 易顔色變白 明目安神 令人長壽. ○ 一名地仙 一名仙人杖 處處有之. 春夏採葉 秋採莖實. 久服之 皆輕身益氣. ○ 嫩葉作羹茹食之 甚佳. 色白無刺者良. ○ 莖名枸杞 根名地骨. 枸杞當用梗皮 地骨當用根皮 枸杞子當用其紅實 是一物有三用. 其梗皮寒 根皮大寒 子微寒 性亦三等. ○ 陝西枸杞子如櫻桃 全少核 極有味. [本草]

다. 이것은 한 식물에서 사용하는 부분이 3가지라는 뜻이다. 줄기껍질은 성질이 차고[寒] 뿌리껍질은 아주 차며[大寒] 열매는 약간 차므로[微寒] 성질도 역시 3가지이다. ○ 산시[陝西] 지방의 구기자는 앵두만 한데 모두 씨가 적어 맛이 매우 좋다.[본초]

한방 약미(藥味)와 약성(藥性) 구기자의 맛은 달고 성질은 평(平)하다.

한방 작용부위(귀경, 歸經) 구기자는 주로 간(肝), 신경(腎經)에 들어가 작용한다.

약효 해설 간신(肝腎)의 기능 부족에 사용한다. 허리와 무릎 부위가 시큰거리고 아픈 병증을 낫게 한다. 정신이 아찔아찔하여 어지럽고 귀가 울리는 증상을 치료한다. 눈이 어두워 물체가 똑똑히 안 보이고 뿌옇게 보이는 증상에 유효하다. 발기부전 그리고 무의식중에 정액이 나오는 증상에 활용한다. 간 기능 보호와 혈압강하 작용이 있다.

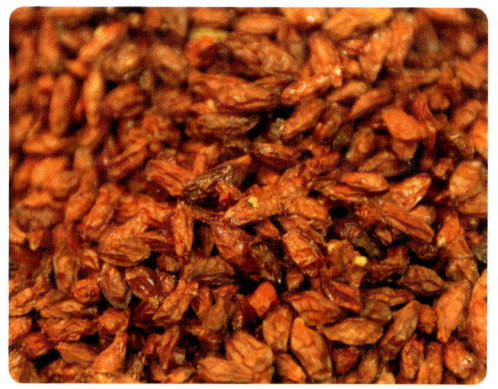
▲ 구기자(약재, 전형)

약차만들기

구기자茶

| **효능** | 간장 보호, 면역 증강, 어지럼증 개선, 허리와 무릎이 쑤시는 증상 개선

1. 열매 15g을 물 1L에 넣고 센 불에서 10분 정도 끓인다.
2. 약한 불에 1시간 정도 더 끓인다.
3. 물의 양이 반 정도로 줄었을 때 건더기를 건져낸다.
4. 기호에 맞게 설탕 또는 꿀을 한 큰술 넣어 마신다.
5. 냉장고에 보관하여 차게 마시면 좋다.

비교 한약

약재명: 지골피 / 地骨皮
구기자나무의 뿌리껍질

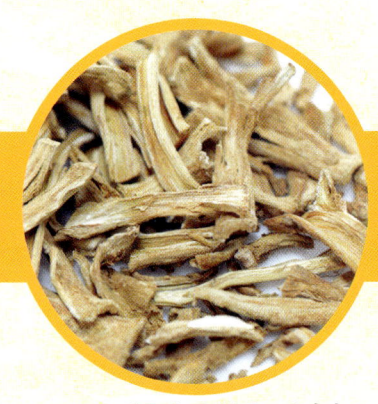

- **라틴생약명**: Lycii Radicis Cortex
- **이명 또는 영명**: Lycium Root Bark
- **약초명 및 학명**: 구기자나무 *Lycium chinense* Miller, 영하구기(寧夏枸杞) *Lycium barbarum* Linné
- **과명**: 가지과(Solanaceae)
- **약용부위**: 뿌리껍질
- **식약처 공정서 및 조선시대 의서 수재**: 《대한민국약전》(KP), 《동의보감》 탕액편의 나무부, 《방약합편》의 관목(灌木)편

식용 여부
구기자나무의 뿌리, 잎, 열매 그리고 영하구기의 열매가 《식품공전》의 '식품에 사용할 수 있는 원료' 항에 수재되어 있으므로 식품으로 사용 가능하다.

약재의 기원
약재 지골피는 구기자나무 *Lycium chinense* Miller 또는 영하구기(寧夏枸杞) *Lycium barbarum* Linné(가지과 Solanaceae)의 뿌리껍질이다.

동의보감 탕액편의 효능
지골피(地骨皮, 구기자나무의 뿌리껍질)는 족소음경과 수소양경에 들어가서 몸이 허약하여 식은땀이 흐르고 뼛속이 달아오르는 것을 낫게 한다. 피부의 열을 잘 풀어준다. [탕액]

【동의보감 탕액편의 원문】
地骨皮: 入足少陰經·手少陽經. 治有汗骨蒸 善解肌熱. [湯液]

한방 약미(藥味)와 약성(藥性)
지골피의 맛은 달고 성질은 차다.

한방 작용부위(귀경, 歸經)
지골피는 주로 폐(肺), 간(肝), 신경(腎經)에 들어가 작용한다.

약효 해설
가래, 기침 제거에 효과가 있다. 몸이 허약해서 식은땀이 나는 증상에 쓰인다. 어린아이가 음식 조절을 못해서 생기는 증상을 낫게 한다. 폐에 생긴 여러 가지

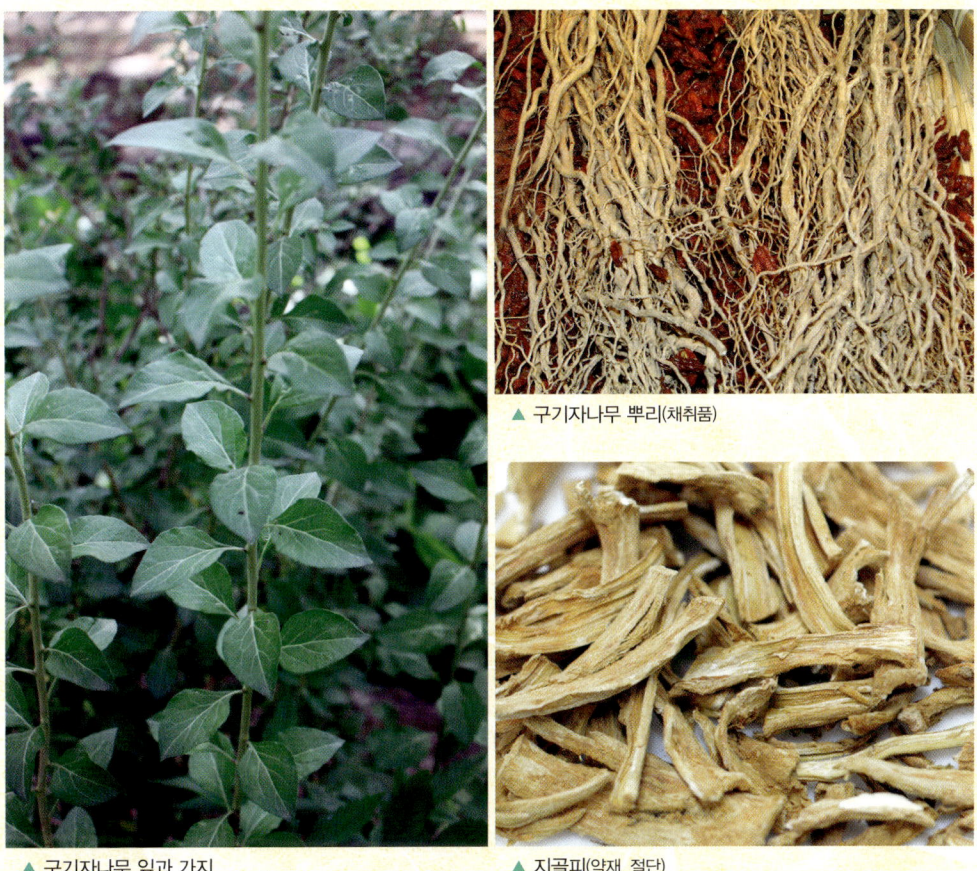

▲ 구기자나무 뿌리(채취품)

▲ 구기자나무 잎과 가지

▲ 지골피(약재, 절단)

열증(熱證)으로 기침이 나는 증상을 치료한다. 혈뇨(血尿), 토혈에 유효하며, 고혈압, 당뇨병 치료에 도움이 된다.

약용법 뿌리껍질 9~15g을 물 800mL에 넣고 달여서 반으로 나누어 아침저녁으로 마신다.

동의보감 속 한글 이름 **쉰무우**

약재명 만청자 / 蔓菁子
순무의 씨

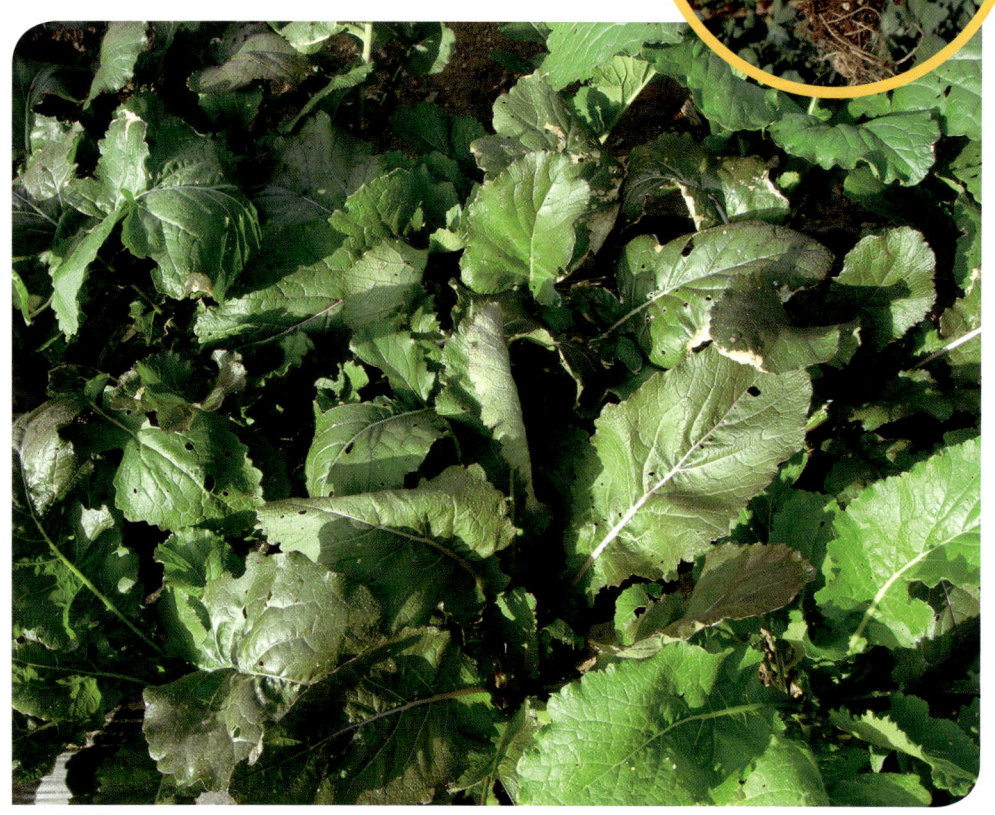

▲ 순무 잎

■ **약초명 및 학명** : 순무 *Brassica rapa* var. *rapa*   ■ **과명** : 십자화과(Cruciferae)   ■ **약용부위** : 씨   ■ **식약처 공정서 및 조선시대 의서 수재** : 《동의보감》 탕액편의 채소부, 《방약합편》의 훈신채(葷辛菜, 매운맛이 나는 채소)편

식용 여부
순무의 씨가 《식품공전》의 '식품에 사용할 수 있는 원료' 항에 수재되어 있으므로 식품으로 사용 가능하다.

약재의 기원 약재 만청자는 순무 *Brassica rapa* var. *rapa* (십자화과 Cruciferae)의 씨이다.

무병장수 약재, 만청자(蔓菁子, 순무의 씨)

오래 복용하면 곡식을 끊고 오래 살 수 있다. 아홉 번 쪄서 아홉 번 햇볕에 말린 후 빻아서 가루 내어 하루에 2번, 2돈(7.5g)씩 물과 함께 먹는다.[본초]

> 蔓菁子：長服 可斷穀 長生. 九蒸九曝 搗爲末 水服二錢 日二.[本草]

동의보감 탕액편의 효능

만청자(蔓菁子, 순무 씨)의 성질은 따뜻하다[溫]. 기를 내리고 눈을 밝게 한다. 황달(黃疸)을 치료하고 소변을 잘 나오게 한다. 찌고 햇볕에 말려서 오랫동안 복용하면 오래 살 수 있다.[본초]

> 【동의보감 탕액편의 원문】
> 蔓菁子：性溫. 下氣明目. 療黃疸 利小便. 蒸暴 久服長生.[本草]

만청자茶

| **효능** | 오래 살게 하는 약, 황달 치료, 이뇨 작용

1. 만청자는 깨끗이 씻어서 프라이팬이나 냄비에 살짝 볶아 사용한다.
2. 씨 20g을 물 1L에 넣고 센 불에서 10분 정도 끓인다.
3. 중불에서 30분 정도 더 끓여 마신다.
4. 건더기는 걸러내고 기호에 따라 꿀이나 설탕을 한 숟가락 넣어 마신다.

비교 한약

약재명: 내복자 / 萊菔子
무의 씨

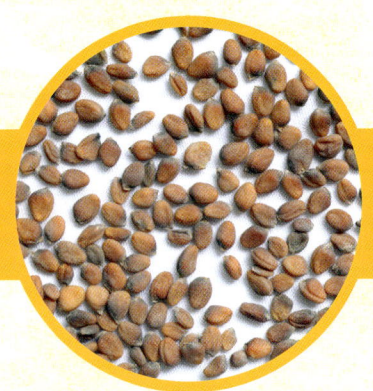

- **라틴생약명** : Raphani Semen
- **이명 또는 영명** : Raphanus Seed
- **약초명 및 학명** : 무 *Raphanus sativus* Linné
- **과명** : 십자화과(Cruciferae)
- **약용부위** : 잘 익은 씨
- **식약처 공정서 및 조선시대 의서 수재** : 《대한민국약전》(KP), 《동의보감》 탕액편의 채소부, 《방약합편》의 훈신채(葷辛菜, 매운맛이 나는 채소)편

식용 여부
무의 뿌리, 잎, 씨는 《식품공전》의 '식품에 사용할 수 있는 원료' 항에 수재되어 있으므로 식품으로 사용 가능하다.
[참고] 순무의 뿌리, 잎, 씨는 《식품공전》의 '식품에 사용할 수 있는 원료' 항에 수재되어 있으므로 식품으로 사용 가능하다.

약재의 기원
약재 내복자는 무 *Raphanus sativus* Linné(십자화과 Cruciferae)의 잘 익은 씨이다.

동의보감 탕액편의 효능
내복자(萊菔子, 무 씨)는 배가 팽팽하게 부풀어 오르는 것과 배 속에 덩어리가 생겨 아픈 것을 치료한다. 오장(五藏)을 잘 통하게 하고 대소변을 잘 나오게 한다. 또 가루 내어 미음에 타 마시면 풍증(風症)을 일으키는 담(痰)을 토하게 하는데 매우 효과적이다. ○ 배추 씨는 까맣고 순무 씨는 적자색인데 이들은 비슷한 크기이다. 무 씨는 황적색으로 배추 씨보다 몇 배나 크며 둥글지 않다.[본초]

【동의보감 탕액편의 원문】
萊菔子 : 治膨脹積聚 利五藏及大小二便. 又硏末飮服 吐風痰甚效. ○ 菘子黑 蔓菁子紫赤 大小相似. 惟蘿蔔子黃赤色 大數倍 復不圓也.[本草]

한방 약미(藥味)와 약성(藥性)
내복자의 맛은 맵고 달며 성질은 평(平)하다.

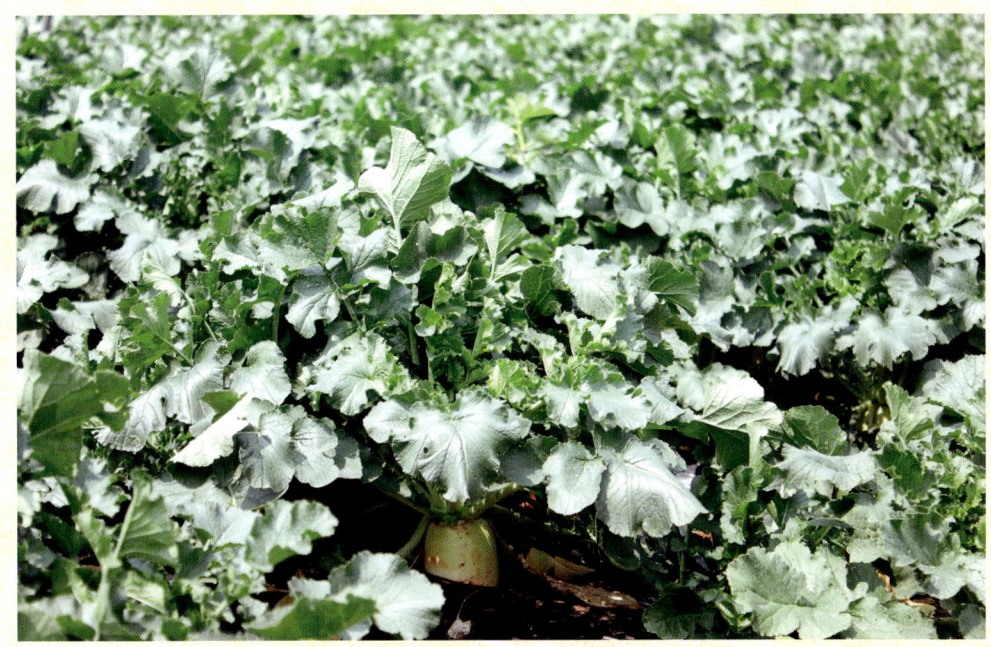
▲ 무 재배밭

한방 작용부위(귀경, 歸經) 내복자는 주로 폐(肺), 비(脾), 위경(胃經)에 들어가 작용한다.

약효 해설 가래가 많은 기침에 쓴다. 복부가 부르고 그득하며 통증이 있는 증상에 사용한다. 대변을 보기가 아주 힘들거나 며칠이 되도록 대변을 보지 못하는 증상에 유효하다. 음식을 잘 소화시킨다.

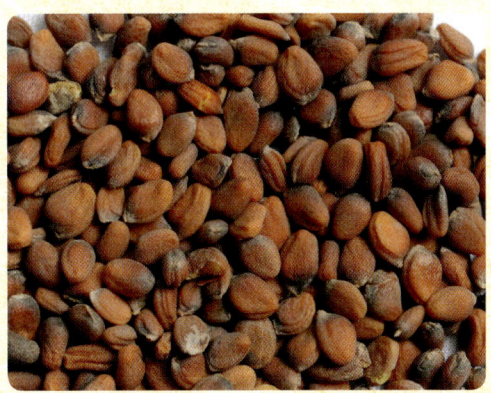
▲ 내복자(약재, 전형)

약용법 씨 5~10g을 물 800mL에 넣고 달여서 반으로 나누어 아침저녁으로 마시거나 외용으로 적당량 사용한다.

동의보감 속 한글 이름 **온죠롱, 새박불휘**

약재명 **백수오** / 白首烏

큰조롱(은조롱)의 덩이뿌리

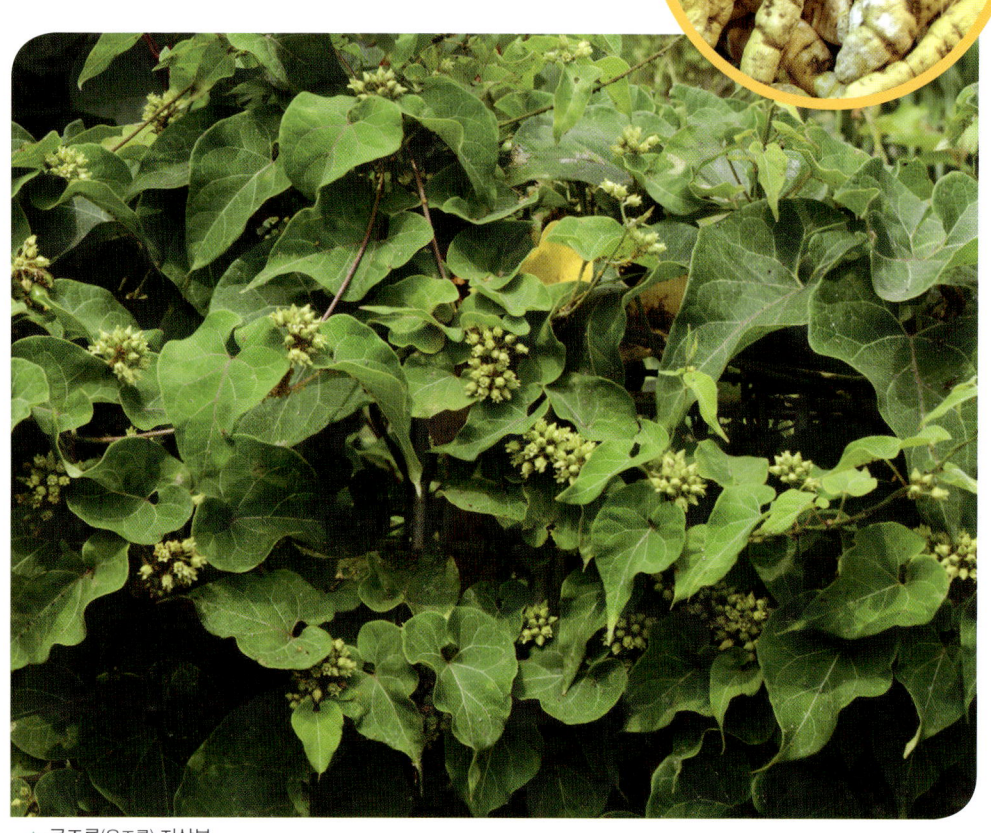

▲ 큰조롱(은조롱) 지상부

■ **라틴생약명** : Cynanchi Wilfordii Radix   ■ **약초명 및 학명** : 큰조롱(은조롱) *Cynanchum wilfordii* Hemsley   ■ **과명** : 박주가리과(Asclepiadaceae)   ■ **약용부위** : 덩이뿌리   ■ **식약처 공정서 및 조선시대 의서 수재** : 《대한민국약전외한약(생약)규격집》(KHP), 《동의보감》 탕액편의 풀부

식용 여부

큰조롱(은조롱)의 덩이뿌리가 《식품공전》의 '식품에 사용할 수 있는 원료' 항에 수재되어 있으므로 식품으로 사용 가능하다.

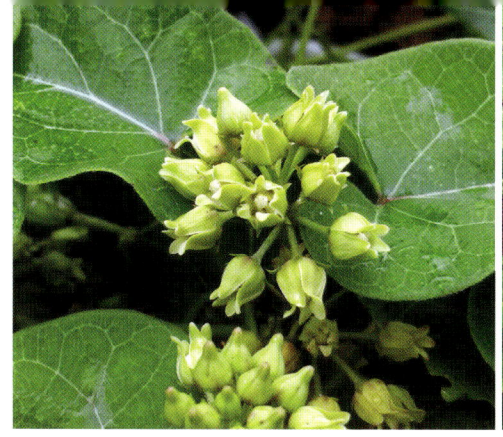
▲ 큰조롱(은조롱) 꽃

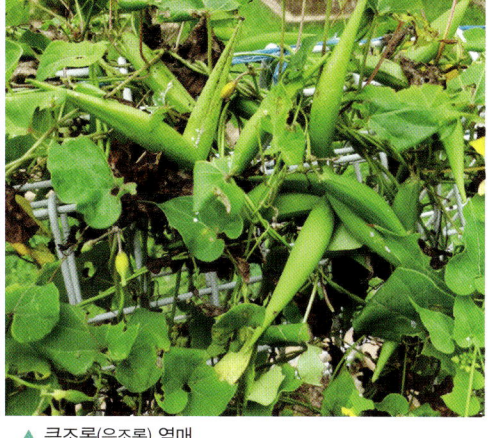
▲ 큰조롱(은조롱) 열매

약재의 기원   약재 백수오는 은조롱 *Cynanchum wilfordii* Hemsley(박주가리과 Asclepiadaceae)의 덩이뿌리이다.

무병장수 약재, 하수오(何首烏, 큰조롱의 덩이뿌리)

오래 먹으면 머리카락과 수염을 검게 하고 정수(精髓)를 보하며, 수명을 늘리고 늙지 않게 한다. 파, 마늘, 무, 비늘 없는 물고기와 함께 먹는 것을 피하며, 쇠그릇에 닿지 않게 해야 한다. [본초] 뿌리를 쌀뜨물에 담가서 부드럽게 한 후 대나무 칼로 껍질을 벗겨내고 얇게 썰어서 검정콩 즙에 푹 담갔다가 그늘에서 말린다. 이것을 다시 감초즙과 섞어 볕에 말리고 찧어서 가루 낸 후 2돈(7.5g)씩 술에 타서 먹는다. 또는 꿀로 알약[丸]을 만들어 먹는다. ○ 하수오환은 수명을 늘린다. 하수오 1근을 쌀뜨물에 담갔다가 볕에 말린 후 얇게 자른다. 첫아들을 낳은 산모의 젖과 섞어서 볕에 한두 번 말린다. 찧어서 가루 내어 대추살로 반죽하여 벽오동 씨만 하게 알약[丸]으로 만든다. 처음에는 20알을 먹고 매일 10알씩 늘리되, 100알을 넘겨서는 안 된다. 빈속에 따뜻한 술이나 끓인 소금물로 먹는다. 양기가 심하게 허한 사람이 아니면 이 약 한 가지만 먹어서는 안 된다. [입문]

> 何首烏：久服 黑鬚髮 益精髓 延年不老. 忌葱 蒜 蘿葍 無鱗魚. 勿犯鐵器. [本草] 取根 米泔浸軟 竹刀刮去皮切作片 黑豆汁浸透 陰乾. 却用甘草汁拌 曬乾 搗爲末 酒服二錢 或蜜丸服之. ○ 何首烏丸. 延年益壽. 取一斤 泔浸 曬乾 切片 以初男乳汁拌 曬一二次 搗末 棗肉和丸梧子大. 初服二十丸 日加十丸 毋過百丸 空心 溫酒鹽湯下. 此藥 非陽虛甚者, 不可單服. [入門]

동의보감 탕액편의 효능

하수오(何首烏, 백수오)의 성질은 평(平)하고 따뜻하며[溫] 맛은 쓰고[苦] 떫고[澁](달다[甘]고도 한다) 독이 없다. 림프절에 멍울이 생긴 병증[瘰癧, 나력], 국부에 발생하는 염증이나 종양[癰腫, 옹종]과 다섯 가지 치질을 치료한다. 오랜 허로로 여윈 것, 담(痰)이 옆구리로 가서 옆구리가 아픈 것, 몸이 허약하여 갑자기 좋지 않은 기운에 노출[風虛, 풍허]되어 몹시 상한 것을 낫게 한다. 부인의 출산 후 생긴 여러 가지 병과 자궁에서 분비물이 나오는 것을 치료한다. 혈기를 보(補)하며 근육과 뼈를 튼튼하게 한다. 정수(精髓)를 보충하며 머리카락을 검게 한다. 또 안색을 좋게 하고 늙지 않게 하며 오래 살게 한다. ○ 원래 이름은 야교등(夜交藤)인데, 하수오(何首烏)라는 사람이 복용하고 큰 효과를 본 데서 하수오라고 하게 되었다. 이 사람은 본래 몸이 약하였고 나이가 들어서도 아내도 자식들도 없었다. 하루는 취해서 밭에 누웠다가 같은 덩굴에 두 줄기의 잎과 줄기가 서너 번 서로 감겼다 풀렸다 하는 것이 보였다. 마음에 이상하게 생각되어 뿌리를 캐어 햇볕에 말린 후 찧어서 가루 내어 술에 타 먹었다. 7일이 지나자 성욕이 느껴지고 백일이 되자 오랜 병이 모두 나았으며, 10년 후에는 여러 명의 아들을 낳았고 130살까지 살았다. ○ 덩굴은 자주색이고 꽃은 황백색이다. 잎은 마와 비슷한데 광택은 없으며 반드시 마주난다. 뿌리가 주먹만 하며 붉은 것과 흰 것의 2가지 종류가 있다. 붉은 것은 수그루이고 흰 것은 암그

【동의보감 탕액편의 원문】

何首烏 江原道名온죠롱, 黃海道名새박불휘: 性平溫 味苦澁[一云甘] 無毒. 主瘰癧. 消癰腫五痔. 治積年勞瘦 痰癖 風虛敗劣. 療婦人産後諸疾 帶下赤白. 益血氣 壯筋骨 塡精髓 黑毛髮 悅顔色 駐顔延年. ○ 本名夜交藤 因何首烏服而得名. 此人生而闒弱年老無妻子. 一日醉臥田中 見一藤兩本異生 苗蔓相交 釋合三四心異之 遂採根暴乾 搗末酒服. 七日而思人道 百日久疾皆愈 十年生數男 壽至一百三十歲. ○ 蔓紫 花黃白 葉如薯蕷而不光 生必相對 根大如拳. 有赤白二種 赤者雄 白者雌. 根形如烏獸山岳之狀者 珍也. ○ 春末夏中初秋 候淸明日 兼雌雄採之 以竹刀或銅刀去皮 薄切 蒸暴. 一名交藤 一名夜合 一名九眞藤. 終始勿犯鐵 忌食葱·蒜·蘿蔔·猪羊血·無鱗魚. 凡修合藥 須雌雄相合喫有驗.[本草] ○ 米泔浸一宿 切片 曬乾搗碎. 如作丸則黑豆汁拌蒸 曬乾用.[入門]

루이다. 뿌리가 새, 짐승, 산처럼 생긴 것이 매우 좋다. ○ 늦은 봄, 한여름, 초가을의 맑은 날에 암그루, 수그루를 같이 캔다. 대나무 칼이나 구리 칼로 껍질을 긁어 버리고 얇게 썰어 쪄서 햇볕에 말린다. 교등(交藤), 야합(夜合), 구진등(九眞藤)이라고도 한다. 이 약을 다룰 때는 처음부터 마지막까지 쇠를 대지 말아야 한다. 파, 마늘, 무, 돼지의 피, 양의 피, 비늘 없는 물고기를 먹지 말아야 한다. 법제(法製, 치료 효과를 높이거나 새로운 효능을 나타내기 위해 한약을 가공하는 방법)하여 약을 쓸 때는 반드시 암그루와 수그루를 합하여 써야 효과가 있다.[본초] ○ 쌀뜨물에 하룻밤 담갔다가 얇게 썰어서 햇볕에 말려 짓찧어 부순다. 환으로 쓸 때는 검정콩(흑두) 달인 물에 버무려 찐 다음 햇볕에 말려 쓴다.[입문]

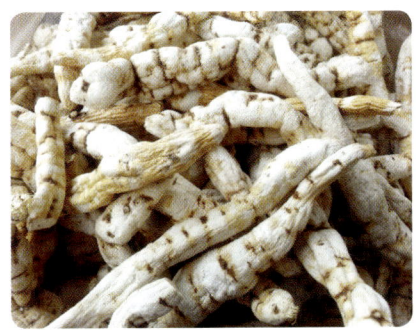

▲ 백수오(약재, 전형)

한방 약미(藥味)와 약성(藥性) 백수오의 맛은 달고 약간 쓰며 성질은 약간 따뜻하다.

한방 작용부위(귀경, 歸經) 백수오는 주로 간(肝), 신(腎), 비경(脾經)에 들어가 작용한다.

약효 해설 머리카락과 수염이 회백색으로 변하는 증상에 유효하다. 발기부전, 무의식중에 정액이 나오는 증상에 사용한다. 머리가 어지럽고 정신이 없으면서 눈에 꽃 같은 물체가 보이는 증상을 치료한다. 숙면을 이루지 못하면서 건망증이 있는 증상을 낫게 한다. 출산 후에 젖이 적게 나오는 증상 그리고 복부가 부르고 그득한 증상에 활용한다. 식욕부진, 빈혈, 치질 치료에 도움이 된다.

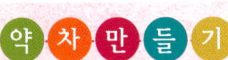

백수오茶

| 효능 | 근육과 뼈를 튼튼하게 해주는 효능, 흰머리를 검게 하는 작용, 병후허약과 건망증 개선

1. 덩이뿌리 15g을 물 1L에 넣고 센 불에서 10분 정도 끓인다.
2. 중불에서 1시간 정도 더 끓인다.
3. 감초와 대추를 넣고 함께 끓이면 좋은 차가 된다.

비교 한약

약재명 하수오 / 何首烏
하수오의 덩이뿌리

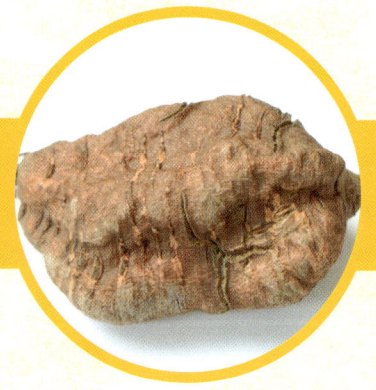

- **라틴생약명** : Polygoni Multiflori Radix
- **이명 또는 영명** : Polygonum Multiflorum Root
- **약초명 및 학명** : 하수오 *Polygonum multiflorum* Thunberg
- **과명** : 마디풀과(Polygonaceae)
- **약용부위** : 덩이뿌리
- **식약처 공정서 및 조선시대 의서 수재** : 《대한민국약전》(KP), 《방약합편》의 만초(蔓草, 덩굴풀)편

> **식용 여부**
> 하수오의 덩이뿌리가 《식품공전》의 '식품에 사용할 수 있는 원료' 항에 수재되어 있으므로 식품으로 사용 가능하다.

약재의 기원 약재 하수오는 하수오 *Polygonum multiflorum* Thunberg(마디풀과 Polygonaceae)의 덩이뿌리이다.

한방 약미(藥味)와 약성(藥性) 하수오의 맛은 쓰고 달고 떫으며 성질은 약간 따뜻하다.

한방 작용부위(귀경, 歸經) 하수오는 주로 간(肝), 심(心), 신경(腎經)에 들어가 작용한다.

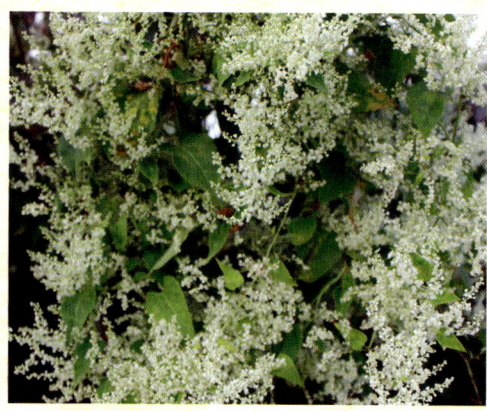

▲ 하수오 꽃

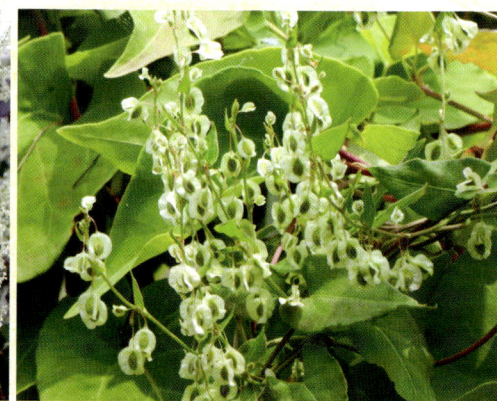

▲ 하수오 열매

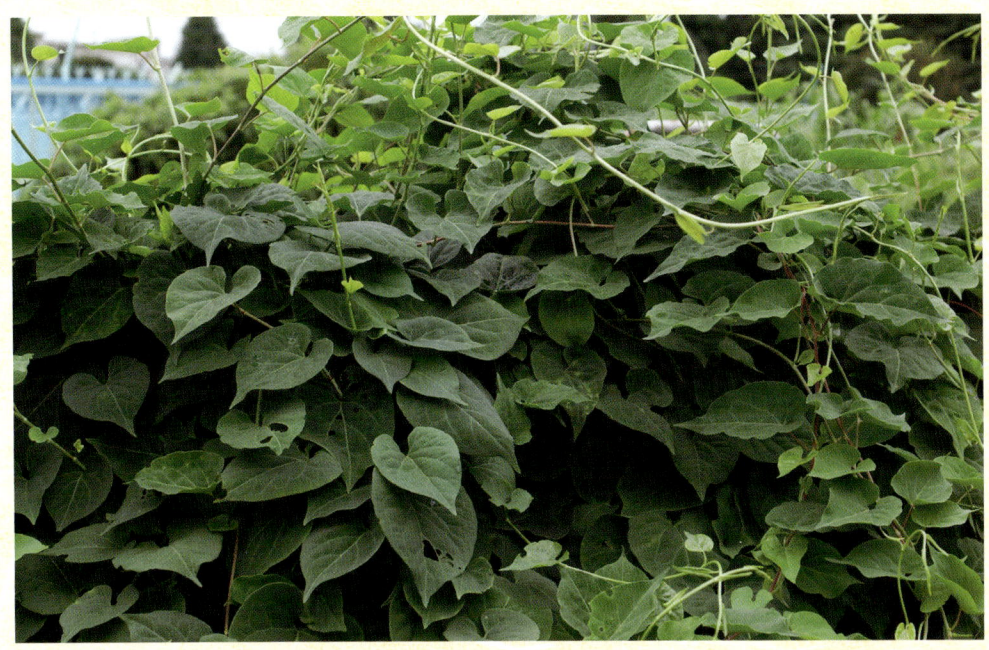

▲ 하수오 지상부

약효 해설 가슴이 두근거리면서 불안하고 잠을 못 자는 증상에 쓰인다. 나이는 많지 않으나 머리카락과 수염이 회백색으로 변하는 증상에 유효하다. 무의식중에 정액이 나오는 증상, 대량의 자궁출혈을 낫게 한다. 현기증, 만성 간염, 치질 치료에 효과가 있다.

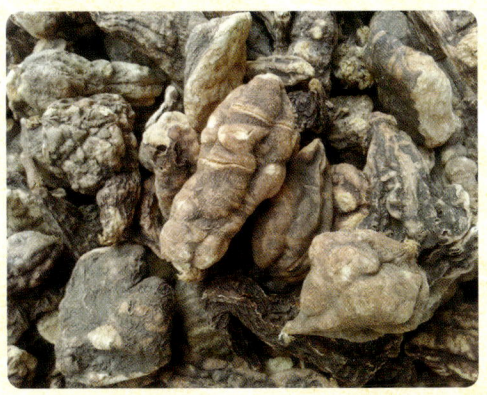

▲ 하수오(약재, 전형)

약용법 덩이뿌리 10~20g을 물 800mL에 넣고 달여서 반으로 나누어 아침저녁으로 마신다. 또는 술을 담그거나 가루나 환(丸)으로 만들어 복용한다. 외용할 때는 적당량을 가루 내어 환부에 붙인다.

하수오 • 45

동의보감 속 한글 이름 **삽듓불휘**

약재명 **백출** / 白朮
삽주의 뿌리줄기

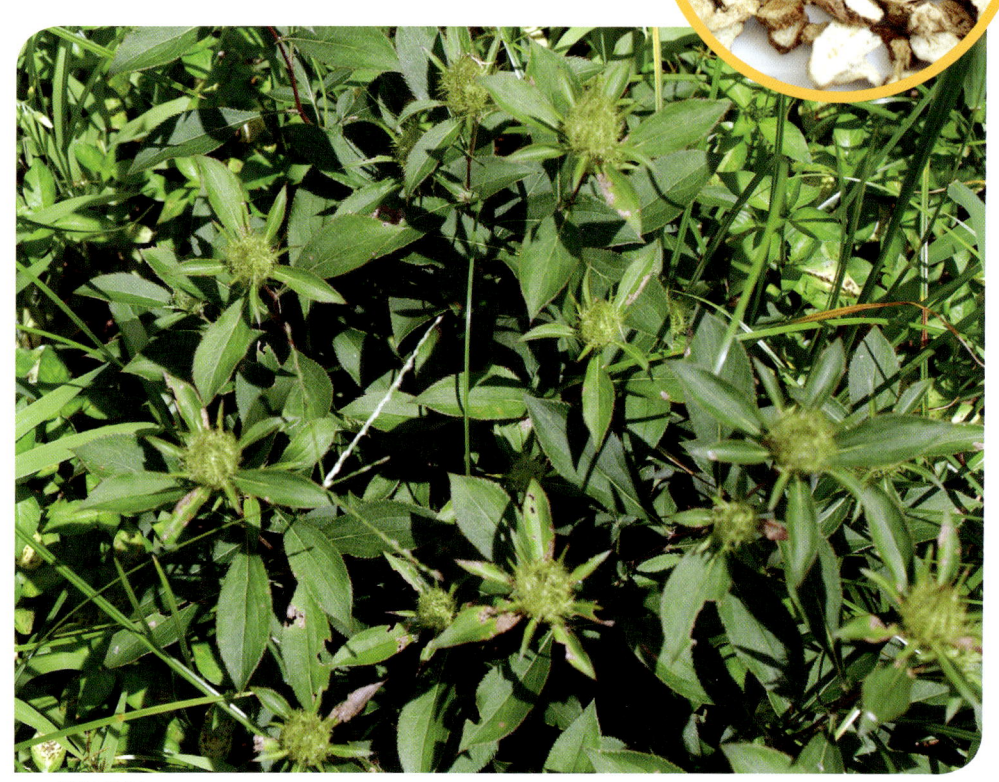

▲ 삽주 지상부

- **라틴생약명** : Atractylodis Rhizoma Alba
- **이명 또는 영명** : Atractylodes Rhizome White
- **약초명 및 학명** : 삽주 *Atractylodes japonica* Koidzumi, 백출(白朮) *Atractylodes macrocephala* Koidzumi
- **과명** : 국화과(Compositae)
- **약용부위** : 뿌리줄기로서 그대로 또는 주피를 제거한 것
- **식약처 공정서 및 조선시대 의서 수재** : 《대한민국약전》(KP), 《동의보감》 탕액편의 풀부, 《방약합편》의 산초(山草)편

> **식용 여부**
> 삽주의 뿌리줄기, 주피를 제거한 뿌리줄기가 《식품공전》의 '식품에 제한적으로 사용할 수 있는 원료' 항에 수재되어 있으므로 식품으로 사용 가능하다.

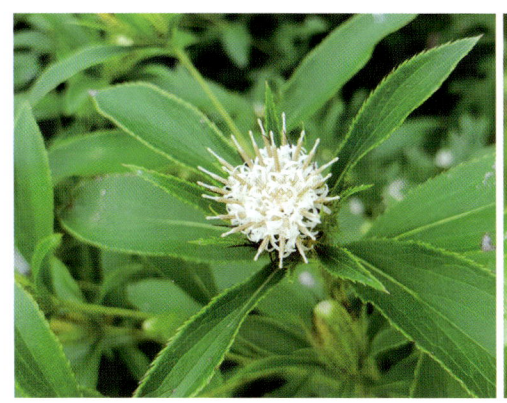
▲ 삽주 꽃

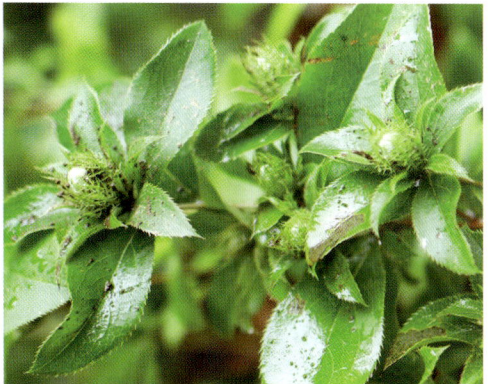
▲ 삽주 열매

약재의 기원

약재 백출은 삽주 *Atractylodes japonica* Koidzumi 또는 백출(白朮) *Atractylodes macrocephala* Koidzumi(국화과 Compositae)의 뿌리줄기로서 그대로 또는 주피를 제거한 것이다.

무병장수 약재, 출(朮, 삽주의 뿌리줄기)

이 약을 달이거나 가루 내어 오랫동안 먹으면 몸이 가벼워지고 수명이 늘어난다. 일명 산정(山精)이다. 《신농약경》에 "오래 살고자 한다면 늘 산정을 먹어야 한다"고 했다. 뿌리를 캐어 쌀뜨물에 담갔다가 검은 껍질을 벗긴다. 볶고 찧어서 가루 낸 것 1근(600g)에 찐 복령 8냥(300g)을 넣고 꿀로 반죽하여 환을 만들어 먹는다. 혹은 즙을 내어 달인 액을 술과 함께 복용하거나 걸쭉하게 졸여서 환을 만들어 먹는다. 복숭아, 자두, 참새고기, 대합조개, 파, 마늘, 무와 함께 먹지 않는다.[본초] ○ 선출탕(仙朮湯)을 늘 복용하면 수명이 늘어나고 눈이 밝아지며 얼굴이 젊어지고 몸이 가벼워지며 늙지 않는다. 창출 19냥 2돈(720g), 대추살 6되, 행인 2냥 4돈(90g),

朮 : 煎餌久服 輕身 延年. 一名 山精. 神農藥經曰 必欲長生 常 服山精. 採根 泔浸 去黑皮 炒搗 作末 一斤 入蒸過茯苓八兩 蜜丸 服. 或取汁煎 和酒服. 或煎令稠 作丸服. 忌桃 李 雀 蛤 葱 蒜 蘿 葍.[本草] ○ 仙朮湯. 常服 延年 明目 駐顔 輕身 不老. 蒼朮十九 兩二錢 棗肉六升 杏仁二兩四錢 乾薑炮五錢 甘草(灸)五兩 白鹽 炒十兩. 右細末 每二錢 沸湯點 服 空心.[局方]

건강(습지에 싸서 구운 것) 5돈(18.75g), 감초(구운 것) 5냥(187.5g)과 백염(볶은 것) 10냥(375g)을 곱게 가루 내어 2돈(7.5g)씩 끓인 물에 타서 빈속에 조금씩 먹는다.[국방]

동의보감 탕액편의 효능

백출(白朮, 삽주, 백출의 뿌리줄기)의 성질은 따뜻하고[溫] 맛이 쓰며[苦] 달고[甘] 독이 없다. 비위(脾胃)를 튼튼하게 하고 설사를 멎게 하며 습을 없앤다. 소화시키고 땀을 멎게 한다. 명치가 당기면서 그득한 것을 낫게 한다. 곽란(霍亂)으로 토하고 설사하는 것이 멎지 않는 것을 치료한다. 허리와 배꼽 사이의 혈을 잘 돌게 하며 위(胃)가 허랭(虛冷)하여 생긴 이질을 낫게 한다. ○ 산에서 자라는데 어느 곳에나 다 있다. 뿌리껍질은 거칠며 연한 갈색이다. 맛은 맵고[辛] 쓰나[苦] 강하지 않다. 일명 걸력가(乞力伽)라고 하는 것이 바로 백출이다.[본초] ○《신농본초경》에 창출과 백출의 구분이 없었는데 근래 와서 백출을 많이 쓴다. 백출은 피부 속에 있는 풍을 치료하고 땀을 멎게 하며 비증(痞證)을 없애고 위(胃)를 보(補)하며 중초(中焦, 횡격막 아래에서 배꼽까지의 부위)를 고르게 한다. 허리와 배꼽 사이의 혈을 잘 돌게 하며 소변을 잘 나오게 한다. 위(上)로는 피모(皮毛), 중간으로는 심(心)과 위(胃), 아래로는 허리와 배꼽의 병을 치료한다. 기(氣)와 관련된 병[氣病, 기병]이 있으면 기를 다스리고 혈(血)과 관련된 병[血病, 혈병]이 있으면 혈을 다스린다.[탕액] ○ 수태양과 수소음, 족양명과 족태음의 4경에 들어간다. 비(脾)를 완화시키며 진액을 생기게 하고 습을 말리며 갈증을 멎게 한다. 쌀뜨물에 한나절 담갔다가 노두를 버린 후 희고 기름기가 없는 것을 쓴다.[입문] ○ 위화(胃火)를 없애는[瀉] 데는 생으로 쓰고 위허(胃虛)를 보(補)할 때에는 황토와 같이 볶아서 쓴다.[입문]

【동의보감 탕액편의 원문】

白朮 삽듓불휘 : 性溫 味苦甘 無毒. 健脾强胃 止瀉除濕 消食止汗 除心下急滿 及霍亂吐瀉不止 利腰臍間血 療胃虛冷痢. ○ 生山中 處處有之. 其形麤促 色微褐. 氣味微辛苦而不烈. 一名乞力伽 此白朮也.[本草] ○ 本草無蒼白之名 近世多用白朮. 治皮膚間風 止汗消痞 補胃和中 利腰臍間血 通水道. 上而皮毛 中而心胃 下而腰臍. 在氣主氣 在血主血.[湯液] ○ 入手太陽·少陰·足陽明·太陰四經 緩脾生津 去濕止渴. 米泔浸半日 去蘆 取色白不油者用之.[入門] ○ 瀉胃火 生用 補胃虛 黃土同炒.[入門]

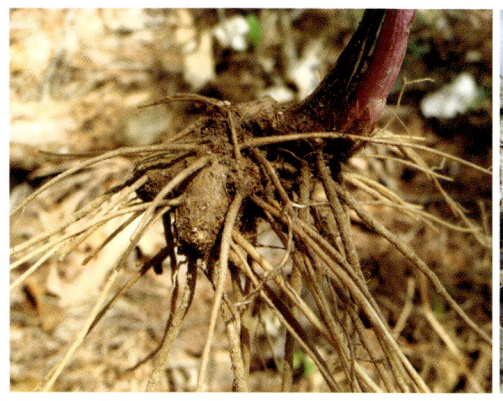
▲ 삽주 뿌리

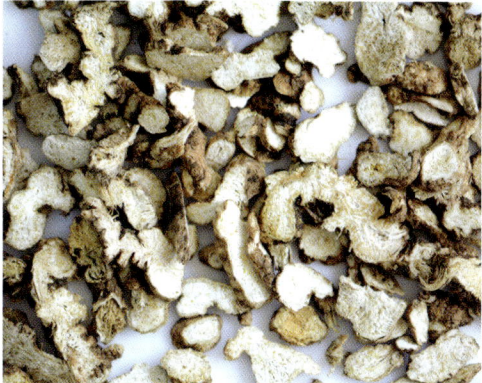
▲ 백출(약재, 절편)

한방 약미(藥味)와 약성(藥性) 백출의 맛은 쓰고 달며 성질은 따뜻하다.

한방 작용부위(귀경, 歸經) 백출은 주로 비(脾), 위경(胃經)에 들어가 작용한다.

약효 해설 약해진 비(脾)의 기능을 강하게 하여 원기를 돕는다. 움직이지도 않았는데 저절로 땀이 나는 병증을 낫게 한다. 담음(痰飮)으로 인해 어지럽고 두근거리는 증상을 없애준다. 몸이 붓는 증상을 치료하고 임신부와 태아를 안정시키는 작용이 있다. 황달 치료에 도움이 되며, 이뇨, 진정 작용이 있다.

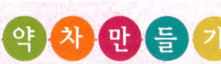

백출茶

| **효능** | 입맛이 없으면서 권태감이 자주 생기는 증상의 개선, 사지동통 제거, 지한(止汗), 안태(安胎) 작용

1. 뿌리줄기 15g을 물 1L에 넣고 센 불에 10분 정도 끓인다.
2. 중불에서 1시간 정도 우려낸다.
3. 감초 3~4조각(4~5g)이나 대추 3~4개를 넣고 같이 끓이면 좋은 맛을 낸다.

비교 한약

약재명: 창출 / 蒼朮
모창출, 북창출의 뿌리줄기

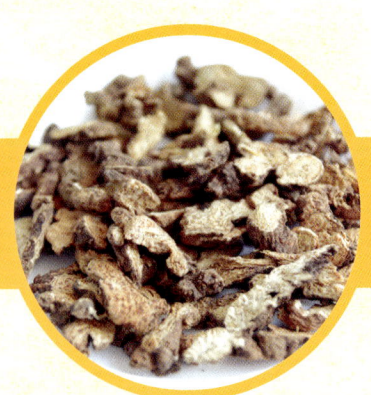

- **라틴생약명**: Atractylodis Rhizoma
- **이명 또는 영명**: Atractylodes Rhizome
- **약초명 및 학명**: 모창출(茅蒼朮) *Atractylodes lancea* De Candlle, 북창출(北蒼朮) *Atractylodes chinensis* Koidzumi
- **과명**: 국화과(Compositae)
- **약용부위**: 뿌리줄기
- **식약처 공정서 및 조선시대 의서 수재**: 《대한민국약전》(KP), 《동의보감》 탕액편의 풀부, 《방약합편》의 산초(山草)편

식용 여부
모창출, 북창출의 뿌리줄기가 《식품공전》의 '식품에 제한적으로 사용할 수 있는 원료' 항에 수재되어 있으므로 식품으로 사용 가능하다.

약재의 기원
약재 창출은 모창출(茅蒼朮) *Atractylodes lancea* De Candlle 또는 북창출(北蒼朮) *Atractylodes chinensis* Koidzumi(국화과 Compositae)의 뿌리줄기이다.

동의보감 탕액편의 효능
창출(蒼朮, 모창출, 북창출의 뿌리줄기)의 성질은 따뜻하며[溫] 맛이 쓰고[苦] 매우며[辛] 독이 없다. 상중하의 습으로 인한 병[上中下濕疾]을 치료한다. 속을 편안하게 하고 땀을 내게 한다.

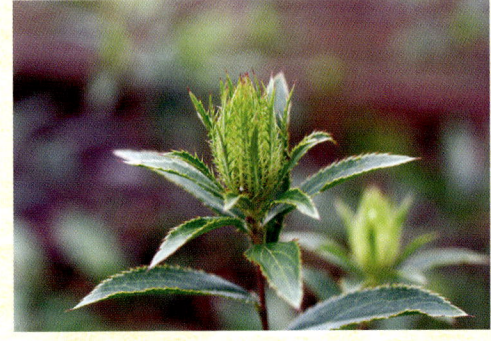
▲ 모창출 꽃봉오리

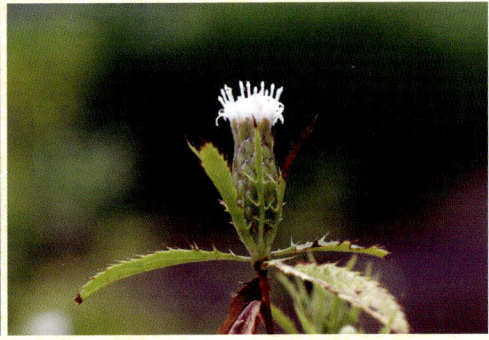
▲ 북창출 꽃

몸 안에 진액이 제대로 순환하지 못하고 일정한 부위에 몰려서 생긴 병증을 치료한다. 옆구리 부위에 덩어리가 생긴 것, 기괴(氣塊)를 깨뜨리고, 축축하고 더운 땅에서 생기는 나쁜 기운[山嵐瘴氣, 산람장기]을 막는다. 풍한습(風寒濕)으로 뼈마디가 아프고 손발이 저린 증상을 치료한다. 곽란(霍亂)으로 토하고 설사하는 것이 멎지 않는 것을 낫게 한다. 몸이 붓는 것과 배가 몹시 부르며 속이 그득한 감을 주는 증상을 없앤다. ○ 창출의 길이는 엄지손가락이나 새끼손가락만 하며 살지고 실하여 구슬을 꿰어 놓은 것 같다. 껍질은 갈색이고 냄새와 맛은 맵고 강하다. 반드시 쌀뜨물에 하룻밤 담갔다가 물을 바꾸고 하루 더 담가 두었다가 거친 껍질을 벗기고 누렇게 볶아 써야 한다.[본초] ○ 산정(山精)이라고도 하는데 캐는 방법은 백출과 같다.[본초] ○ 족양명과 족태음경에 들어가며 위(胃)를 튼튼하게[健] 하고 비(脾)를 편안하게 한다.[입문] ○ 창출은 기운이 웅장하고 위로 올라가는 약으로, 습을 없애며 비(脾)를 편안하게 한다.[역로]

【동의보감 탕액편의 원문】

蒼朮 : 性溫 味苦辛 無毒. 治上中下濕疾. 寬中發汗 破窠囊痰飮 痃癖氣塊 山嵐瘴氣. 治風寒濕痺 療霍亂吐瀉不止 除水腫脹滿. ○ 蒼朮 其長如大小指 肥實如連珠 皮色褐 氣味辛烈. 須泔浸一宿 再換泔浸一日 去上麤皮 炒黃色 用.[本草] ○ 一名山精 採法同白朮.[本草] ○ 入足陽明·太陰經 能健胃安脾.[入門] ○ 蒼朮 雄壯上行之藥 能除濕安脾.[易老]

한방 약미(藥味)와 약성(藥性) 창출의 맛은 맵고 쓰며 성질은 따뜻하다.

한방 작용부위(귀경, 歸經) 창출은 주로 비(脾), 위(胃), 간경(肝經)에 들어가 작용한다.

약효 해설 식욕부진과 복부가 부르고 그득한 증상에 쓰인다. 몸이 붓는 증상, 설사를 치료한다. 관절염에 유효하며, 야맹증, 눈이 흐린 증상에 사용한다.

약용법 뿌리줄기 3~9g을 물 800mL에 넣고 달여서 반으로 나누어 아침저녁으로 마신다.

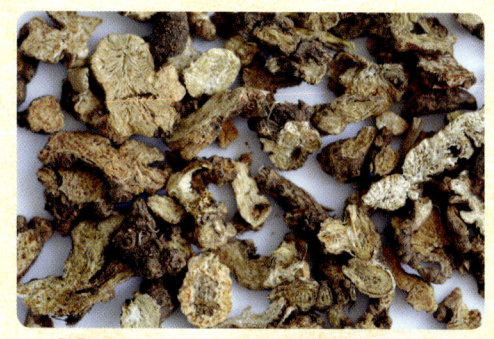
▲ 창출(약재, 절단)

약재명 복령

茯苓
복령의 균핵

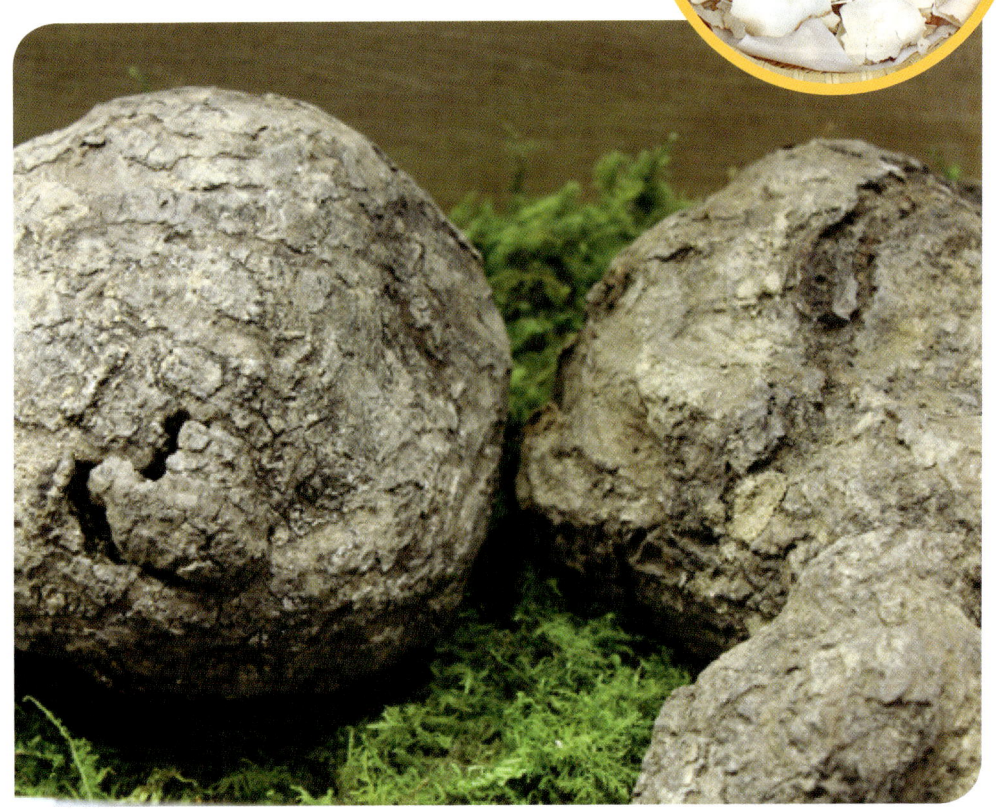

▲ 복령 자실체

■ **라틴생약명**: Poria Sclerotium ■ **이명 또는 영명**: 적복령, 백복령, Poria ■ **약초명 및 학명**: 복령(茯苓) *Poria cocos* Wolf ■ **과명**: 구멍장이버섯과(Polyporaceae) ■ **약용부위**: 균핵 ■ **식약처 공정서 및 조선시대 의서 수재**: 《대한민국약전》(KP), 《동의보감》 탕액편의 나무부, 《방약합편》의 우목(寓木, 기생목)편

> **식용 여부**
> 복령의 균핵이 《식품공전》의 '식품에 제한적으로 사용할 수 있는 원료' 항에 수재되어 있으므로 식품으로 사용 가능하다.

약재의 기원 약재 복령은 복령(茯苓) *Poria cocos* Wolf(구멍장이버섯과 Polyporaceae)의 균핵이다.

무병장수 약재, 복령(茯苓, 복령의 균핵)

오래 복용하면 배가 고프지 않고 수명이 늘어나며 늙지 않는다. 백복령을 흰 국화나 백출과 합쳐서 알약[丸]이나 가루약으로 임의대로 만들어 늘 먹을 수 있다. 또는 백복령의 껍질을 벗기고 술에 15일 동안 담갔다가 거른 후 찧어서 가루 내어 3돈(11.25g)씩, 하루에 3번 물에 타서 먹는다. 오래 복용하면 수명이 늘어나고 늙지 않으며 얼굴이 어린애와 같이 된다.[본초]

> 茯苓 : 久服 不飢 延年 却老. 取白茯苓 合白菊花 或合白朮 丸散任意 皆可常服. 又法 白茯苓去皮 酒浸十五日 濾出擣爲末 每服三錢 水下日三. 久服 延年 耐老 面若童顏.[本草]

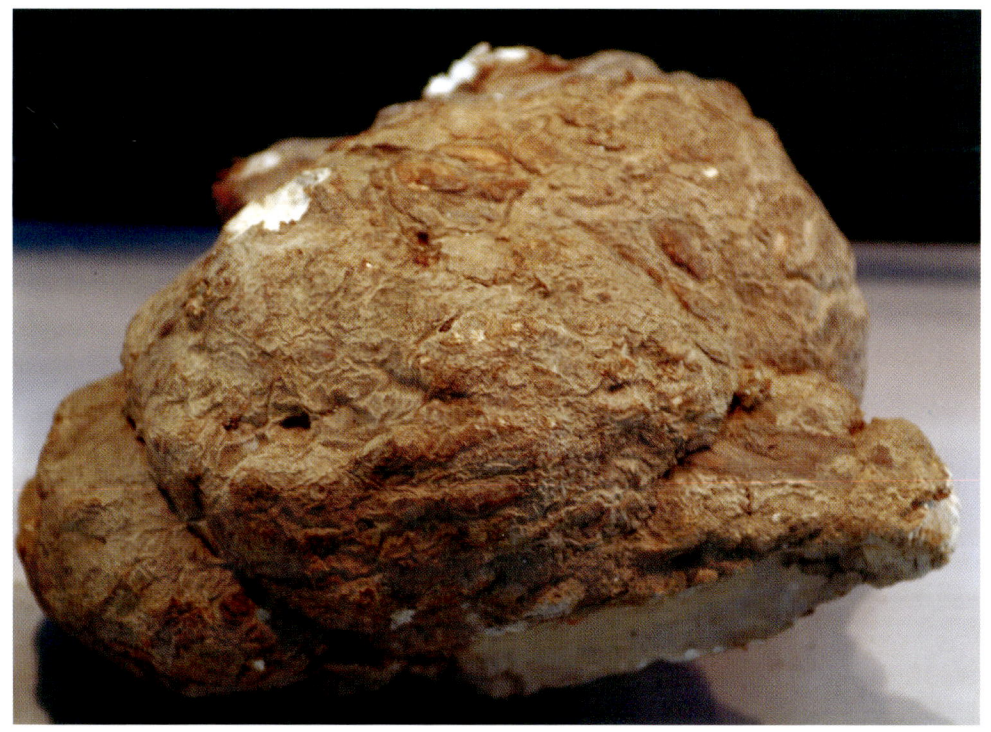

▲ 복령(약재, 전형)

동의보감 탕액편의 효능

복령(茯苓, 복령의 균핵)의 성질은 평(平)하며 맛은 달고[甘] 독이 없다. 식욕을 돋우고 속이 메슥메슥하여 토하려는 것[嘔逆, 구역]을 멎게 한다. 마음과 정신을 안정하게 한다. 폐열(肺熱)로 진액이 소모되어 기침하고 숨차는 것, 담(痰)이 막힌 것을 낫게 한다. 신(腎)에 있는 나쁜 기운을 내쫓고 소변을 잘 나오게 한다. 몸이 붓는 것을 가라앉히고 임병(淋病)으로 소변이 막힌 것을 잘 나가게 한다. 갈증을 풀어주며 건망증을 낫게 한다. ○《선경(仙經)》의 복식(服食)에서도 아주 중요하게 여겨 "복령은 신령과 통하게 하고 혼백을 안정시킨다. 몸에 있는 9개의 구멍(九竅, 구규)을 잘 통하게 한다. 살을 찌게 하고 장(腸)을 튼튼하게 하며 가슴을 시원하게 한다. 영기(榮氣)를 고르게 하고 위(胃)를 좋게 하므로 상품(上品)의 약재이다"라고 하였다. 이것을 먹으면 음식을 끊어도 배고프지 않다고 하였다. ○ 산속의 곳곳에 있다. 송진이 땅에 들어가 천년 지나서 복령이 된다. 이 중 소나무 뿌리를 싸고 있으면서 가볍고 푸석푸석한 것은 복신(茯神)이다. 음력 2월과 8월에 캐어 그늘에서 말린다. 크기가 3~4되만 하고, 겉껍질이 검고 가는 주름이 있으며 속은 단단하고 희다. 새, 짐승, 거북이, 자라같이 생긴 것이 좋다.[본초] ○ 흰 것, 붉은 것 두 종류가 있다. 흰 것은 수태음경, 족태양경, 족소양경에 들어가고 붉은 것은 족태음경, 수태양경, 소음경에 들어간다. 흰 것은 임계(壬癸)로 들어가고 붉은 것은 병정(丙丁)에 들어간다고 한 곳도 있다.[탕액] ○ 흰 것은 보(補)하고 붉은 것은 사(瀉)한다.[본초] ○ 쓸 때에 껍질을 벗기고 가루 내어 수비(水飛)하

【동의보감 탕액편의 원문】

茯苓 : 性平 味甘 無毒. 開胃 止嘔逆 善安心神. 主肺痿痰壅. 伐腎邪 利小便 下水腫 淋結 止消渴 療健忘. ○ 仙經服食亦爲至要 云其通神而致靈 和魂而鍊魄 明竅而益肌 厚腸而開心 調榮而理胃 上品仙藥也. 善能斷穀不飢. ○ 生山中 處處有之. 松脂入地千歲爲茯苓 其抱根而輕虛者爲茯神. 二月八月採 皆陰乾. 大如三四升器 外皮黑 細皺 内堅白 形如鳥獸龜鱉者 良.[本草] ○ 有白赤二種. 白者 入手太陰經・足太陽經・足少陽經 赤者 入足太陰經・手太陽經・少陰經. 又云 色白者入壬癸 色赤者入丙丁.[湯液] ○ 白色者補 赤色者瀉.[本草] ○ 凡用 去皮爲末 水飛 浮去赤膜 曬乾用 免致損目. 陰虛人勿用.[入門]

여 물 위에 뜨는 붉은 막들을 제거하고 햇볕에 말려 쓴다. 이렇게 해서 사용해야 눈이 상하지 않는다. 음(陰)이 허한 사람은 쓰면 안 된다.[입문]

한방 약미(藥味)와 약성(藥性) 복령의 맛은 달고 싱거우며 성질은 평(平)하다.

한방 작용부위(귀경, 歸經) 복령은 주로 심(心), 폐(肺), 비(脾), 신경(腎經)에 들어가 작용한다.

약효 해설 잘 놀라고 가슴이 두근거리는 증상과 건망증을 치료하고, 불안한 증상을 가라앉히며 편안하게 한다. 소변이 잘 나오지 않는 증상에 유효하다. 무의식중에 정액이 나오는 증상을 낫게 하며, 대변이 묽고 횟수가 많은 증상에 사용한다.

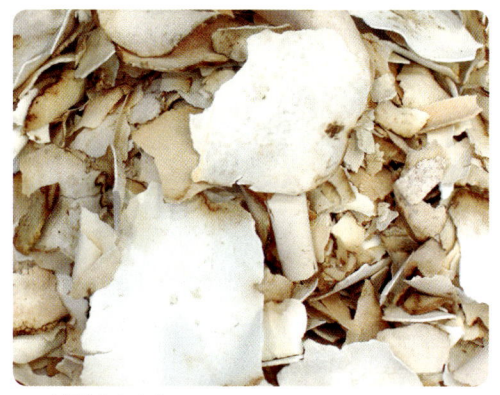
▲ 복령(약재, 절편)

약차 만들기

복령茶

| 효능 | 심신불안증과 건망증 개선, 유정(遺精) 치료, 이뇨 작용

1. 복령 15g을 물 1L에 넣고 센 불에서 10분 정도 끓인다.
2. 약한 불에서 30분 정도 더 끓인다.
3. 감초나 대추를 넣고 끓이면 좋은 차가 된다.

비교 한약

약재명: 복신

茯神
소나무 뿌리를 감싸고 있는 복령의 균핵

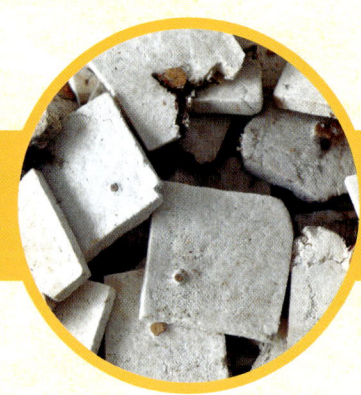

- **라틴생약명** : Poria Sclertum Cum Pini Radix
- **이명 또는 영명** : 백복신(白茯神)
- **약초명 및 학명** : 복령 *Poria cocos* Wolf
- **과명** : 구멍장이버섯과(Polyporaceae)
- **약용부위** : 균핵으로 속에 소나무 뿌리를 감싸고 있는 것
- **식약처 공정서 및 조선시대 의서 수재** : 《대한민국약전외한약(생약)규격집》(KHP), 《동의보감》 탕액편의 나무부, 《방약합편》의 우목(寓木, 기생목)편

> **식용 여부**
> 복령의 균핵이 《식품공전》의 '식품에 제한적으로 사용할 수 있는 원료' 항에 수재되어 있으므로 식품으로 사용 가능하다.

약재의 기원 약재 복신은 소나무 뿌리에 기생하는 복령 *Poria cocos* Wolf(구멍장이버섯과 Polyporaceae)의 균핵으로 속에 소나무 뿌리를 감싸고 있는 것이다.

동의보감 탕액편의 효능 복신(茯神)의 성질은 평(平)하며 맛은 달고[甘] 독이 없다. 현기증[風眩, 풍현], 몸이 허약하여

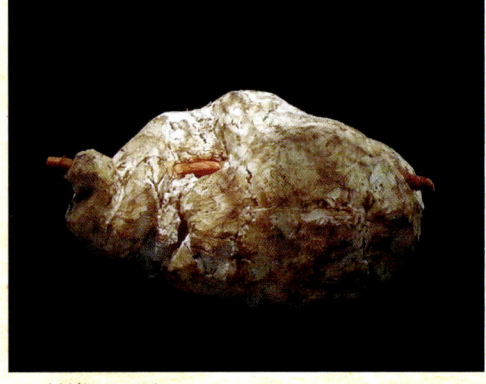

▲ 복신(약재, 전형)

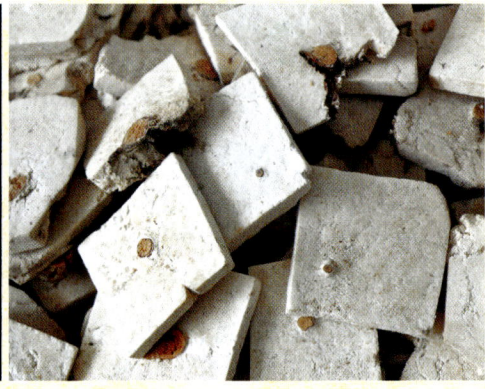

▲ 복신(약재, 절편, 시장 판매품)

갑자기 좋지 않은 기운에 노출되어 생기는 병증[風虛, 풍허]을 치료하고 놀라서 두근거리는 것을 멎게 한다. 건망증을 낫게 하며 가슴을 시원하게 하고 지혜를 더해준다. 혼백을 편안히 하고[安魂魄] 정신을 안정시키며 마음을 진정시킨다. 놀랐을 때 발작하는 간질에 주로 쓴다. ○ 복령은 오래전에 베어낸 소나무 뿌리에서 자라는데 뿌리의 기미가 끊어지지 않고 맺혀서 복령이 된다. 그 에너지[津氣, 진기]가 차고 넘쳐 뿌리 밖으로 새어 나가 뭉친 것이 복령이 된다. 에너지[津氣, 진기]가 있으나 그다지 차고 넘치지 못하면 나무뿌리에만 맺혀 있기 때문에 복신이라 한다.[본초] ○ 소나무를 베면 다시 싹이 나오지 못하나 그 뿌리는 살아 있는데 그 진이 아래로 흘러 복령과 복신이 생긴다. 그러므로 복령과 복신을 써서 심(心)과 신(腎)의 기능을 좋게 하고 진액을 잘 통하게 한다.[입문]

【동의보감 탕액편의 원문】

茯神 : 性平 味甘 無毒. 療風眩 風虛 止驚悸. 治健忘 開心益智 安魂魄 養精神 安神定志. 主驚癎. ○ 茯苓 乃採斫訖多年 松根 之氣所生 盖其氣味壹鬱未絶 故 爲是物. 其津氣盛者 方發泄於外 結爲茯苓. 雖有津氣而不甚盛 止 能結伏於本根 故曰茯神.[本草] ○ 松木 斫不再抽芽 其根不死 津 液下流 故生茯苓・茯神. 因用治 心腎 通津液.[入門]

한방 약미(藥味)와 약성(藥性) 복신의 맛은 달고 싱거우며 성질은 평(平)하다.

한방 작용부위(귀경, 歸經) 복신은 주로 심(心), 비경(脾經)에 들어가 작용한다.

약효 해설 마음을 안정시키며, 잘 놀라고 가슴이 두근거리는 증상에 사용한다. 건망증이 있거나 잠이 잘 오지 않는 증상에 유효하다. 소변이 잘 나오지 않는 증상에도 쓰인다.

약용법 복신 9~15g을 물 800mL에 넣고 달여서 반으로 나누어 아침저녁으로 마신다.

동의보감 속 한글 이름 **뽕나모**

약재명 **상심자** / 桑椹子
뽕나무의 열매

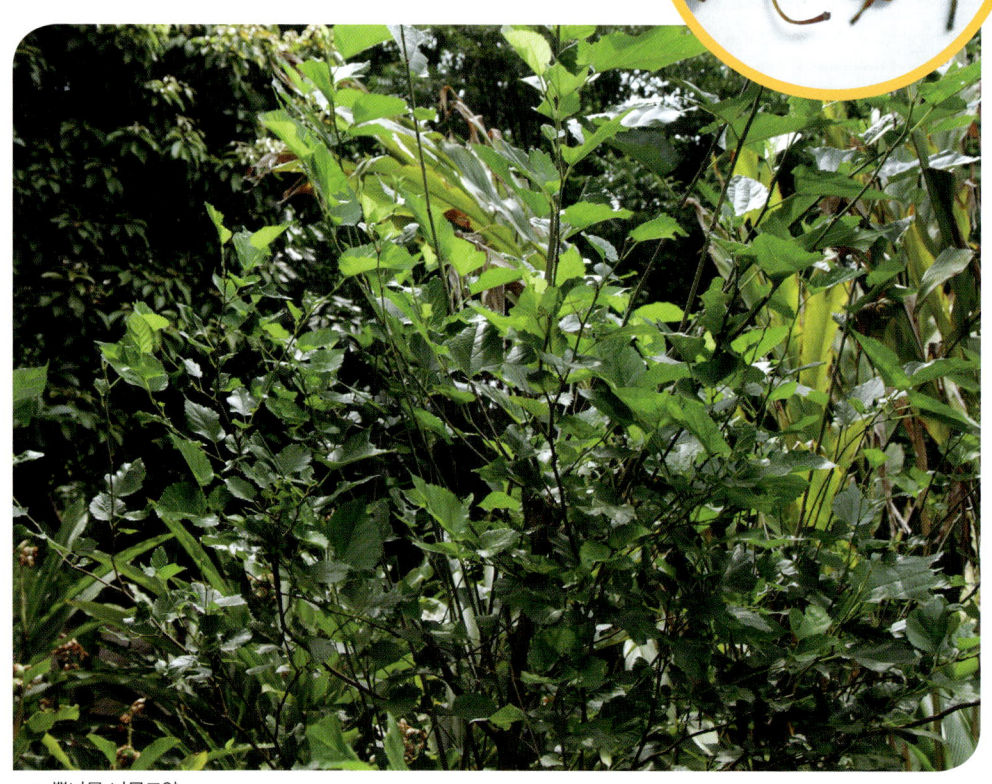

▲ 뽕나무 나무모양

■ **라틴생약명** : Mori Fructus   ■ **이명 또는 영명** : 상심(桑椹)   ■ **약초명 및 학명** : 뽕나무 *Morus alba* Linné   ■ **과명** : 뽕나무과(Moraceae)   ■ **약용부위** : 완전히 익기 전의 열매   ■ **식약처 공정서 및 조선시대 의서 수재** : 《대한민국약전외한약(생약)규격집》(KHP), 《동의보감》 탕액편의 나무부, 《방약합편》의 관목(灌木)편

> **식용 여부**
> 뽕나무의 뿌리껍질, 어린가지, 잎, 열매가 《식품공전》의 '식품에 사용할 수 있는 원료' 항에 수재되어 있으므로 식품으로 사용 가능하다.

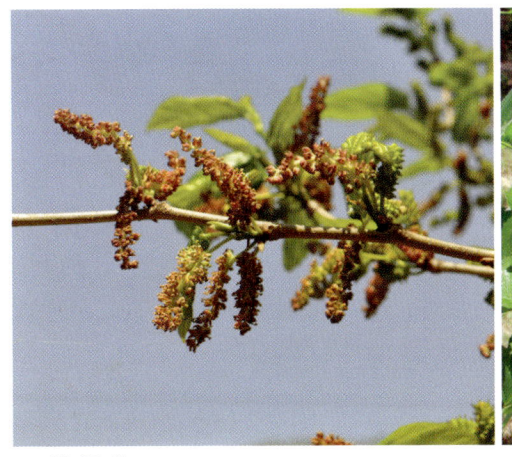
▲ 뽕나무 꽃

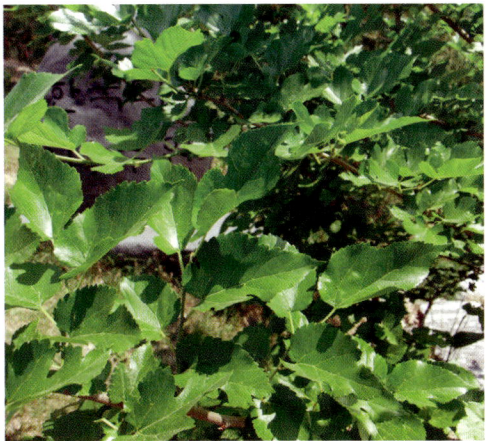
▲ 뽕나무 잎

약재의 기원
약재 상심자는 뽕나무 Morus alba Linné 또는 기타 동속 근연식물(뽕나무과 Moraceae)의 완전히 익기 전의 열매이다.

무병장수 약재, 상심(桑椹, 뽕나무의 열매)

오래 복용하면 흰머리가 검게 되고 늙지 않는다. 검게 익은 것을 따서 햇볕에 말린 후 찧어서 가루 낸다. 꿀로 알약[丸]을 만들어서 오래 복용한다. 또 대부분 술을 빚어 먹는데, 주로 보하는 작용이 있다.[본초]

> 桑椹 : 久服 變白 不老. 取黑熟者 曝乾 搗末 蜜丸. 長服 又多取 釀酒服 主補益.[本草]

동의보감 탕액편의 효능

상심(桑椹, 오디)의 성질은 차고[寒] 맛은 달며[甘] 독이 없다. 갈증을 풀어주며 오장(五藏)을 편안하게 한다. 오래 먹으면 배가 고프지 않게 된다. ○ 검은 오디[黑椹]는 뽕나무의 농축된 기운[精英, 정영]이 다 들어 있다.[본초]

> 【동의보감 탕액편의 원문】
> 桑椹 : 性寒 味甘 無毒. 主消渴. 利五藏 久服不飢. ○ 黑椹 桑之精英 盡在於此.[本草]

한방 약미(藥味)와 약성(藥性)
상심자의 맛은 달고 시며 성질은 차다.

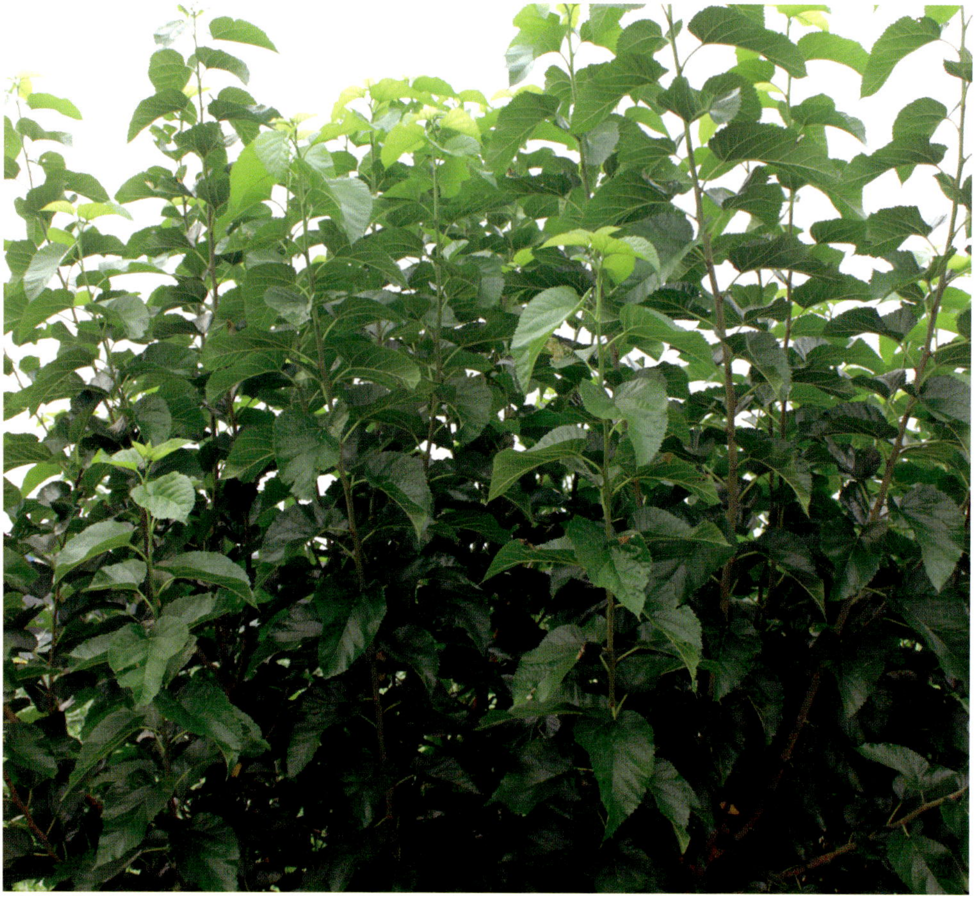

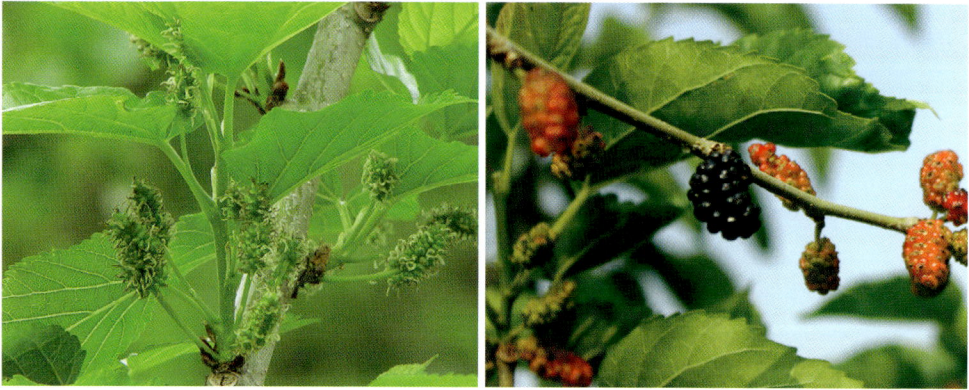

▲ 뽕나무 잎과 가지

▲ 뽕나무 덜 익은 열매   ▲ 뽕나무 익은 열매

한방 작용부위(귀경, 歸經) 상심자는 주로 심(心), 간(肝), 신경(腎經)에 들어가 작용한다.

약효 해설 가슴이 두근거리면서 불안하고 잠이 오지 않는 증상 그리고 어지럼증과 이명 치료에 유효하다. 수염과 머리카락이 일찍 희게 되는 것을 막는다. 장(腸)의 진액이 부족하여 대변을 보기 어려운 증상에 사용한다. 관절 부위의 움직임이 잘 되지 않는 증상을 치료하며, 당뇨병 치료에 도움이 된다.

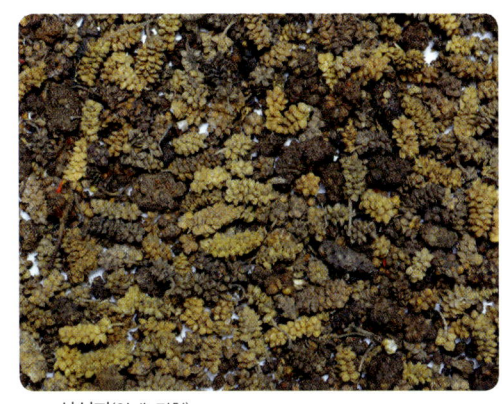
▲ 상심자(약재, 전형)

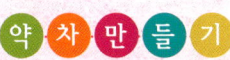

상심자茶

| 효능 | 어지럼증, 가슴이 두근거리고 불안한 증상, 변비 개선, 당뇨병 개선 효과

1. 열매 15g을 물 1L에 넣고 센 불에서 10분 정도 끓인다.
2. 약한 불에서 30분 정도 더 끓인다.
3. 기호에 따라 꿀이나 설탕을 타서 마신다.

생지황

生地黃
지황의 신선한 뿌리

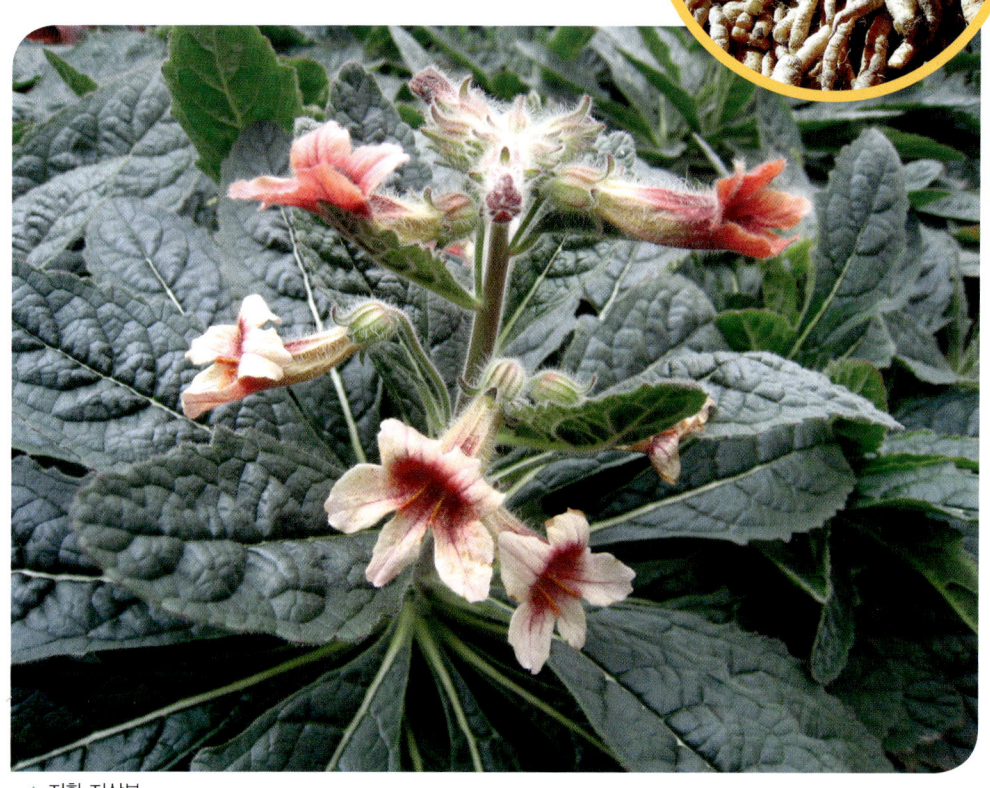

▲ 지황 지상부

- **라틴생약명** : Rehmanniae Radix Recens   - **이명 또는 영명** : 생지(生地), 선지황(鮮地黃), Fresh Rehmania Root   - **약초명 및 학명** : 지황 *Rehmannia glutinosa* (Gaertner) Liboschitz ex Steudel   - **과명** : 현삼과(Scrophulariaceae)   - **약용부위** : 신선한 뿌리   - **식약처 공정서 및 조선시대 의서 수재** : 《대한민국약전외한약(생약)규격집》(KHP), 《동의보감》 탕액편의 풀부, 《방약합편》의 습초(濕草)편

> **식용 여부**
> 지황의 뿌리(생지황)가 《식품공전》의 '식품에 제한적으로 사용할 수 있는 원료' 항에 수재되어 있으므로 식품으로 사용 가능하다.

약재의 기원 약재 생지황은 지황 *Rehmannia glutinosa* (Gaertner) Liboschitz ex Steudel(현삼과 Scrophulariaceae)의 신선한 뿌리이다.

무병장수 약재, 지황(地黃, 지황의 신선한 뿌리)

오래 복용하면 몸이 가벼워지고 늙지 않는다. 뿌리를 캐어 씻은 뒤 찧어서 짜낸 즙을 걸쭉하게 졸인다. 꿀[白蜜]을 넣고 다시 졸여서 벽오동씨만 하게 알약[丸]으로 만든다. 술로 30알씩 하루에 3번 빈속에 먹는다. 파, 마늘, 무와 함께 먹는 것을 피하며, 쇠그릇에 닿지 않도록 해야 한다.[본초] ○ 지황주를 만드는 방법은 다음과 같다. 찹쌀 1말을 100번 씻은 것과 생지황 3근(1.8kg)을 얇게 썬 것을 함께 쪄서 흰 누룩에 버무려 숙성시킨 후 맑게 뜬 것을 마신다.[입문]

> 地黃 : 久服 輕身 不老. 採根 洗 擣絞汁 煎令稠 納白蜜 更煎 作丸如梧子 空心 酒下三十丸 日三. 忌葱 蒜 蘿葍. 勿犯鐵器.[本草] ○ 地黃酒方. 糯米一斗 百度洗 生地黃三斤細切 同蒸 拌白麴 釀之 候熟取淸飮.[入門]

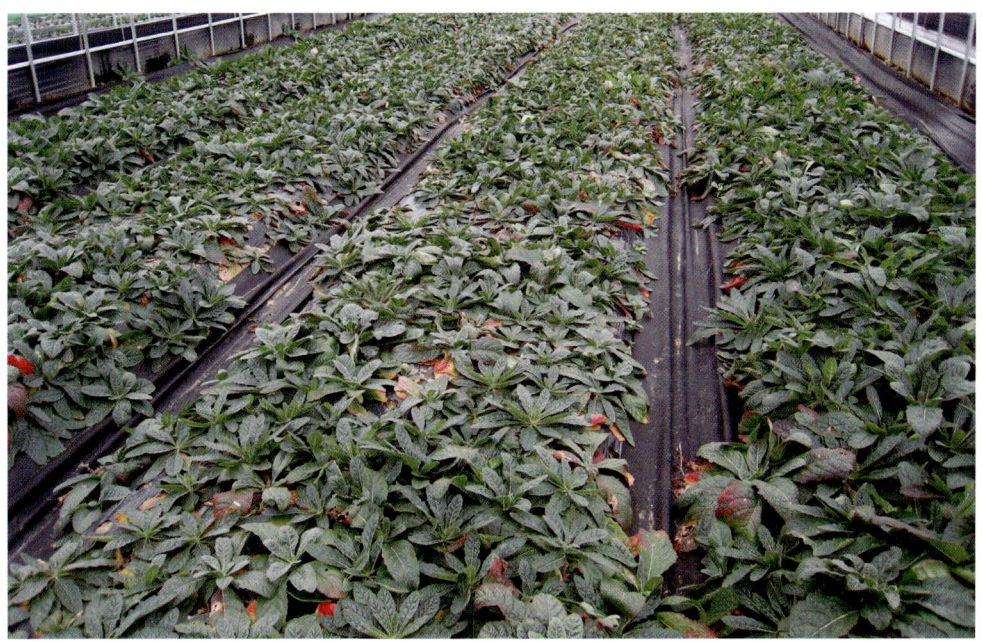

▲ 지황 재배지

동의보감 탕액편의 효능

생지황(生地黃)의 성질은 차고[寒] 맛이 달며[甘](쓰다[苦]고도 한다) 독이 없다. 모든 열을 내리며 굳은 피와 어혈을 깨뜨린다. 또한 월경을 잘 통하게 한다. 부인이 붕루증으로 피가 멎지 않는 것과 태동(胎動)으로 하혈(下血)하는 것, 코피와 토혈(吐血)에 주로 쓴다. ○ 어느 곳에나 심을 수 있다. 음력 2월이나 8월에 뿌리를 캐어 그늘에서 말린다. 물에 넣으면 가라앉고 통통하며 큰 것이 좋다. 일명 지수(地髓) 또는 하(芐)라고도 하는데 황토에 심은 것이 좋다. ○《신농본초경[本經]》에는 생으로 말리는 것과 쪄서 말리는 것에 대한 언급이 없다. 쪄서 말리면 그 성질이 따뜻하고[溫] 생으로 말리면 고르게 잘 소통시킨다[平宣]. ○ 갓 캔 것을 물에 담갔을 때 뜨는 것을 천황(天黃), 반쯤 가라앉고 반쯤 뜬 것을 인황(人黃), 가라앉는 것을 지황(地黃)이라고 한다. 가라앉는 것은 효력이 좋아서 약으로 쓰며 절반쯤 가라

【동의보감 탕액편의 원문】

生地黃: 性寒 味甘[一云苦] 無毒. 解諸熱 破血 消瘀血 通利月水. 主婦人崩中血不止 及胎動下血 幷衄血吐血. ○ 處處種之. 二月八月採根 陰乾. 沈水肥大者佳. 一名地髓 一名芐 生黃土地者佳. ○ 本經不言生乾及蒸乾 蒸乾則溫 生乾則平宣. ○ 初採 浸水中浮者名天黃 半浮半沈者名人黃 沈者名地黃. 沈者力佳 入藥. 半沈者次之 浮者名天黃 不堪用. 採時 不可犯銅鐵器.[本草] ○ 能生血凉血 入手太陽·少陰經之劑. 酒浸則上行外行.[湯液]

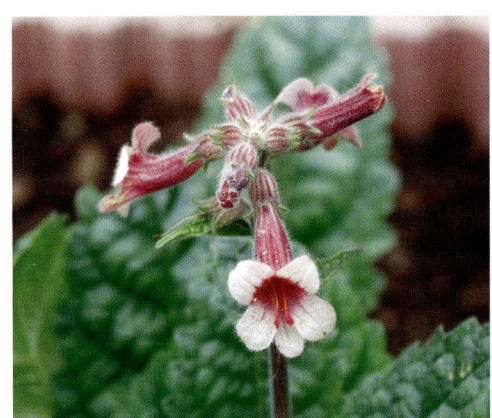

▲ 지황 꽃   ▲ 지황 잎

앉는 것은 그 다음이다. 뜨는 것은 약으로 쓰지 않는다. 지황을 캘 때 구리나 쇠붙이로 만든 도구를 쓰면 안 된다.[본초] ○ 생지황은 혈을 만들고 혈의 열을 식히며 수태양과 수소음경에 들어간다. 술에 담그면 약성이 위로 올라가고 밖으로 나간다.[탕액]

한방 약미(藥味)와 약성(藥性) 생지황의 맛은 달고 성질은 차다.

한방 작용부위(귀경, 歸經) 생지황은 주로 심(心), 간(肝), 신경(腎經)에 들어가 작용한다.

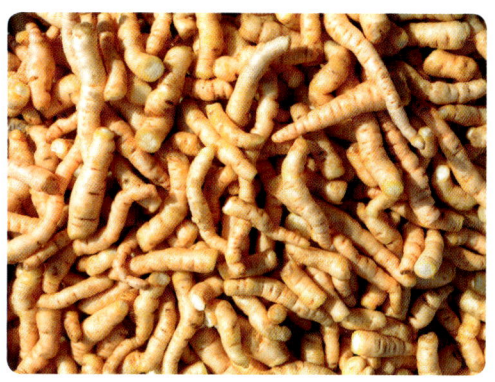
▲ 생지황(약재, 전형)

약효 해설 몸이 허약하여 기침과 미열이 나고 식은땀이 흐르며 뼛속이 달아오르는 증상을 낫게 한다. 월경 기간이 아닌데도 대량의 출혈이 있는 증상을 치료한다. 토혈, 코피를 멎게 하고 급성 열병을 치료한다. 당뇨병 치료에 도움이 된다.

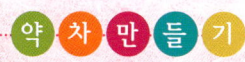

지황茶

| 효능 | 몸이 가벼워지고 오래 살게 하는 약. 열기를 식히고 열로 인한 혈열(血熱)을 내리는 효능, 지혈 작용

1. 지황 15g을 물 1L에 넣고 센 불에서 10분 정도 끓인다.
2. 중불에서 30분 정도 더 끓인다.
3. 꿀을 한 큰술 넣어 마시면 아주 좋은 약차가 된다.

비교 한약

약재명: 숙지황 / 熟地黃
지황의 포제가공한 뿌리

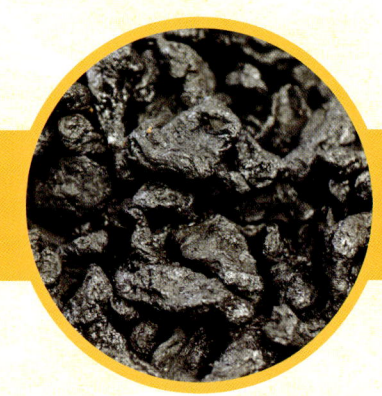

- **라틴생약명**: Rehmanniae Radix Preparata
- **이명 또는 영명**: Prepared Rehmannia Root
- **약초명 및 학명**: 지황 *Rehmannia glutinosa* Liboschitz ex Steudel
- **과명**: 현삼과(Scrophulariaceae)
- **약용부위**: 뿌리를 포제가공한 것
- **식약처 공정서 및 조선시대 의서 수재**: 《대한민국약전》(KP), 《동의보감》 탕액편의 풀부, 《방약합편》의 습초(濕草)편

식용 여부
포제가공한 뿌리(숙지황)가 《식품공전》의 '식품에 제한적으로 사용할 수 있는 원료' 항에 수재되어 있으므로 식품으로 사용 가능하다.

약재의 기원
약재 숙지황은 지황 *Rehmannia glutinosa* Liboschitz ex Steudel(현삼과 Scrophulariaceae)의 뿌리를 포제가공한 것이다.

동의보감 탕액편의 효능
숙지황(熟地黃)의 성질은 따뜻하고[溫] 맛이 달며[甘] 약간 쓰고[微苦] 독이 없다. 부족한 혈을 크게 보(補)하고 수염과 머리카락을 검게 한다. 골수(骨髓)를 보충해주고 살찌게 하며 근육과 뼈를 튼튼하게 한다. 몸과 마음이 허약하고 피로한 것을 보(補)하고 혈맥(血脈)을 잘 통하게 하며 기운을 더 나게 하고 눈과 귀를 밝게 한다. ○ 쪄서 만드는 법은 잡방(雜方)에 자세히 나와 있다.[본초] ○ 생지황은 위(胃)를 상하게 하므로 위기(胃氣)가 약한 사람은 오래 먹으면 안 된다. 숙지황은 가슴을 막히게 하므로 담화(痰火)가 성

【동의보감 탕액편의 원문】
熟地黃 : 性溫 味甘微苦 無毒. 大補血衰 善黑鬚髮 塡骨髓 長肌肉 助筋骨 補虛損 通血脈 益氣力 利耳目. ○ 蒸造法 詳見雜方.[本草] ○ 生地黃損胃 胃氣弱者 不可久服. 熟地黃泥膈 痰火盛者 亦不可久服.[正傳] ○ 熟地黃 入手足少陰厥陰經 性溫而補腎.[入門] ○ 熟地黃 以薑汁製之 無膈悶之患.[醫鑑]

(盛)한 사람도 역시 오래 먹으면 안 된다.[정전] ○ 숙지황은 수, 족소음경과 궐음경(厥陰經)에 들어간다. 성질은 따뜻하여 신(腎)을 보(補)한다.[입문] ○ 숙지황을 생강즙[薑汁]으로 법제(法製, 치료 효과를 높이거나 새로운 효능을 나타내기 위해 한약을 가공하는 방법)하면 가슴이 답답해지는 일이 없다.[의감]

한방 약미(藥味)와 약성(藥性) 숙지황의 맛은 달고 성질은 약간 따뜻하다.

한방 작용부위(귀경, 歸經) 숙지황은 주로 간(肝), 신경(腎經)에 들어가 작용한다.

약효 해설 몸이 허약하여 기침과 미열이 나고 식은땀이 흐르며 뼛속이 달아오르는 증상을 낫게 한다. 허리와 무릎이 시큰거리고 힘이 없어지는 증상에 사용한다. 일찍 머리카락과 수염이 회백색으로 변하는 증상에 쓰인다. 가슴이 두근거리면서 불안해하는 병증 그리고 정신이 아찔아찔하여 어지러운 증상에 활용한다. 이명 그리고 무의식 중에 정액이 몸 밖으로 나오는 증상 치료에 도움이 된다. 여성의 부정기 자궁출혈을 멎게 하고, 월경 불순, 당뇨병에 유효하다.

약용법 숙지황 9~15g을 물 800mL에 넣고 달여서 반으로 나누어 아침저녁으로 마신다.

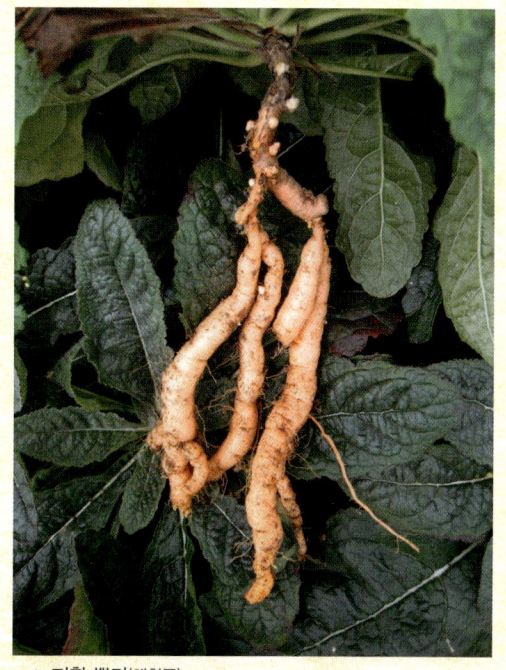
▲ 지황 뿌리(채취품)

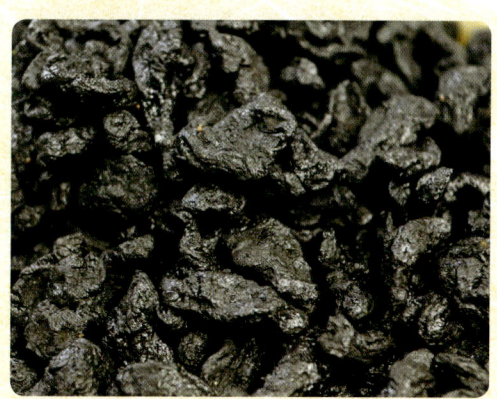
▲ 숙지황(약재, 전형)

동의보감 속 한글 이름 **셕챵포**

약재명: 석창포 / 石菖蒲
석창포의 뿌리줄기

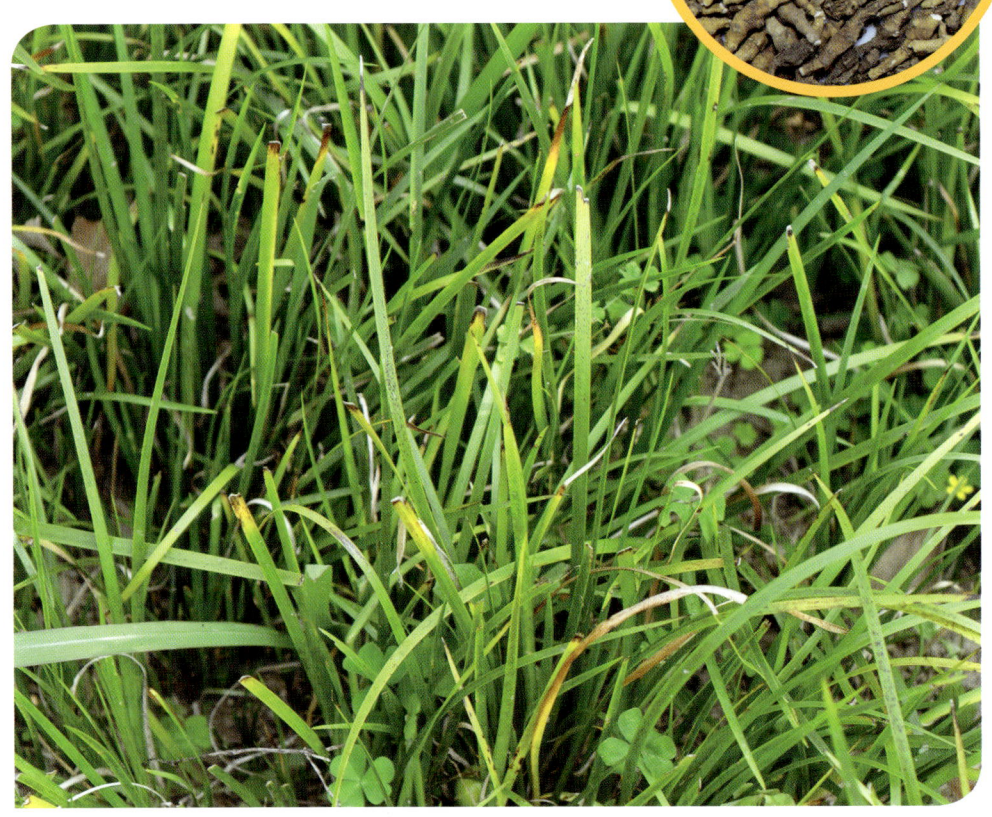

▲ 석창포 지상부

- **라틴생약명**: Acori Graminei Rhizoma　■ **약초명 및 학명**: 석창포 *Acorus gramineus* Solander　■ **과명**: 천남성과(Araceae)　■ **약용부위**: 뿌리줄기　■ **식약처 공정서 및 조선시대 의서 수재**: 《대한민국약전외한약(생약)규격집》(KHP), 《동의보감》 탕액편의 풀부, 《방약합편》의 수초(水草)편

> **식용 여부**
> 석창포의 뿌리줄기가 《식품공전》의 '식품에 제한적으로 사용할 수 있는 원료' 항에 수재되어 있으므로 식품으로 사용 가능하다. 단, 물 추출물에 한한다.

약재의 기원 약재 석창포는 석창포 *Acorus gramineus* Solander(천남성과 Araceae)의 뿌리줄기이다.

무병장수 약재, 창포(菖蒲, 석창포의 뿌리줄기)

몸을 가볍게 하고 늙지 않으며 오래 살게 한다. 석창포 뿌리를 쌀뜨물에 하룻밤 담갔다가 볕에 말린 다음 찧어서 가루 낸다. 찹쌀죽에 졸인 꿀을 넣고 반죽하여 벽오동 씨만 하게 알약[丸]으로 만든다. 술이나 미음과 함께 임의대로 먹는데, 아침에는 30알, 저녁에는 20알씩 먹는다.[본초] ○ 석창포 술을 만드는 방법은 다음과 같다. 석창포 뿌리즙 5말에 찹쌀 5말을 넣고 삶은 후 고운 누룩 5근(3kg)과 고루 섞는다. 술 빚는 일반적인 방법대로 숙성시켜 가라앉힌다. 그 윗물을 오래 복용하면 신명(神明)을 통하게 하고 오래 살게 한다.[입문]

> 菖蒲 : 輕身 延年不老. 取根 泔浸一宿 曝乾搗末. 以糯米粥入煉蜜 和丸梧子大 酒飮任下 朝服三十丸 夕服二十丸.[本草] ○ 菖蒲酒方. 菖蒲根 絞汁五斗 糯米五斗 炊熟 細麴五斤拌勻 如常釀法 酒熟澄淸久服. 通神明 延年益壽.[入門]

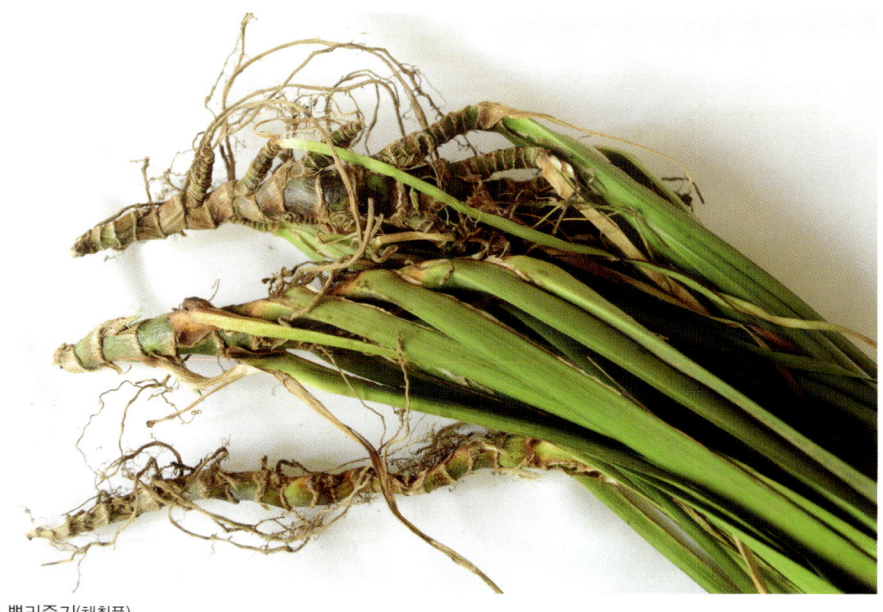

▲ 석창포 뿌리줄기(채취품)

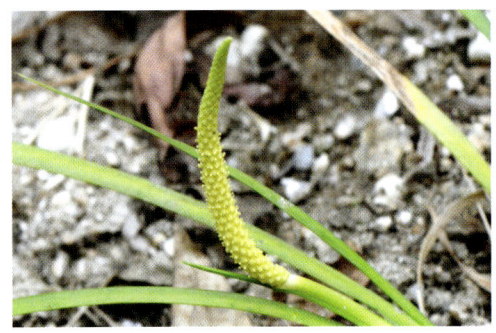
▲ 석창포 꽃

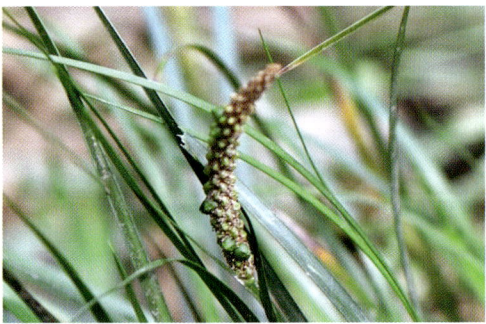
▲ 석창포 열매

동의보감 탕액편의 효능

창포(菖蒲, 석창포)의 성질은 따뜻하고[溫](평[平]하다고도 한다) 맛이 매우며[辛] 독이 없다. 심의 구멍[心孔, 심공]을 열어주고 오장(五藏)을 보(補)하며 몸에 있는 9개의 구멍을 잘 통하게 한다. 눈과 귀를 밝게 하며 목청을 좋게 한다. 풍습(風濕)으로 감각이 둔해진 것을 치료하고, 배 속의 벌레를 죽인다. 이와 벼룩을 없애며 건망증을 치료한다. 지혜롭게 하고[長智] 명치가 아픈 것을 낫게 한다. ○ 산골짜기 개울가 모래더미에서 자란다. 그 잎의 한가운데 잎맥이 있고 칼날 모양으로 되어 있다. 한 치 되는 뿌리에 9개의 마디 혹은 12개의 마디로 된 것도 있다. 음력 5월, 12월에 뿌리를 캐어 그늘에서 말린다. 요즘 5월 초에 캐는데 지상에 드러난 뿌리는 쓰지 않는다. ○ 처음 캤을 때에는 뿌리가 부드럽지만 볕에 말리면 단단해진다. 썬면 한가운데가 약간 붉으며 씹어보면 맵고 향기로우며 섬유질이 적다. ○ 지대가 낮은 습한 곳에서 자란다. 뿌리가 큰 것을 창양(昌陽)이라 한다. 팔다리를 잘 쓰지 못

【동의보감 탕액편의 원문】

菖蒲 셕챵포 : 性溫[一云平] 味辛 無毒. 主開心孔 補五藏 通九竅 明耳目 出音聲. 治風濕痺痹 殺 腹藏蟲 辟蚤虱 療多忘 長智 止 心腹痛. ○ 生山中石澗沙磧上. 其葉中心有脊 狀如劒刃. 一寸 九節者 亦有一寸十二節者. 五月 十二月採根 陰乾. 今以五月五日 採 露根不可用. ○ 初採虛軟 暴 乾方堅實. 折之中心色微赤 嚼之 辛香少滓. ○ 生下濕地. 大根者 名曰菖陽 止主風濕. 又有泥菖夏 菖 相似 幷辟蚤蝨 不堪入藥. 又 有水菖 生水澤中. 葉亦相似 但 中心無脊.[本草] ○ 蓀無劒脊 如 韭葉者 是也. 菖蒲有脊 一如劒 刃.[丹心]

하고 마비되며 아픈 것[風濕, 풍습]을 주로 치료한다. 또한 이창(泥菖)과 하창(夏菖)이라는 종류가 있는데 서로 비슷하다. 이것은 다 이와 벼룩을 없애지만 약으로는 쓰지 않는다. 또 수창(水菖)이 있는데 못에서 자라며 잎이 서로 비슷하나 다만 잎 한가운데에 잎맥이 없다.[본초] ○ 손(蓀)은 잎에 잎맥이 없고 부추 잎[韭葉, 구엽] 같은 것이다. 석창포에는 잎맥이 있는데 칼날처럼 생겼다.[단심]

한방 약미(藥味)와 약성(藥性) 석창포의 맛은 맵고 쓰며 성질은 따뜻하다.

한방 작용부위(귀경, 歸經) 석창포는 주로 심(心), 위경(胃經)에 들어가 작용한다.

약효 해설 정신이 혼미하거나 정신을 잃고 아픈 증상에 쓰인다. 건망증과 숙면을 이루지 못하는 증상에 유효하다. 이명(耳鳴)과 소리를 잘 듣지 못하는 증상 그리고 위통, 복통을 치료한다.

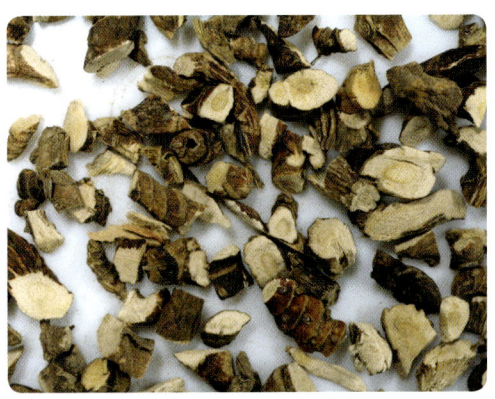
▲ 석창포(약재, 절편)

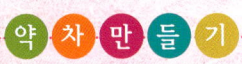

석창포茶

| 효능 | 마음과 정신을 안정시키는 작용, 건망증과 이명(耳鳴) 개선 효과, 진경 · 진통 작용

1. 뿌리줄기 10g을 물 1L에 넣고 센 불에 10분 정도 끓인다.
2. 중불에서 1시간 정도 우려낸다.
3. 감초 3~4조각(4~5g)이나 대추 3~4개를 넣고 같이 끓이면 좋은 맛을 낸다.

동의보감 속 한글 이름 **소나모진**

송지

약재명

松脂
소나무의 수지

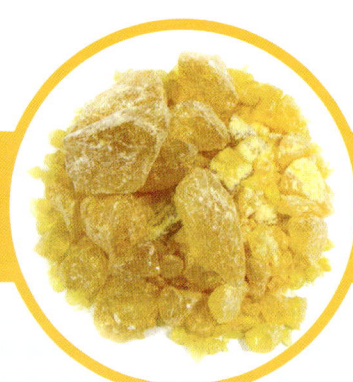

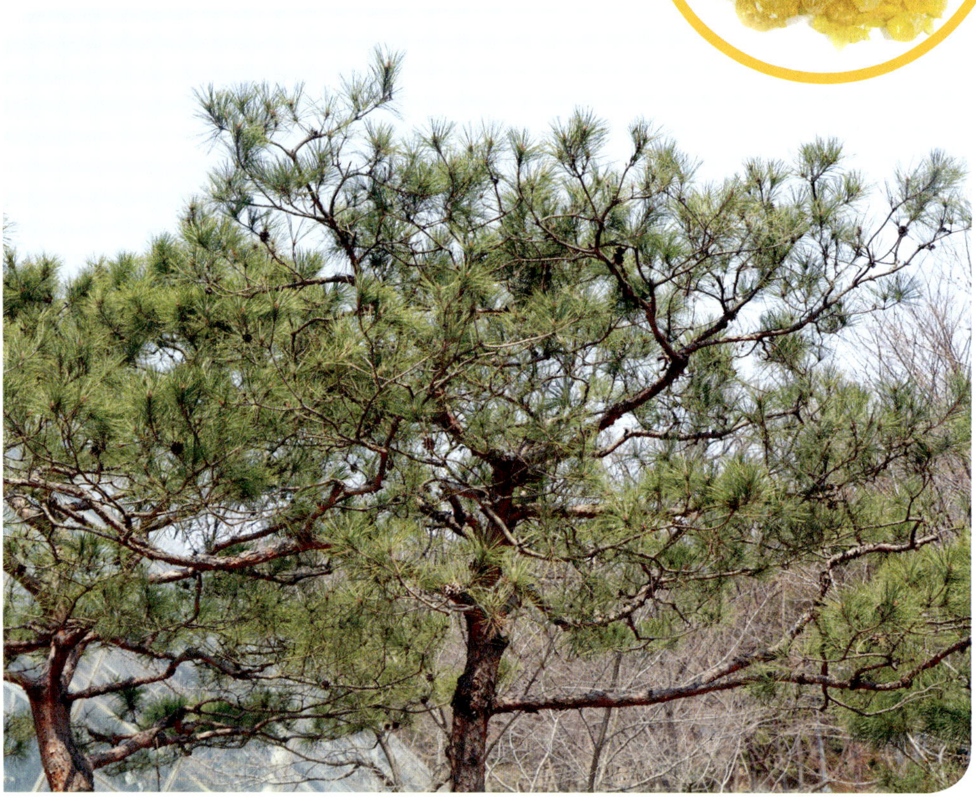

▲ 소나무 나무모양

- **라틴생약명**: Pini Resina
- **이명 또는 영명**: 송진, 송향(松香)
- **식물명 및 학명**: 소나무 *Pinus densiflora* Siebold & Zuccarini
- **과명**: 소나무과(Pinaceae)
- **약용부위**: 수지(樹脂, 식물체로부터의 분비물 또는 상처로부터의 유출물)
- **식약처 공정서 및 조선시대 의서 수재**: 《동의보감》 탕액편의 나무부, 《방약합편》의 향목(香木)편

식용 여부
소나무의 수지(송지)는 《식품공전》에 수재되어 있지 않다.

약재의 기원
약재 송지는 소나무속 식물의 수지이다. 고르지 않은 덩어리 모양으로, 바깥면은 연한 황색이고 광택이 있으며 질은 단단하면서 부서지기 쉽다. 꺾인 면은 평활하고 유리 모양의 광택이 나며 때때로 연한 황색과 적갈색을 나타낸다. 점성이 뚜렷하고 진한 소나무 향기가 난다.

무병장수 약재, 송지(松脂, 송진, 송향)

오래 먹으면 몸이 가벼워지고 늙지 않으며 수명이 늘어난다. 송진을 정제하는 방법은 다음과 같다. 송진 7근(4.2kg)을 뽕나무 잿물 1섬(10말)과 함께 3번 끓어오르게 끓이고 찬물에 넣어 굳어지게 한 다음 다시 끓인다. 이 과정을 10번 반복하면 흰색이 된다. 이렇게 정제한 송진을 빻아 체로 쳐서 순주(醇酒, 양조한 다음 물을 타지 않고 곧바로 걸러낸 술), 꿀과 섞어서 엿처럼 만들어 하루에 1냥(37.5g)씩 먹는다.[득효방] ○ 솔잎을 먹는 방법은 다음과 같다. 잎을 따서 얇게 썬 후 다시

> 松脂：久服 輕身 不老 延年. 煉法 取松脂七斤 以桑灰汁一石 煮三沸 接置冷水中凝 復煮之 凡十遍 色白矣. 服法 取煉脂 搗下篩 以醇酒 和白蜜如餳 日服一兩.[得效方] ○ 服葉法. 取葉細切 更研 酒下三錢. 亦可粥飲和服. 亦可以炒黑大豆 同搗作末 溫水調服 更佳.[俗方]

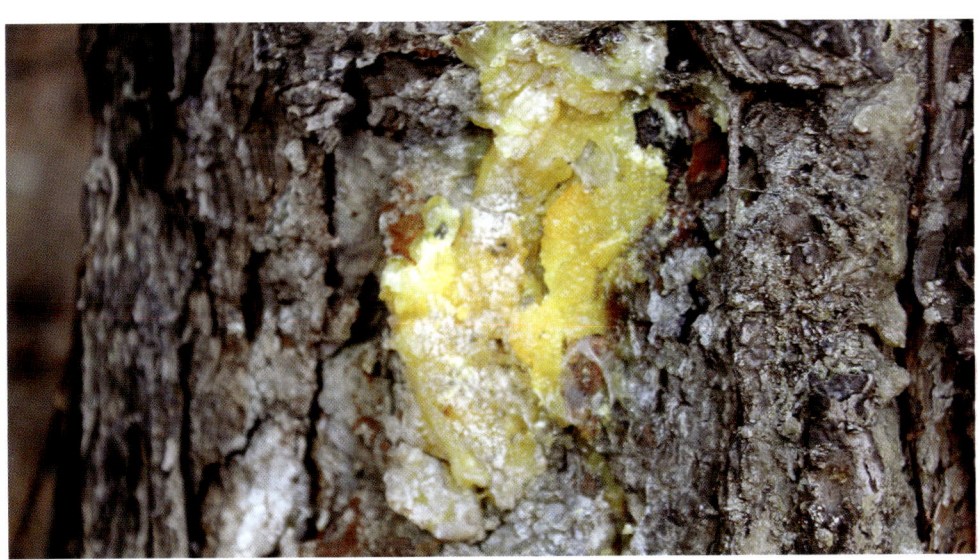

▲ 소나무 수지

갈아 술에 3돈(11.25g)씩 먹는다. 미음과 함께 먹어도 좋다. 검게 볶은 콩을 함께 찧어서 가루 내어 따뜻한 물에 타 먹으면 더욱 좋다.[속방]

동의보감 탕액편의 효능

송지(松脂, 송진)의 성질은 따뜻하며[溫] 맛은 쓰고[苦] 달며[甘][평(平)하다고도 한다] 독이 없다. 오장(五藏)을 편안하게 하고 열을 없앤다. 몸과 팔다리가 마비되고 감각과 동작이 자유롭지 못한 것을 치료한다. 괴사한 조직[死肌], 피부가 헐어 아프고 가려우며 벌겋게 부어 곪는 것을 낫게 한다. 머리가 헌데, 머리가 허옇게 빠지는 것, 옴과 가려움증에 주로 쓴다. 괴사한 조직[死肌]을 없애고, 귀가 먹은 것, 치아에 벌레 구멍이 생긴 것을 낫게 한다. 여러 가지 부스럼에 붙인다. 새살이 자라나게 하고 통증을 멎게 하며 벌레도 죽인다. ○ 일명 송고(松膏), 송방(松肪)이라고도 한다. 음력 6월에 저절로 흘러내린 진이 구멍을 뚫거나 졸여서 진을 낸 것보다 질이 좋다. 유향[薰陸香, 훈육향]처럼 투명한 것이 좋다. ○ 법제(法製, 치료 효과를 높이거나 새로운 효능을 나타내기 위해 한약을 가공하는 방법)하려면 뽕나무 잿물[桑灰水]이나 술에 끓여 부드럽게 될 정도로 달여서 주무른 다음 찬물에 넣는다. 수십 번 담가서 희고 미끌미끌해지면 쓸 수 있다.[본초] ○ 또는 강물로 달여 녹여서 찬물에 넣고 두 사람이 잡아당기게 하여 굳어지면 다시 달인다. 이렇게 세 번 한다. 그 다음 또 술에 넣고 달여서 앞의 과정을 세 번 반복하는데, 흰 엿처럼 될 때까지 한다. 쓸 때에는 돌절구에 넣고 따로 가루 낸다. 햇볕에 말리거나 불에 쬐면 안 된다. 이것 한 가지만 먹으면 위와 대소장[腸胃]이 막힐 수 있으니 단방으로 복용하면 안 된다.[입문]

동의보감 탕액편의 원문

松脂 소나모진 : 性溫 味苦甘[一云平] 無毒. 安五藏 除熱. 治風痺死肌. 主諸惡瘡 頭瘍 白禿 疥瘙. 去死肌 療耳聾 牙有蛀孔. 貼諸瘡 生肌 止痛 殺蟲. ○ 一名松膏 一名松肪. 六月採 自流出者 勝於鑿孔及煮取脂也. 以通明如薰陸香者爲勝. ○ 煉法 以桑灰水或酒 煮軟接 内寒水中 數十過 白滑則可用.[本草] ○ 又法 用河水煮化 投冷水中 令兩人扯拔 旣凝 再煮 如此三次 再用酒煮三次 以白如飴糖爲度. 凡用 入石臼中 另搗爲末 不可曬焙. 亦不可單服 塞實腸胃.[入門]

한방 약미(藥味)와 약성(藥性)

송지(松脂, 송향)의 맛은 쓰고 달며 성질은 따뜻하다.

| 한방 작용부위(귀경, 歸經) | 송지(松脂, 송향)는 주로 간(肝), 비경(脾經)에 들어가 작용한다.

| 약효 해설 | 팔다리가 마비되거나 통증이 있는 증상의 개선에 도움이 된다. 머리카락이 빠지는 것을 억제한다. 상처 치유 작용이 있으며, 진경·진통 작용이 있다.

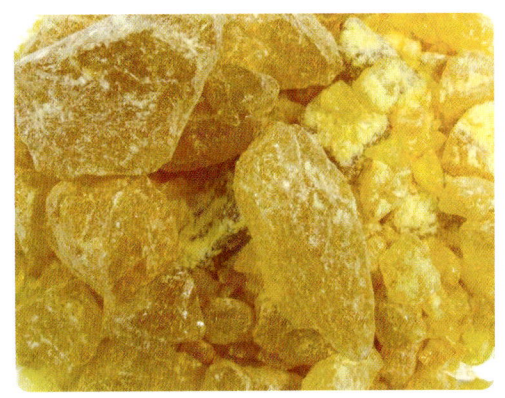

▲ 송지(약재, 전형)

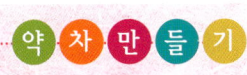

송지茶

| 효능 | 몸이 가벼워지고 오래 살게 하는 약, 팔다리가 마비되는 증상의 개선, 상처 치유 작용, 탈모 치료에 도움

1. 송지(송진, 송향) 3~5g을 물 적당량에 녹여 마신다.
2. 또는 가루나 환(丸)으로 만들어 복용한다.

동의보감 속 한글 이름 **년밤**

약재명 **연자육** / 蓮子肉
연꽃의 씨

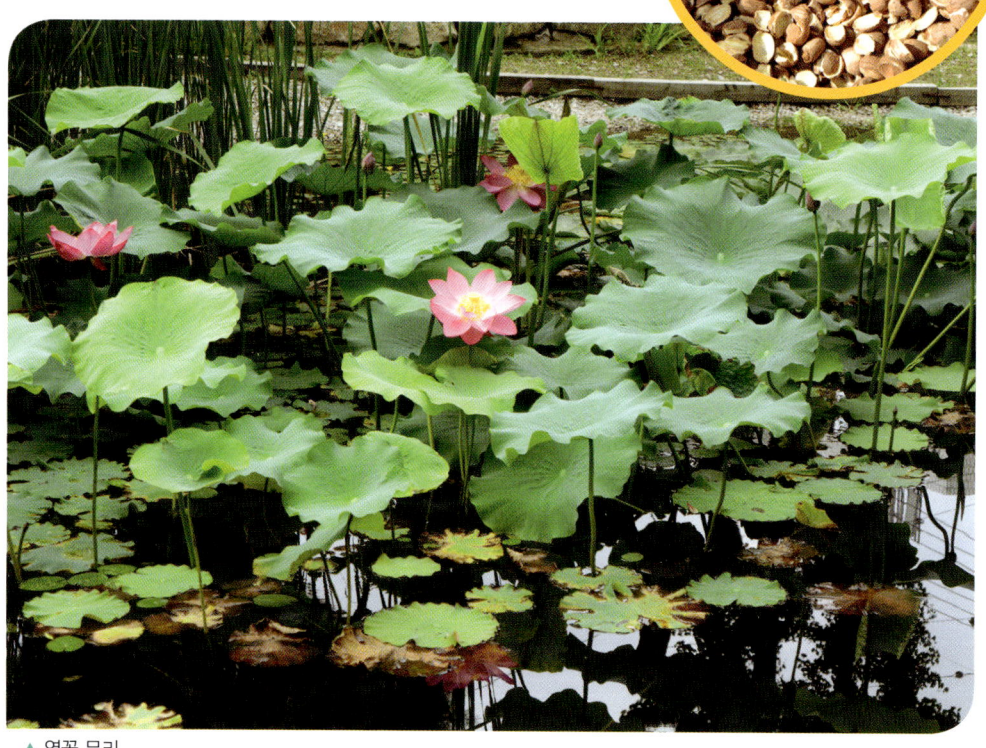
▲ 연꽃 무리

■ **라틴생약명** : Nelumbinis Semen ■ **이명 또는 영명** : 연육(蓮肉), Nelumbo Seed ■ **약초명 및 학명** : 연꽃 *Nelumbo nucifera* Gaertner ■ **과명** : 수련과(Nymphaeaceae) ■ **약용부위** : 잘 익은 씨로서 그대로 또는 연심을 제거한 것 ■ **식약처 공정서 및 조선시대 의서 수재** : 《대한민국약전》(KP), 《동의보감》 탕액편의 과일부, 《방약합편》의 수과(水果)편

> **식용 여부**
> 연꽃의 씨는 《식품공전》의 '식품에 제한적으로 사용할 수 있는 원료' 항에 수재되어 있으므로 식품으로 사용 가능하다. 연꽃의 뿌리, 잎, 꽃은 《식품공전》의 '식품에 사용할 수 있는 원료' 항에 수재되어 있으므로 식품으로 사용 가능하다.

약재의 기원 약재 연자육은 연꽃 *Nelumbo nucifera* Gaertner(수련과 Nymphaeaceae)의 잘 익은 씨로서 그대로 또는 연심을 제거한 것이다.

무병장수 약재, 연실(蓮實, 연꽃의 열매)

오래 복용하면 몸이 가벼워지고 늙지 않으며, 배고프지 않고 수명이 늘어난다. 껍질과 심(心)을 제거한 후 찧어서 가루 내어 죽을 쑤어 먹거나 갈아서 밥을 지어 먹는데, 오래 먹으면 모두 좋다. 또 찧어서 가루 내어 2돈(7.5g)씩 술이나 미음에 타서 먹는데, 오래 복용하면 장수한다.[본초]

> 蓮實 : 久服 輕身 耐老 不飢 延年. 去皮心 搗爲末作粥 或磨作屑 作飯 長服皆佳. 又搗末 酒飮 任下二錢. 久服令人長生.[本草]

동의보감 탕액편의 효능

연실(蓮實, 연밥)의 성질은 평(平)하고 차며[寒] 맛이 달고[甘] 독이 없다. 기력을 도와[養氣力] 온갖 병을 없애고 오장(五藏)을 보(補)한다. 갈증과 이질[痢]을 멎게 하고 정신을 좋게 하며 마음을 안정시킨다. 많이 먹으면 기분이 좋아진다.[본초] ○ 12경맥의 기혈을 보(補)한다.[입문] ○ 일명 수지단(水芝丹), 서련(瑞蓮), 우실(藕實)이라고도 한다. 껍질이 검고 물에 가라앉는 것을 석련(石蓮)이라고 한다. 물에 넣으면 반드시 가라앉지만 소금을 넣고 끓이면 뜬다. 곳곳에 있다. 못에서 자란다. 음력 8~9월에 단단하고 검은 것을 거둔다. 생것을 쓰면 배가 불러 오르기 때문에 쪄서 먹는 것이 좋다.[본초] ○ 잎은 하(荷), 줄기는 가(茄), 밑둥은 밀(蔤), 피지 않은 꽃은 함담(菡萏), 핀 꽃은 부용(芙蓉), 열매는 연(蓮), 뿌리는 우(藕)라고 한다. 연밥 속을 적(的)이라 하고, 적 속에 든 길

> 【동의보감 탕액편의 원문】
>
> 蓮實 년밤 : 性平寒 味甘 無毒. 養氣力 除百疾 補五藏 止渴 止痢 益神安心. 多食令人喜.[本草] ○ 補十二經氣血.[入門] ○ 一名 水芝丹 一名瑞蓮 亦謂之藕實. 其皮黑而沈水者 謂之石蓮. 入水必沈 惟煎鹽鹵能浮之. 處處有之 生池澤中. 八月九月 取堅黑者. 用生則脹人腹中 蒸食之良.[本草] ○ 其葉爲荷 其莖爲茄 其本爲蔤. 其花未發爲菡萏 已發爲芙蓉 其實爲蓮 其根爲藕 其中爲的 的中有靑長二分爲薏 味苦者是也. 芙蕖 其總名也.[本草] ○ 凡用 白蓮爲佳.[日用]

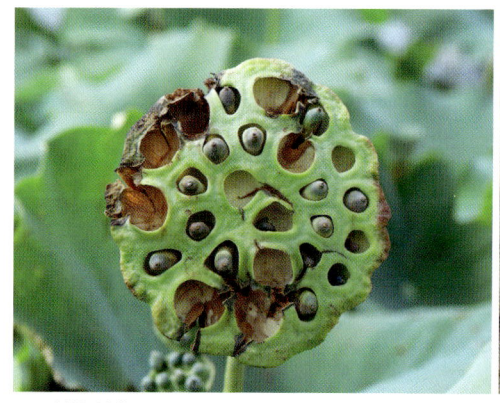
▲ 연꽃 열매

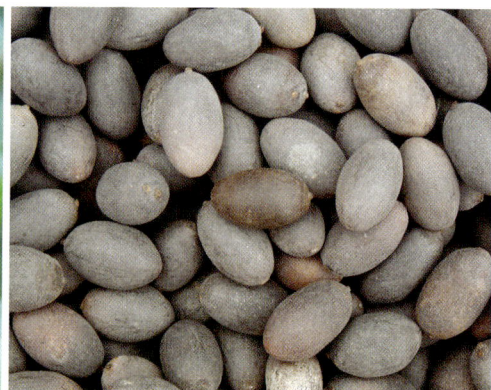
▲ 연자육(약재, 전형)

이 2푼 정도의 녹색 배아를 의(薏)라고 하는데 맛이 쓰다. 부거(芙蕖)라고 하는 것은 이들을 통틀어 부르는 말이다.[본초] ○ 대체로 백련(白蓮)이 좋다.[일용]

한방 약미(藥味)와 약성(藥性) 연자육의 맛은 달고 떫으며 성질은 평(平)하다.

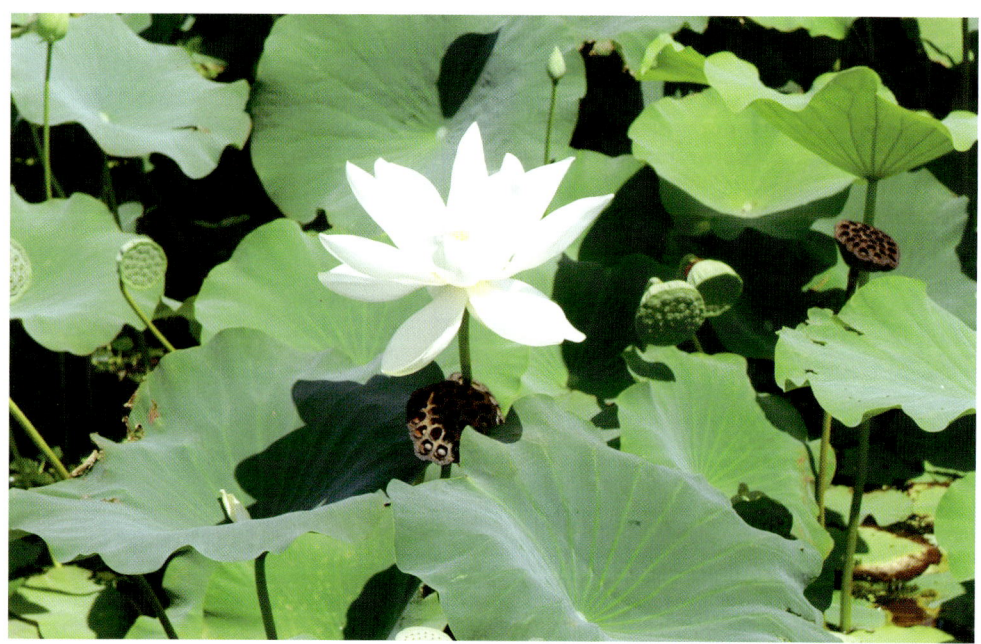
▲ 연꽃 꽃(흰색)

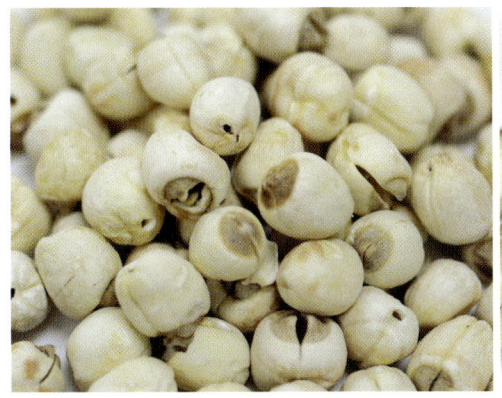
▲ 연자육(거피한 약재)

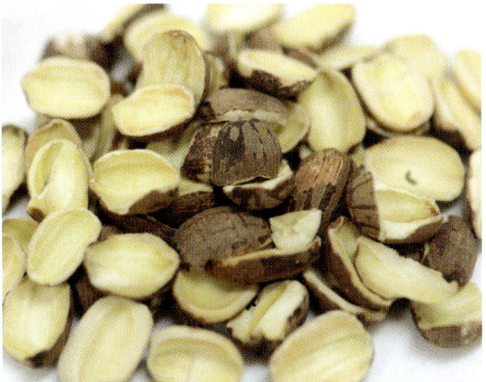
▲ 연자육(약재, 절단)

한방 작용부위(귀경, 歸經) 연자육은 주로 비(脾), 신(腎), 심경(心經)에 들어가 작용한다.

약효 해설 가슴이 두근거리면서 불안해하며 잠이 오지 않는 증상에 유효하다. 무의식중에 정액이 몸 밖으로 나오는 증상 그리고 자궁출혈과 자궁에서 분비물이 나오는 증상에 사용한다. 마음을 안정시키고 진정시킨다.

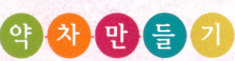

연자육茶

| 효능 | 불안한 증상과 불면의 개선, 유정(遺精)과 대하(帶下)의 개선 효과

1. 씨 15g을 물 1L에 넣고 센 불에서 10분 정도 끓인다.
2. 약한 불에서 30분 정도 더 끓인다.
3. 기호에 따라 꿀이나 설탕을 타서 마신다.

동의보감 속 한글 이름 **잣둘훕**

약재명 **오가피** / **五加皮**
오갈피나무의 뿌리껍질 및 줄기껍질

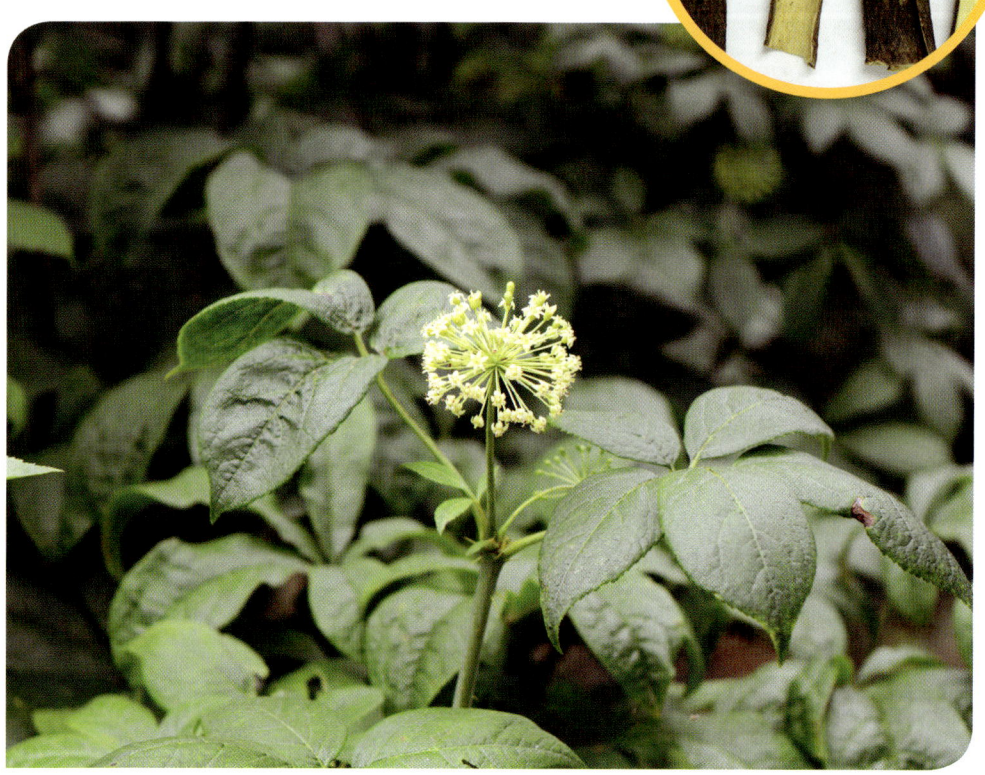

▲ 오갈피나무 꽃과 잎

■ **라틴생약명** : Acanthopanacis Cortex   ■ **이명 또는 영명** : Acanthopanax Root Bark   ■ **약초명 및 학명** : 오갈피나무 *Acanthopanax sessiliflorum* Seeman   ■ **과명** : 두릅나무과(Araliaceae)   ■ **약용부위** : 뿌리껍질 및 줄기껍질   ■ **식약처 공정서 및 조선시대 의서 수재** : 《대한민국약전》(KP), 《동의보감》 탕액편의 나무부, 《방약합편》의 관목(灌木)편

> **식용 여부**
> 오갈피나무의 잎, 열매, 뿌리껍질 및 줄기껍질이 《식품공전》의 '식품에 제한적으로 사용할 수 있는 원료' 항에 수재되어 있으므로 식품으로 사용 가능하다.

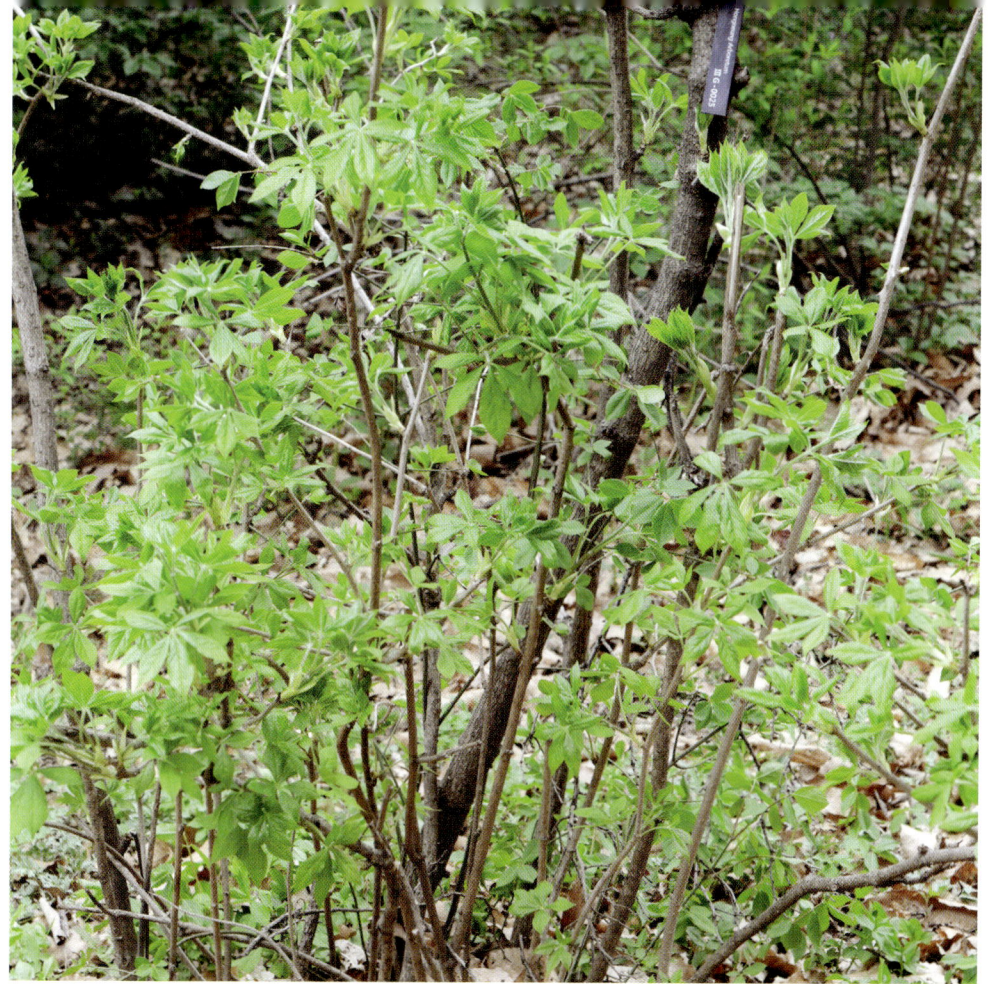

▲ 오갈피나무 나무모양

약재의 기원
약재 오가피는 오갈피나무 *Acanthopanax sessiliflorum* Seeman 또는 기타 동속식물(두릅나무과 Araliaceae)의 뿌리껍질 및 줄기껍질이다.

무병장수 약재, 오가피(五加皮, 오갈피나무의 뿌리껍질 및 줄기껍질)

오래 복용하면 몸이 가벼워지고 늙지 않는다. 뿌리와 줄기를 달인 후 일반적인 방법대로 술을 빚어 복용한다. 주로 몸을 보한다. 또는 차 대신 달여 마셔도 좋다. 세상에는 오가피주(五加皮酒)나 오가피산(五加皮散)을 먹고 수명이 늘어나 죽지 않는 사람이 셀 수 없을 만큼 많다.[본초]

五加皮 : 久服 輕身 耐老. 煮根莖 如常法釀酒服 主補益. 或煮湯以代茶飲 亦可. 世有服五加皮酒 散 而獲延年不死者 不可勝計.[本草]

동의보감 탕액편의 효능

오가피(五加皮)의 성질은 따뜻하며[溫](약간 차다[微寒]고도 한다) 맛은 맵고[辛] 쓰며[苦] 독이 없다. 몸과 마음이 허약하여 생기는 5가지 증상과 사내의 성생활을 위협하는 7가지 증상을 보(補)하며 기운을 돕고 정수를 보충한다. 근육과 뼈를 튼튼히 하고 의지를 강하게 한다. 남자의 발기부전과 여자의 음부 가려움증을 낫게 한다. 허리와 등뼈가 아픈 것, 두 다리가 아프고 저린 것, 관절이 당기는 것, 다리에 힘이 없어 늘어진 것을 낫게 한다. 소아가 3살이 되어도 걷지 못할 때에 오가피를 먹이면 걸을 수 있다. ○ 산과 들에 자란다. 조금씩 무리 지어 자라고 가지 사이에는 가시가 있다. 잎은 가지 끝에서 복숭아 꽃잎같이 5개의 잎이 뭉쳐나는데, 향기가 있다. 음력 3~4월에 흰 꽃이 핀 다음 가늘고 파란 씨가 맺히며, 6월이 되면 점점 검어진다. 뿌리는 가시나무와 비슷한데 겉은 황흑색이고 속은 희며 심은 단단하다. 음력 5월과 7월에

【동의보감 탕액편의 원문】

五加皮 맛둘훕 : 性溫 [一云微寒] 味辛苦 無毒. 補五勞七傷 益氣 添精 堅筋骨 强志意. 男子陰痿 女子陰痒 療腰脊痛 兩脚疼痺 骨節攣急 痿躄 小兒三歲不能行 服此便行走. ○ 生山野 樹生小叢 莖間有刺. 五葉生枝端 如桃花有香氣. 三四月開白花 結細靑子 至六月漸黑色. 根若荊根 皮黃黑 肉白 骨硬. 五月七月採莖 十月採根 陰乾.[本草] ○ 上應五車星 精而生 故葉五出者佳. 延年不老 仙經藥也.[入門]

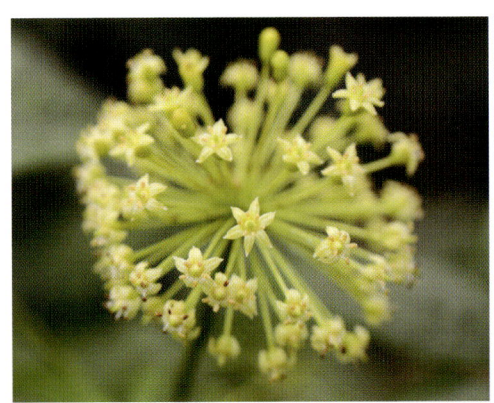

▲ 오갈피나무 꽃

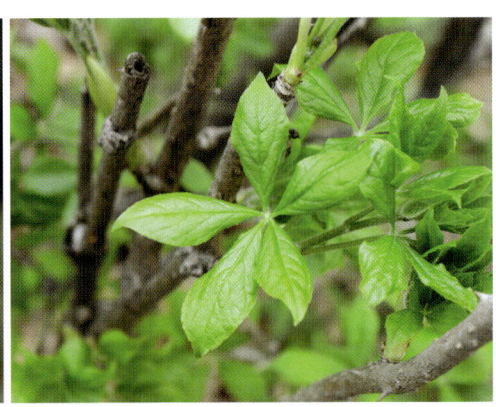

▲ 오갈피나무 잎

줄기를 베고 10월에 뿌리를 캐어 그늘에서 말린다.[본초] ○ 위로 5거성의 정기[五車星精]를 받아서 자라기 때문에 잎이 다섯 갈래로 나는 것이 좋다. 오래 살게 하며 늙지 않게 하는 좋은 약이다.[입문]

한방 약미(藥味)와 약성(藥性) 오가피의 맛은 맵고 쓰며 성질은 따뜻하다.

한방 작용부위(귀경, 歸經) 오가피는 주로 간(肝), 신경(腎經)에 들어가 작용한다.

약효 해설 팔다리를 잘 쓰지 못하고 마비되며 아픈 증상에 유효하다. 근골(筋骨)이 저리고 힘이 없는 증상을 치료한다. 몸이 붓는 증상 그리고 발기부전, 요통(腰痛) 치료에 쓰인다. 강장, 강심 작용이 있다.

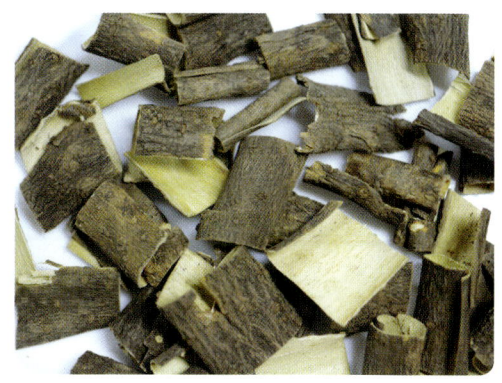
▲ 오가피(약재, 주피 미제거)

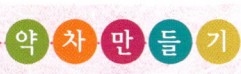 약차 만들기

오가피茶

| 효능 | 강장, 간 손상 보호, 면역 증진, 어린이 성장 촉진, 성기능 개선 효과

1. 오가피 10g을 물 1L에 넣고 센 불에서 10분 정도 끓인다.
2. 약한 불에서 1시간 정도 더 끓여서 마신다.
3. 쓴맛이 있기 때문에 대추나 감초를 넣고 함께 끓이면 좋은 차가 된다.
4. 기호에 따라 꿀이나 설탕을 한 숟가락 넣어 마신다.
5. 3~4회 더 끓여 마셔도 은은하게 즐길 수 있다.

약재명 천문동 / 天門冬

천문동의 덩이뿌리

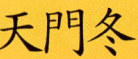

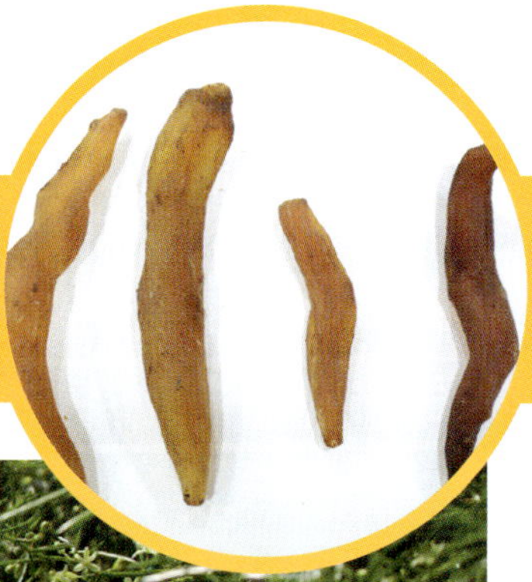

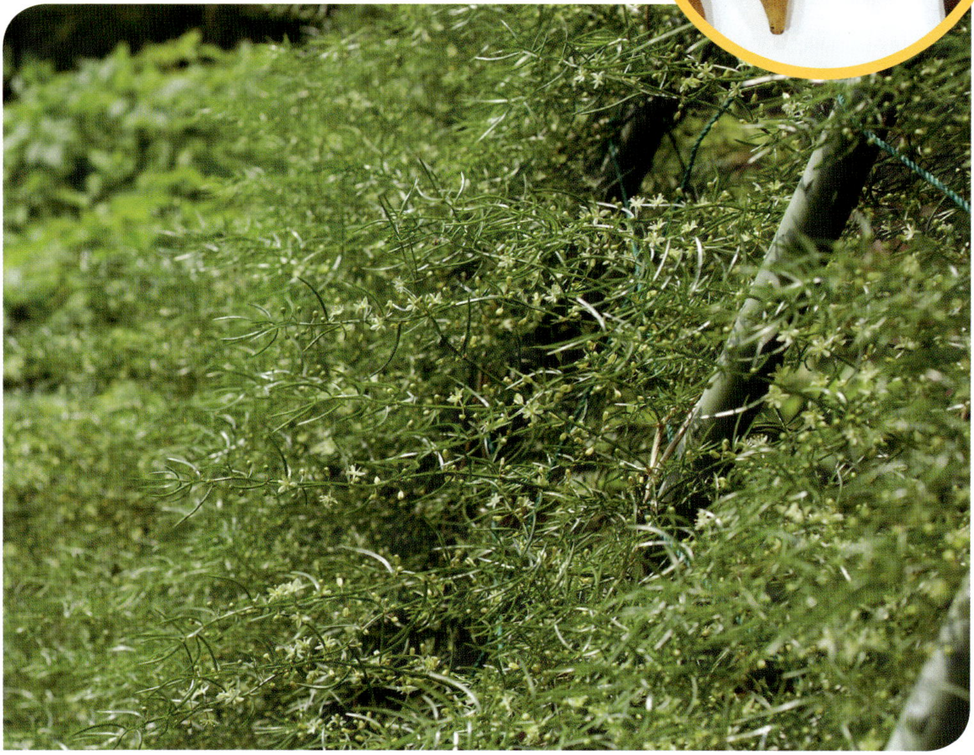

▲ 천문동 지상부

■ **라틴생약명** : Asparagi Tuber   ■ **이명 또는 영명** : Asparagus Tuber   ■ **약초명 및 학명** : 천문동 *Asparagus cochinchinensis* Merrill   ■ **과명** : 백합과(Liliaceae)   ■ **약용부위** : 덩이뿌리로서 뜨거운 물로 삶거나 찐 뒤에 겉껍질을 제거하고 말린 것   ■ **식약처 공정서 및 조선시대 의서 수재** : 《대한민국약전》(KP), 《동의보감》 탕액편의 풀부, 《방약합편》의 만초(蔓草, 덩굴풀)편

식용 여부
천문동의 덩이뿌리가 《식품공전》의 '식품에 제한적으로 사용할 수 있는 원료' 항에 수재되어 있으므로 식품으로 사용 가능하다.

약재의 기원 약재 천문동은 천문동 *Asparagus cochinchinensis* Merrill(백합과 Liliaceae)의 덩이뿌리로서 뜨거운 물로 삶거나 찐 뒤에 겉껍질을 제거하고 말린 것이다.

무병장수 약재, 천문동(天門冬, 천문동의 덩이뿌리)

오래 복용하면 몸이 가벼워지고 수명이 늘어나며 배가 고프지 않게 된다. 뿌리를 캐어 껍질과 심(心)을 제거하고 찧어서 가루 낸 것을 술에 타서 먹는다. 혹은 생것을 찧어서 짜낸 즙을 졸여서 만든 고약을 1~2순가락씩 술에 타서 복용한다. 한(漢)나라 때 태원(太原) 지방 출신인 감시(甘始)는 천문동을 먹고 300여 년을 살았다고 한다. [본초] ○ 천문동 술을 만드는 방법은 다음과 같다. 뿌리를 캐어 찧어서 짜낸 즙 2말과 찹쌀

> 天門冬 : 久服 輕身延年 不飢. 取根去皮心 擣末 和酒服. 或生擣絞汁 煎爲膏 和酒服 一二匙. 漢甘始 太原人 服天門冬 在人間 三百餘年. [本草] ○ 天門冬酒方. 取根搗絞汁二斗 糯米飯二斗 拌細麴如常釀法 候熟取淸飮. 乾者作末 釀之亦可. 忌食鯉魚. [入門]

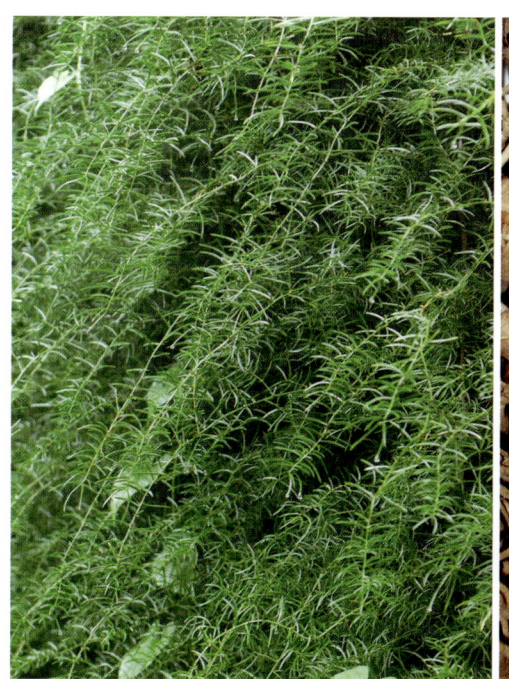

▲ 천문동 잎

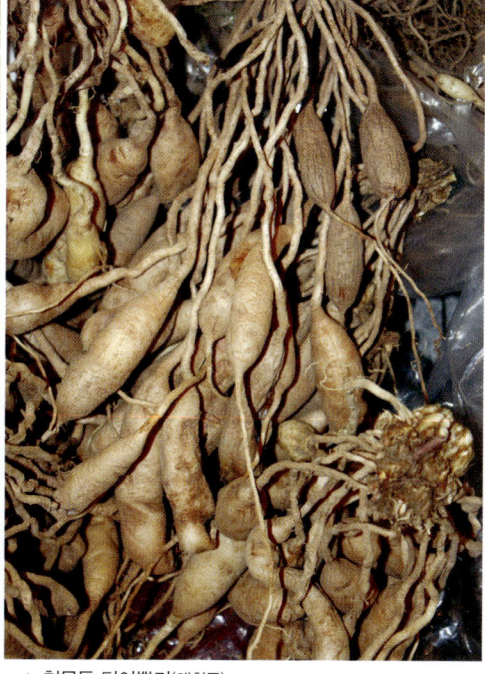

▲ 천문동 덩이뿌리(채취품)

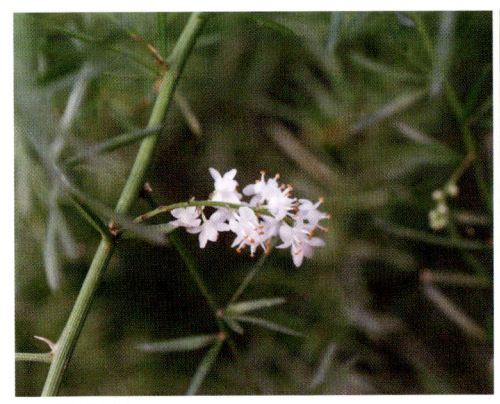
▲ 천문동 꽃

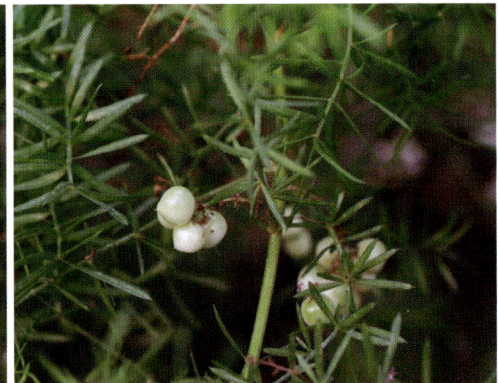
▲ 천문동 열매

밥 2말을 고운 누룩에 버무려 일반적인 방법으로 술을 숙성시킨 후 맑게 뜬 것을 마신다. 마른 것을 가루 내어 술을 빚어도 된다. 잉어와 함께 먹는 것을 피한다.[입문]

동의보감 탕액편의 효능

천문동(天門冬)의 성질은 차며[寒] 맛이 쓰고[苦] 달며[甘] 독이 없다. 폐에 숨이 가쁘고 기침하는 것을 치료한다. 담(痰)을 삭이고 피를 토하는 것을 멎게 한다. 폐열(肺熱)로 진액이 소모되어 기침하고 숨차는 것을 치료한다. 신기(腎氣)를 통하게 하고 마음을 진정시키며 소변이 잘 나오게 한다. 성질이 차면서도 보할 수 있다[冷而能補]. 삼충(三蟲)을 죽이며 안색을 좋게 하고 갈증을 풀어주며 오장(五藏)을 적셔준다[潤五藏]. ○ 음력 2월, 3월, 7월, 8월에 뿌리를 캐어 햇볕에 말린다. 쓸 때에 뜨거운 물에 담갔다가 쪼개어 심(心)을 버린다. 뿌리가 크고 맛이 단 것이 좋은 것이다.[본초] ○ 천문동은 수태음경과 족소음경에 들어간다.[탕액] ○ 우리나라에는 충청도, 전라도, 경상도에서만 난다.[속방]

【동의보감 탕액편의 원문】

天門冬 : 性寒 味苦甘 無毒. 治肺氣喘嗽 消痰 止吐血. 療肺痿 通腎氣 鎭心 利小便. 冷而能補 殺三蟲 悅顏色 止消渴 潤五藏. ○ 二月三月七月八月採根 暴乾. 用時湯浸 劈破去心. 以大根味甘者 爲好.[本草] ○ 入手太陰·足少陰經.[湯液] ○ 我國 惟忠淸全羅慶尙道有之.[俗方]

한방 약미(藥味)와 약성(藥性) 천문동의 맛은 달고 쓰며 성질은 차다.

한방 작용부위(귀경, 歸經) 천문동은 주로 폐(肺), 신경(腎經)에 들어가 작용한다.

약효 해설 폐에 생긴 여러 가지 열증(熱證)으로 마른기침이 나는 증상을 치료한다. 열병(熱病)으로 가슴이 답답하고 입이 마르며 갈증이 나는 병증에 쓰인다. 인후의 부종 및 동통에 유효하며 당뇨 치료에 도움이 된다.

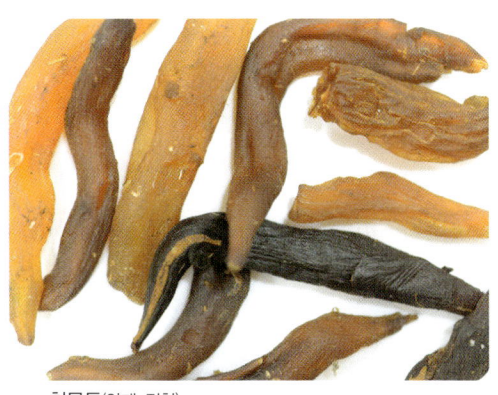

▲ 천문동(약재, 전형)

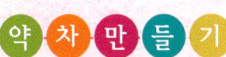

천문동茶

| 효능 | 마른기침 제거, 거담 작용, 입안이 건조하고 물을 많이 마시는 증상 치료

1. 덩이뿌리 15g을 물 1L에 넣고 센 불에 10분 정도 끓인다.
2. 중불에서 1시간 정도 우려낸다.
3. 감초 3~4조각(4~5g)이나 대추 3~4개를 넣고 같이 끓이면 좋은 맛을 낸다.

동의보감 속 한글 이름 **측뵉나모**

약재명 측백엽 / **側柏葉**
측백나무의 어린가지와 잎

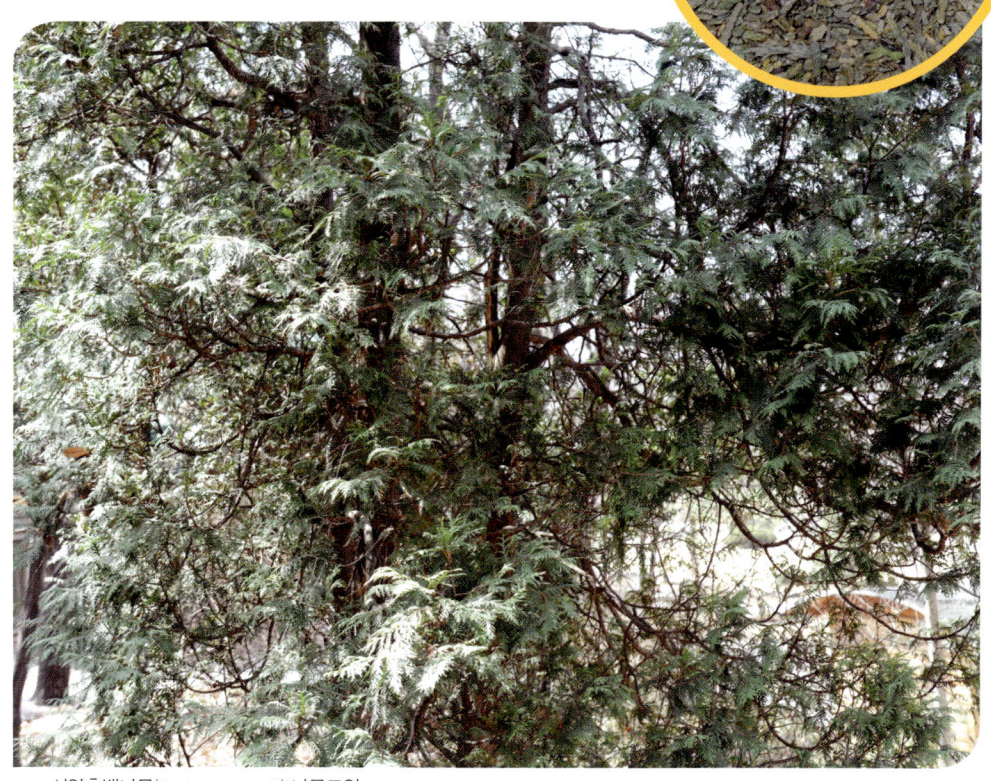

▲ 서양측백나무(*Thuja occidentalis*) 나무모양

■ **라틴생약명 :** Thujae Orientalis Folium　■ **이명 또는 영명 :** 백엽(柏葉)　■ **약초명 및 학명 :** 측백나무 *Thuja orientalis* Linné　■ **과명 :** 측백나무과(Cupressaceae)　■ **약용부위 :** 어린가지와 잎　■ **식약처 공정서 및 조선시대 의서 수재 :** 《대한민국약전외한약(생약)규격집》(KHP), 《동의보감》 탕액편의 나무부, 《방약합편》의 향목(香木, 향나무)편

식용 여부
측백나무 잎이 《식품공전》의 '식품에 제한적으로 사용할 수 있는 원료' 항에 수재되어 있으므로 '잎'은 식품으로 사용 가능하다.

약재의 기원 약재 측백엽은 측백나무 *Thuja orientalis* Linné(측백나무과 Curpressaceae)의 어린 가지와 잎이다.

무병장수 약재, 백엽(栢葉, 측백나무의 잎)

오래 복용하면 온갖 병을 없애고 수명을 늘린다. 잎을 따서 그늘에 말려 가루 내고 팥알만 하게 꿀로 환을 만들어 술로 81알씩 먹는다. 1년 동안 복용하면 10년을 더 살고, 2년 동안 복용하면 20년을 더 산다. 여러 고기와 오신(五辛, 맛이 매운 마늘, 파, 부추, 겨자, 생강)을 같이 먹어서는 안 된다.[본초] ○ 측백 잎차는 동쪽으로 난 잎을 시루의 밥 위에 놓고 찐 후, 물로 여러 번 씻어서 그늘에 말려 만들어서 매일 달여 마신다.[입문]

> 栢葉 : 久服 除百病 延年益壽. 取葉陰乾爲末 蜜丸小豆大 酒下 八十一丸. 服一年延十年命 二年延二十年命. 忌食雜肉 五辛.[本草] ○ 栢葉茶. 取東向栢葉 置甑中飯上蒸之 以水淋數過 陰乾 每日煎服.[入門]

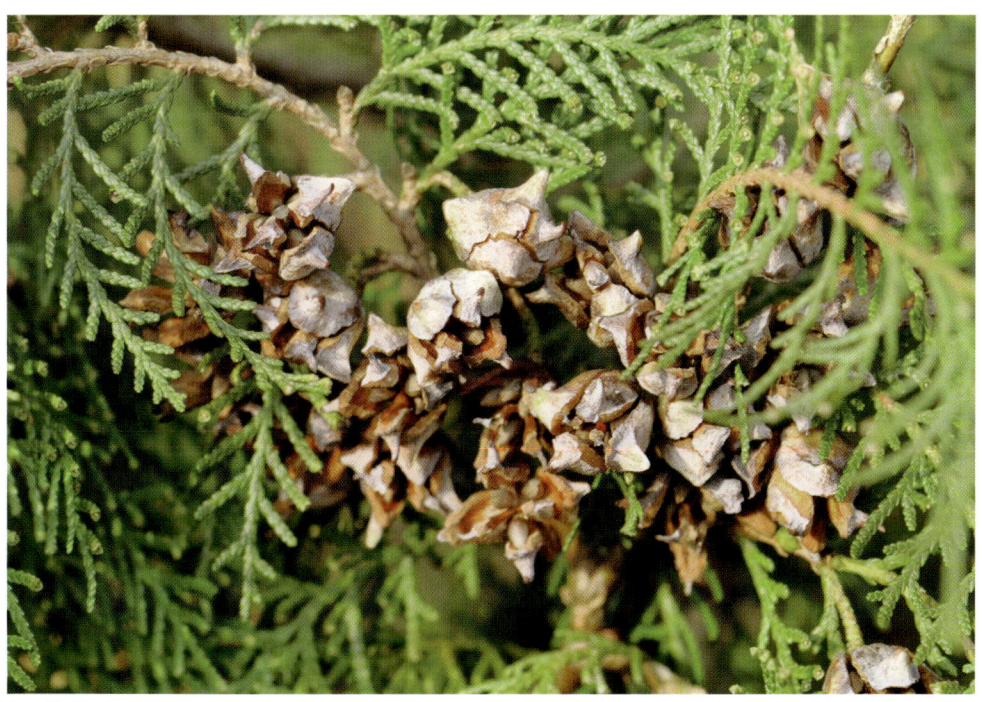

▲ 측백나무 열매

동의보감 탕액편의 효능

백엽(栢葉, 측백나무 잎)의 맛은 쓰고[苦] 매우며[辛] 성질은 떫다[澁]. 모두 한 방향으로 납작하게 자란다. 토혈(吐血), 코피, 대변에 피가 섞여 나오는 이질을 낫게 한다. 음(陰)을 보(補)하는 중요한 약이다. 각 계절에 해당하는 방향의 잎을 따서 그늘에 말린다. 약에 넣을 때에는 쪄서 쓴다.[본초]

한방 약미(藥味)와 약성(藥性)

측백엽의 맛은 쓰고 떫으며 성질은 약간 차다.

【동의보감 탕액편의 원문】

栢葉 : 味苦辛 性澁. 皆側向而生. 主吐血衄血痢血 補陰之要藥. 四時各依方而採 陰乾. 入藥蒸用.[本草]

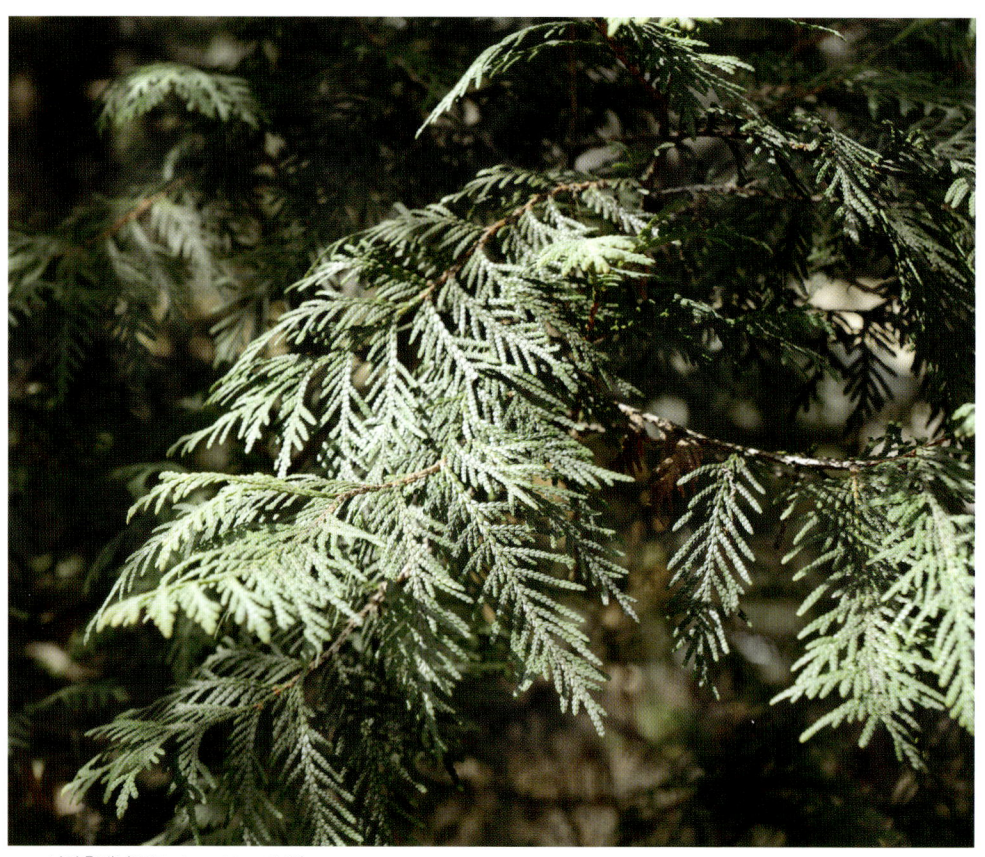

▲ 서양측백나무(*Thuja occidentalis*) 잎

한방 작용부위(귀경, 歸經) 측백엽은 주로 폐(肺), 간(肝), 대장경(大腸經)에 들어가 작용한다.

약효 해설 가래가 많은 기침을 제거한다. 관절염으로 저리고 아픈 증상에 유효하다. 여성의 부정기 자궁출혈이 멈추지 않는 증상에 사용한다. 각혈, 토혈, 코피를 멈추게 한다. 고혈압, 화상 치료에 효과가 있다.

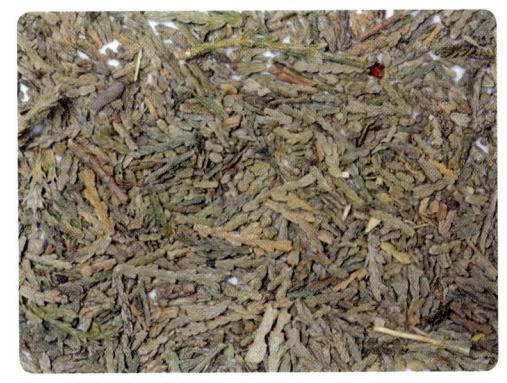
▲ 측백엽(약재, 전형)

약차 만들기

측백엽茶

| 효능 | 오래 살게 하는 약, 이질 치료

1. 잎 20g을 물 1L에 넣고 중불에서 10분 정도 끓인다.
2. 기호에 따라 꿀이나 설탕을 타서 마신다.

비교 한약

약재명: 백자인 / 柏子仁
측백나무의 씨

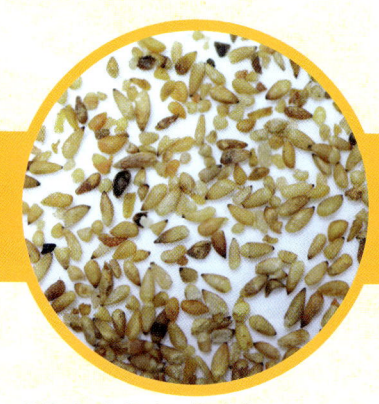

- **라틴생약명**: Thujae Semen
- **이명 또는 영명**: Thuja Seed
- **약초명 및 학명**: 측백나무 *Thuja orientalis* Linné
- **과명**: 측백나무과 (Cupressaceae)
- **약용부위**: 씨껍질을 제거한 씨
- **식약처 공정서 및 조선시대 의서 수재**: 《대한민국약전》(KP), 《동의보감》 탕액편의 나무부, 《방약합편》의 향목(香木, 향나무)편

> **식용 여부**
> 측백나무 씨는 《식품공전》에 수재되어 있지 않다.

약재의 기원 약재 백자인은 측백나무 *Thuja orientalis* Linné(측백나무과 Cupressaceae)의 씨로서 씨껍질을 제거한 것이다.

동의보감 탕액편의 효능

백실(柏實, 측백나무 열매)의 성질은 평(平)하며 맛은 달고[甘] 독이 없다. 놀라서 가슴이 두근거리는 데 주로 쓴다. 오장(五藏)을 편안하게 하고 기운을 돕는다. 풍증[風]을 낫게 하고 피부를 윤기 있게 한다. 팔다리를 잘 쓰지 못하고 마비되며 아픈 것, 몸과 마음이 허약하고 피로하여 숨을 겨우 쉬는 것을 낫게 한다. 발기를 돕고 오래 살게 한다. ○ 이것은 측백나무 열매이다. 음력 9월 열매가 익은 다음에 따서 찌고 말린 후 껍질을 버리고 쓴다. [본초] ○ 피부를 윤기 있게 하고 안색을 좋게 하며[美顏色] 눈과 귀를 총명하게

> **【동의보감 탕액편의 원문】**
> 栢實 측빅나모여름: 性平 味甘 無毒. 主驚悸. 安五藏 益氣. 治風潤皮膚 除風濕痺 虛損吸吸 興陽道 益壽. ○ 此側葉子也. 九月結子 候成熟收採 蒸乾 去殼用. [本草] ○ 令人潤澤 美顏色 耳目聰明 則澤腎之藥也. [湯液] ○ 萬木向陽 惟栢西向 故字從白 稟金之正氣 木之最堅者. 實去殼取仁 微炒 去油用. [入門]

하니 신(腎)을 윤택하게 하는 약[澤腎之藥]이다.[탕액] ○ 모든 나무가 태양을 바라보지만 측백나무만은 서쪽으로 향해 자라기 때문에 백(白)자를 넣었고 금(金)의 정기(正氣)를 받았기 때문에 나무 중에서 제일 견고하다. 열매껍질을 버리고 씨를 골라서 약간 볶아 기름을 빼고 쓴다.[입문]

한방 약미(藥味)와 약성(藥性) 백자인의 맛은 쓰고 떫으며 성질은 차다.

한방 작용부위(귀경, 歸經) 백자인은 주로 폐(肺), 간(肝), 비경(脾經)에 들어가 작용한다.

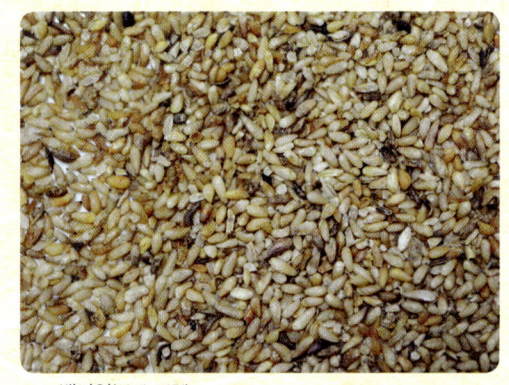
▲ 백자인(약재, 전형)

약효 해설 머리카락과 수염이 회백색으로 변하는 증상에 유효하다. 팔다리를 잘 쓰지 못하고 마비되며 아픈 증상을 치료한다. 폐에 생긴 여러 가지 열증(熱證)으로 기침이 나는 증상 그리고 가래가 많은 기침에 사용한다. 마음을 안정시키며, 각혈, 토혈, 혈변(血便)을 멎게 한다. 자양강장 작용이 있다.

약용법 씨 6~12g을 물 800mL에 넣고 달여서 반으로 나누어 아침저녁으로 마시거나 외용으로 적당량 사용한다.

동의보감 속 한글 이름 **새삼씨**

약재명 **토사자** / **兎絲子**
갯실새삼의 씨

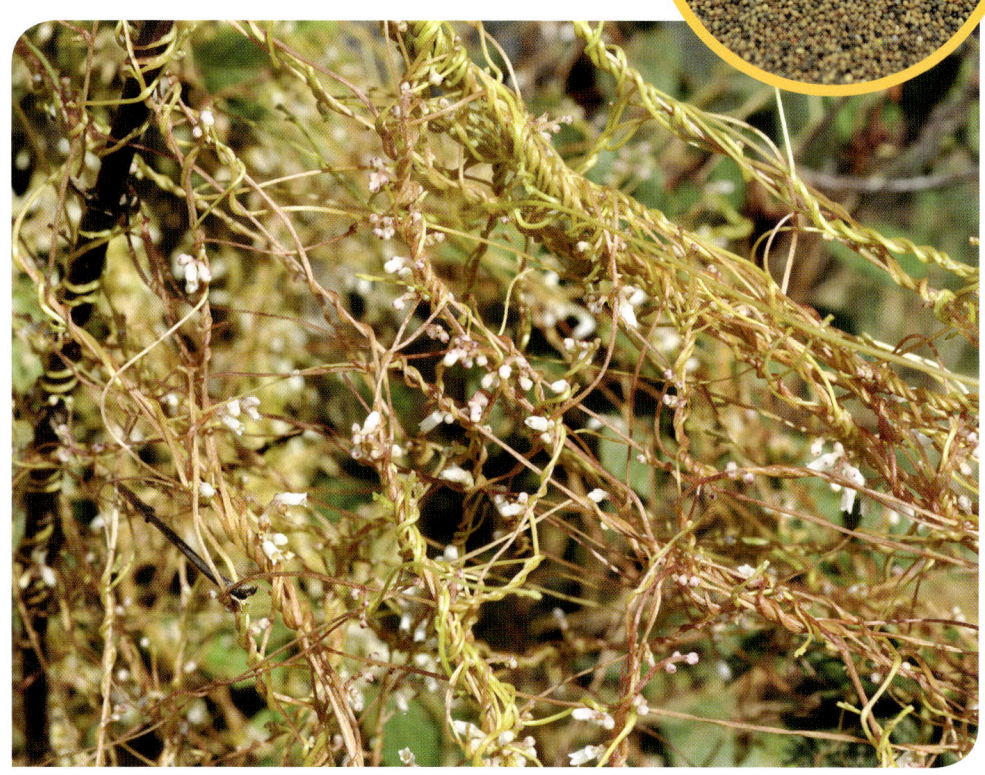

▲ 갯실새삼 지상부

- **라틴생약명**: Cuscutae Semen
- **이명 또는 영명**: 금사초(金絲草)
- **약초명 및 학명**: 갯실새삼 *Cuscuta chinensis* Lamark
- **과명**: 메꽃과(Convolvulaceae)
- **약용부위**: 씨
- **식약처 공정서 및 조선시대 의서 수재**: 《대한민국약전외한약(생약)규격집》(KHP), 《동의보감》 탕액편의 풀부, 《방약합편》의 만초(蔓草, 덩굴풀)편

식용 여부
갯실새삼의 씨가 《식품공전》의 '식품에 제한적으로 사용할 수 있는 원료' 항에 수재되어 있으므로 식품으로 사용 가능하다.

약재의 기원 약재 토사자는 갯실새삼 *Cuscuta chinensis* Lamark(메꽃과 Convolvulaceae)의 씨이다.

무병장수 약재, 토사자(兎絲子, 갯실새삼의 씨)

오래 복용하면 눈이 밝아지고 몸이 가벼워지며 수명이 늘어난다. 술에 담갔다가 볕에 말려서 찌는 것을 9번 반복한다. 찧어서 가루 내어 하루에 2번, 2돈(7.5g)씩 따뜻한 술에 타서 빈속에 먹는다.[본초]

兎絲子:久服 明目 輕身 延年. 酒浸曝乾蒸之 如此九次 搗爲末. 每二錢 空心 溫酒調服 一日二次.[本草]

동의보감 탕액편의 효능

토사자(兎絲子, 새삼 씨)의 성질은 평(平)하며 맛이 맵고[辛] 달며[甘] 독이 없다. 주로 음경 속이 차가워서 정액이 저절로 나오는 것, 소변이 찔끔찔끔 나오는 것을 치료한다. 입이 쓰고 마르며 갈증이 나는 데 쓴다. 정액을 돕고 골수를 채워주며[添精益髓] 허리가 아프고 무릎이 찬 것을 낫게 한다. ○ 어디에나 있는데 흔히 콩밭 가운데서 자란다. 뿌리 없이 다른 식물에 기생하며 가늘게 덩굴지어 자란다. 노란색이다. 음력 6~7월에 씨가 맺히는데 몹시 잘아서 누에알 같다. 9월에 씨를 받아서 볕에 말린다. 술과 같이 쓰면 좋다. 선경(仙經), 속방(俗方)에는 모두 보약으로 되어 있다. ○ 고르고 온전한 양기를 받아 씨가 달리는데 위기[衛氣, 몸의 겉면에 흐르는 양기(陽氣)로서 외부 환경에 잘 적응하게 하면서 몸을 보호하는 기능] 그리고 근육과 맥박을 돕는다[助人筋脈].[본초] ○ 물에 씻어서 모래와 흙을 버린 다음 햇볕에 말린다. 봄에는 5일, 여름에는 3일, 가을에는 7일, 겨울에는 10일간 술에 담가둔다. 꺼내어 쪄서 익힌 다음 짓찧어 덩어리를 만들고 이

【동의보감 탕액편의 원문】

兎絲子 새삼씨:性平 味辛甘 無毒. 主莖中寒 精自出 尿有餘瀝 口苦燥渴. 添精益髓 去腰痛膝冷. ○ 處處有之 多生豆田中. 無根假氣而生 細蔓黃色. 六七月結實 極細如蠶子. 九月採實 暴乾 得酒良 仙經俗方 幷以爲補藥. ○ 稟中和 凝正陽氣受結 偏補人衛氣 助人筋脈.[本草] ○ 水淘洗 去沙土 曬乾 酒浸 春五夏三秋七冬十日 取出蒸熟 搗爛作片 曬乾 再搗爲末入藥. 若急用 則酒煮爛 曬乾 搗末用 亦可.[入門]

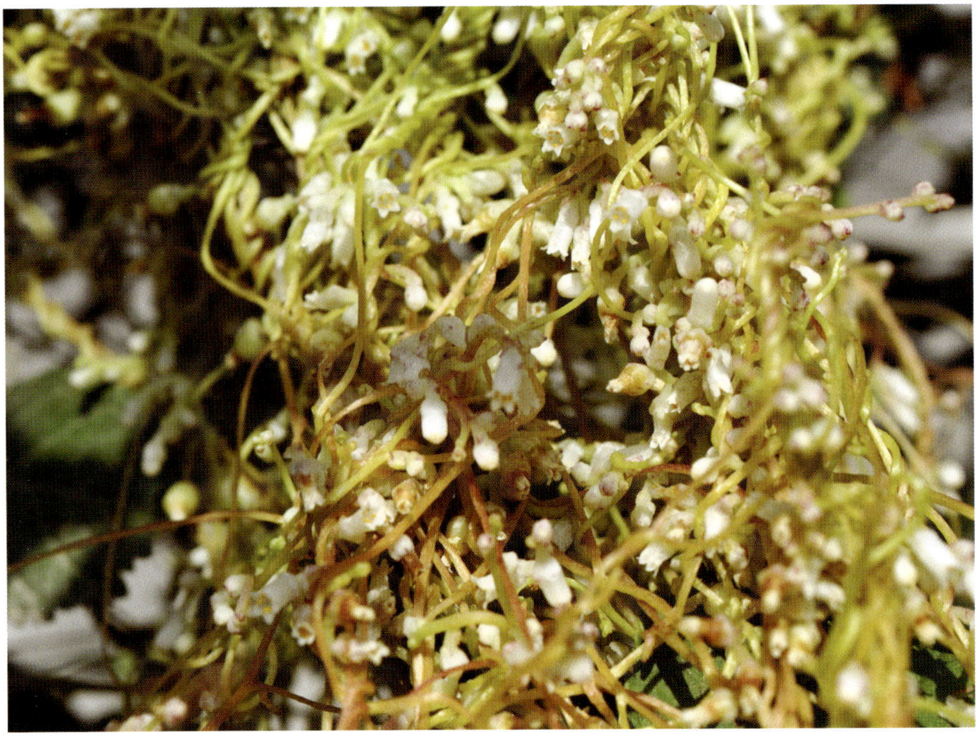

▲ 갯실새삼 꽃

것을 햇볕에 말린다. 그리고 다시 짓찧어 가루 내서 약에 넣는다. 급하게 쓰려면 술에 넣고 흐물흐물하게 달여서 볕에 말린 후에 짓찧어 가루 내어 써도 좋다.[입문]

한방 약미(藥味)와 약성(藥性) 토사자의 맛은 맵고 달며 성질은 평(平)하다.

한방 작용부위(귀경, 歸經) 토사자는 주로 간(肝), 신(腎), 비경(脾經)에 들어가 작용한다.

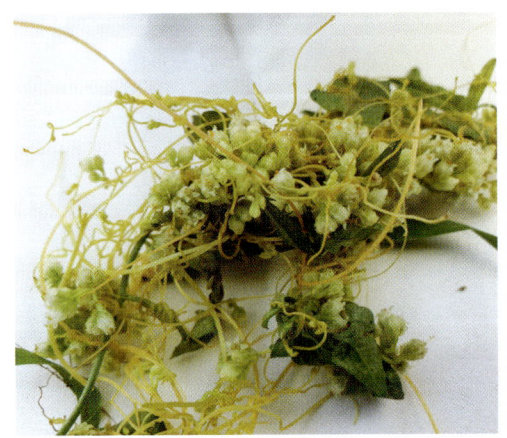

▲ 갯실새삼 꽃(중국. 채취품)

약효 해설 발기부전과 무의식중에 정액이 나오는 증상 그리고 소변이 저절로 나와 자주 소변을 보는 증상을 치료한다. 눈이 어두워 잘 보이지 않는 병증에 사용한다. 임신 중에 태아가 안정하지 못하고 움직이는 증상에 쓰인다.

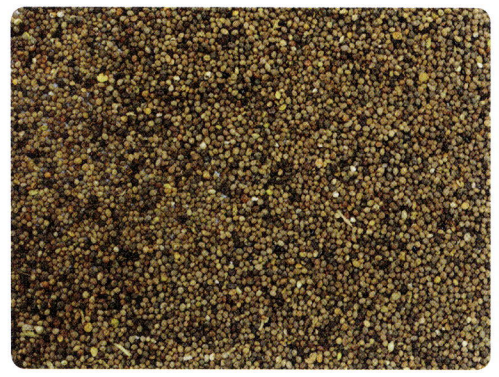

▲ 토사자(약재, 전형)

약차 만들기

토사자茶

| 효능 | 발기부전 개선, 유뇨(遺尿)와 유정(遺精) 개선, 안태(安胎) 작용

1. 씨 15g을 물 1L에 넣고 센 불에서 10분 정도 끓인다.
2. 중불에서 1시간 정도 더 끓여 마신다.
3. 건더기는 걸러내고 기호에 따라 꿀이나 설탕을 한 숟가락 넣어 마신다.

동의보감 속 한글 이름 **잣**

약재명: 해송자 / 海松子

잣나무의 씨

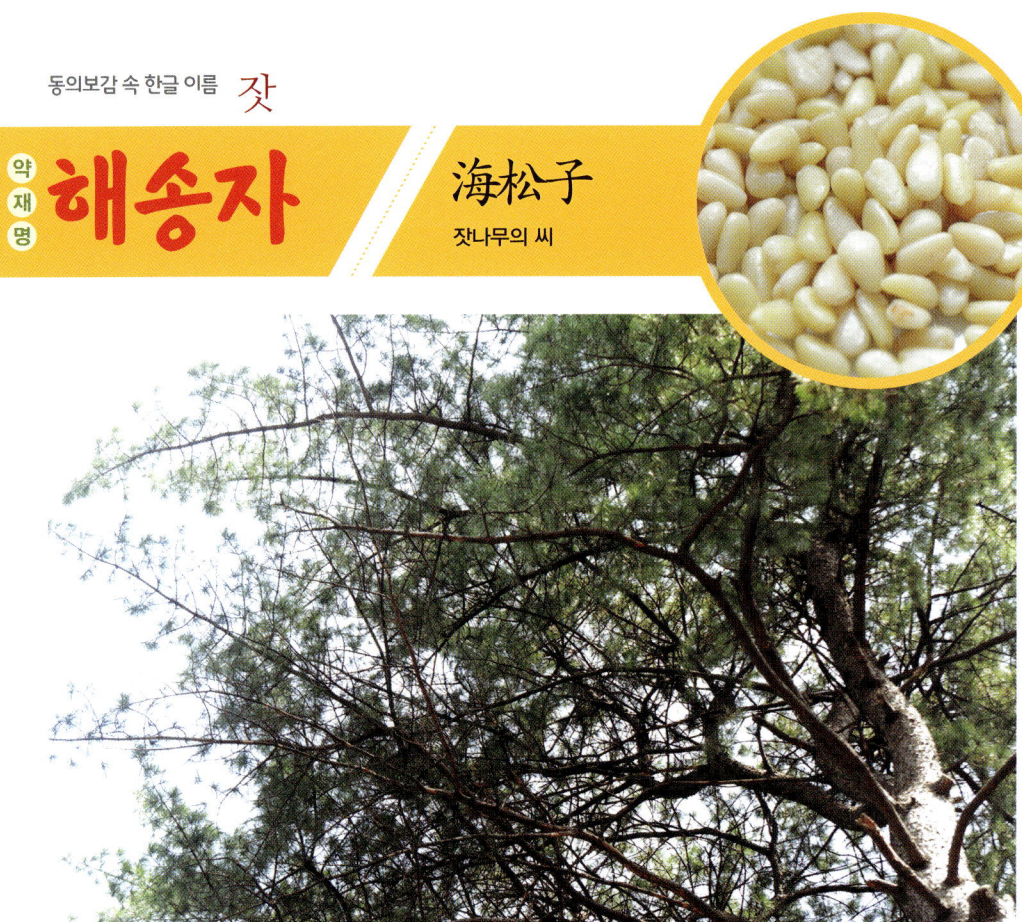

▲ 잣나무 나무모양

- **라틴생약명** : Pini Koraiensis Semen
- **이명 또는 영명** : 송자인(松子仁)
- **약초명 및 학명** : 잣나무 Pinus koraiensis Siebold et Zuccarini
- **과명** : 소나무과(Pinaceae)
- **약용부위** : 씨
- **식약처 공정서 및 조선시대 의서 수재** : 《대한민국약전외한약(생약)규격집》(KHP), 《동의보감》 탕액편의 과일부, 《방약합편》의 이과(夷果)편

식용 여부

잣나무의 잎, 씨는 《식품공전》의 '식품에 사용할 수 있는 원료' 항에 수재되어 있으므로 식품으로 사용 가능하다.

약재의 기원 약재 해송자는 잣나무 *Pinus koraiensis* Siebold et Zuccarini(소나무과 Pinaceae)의 씨이다.

무병장수 약재, 해송자(海松子, 잣나무의 씨)

오래 복용하면 몸이 가벼워지고 수명이 늘어나며, 배고프지 않고 늙지 않는다. 죽을 쑤어 늘 먹는 것이 가장 좋다.[본초]

海松子 : 久服 輕身 延年 不飢 不老. 作粥 常服最佳.[本草]

동의보감 탕액편의 효능

해송자(海松子, 잣)의 성질은 조금 따뜻하고[小溫] 맛이 달며[甘] 독이 없다. 산후(産後)에 뼈마디에 바람이 들어오는 것 같고 시린 감이 있는 증상, 몸과 팔다리가 마비되고 감각

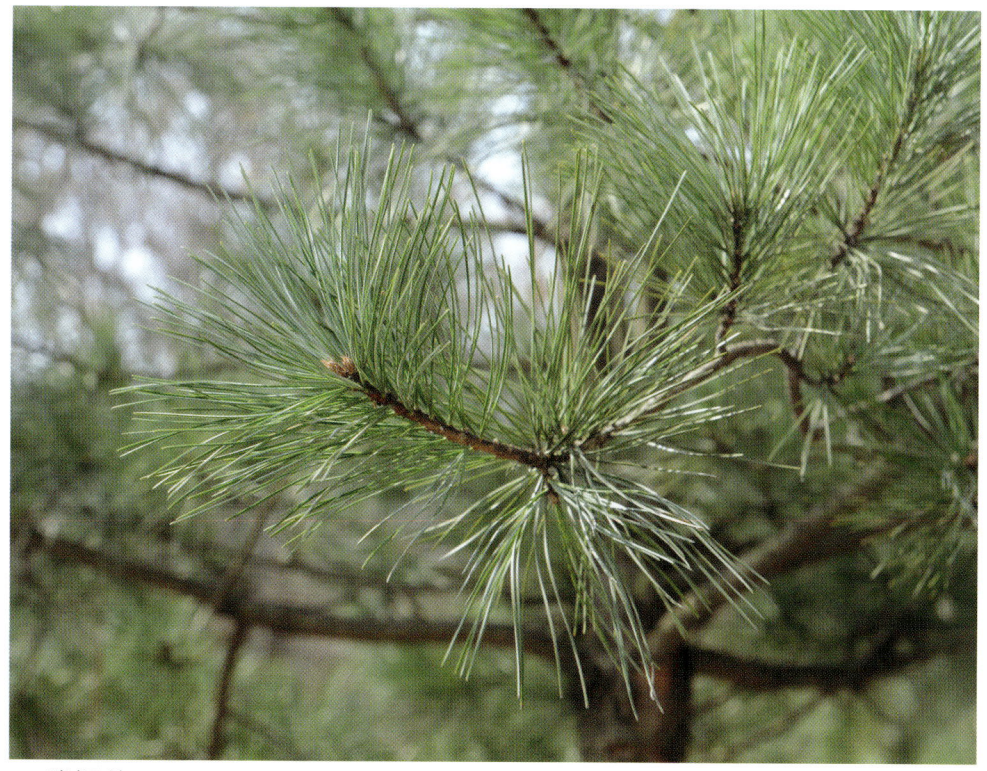

▲ 잣나무 잎

이 없으며 동작이 자유롭지 못한 증상, 어지럼증을 치료한다. 피부를 윤기 있게 하고 오장(五藏)을 살찌우며 야위고 기운이 없는 것을 보(補)한다.[본초] ○ 곳곳에 있다. 깊은 산속에서 자란다. 나무는 소나무나 측백나무와 비슷하고 열매는 오이씨[瓜子] 같다. 씨를 깨뜨려서 껍질을 벗기고 먹는다.[속방]

【동의보감 탕액편의 원문】

海松子 잣 : 性小溫 味甘 無毒. 主骨節風 及風痺頭眩. 潤皮膚 肥五藏 補虛羸少氣.[本草] ○ 處處有之 生深山中. 樹如松柏 實如瓜子 剝取子 去皮食之.[俗方]

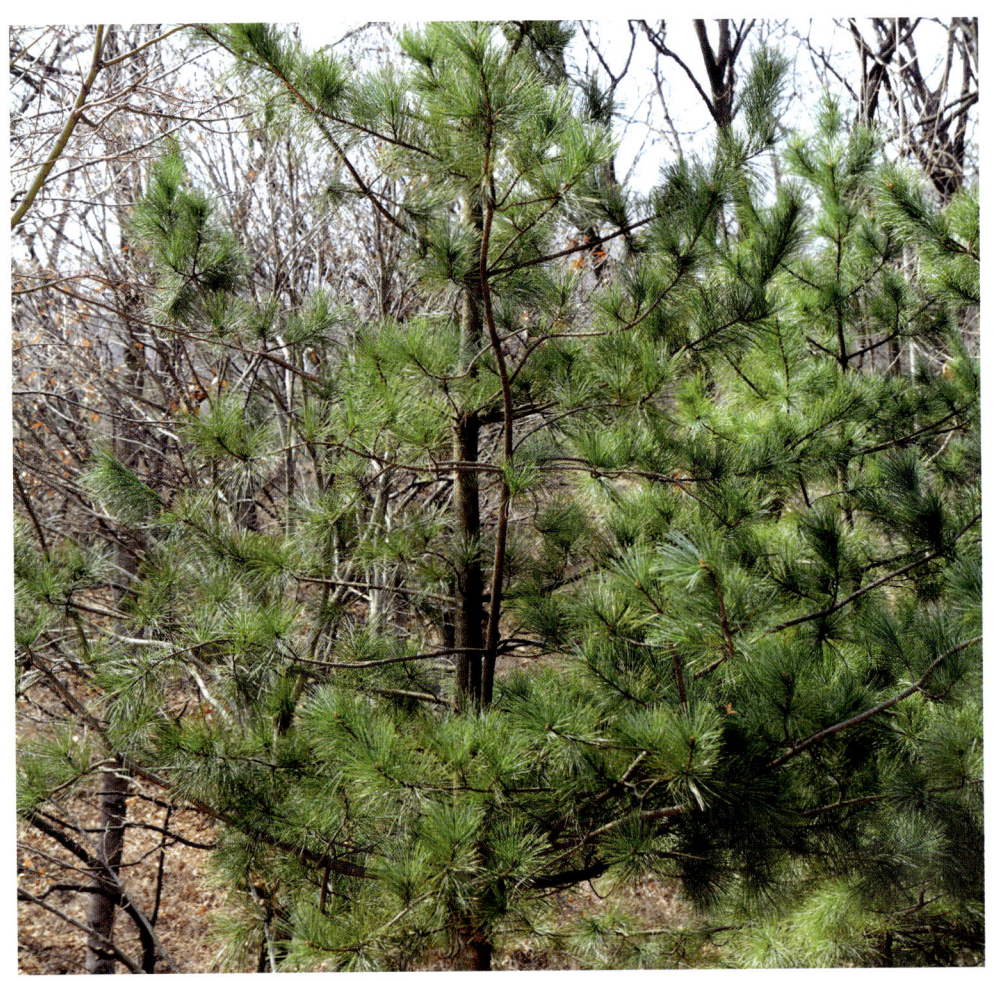

▲ 잣나무 나무모양

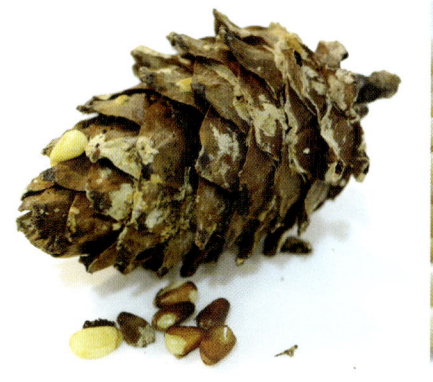
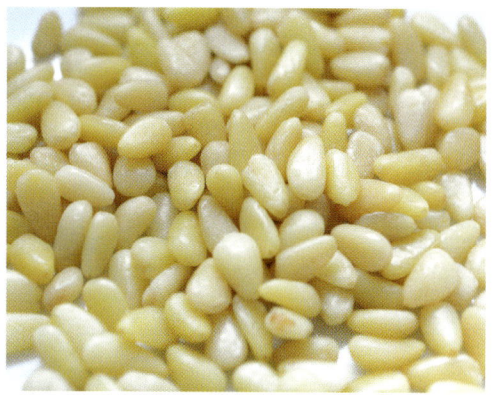

▲ 잣나무 열매와 해송자(약재, 내종피 제거 전)　　▲ 해송자(약재, 내종피 제거 후)

한방 약미(藥味)와 약성(藥性)　해송자의 맛은 달고 성질은 약간 따뜻하다.

한방 작용부위(귀경, 歸經)　해송자는 주로 간(肝), 폐(肺), 대장경(大腸經)에 들어가 작용한다.

약효 해설　산후(産後) 뼈마디에 바람이 들어오는 것 같고 시린 감이 있는 증상에 유효하다. 팔다리를 잘 쓰지 못하고 마비되며 아픈 증상에 효과가 있다. 폐가 건조하여 생기는 마른기침에 사용한다. 현기증 치료에 도움이 되며, 관절염, 변비, 토혈을 치료한다.

약차 만들기

해송자 茶

| 효능 | 마른기침에 효과, 관절염과 변비 치료

1. 씨 20g을 물 1L에 넣고 중불에서 30분 정도 끓인다.
2. 기호에 따라 꿀이나 설탕을 타서 마신다.
3. 씨 10~15g을 그대로 또는 음식에 넣어 먹는다.

동의보감 속 한글 이름 **듁댓불휘**

약재명 황정 / 黃精

층층갈고리둥굴레의 뿌리줄기

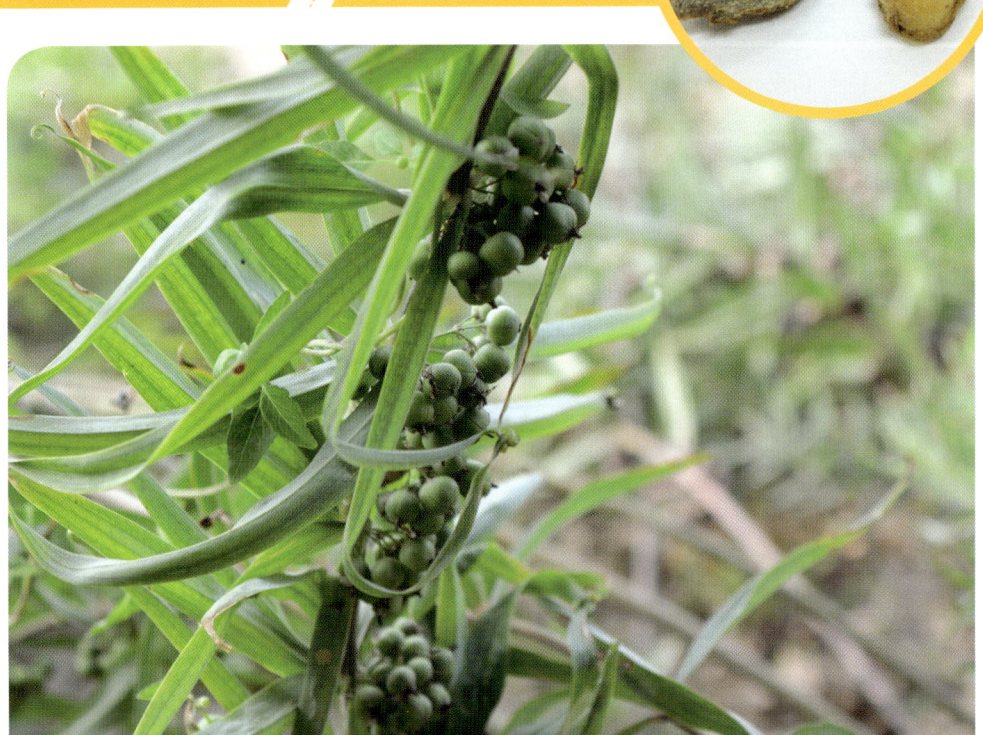

▲ 층층갈고리둥굴레 지상부

■ **라틴생약명** : Polygonati Rhizoma   ■ **이명 또는 영명** : Polygonatum Rhizome   ■ **약초명 및 학명** : 층층갈고리둥굴레 *Polygonatum sibiricum* Redoute, 진황정 *Polygonatum falcatum* A. Gray, 전황정(滇黃精) *Polygonatum kingianum* Coll. et Hemsley, 다화황정(多花黃精) *Polygonatum cyrtonema* Hua   ■ **과명** : 백합과(Liliaceae)   ■ **약용부위** : 뿌리줄기로서 찐 것   ■ **식약처 공정서 및 조선시대 의서 수재** : 《대한민국약전》(KP), 《동의보감》 탕액편의 풀부, 《방약합편》의 산초(山草)편

> **식용 여부**
> 진황정의 뿌리줄기는 대잎둥굴레의 뿌리줄기라는 이름으로 《식품공전》의 '식품에 사용할 수 있는 원료' 항에 수재되어 있으므로 식품으로 사용 가능하다.

약재의 기원 약재 황정은 층층갈고리둥굴레 *Polygonatum sibiricum* Redoute, 진황정 *Polygonatum falcatum* A. Gray, 전황정(滇黃精) *Polygonatum kingianum* Coll. et Hemsley 또는 다화황정(多花黃精) *Polygonatum cyrtonema* Hua(백합과 Liliaceae)의 뿌리줄기로서 찐 것이다.

무병장수 약재, 황정(黃精, 층층갈고리둥굴레의 뿌리줄기)

오래 먹으면 몸이 가벼워지고 얼굴이 젊어지며, 늙지 않고 배고프지 않게 된다. 뿌리, 줄기, 꽃, 열매를 모두 먹을 수 있다. 뿌리를 캐어 먼저 끓인 물에 쓴 즙을 씻어내고 아홉 번 찌고 아홉 번 말려 먹는다. 또는 그늘에 말린 뒤 찧어서 가루 내고 매일 깨끗한 물에 타서 먹는다. 매실과 함께 먹는 것은 피한다.[본초]

黃精 : 久服輕身 駐顔 不老 不飢. 根莖花實 皆可服之. 採根 先用滾水綽去苦汁 九蒸九曝 食之. 或陰乾搗末 每日淨水調服. 忌食梅實.[本草]

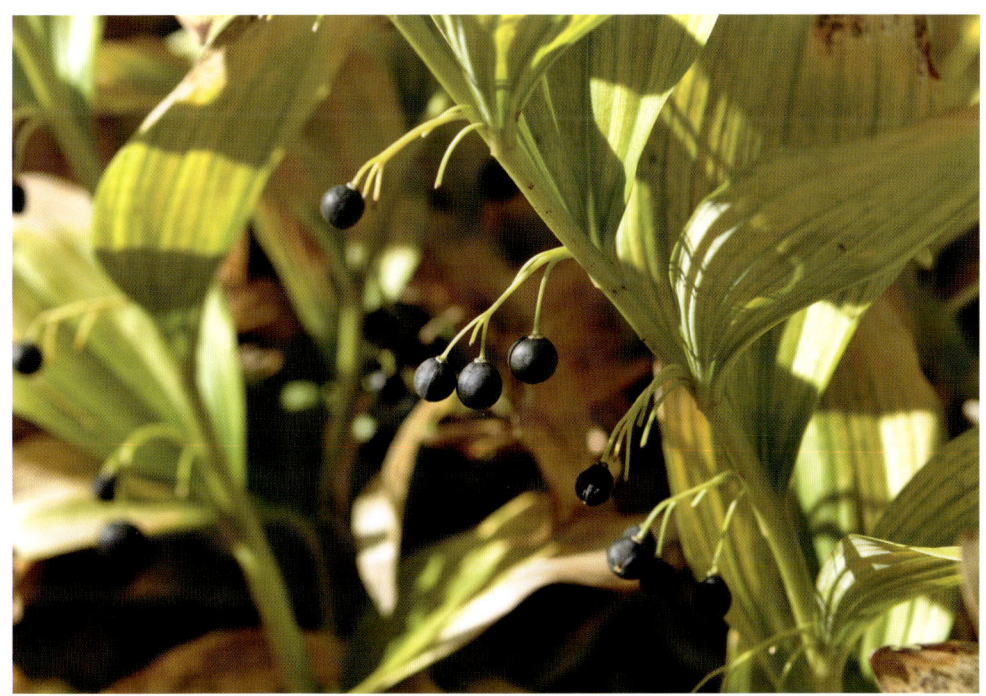

▲ 진황정 열매

동의보감 탕액편의 효능

황정(黃精, 층층갈고리둥굴레, 진황정의 뿌리줄기)의 성질은 평(平)하고 맛이 달며[甘] 독이 없다. 횡격막 아래에서 배꼽까지의 부위[中焦, 중초]를 보(補)하고 기를 돕는다[補中益氣]. 오장(五臟)을 편안하게 하고, 몸과 마음이 허약하여 생기는 5가지 증상과 사내의 성생활을 위협하는 7가지 증상도 보(補)한다. 근육과 뼈를 튼튼하게 하고 비위(脾胃)를 보(補)하며 심폐(心肺)를 윤택하게 한다. ○ 일명 선인반(仙人飯)이라고도 한다. 음력 3월에 돋아나며 키는 1~2자이다. 잎은 댓잎 같으나 짧고 줄기에 맞붙어 나온다. 줄기는 부드럽고 연해서 복숭아나무 가지와 비슷하다. 뿌리 쪽 줄기는 노랗고 끝은 붉다. 음력 4월에 청백색의 작은 꽃이 핀다. 씨는 희며 기장[黍, 서]만 하다. 씨가 없는 것도 있다. 뿌리는 어린 생강같이 누렇다. 음력 2월과 8월에 뿌리를 캐어 볕에 말린다. 뿌리와 잎, 꽃, 씨 등을 다 먹을 수 있다. ○ 잎이 한 마디에 맞붙어 난 것이 황정이고 어긋난 것이 편정(偏精)이다. 편정은 약효가 못하다. ○ 황정 뿌리는 말려도 말랑말랑하면서 윤기가 있다.[본초] ○ 황정은 태양의 정기를 받은 것이다. 약으로는 생것대로 쓴다. 만일 오랫동안 두고 먹으려면 캐어서 먼저 물에 우려 쓴맛을 빼버린 다음 아홉 번 찌고 아홉 번 말려 쓴다.[입문] ○ 우리나라에서는 평안도에만 있다. 평상시에 나라에 바쳤다.[속방]

동의보감 탕액편의 원문

黃精 듁댓불휘 : 性平 味甘 無毒. 主補中益氣 安五藏 補五勞七傷 助筋骨 益脾胃 潤心肺. ○ 一名 仙人飯. 三月生苗 高一二尺 葉如竹葉而短 兩兩相對 莖梗柔脆 頗似桃枝 本黃末赤. 四月開細青白花. 子白如黍 亦有無子者. 根如嫩生薑黃色. 二月八月採根 暴乾. 根葉花實 皆可餌服. ○ 其葉相對爲黃精 不對爲偏精 功用劣. ○ 其根雖燥 幷柔軟有脂潤.[本草] ○ 黃精 得太陽之精也. 入藥生用. 若久久服餌 則採得 先用滾水 綽過去苦味 乃九蒸九暴.[入門] ○ 我國惟平安道有之 平時上貢焉.[俗方]

한방 약미(藥味)와 약성(藥性) 황정의 맛은 달고 성질은 평(平)하다.

한방 작용부위(귀경, 歸經) 황정은 주로 비(脾), 폐(肺), 신경(腎經)으로 들어가 작용한다.

약효 해설 비위(脾胃)가 허약한 병증으로 몸이 허약하고 활력이 떨어지며 음식을 받아

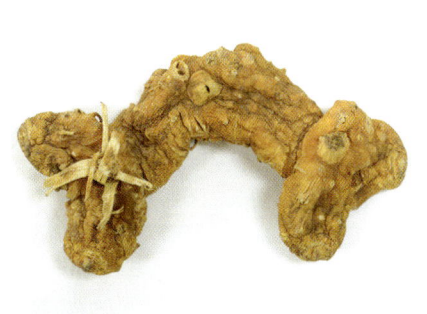
▲ 황정(약재, 전형)

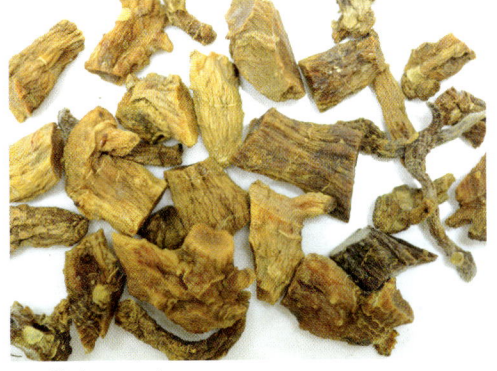
▲ 황정(약재, 절단)

들이지 못하는 증상을 치료한다. 나이는 많지 않으나 머리카락과 수염이 회백색으로 변하는 것에 쓰인다. 입이 마르고 음식을 덜 먹을 때 사용하며, 폐가 손상되어 기침할 때 피가 나오는 증상에 유효하다.

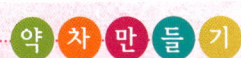

황정茶

| 효능 | 마른기침에 가래가 없거나 피가 섞이는 증상의 개선, 머리카락이 일찍 희어지는 증상의 개선, 권태감·무력감·식욕감퇴의 개선

1. 뿌리줄기 15g을 물 1L에 넣고 센 불에서 10분 정도 끓인다.
2. 중불에서 1시간 정도 더 끓인다.
3. 감초와 대추를 넣고 함께 끓이면 좋은 차가 된다.

동의보감 속 한글 이름 **거믄춤깨**

약재명 **흑지마** / **黑脂麻**
참깨의 씨

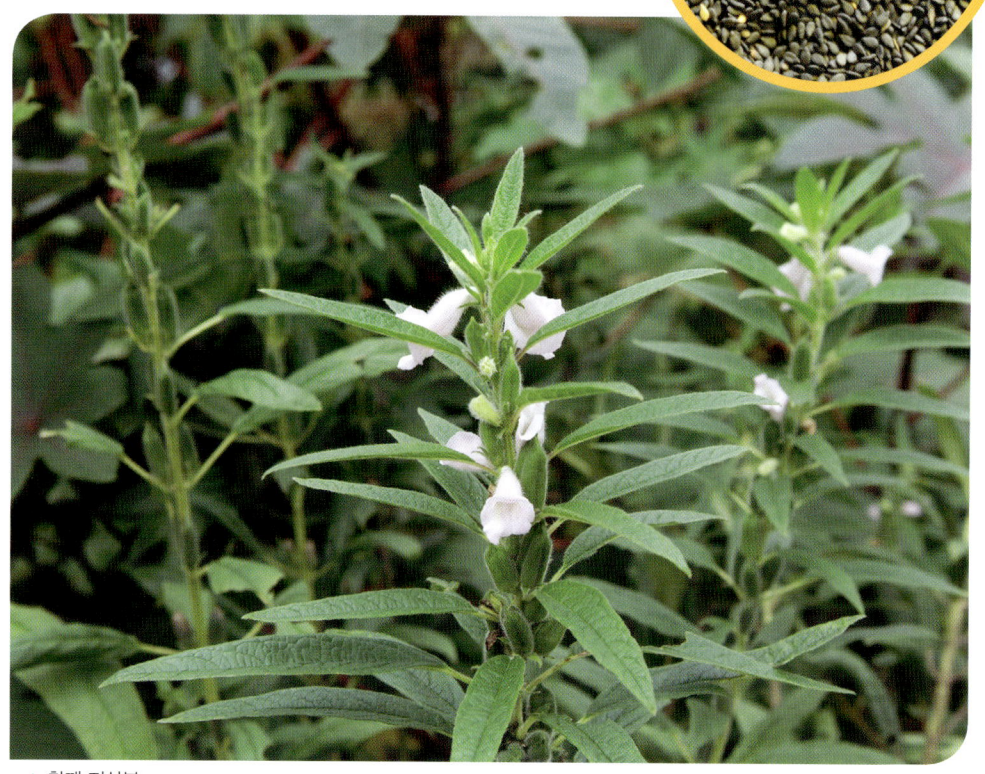

▲ 참깨 지상부

- **라틴생약명** : Sesami Semen Nigra - **이명 또는 영명** : 흑호마(黑胡麻) - **약초명 및 학명** : 참깨 *Sesamum indicum* Linné - **과명** : 참깨과(Pedalidaceae) - **약용부위** : 씨 - **식약처 공정서 및 조선시대 의서 수재** : 《대한민국약전외한약(생약)규격집》(KHP), 《동의보감》 탕액편의 곡식부, 《방약합편》의 마맥도(麻麥稻, 삼, 보리, 벼류)편

식용 여부
참깨의 씨는 《식품공전》의 '식품에 사용할 수 있는 원료' 항에 수재되어 있으므로 식품으로 사용 가능하다.

약재의 기원   약재 흑지마는 참깨 *Sesamum indicum* Linné(참깨과 Pedaliaceae)의 씨로 검은 색을 쓴다.

무병장수 약재, 호마(胡麻, 참깨의 씨)

바로 검은 참깨이다. 오래 복용하면 몸이 가벼워지고 늙지 않으며, 배고픔과 목마름을 잘 견디고 수명이 늘어난다. 일명 거승(巨勝)이라고 한다. 꿀 1되와 검은 참깨 1되를 합해 만든 것을 정신환(靜神丸)이라 한다. 또는 검은 참깨를 구증구포하고 냄새가 나도록 볶고 찧어서 가루 낸 후 꿀로 반죽하여 달걀 노른자위만 하게 알약(丸)으로 만든다. 술로 1알씩 먹는다. 독이 있는 물고기와 생채소는 함께 먹지 말아야 한다. 오래 복용하면 장수한다. ○ 노(魯)나라의 어떤 여인이 검은 참깨를 날로 먹고 창출(삽주)을 먹

胡麻 : 卽黑脂麻也. 久服 輕身不老 耐飢渴 延年. 一名巨勝. 白蜜一升 巨勝一升 合之 名曰靜神丸. 又服法 胡麻 九蒸九曝 炒香杵末 蜜丸彈子大 酒下一丸. 忌食毒魚 生菜. 久服長生. ○ 魯女生服胡麻 餌朮 絶穀八十餘年 甚少壯 日行三百里. ○ 胡麻 大豆 大棗 同九蒸九曝 作團食. 延年斷穀.[本草]

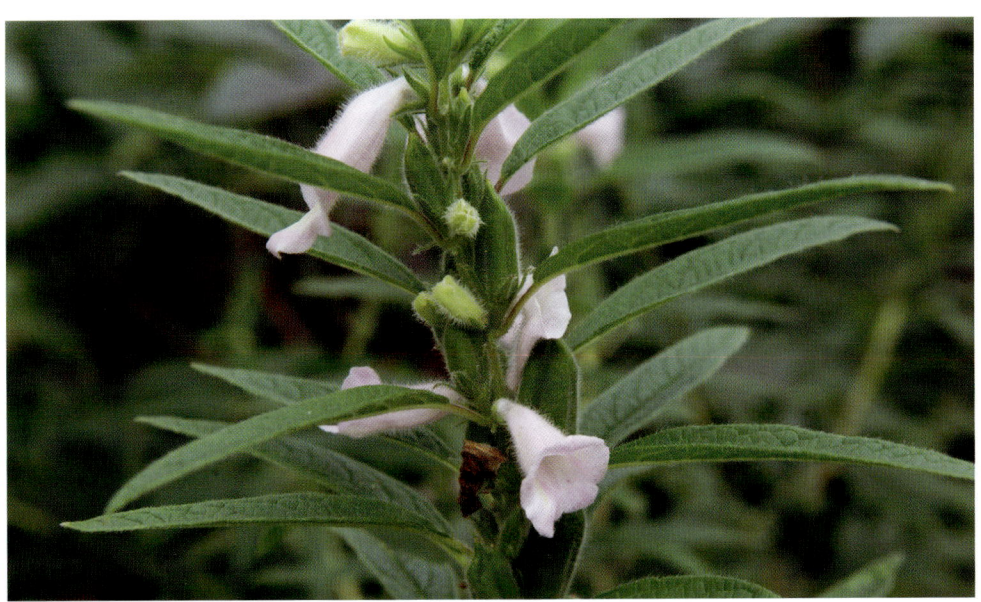

▲ 참깨 꽃과 잎

으면서 일반적인 곡식을 끊은 지 80여 년이나 되었는데도 매우 젊고 건강하였으며 하루에 300리나 걸었다고 한다. ○ 참깨, 콩, 대추를 모두 아홉 번 찌고 아홉 번 햇볕에 말려 둥글게 만들어 먹으면 수명이 늘어나고 곡식을 끊을 수 있다.[본초]

동의보감 탕액편의 효능

호마(胡麻, 검은 참깨)는 성질이 평(平)하고 맛이 달며[甘] 독이 없다. 기력(氣力)을 도와주고 살찌게 하며, 골수와 뇌를 충실하게 한다[塡髓腦]. 근육과 뼈를 튼튼하게 하며 오장을 윤택하게 한다[潤五藏].[본초] ○ 골수를 채우고 정기를 보충해주며[補髓塡精] 오래 살게 하고 젊어 보이게 한다.[의감] ○ 환자가 허하여 말할 기운조차 없어할 때에는 검은 참깨[胡麻]를 쓴다.[서례] ○ 일명 거승(巨勝) 또는 방경(方莖)이라고도 한다. 잎은 청양(靑蘘)이라고 한다. 본래 오랑캐[胡] 지방에서 나고 모양이 삼[麻]과 비슷해서 호마(胡麻)라 부른다. 또 8가지 곡식[八穀] 중에서 가장 뛰어나기에 거승(巨勝)이라고 한다.[본초] ○ 복용할 때는 쪄서 햇볕에 말리기를 아홉 번 하여 볶고 찧어서 먹는다. 이것의 성질은 복령과 잘 맞는데 오랫동안 먹으면 다른 음식을 끊어도 배고프지 않다.[본초] ○ 호마(胡麻)와 거승(巨勝)은 사람들의 의견이 일치하지는 않지만 지금의 흑지마(黑脂麻)를 말하는 것일 뿐 별다른 것이 아니다.[연의] ○ 호마는 곧 오랑캐[胡] 땅의 흑지마(黑脂麻)이다. 끓인 물에 일어서 뜨는 것을 버리고 술로 한나절 쪄서 볕에 말린 후 거친 껍질을 찧어 버리고 약간 볶아서 쓴다.[입문]

【동의보감 탕액편의 원문】

胡麻 거믄춤깨 : 性平 味甘 無毒. 益氣力 長肌肉 塡髓腦 堅筋骨 潤五藏.[本草] ○ 補髓塡精 延年駐色.[醫鑑] ○ 患人虛而吸吸 加胡麻用之.[序例] ○ 一名巨勝 一名方莖 葉名靑蘘. 本生胡中 形體類麻 故曰胡麻. 又八穀之中最爲大勝 故名巨勝.[本草] ○ 服食則當九蒸九暴 熬搗餌之. 其性與茯苓相宜 久服能辟穀不飢.[本草] ○ 胡麻 巨勝 諸家之說不一 止是今黑脂麻 更無他義.[衍義] ○ 胡麻 卽胡地黑芝麻耳. 湯淘去浮者 酒蒸半日 曬乾 舂去麤皮 微炒用之.[入門]

한방 약미(藥味)와 약성(藥性)
흑지마(참깨 씨)의 맛은 달고 성질은 평(平)하다.

한방 작용부위(귀경, 歸經)
흑지마는 주로 간(肝), 신(腎), 대장경(大腸經)에 들어가 작용한다.

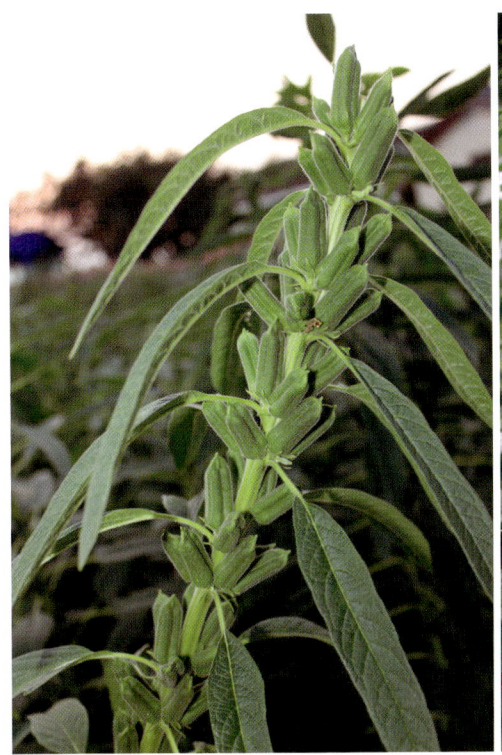
▲ 참깨 열매

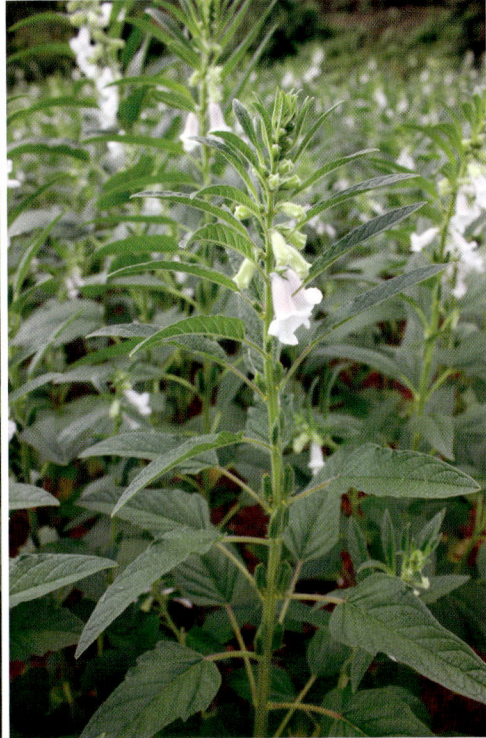
▲ 참깨 재배지

약효 해설 머리가 어지럽고 눈앞에 뭔가 어른거리며 눈이 침침한 증상에 사용한다. 나이는 많지 않으나 머리카락과 수염이 회백색으로 변하는 증상에 유효하다. 반신불수와 병후 허약증을 치료하며, 귀울림과 소리를 듣지 못하는 증상에 쓰인다. 대장의 진액이 줄어들어 대변이 굳어진 증상을 낫게 한다. 고혈압, 동맥경화 예방에 효과가 있다.

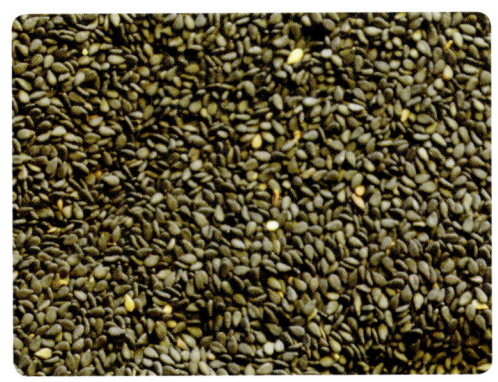
▲ 흑지마(약재, 전형)

약용법 씨 9~15g을 그대로 또는 가루 내어 복용한다.

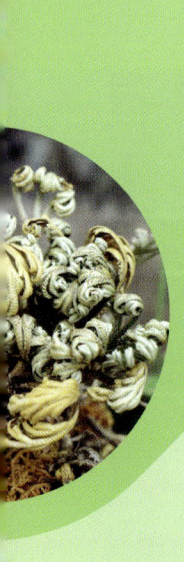
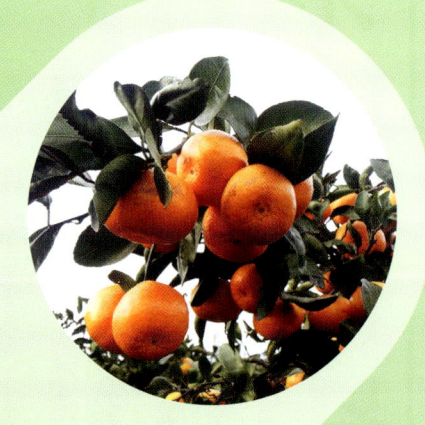
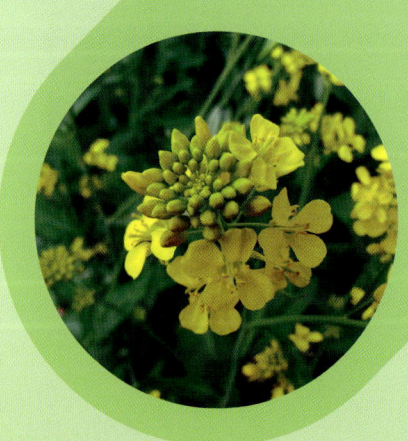
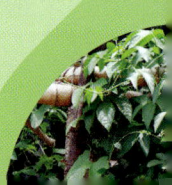

제2부 건강 약초와 약재

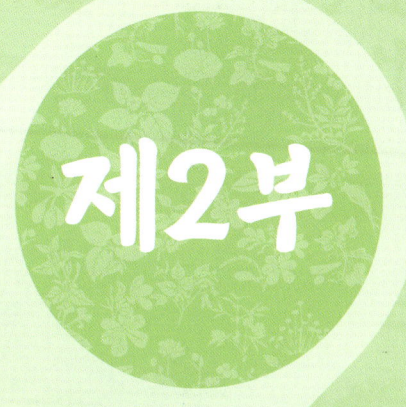

강향 | 개자 | 건율 | 경천 | 고본 | 구맥 | 권백
귤핵 | 금앵자 | 급성자 | 낙석등 | 노근 | 누로 | 대청엽 | 등심초 | 마인 | 마치현 | 마황 | 목단피 | 목별자 | 목적 | 목향 | 밀몽화 | 백렴 | 백미 | 백선피
보골지 | 복분자 | 비자 | 비파엽 | 삼릉 | 상륙
상산 | 석위 | 세신 | 양제근 | 여로 | 원화 | 위령선
유기노 | 임자 | 자완 | 접골목 | 종려피 | 질려자
천초근 | 청상자 | 택란 | 통초 | 한련초 | 합환피
호유자 | 화피 | 황금 | 훤초근

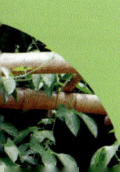
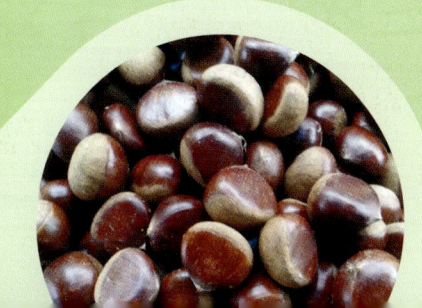

강향 / 降香

강향단의 심재

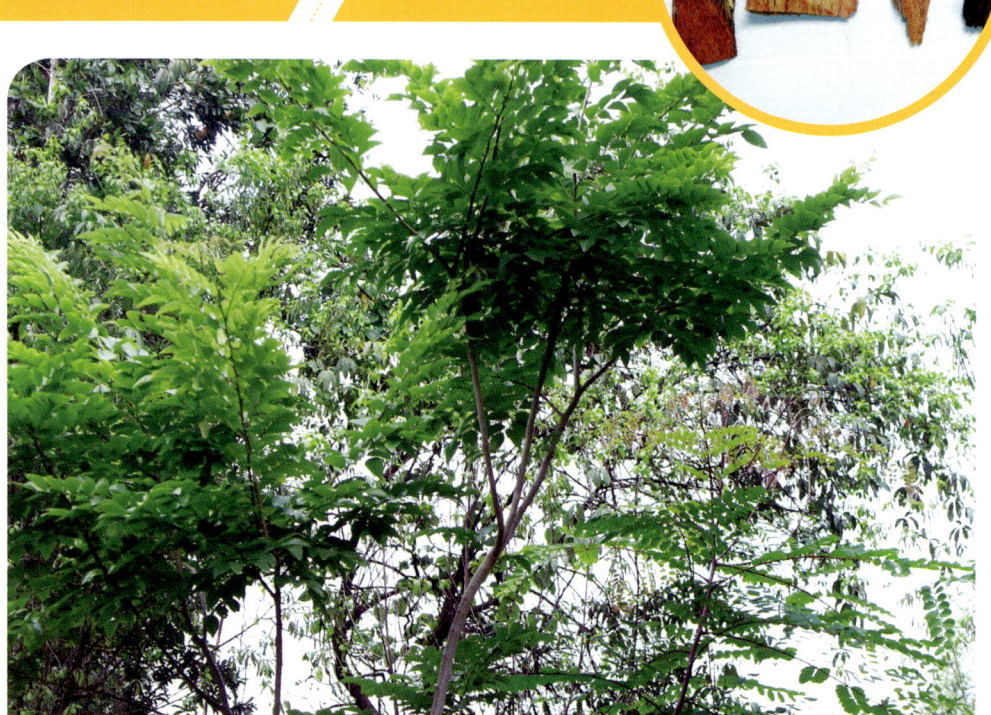

▲ 강향단 나무모양

- **라틴 생약명** : Dalbergiae Odoriferae Lignum
- **이명 또는 영명** : 강진향(降眞香)
- **약초명 및 학명**: 강향단(降香檀) *Dalbergia odorifera* T. Chen.
- **과명** : 콩과(Leguminosae)
- **약용부위**: 변재(邊材)를 제거한 뿌리의 심재(心材)
- **조선시대 의서 수재** : 《동의보감》 탕액편의 나무부

동아시아 정부 공정서(약전)의 약재명

약전(藥典, Pharmacopoeia)은 국가 또는 국가가 공인한 기관 등에서 제정한 의약품에 대한 품질 규격서로, 의약품 규격을 위한 대표적인 공정서(公定書)에 해당한다.

- **대한민국약전외한약(생약)규격집(KHP)** : 강향(降香)
- **조선민주주의인민공화국약전(북한약전, DP)** : —
- **중화인민공화국약전(중국약전, CP)** : 강향(降香. Jiangxiang 지앙시앙)
- **대만중약전(THP)** : —
- **일본약국방(일본약전, JP)** : —

약재의 기원　약재 강향은 강향단(降香檀) *Dalbergia odorifera* T. Chen.(콩과 Leguminosae)의 변재(邊材)를 제거한 뿌리의 심재(心材)이다.

동의보감 탕액편의 효능

강진향(降眞香)의 성질은 따뜻하며[溫] 평(平)하고 독이 없다. 유행병과 집에 이상한 기운이 있을 때 주로 쓴다. 태워서 나쁜 기운을 물리친다. ○ 이것을 태우면 학이 내려와 그 위를 빙빙 날아다닌다. 하늘에 제사 드릴 때나 부적을 쓸 때 태우면 효능이 으뜸이라고 하였다.[본초]

【동의보감 탕액편의 원문】

降眞香 : 性溫平 無毒. 主天行時氣. 宅舍怪異. 燒之辟邪惡之氣. ○ 燒之引鶴降 盤旋於上. 醮星辰度籙 燒之功第一.[本草]

한방 약미(藥味)와 약성(藥性)　강향의 맛은 맵고 성질은 따뜻하다.

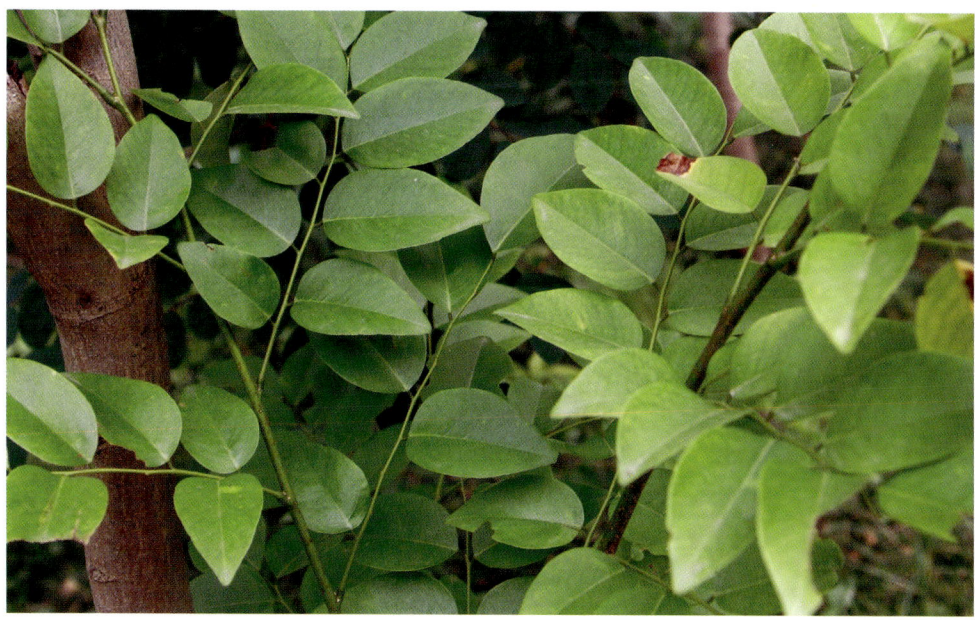

▲ 강향단 잎

한방 작용부위(귀경, 歸經) 강향은 주로 간장, 비장 질환에 영향을 미친다.

한방 효능 어혈을 없애고 지혈시킨다 (化瘀止血 화어지혈). 기의 순환을 촉진시켜 통증을 멈추게 한다(理氣止痛 이기지통).

약효 해설 가슴이 막힌 듯이 답답하며 찌르듯이 아픈 병증에 사용한다. 가슴과 옆구리 부위가 그득하여 편하지 않은 병증을 낫게 한다. 타박상, 토혈, 각혈, 외상출혈에 쓰이며, 구토, 복통에 유효하다.

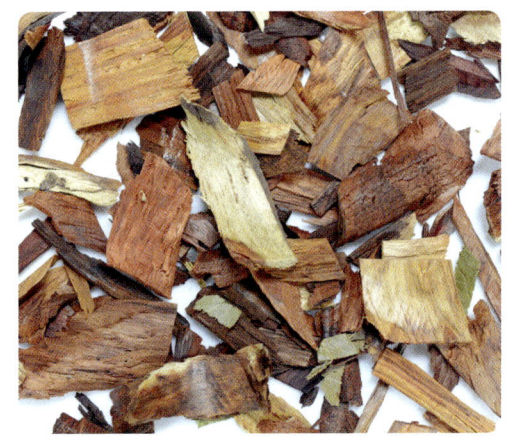

▲ 강향(약재, 절편)

약용법 뿌리 9~15g을 물 800mL에 넣고 달여서 반으로 나누어 아침저녁으로 마시거나 외용으로 적당량 사용한다.

약재명 개자

芥子
갓의 씨

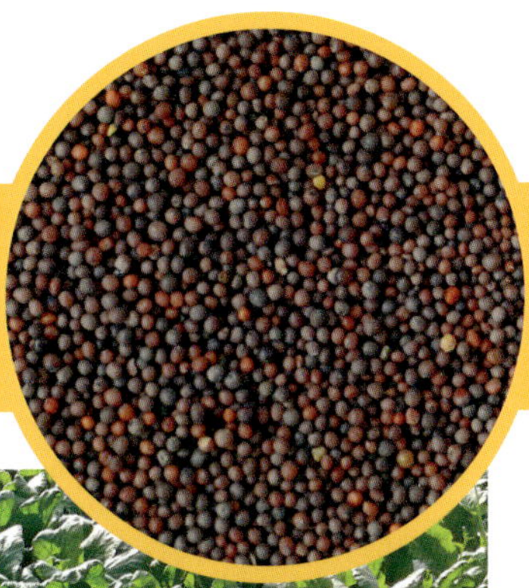

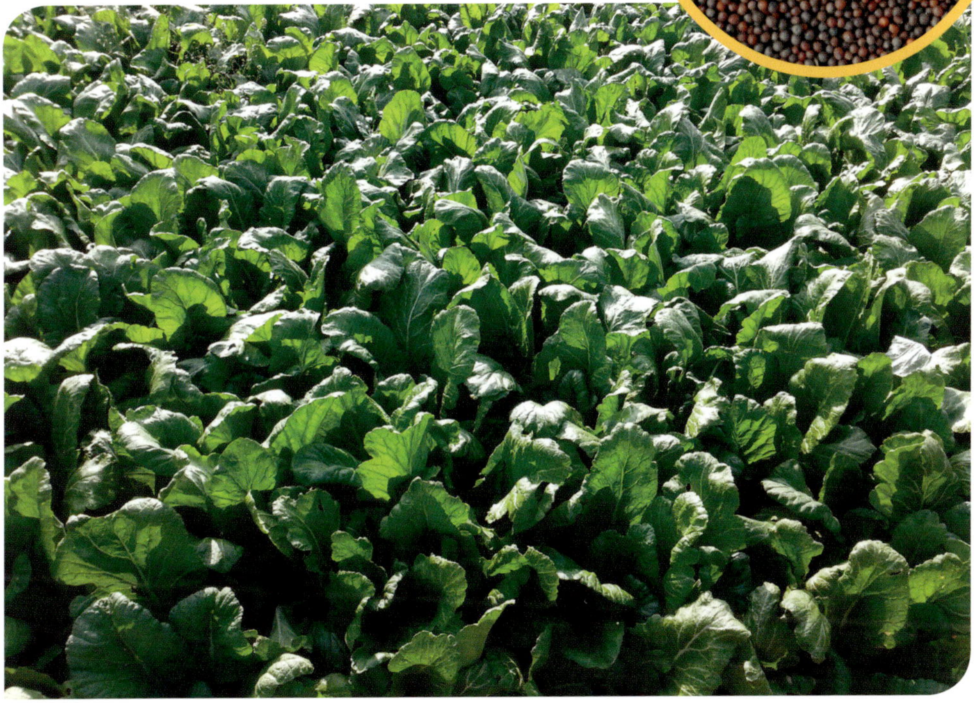

▲ 갓 재배지

- **라틴 생약명** : Brassicae Semen
- **이명 또는 영명** : 겨자, Mustard Seed
- **약초명 및 학명** : 갓 *Brassica juncea* Czern. et Coss.
- **과명** : 십자화과(Cruciferae)
- **약용부위** : 잘 익은 씨
- **조선시대 의서 수재** : 《동의보감》 탕액편의 채소부

동아시아 정부 공정서(약전)의 약재명

약전(藥典, Pharmacopoeia)은 국가 또는 국가가 공인한 기관 등에서 제정한 의약품에 대한 품질 규격서로, 의약품 규격을 위한 대표적인 공정서(公定書)에 해당한다.

- **대한민국약전외한약(생약)규격집**(KHP) : 개자(芥子)
- **조선민주주의인민공화국약전**(북한약전, DP) : 겨자
- **중화인민공화국약전**(중국약전, CP) : 개자(芥子. Jiezi 지에쯔)
- **대만중약전**(THP) : 백개자(白芥子)
- **일본약국방**(일본약전, JP) : —

약재의 기원 약재 개자는 갓 *Brassica juncea* Czern. et Coss. 또는 그 변종(십자화과 Cruciferae)의 잘 익은 씨이다.

동의보감 탕액편의 효능

개자(芥子, 갓 씨)는 풍독증(風毒證)으로 붓고 마비된 것, 부딪히거나 맞아서 생긴 어혈, 허리가 아픈 것, 신(腎)이 찬[冷] 것, 가슴이 아픈 것을 치료한다. ○ 볶아서 가루 내어 장으로 담가 먹으면 오장(五藏)을 잘 통하게 한다.[본초]

> 【동의보감 탕액편의 원문】
>
> 芥子 : 治風毒腫及麻痺 撲損瘀血 腰痛 腎冷心痛. ○ 熬研作醬 能通利五藏.[本草]

한방 약미(藥味)와 약성(藥性) 개자의 맛은 맵고 성질은 따뜻하다.

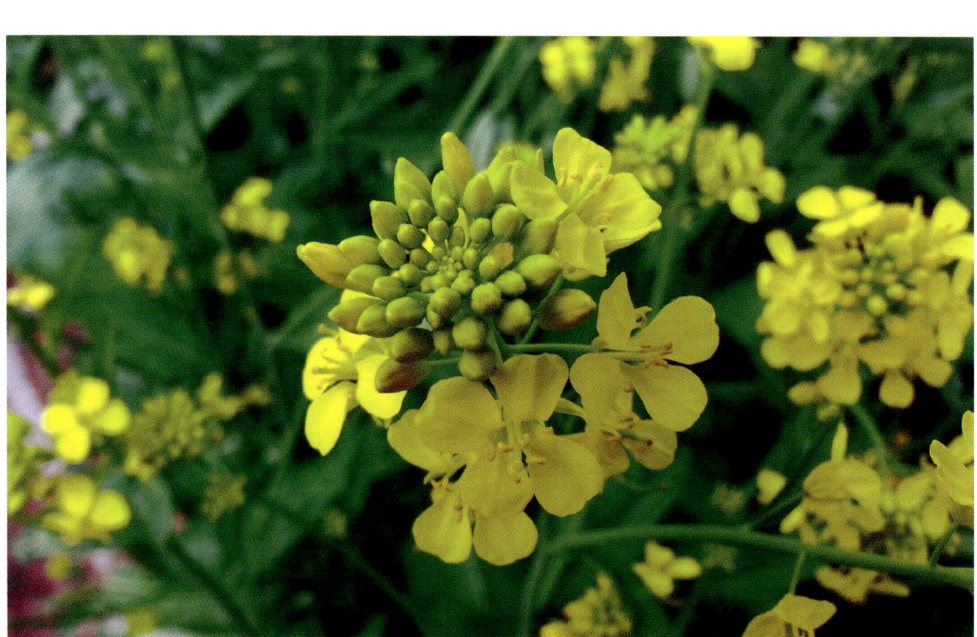

▲ 갓 꽃

한방 작용부위(귀경, 歸經) 개자는 주로 폐 질환에 영향을 미친다.

한방 효능 배 속을 따뜻하게 하여 추위를 없앤다(溫中散寒 온중산한). 담음(痰飮)을 제거하여 정신을 맑게 한다(豁痰利竅 활담이규). 경락을 잘 통하게 하고 종기를 가라앉힌다(通絡消腫 통락소종).

약효 해설 가래가 많은 기침 증상에 효과가 있다. 팔다리의 감각 기능이 제대로 발휘되지 못하는 병증에 사용한다. 관절의 마비, 동통을 풀어주며 가슴과 배가 차면서 아픈 증상에 유효하다. 급성 인후염으로 목이 부은 통증에 쓰인다.

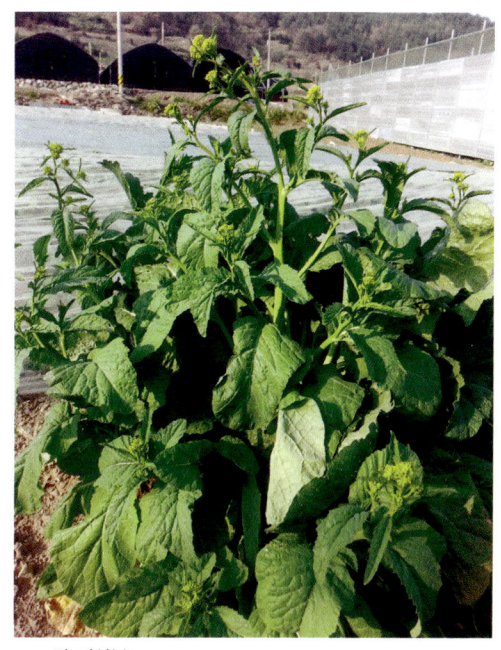
▲ 갓 지상부

북한의 약효 북한에서는 '겨자'로 부른다. 화담약으로서 폐를 덥혀주고 가래를 삭이며 기침을 멈추고 부종을 내리우며 아픔을 멈춘다. 한담으로 기침이 나고 숨이 가쁜 데, 담으로 옆구리가 결리고 아픈 데, 폐염, 신경통, 류마치스성관절염에 쓴다.

약용법 씨 3~9g을 물 800mL에 넣고 달여서 반으로 나누어 아침저녁으로 마시거나 외용으로 적당량 사용한다.

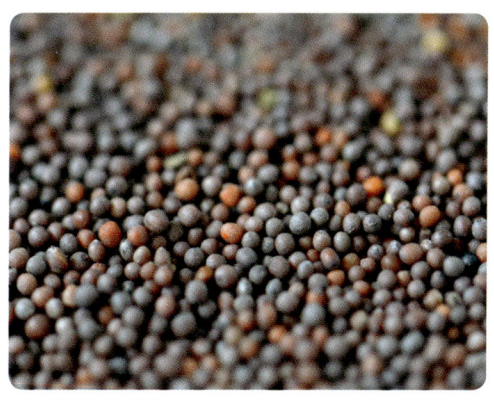
▲ 개자(약재, 전형)

동의보감 속 한글 이름 **밤**

약재명 건율 / 乾栗
밤나무의 씨

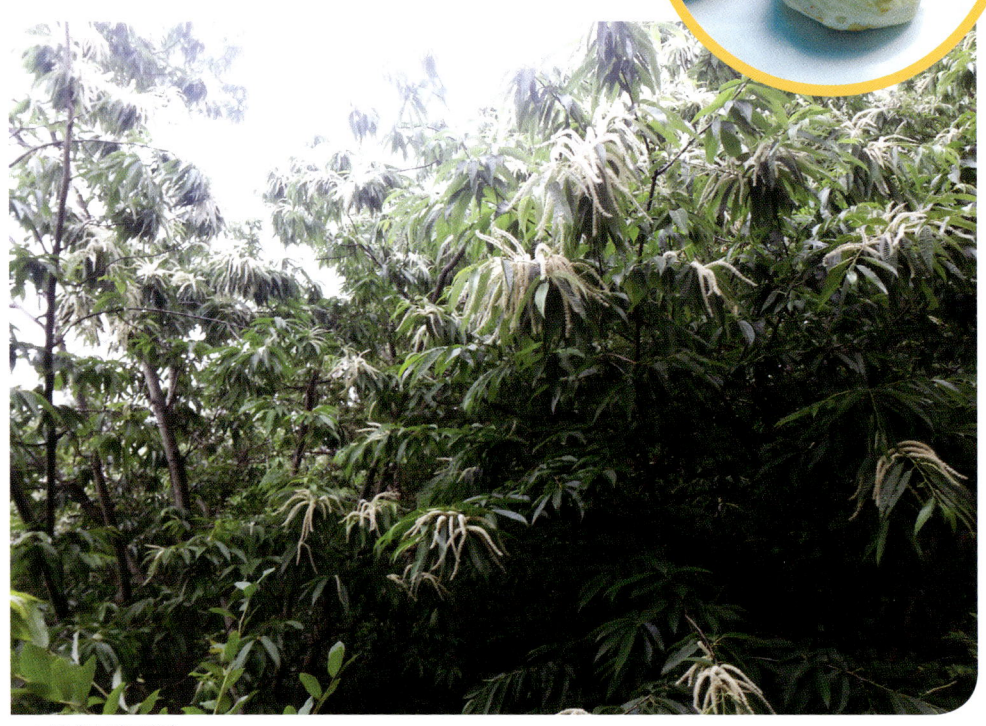
▲ 밤나무 나무모양

- **라틴 생약명** : Castaneae Semen ■ **이명 또는 영명** : 율자(栗子) ■ **약초명 및 학명** : 밤나무 *Castanea crenata* Siebold et Zuccarini ■ **과명** : 참나무과(Fagaceae) ■ **약용부위** : 씨껍질을 벗긴 씨 ■ **조선시대 의서 수재** : 《동의보감》 탕액편의 과일부, 《방약합편》의 오과(五果, 다섯 가지 과일)편

동아시아 정부 공정서(약전)의 약재명

약전(藥典, Pharmacopoeia)은 국가 또는 국가가 공인한 기관 등에서 제정한 의약품에 대한 품질 규격서로, 의약품 규격을 위한 대표적인 공정서(公定書)에 해당한다.

대한민국약전외한약(생약)규격집(KHP) : 건율(乾栗)
조선민주주의인민공화국약전(북한약전, DP) : 밤
중화인민공화국약전(중국약전, CP) : －
대만중약전(THP) : －
일본약국방(일본약전, JP) : －

약재의 기원   약재 건율은 밤나무 *Castanea crenata* Siebold et Zuccarini(참나무과 Fagaceae)의 씨껍질을 벗긴 씨이다.

동의보감 탕액편의 효능

율자(栗子, 밤)의 성질은 따뜻하고[溫] 맛은 시며[酸] 독이 없다. 기운을 돕고 위와 대소장[腸胃]을 튼튼하게 하며 신장의 기운[腎氣]을 돕고 배고프지 않게 한다. ○ 어느 곳에나 있는데 음력 9월에 딴다. ○ 과일 가운데서 가장 좋다. 말리려면 볕에 말리는 것이 좋다. 생것으로 보관하려면 젖은 모래 속에 보관하는 것이 좋으며 다음 해 늦은 봄이나 초여름이 되어도 마치 갓 딴 것 같다. ○ 생밤을 뜨거운 잿불 속에 묻어 진이 나올 정도로 구워 먹으면 좋다. 그러나 속까지 완전히 익히면 안 된다. 익힌 밤은 기를 막히게 하고 생밤은 기를 발동하게 하므로 잿불에 구워 그 나무의 기를 없애야 한다. ○ 어떤 종류의 밤[피덕눌]은 꼭대기 부분이 둥글고 끝이 뾰족하다. 이것을 선율(旋栗)이라고 한다. 다만 그 크기는 밤보다 좀 작을 뿐이다. [본초]

【동의보감 탕액편의 원문】

栗子 밤 : 性溫 味鹹 無毒. 益氣 厚腸胃 補腎氣 令人耐飢. ○ 處處有之 九月採. ○ 果中 栗最有益. 欲乾 莫如暴. 欲生收 莫如潤沙中藏 至春末夏初 向如初採摘. ○ 生栗 可於熱灰中 煨令汁出 食之良. 不得通熟. 熟則壅氣 生則發氣 故火煨殺其木氣耳. ○ 有一種栗[피덕눌] 頂圓末尖 謂之旋栗 但形差小耳. [本草]

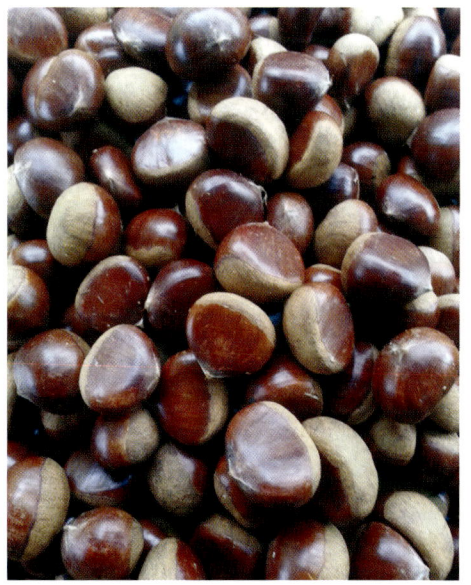

▲ 밤나무 열매(채취품)

한방 약미(藥味)와 약성(藥性) 건율의 맛은 달고 약간 짜며 성질은 보통이다[주].

한방 작용부위(귀경, 歸經) 건율은 주로 비장, 신장 질환에 영향을 미친다.

한방 효능 원기를 보충하고 비(脾)를 건강하게 한다(益氣建脾 익기건비). 신(腎)을 보하고 근육을 튼튼하게 한다(補腎强筋 보신강근). 혈액순환을 촉진하고 종기를 가라앉힌다(活血消腫 활혈소종). 출혈을 멎게 한다(止血 지혈).

약효 해설 다리와 무릎이 시큰거리고 힘이 없어지는 증상에 쓰인다. 힘줄과 뼈가 부러져 붓고 아픈 증상 그리고 음식물이 들어가면 토하는 병증에 사용한다. 토혈, 코피, 혈변(血便)을 멎게 한다.

북한의 약효 북한에서는 '밤'으로 부른다. 보기약으로서 기를 보하고 비위를 보하며 신을 보한다. 허약자, 비기허로 설사하는 데, 신허로 허리와 무릎이 약한 데, 허약한 어린이보약으로 쓴다.

약용법 씨껍질을 벗긴 씨를 그대로 또는 삶아 익혀서 먹는다.

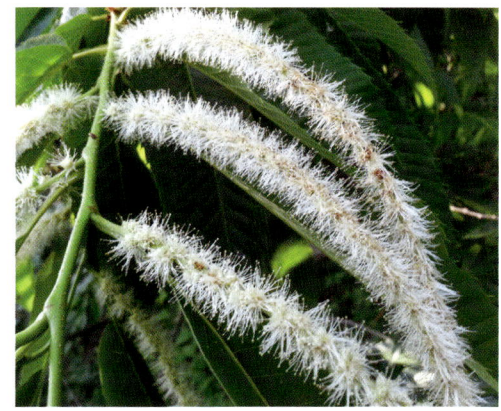
▲ 밤나무 꽃

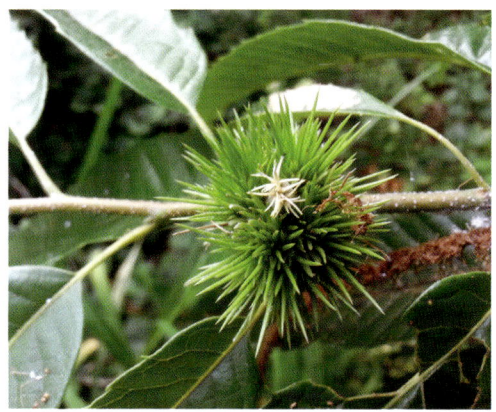
▲ 밤나무 어린열매

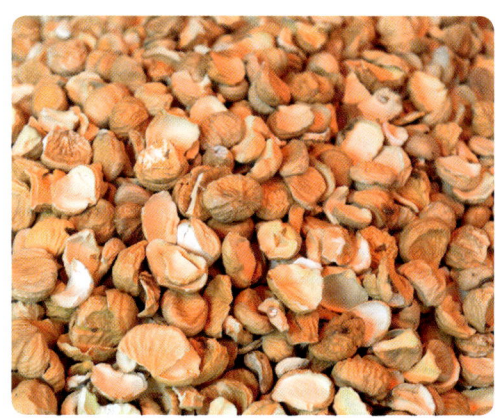
▲ 건율(약재, 절편)

동의보감 속 한글 이름 **집우디기**

약재명 경천 / 景天
꿩의비름의 지상부

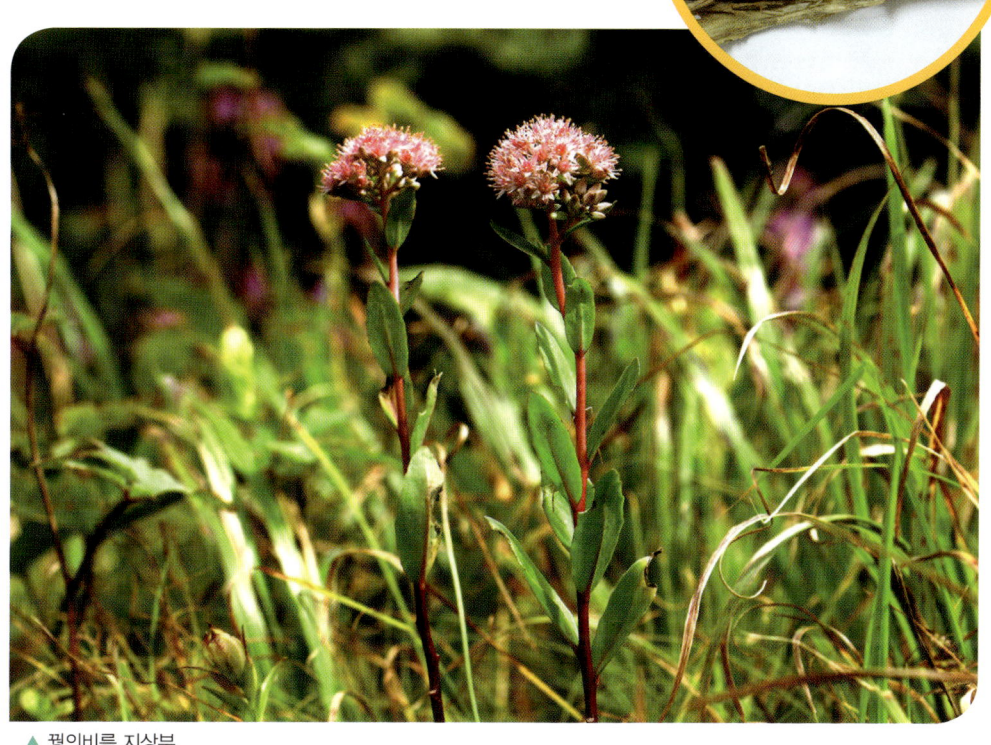

▲ 꿩의비름 지상부

- **라틴 생약명** : Hylotelephii Herba *Hylotelephium erythrostictum* H. Ohba
- **이명 또는 영명** : 계화(戒火)
- **과명** : 돌나물과(Crassulaceae)
- **약초명 및 학명** : 꿩의비름
- **약용부위** : 지상부
- **조선시대 의서 수재** : 《동의보감》 탕액편의 풀부

동아시아 정부 공정서(약전)의 약재명

약전(藥典, Pharmacopoeia)은 국가 또는 국가가 공인한 기관 등에서 제정한 의약품에 대한 품질 규격서로, 의약품 규격을 위한 대표적인 공정서(公定書)에 해당한다.

- **대한민국약전외한약(생약)규격집(KHP)** : 경천(景天)
- **조선민주주의인민공화국약전(북한약전, DP)** : –
- **중화인민공화국약전(중국약전, CP)** : –
- **대만중약전(THP)** : –
- **일본약국방(일본약전, JP)** : –

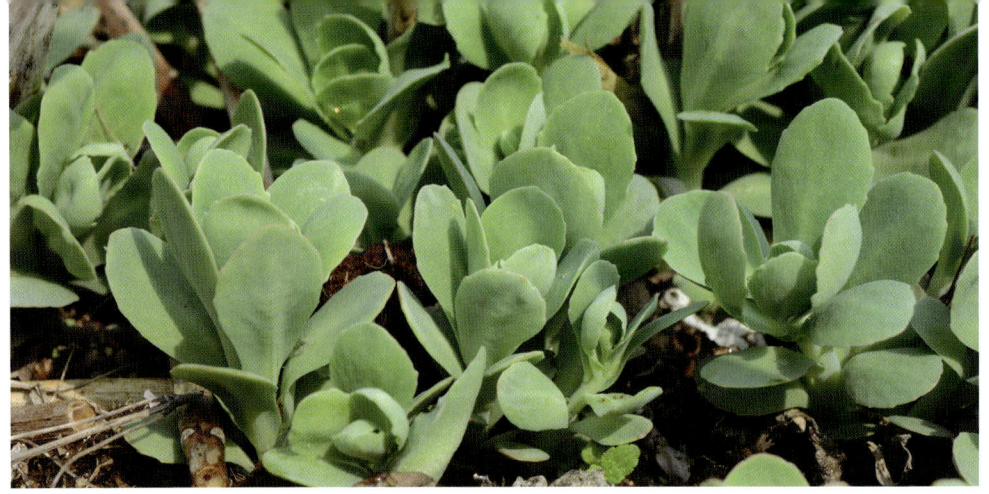

▲ 꿩의비름 어린잎

약재의 기원 약재 경천은 꿩의비름 *Hylotelephium erythrostictum* H. Ohba 또는 기타 동속식물(돌나물과 Crassulaceae)의 지상부이다.

동의보감 탕액편의 효능

경천(景天. 꿩의비름)의 성질은 평(平)하며(서늘하다(冷)고도 한다) 맛이 쓰고[苦] 시며[酸] 독이 없다(독이 조금 있다고도 한다). 마음이 답답하고 열이 나서 미칠 것 같은 것, 눈이 붉은 것, 머리가 아픈 것, 얼굴이 벌겋게 부은 것[遊風丹腫], 뜨거운 열이나 불에 덴 것, 자궁에서 분비물이 나오는 것, 소아의 살갗이 벌겋게 되면서 화끈 달아오르고 열이 나는 병증을 치료한다. ○ 싹과 잎은 쇠비름(마치현)과 비슷한데 더 크고 층(層)을 지어 자란다. 줄기는 몹시 약하며 여름에 홍자색의 잔꽃이 핀다. 가을에는 말라 죽는다. 음력 4월과 7월에 뜯어서 그늘에 말린다. ○ 요즘 사람들은 화분에 심어 지붕에 올려놓으면 화재를 예방하므로 신화초(愼火草)라고도 한다. [본초]

【동의보감 탕액편의 원문】

景天 집우디기 : 性平[一云冷] 味苦酸 無毒[一云小毒]. 治心煩熱狂 赤眼頭痛 遊風丹腫 及大熱火瘡 婦人帶下 小兒丹毒. ○ 苗葉似馬齒莧而大 作層而生 莖極脆弱 夏中開紅紫碎花 秋後枯死. 四月四日 七月七日採 陰乾. ○ 今人以盆盛植屋上以辟火 故謂之愼火草. [本草]

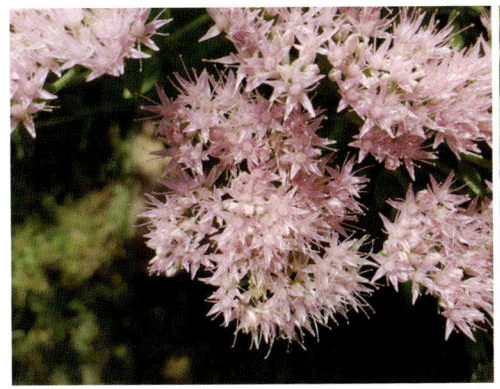
▲ 꿩의비름 꽃

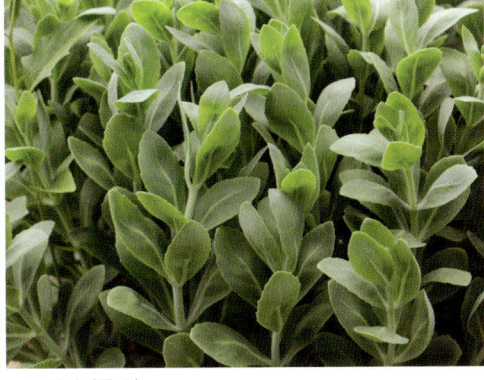
▲ 꿩의비름 잎

한방 약미(藥味)와 약성(藥性) 경천의 맛은 쓰고 시며 성질은 차다.

한방 작용부위(귀경, 歸經) 경천은 주로 심장, 간장 질환에 영향을 미친다.

한방 효능 열독(熱毒)을 해소한다(淸熱解毒 청열해독). 출혈을 멎게 한다(止血 지혈).

약효 해설 가슴이 답답하고 열이 많이 나는 증상과 놀라고 미치는 병증에 쓰인다. 급성 결막염과 월경과다에 사용한다. 각혈, 토혈, 외상출혈을 멎게 한다.

▲ 경천(약재, 전형)

약용법 지상부 15~30g을 물 800mL에 넣고 달여서 반으로 나누어 아침저녁으로 마신다. 신선품의 경우 용량을 50~100g으로 한다. 외용할 때는 적당량 사용한다.

약재명 고본

藁本
고본의 뿌리줄기 및 뿌리

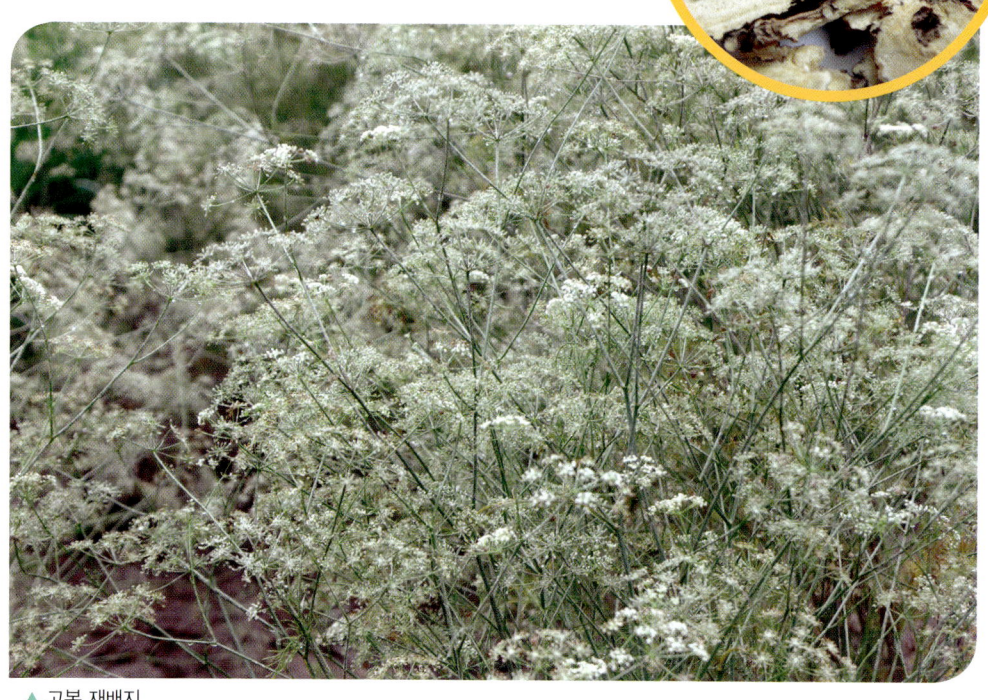

▲ 고본 재배지

- **라틴 생약명**: Ligustici Tenuissimi Rhizoma et Radix **약초명 및 학명**: 고본 *Ligusticum tenuissimum* Kitagawa, 중국고본(中國藁本) *Ligusticum sinense* Oliv., 요고본(遼藁本) *Ligusticum jeholense* Nakai et Kitagawa **과명**: 산형과(Umbelliferae) **약용부위**: 뿌리줄기 및 뿌리 **조선시대 의서 수재**: 《동의보감》 탕액편의 풀부, 《방약합편》의 방초(芳草, 향기가 좋은 풀)편

동아시아 정부 공정서(약전)의 약재명

약전(藥典, Pharmacopoeia)은 국가 또는 국가가 공인한 기관 등에서 제정한 의약품에 대한 품질 규격서로, 의약품 규격을 위한 대표적인 공정서(公定書)에 해당한다.

- **대한민국약전외한약(생약)규격집(KHP)**: 고본(藁本)
- **조선민주주의인민공화국약전(북한약전, DP)**: 고본뿌리
- **중화인민공화국약전(중국약전, CP)**: 고본(藁本, Gaoben 까오뻔)
- **대만중약전(THP)**: 고본(藁本)
- **일본약국방(일본약전, JP)**: 고본(藁本, コウホン 코우혼)

약재의 기원

약재 고본은 고본 *Ligusticum tenuissimum* Kitagawa, 중국고본(中國藁本) *Ligusticum sinense* Oliv. 또는 요고본(遼藁本) *Ligusticum jeholense* Nakai et Kitagawa(산형과 Umbelliferae)의 뿌리줄기 및 뿌리이다.

동의보감 탕액편의 효능

고본(藁本)의 성질은 약간 따뜻하고[微溫](약간 차다[微寒]고도 한다) 맛은 맵고[辛] 쓰며[苦] 독이 없다. 160가지의 악풍(惡風)을 낫게 하고 바람[風]으로 생긴 두통을 낫게 한다. 안개와 이슬에 상한 것을 물리치고 풍사로 몸이 고달픈 것과 쇠붙이에 다친 상처를 치료한다. 살과 피부를 잘 자라게 하고 안색을 좋게 한다. 주근깨[奸, 간], 주사비[酒皶], 여드름을 없애준다. 목욕하는 약과 얼굴에 바르는 약으로 만들 수 있다. ○ 잎은 백지나 천궁과 비슷하나 고본의 잎은 가늘다. 그 뿌리가 위에

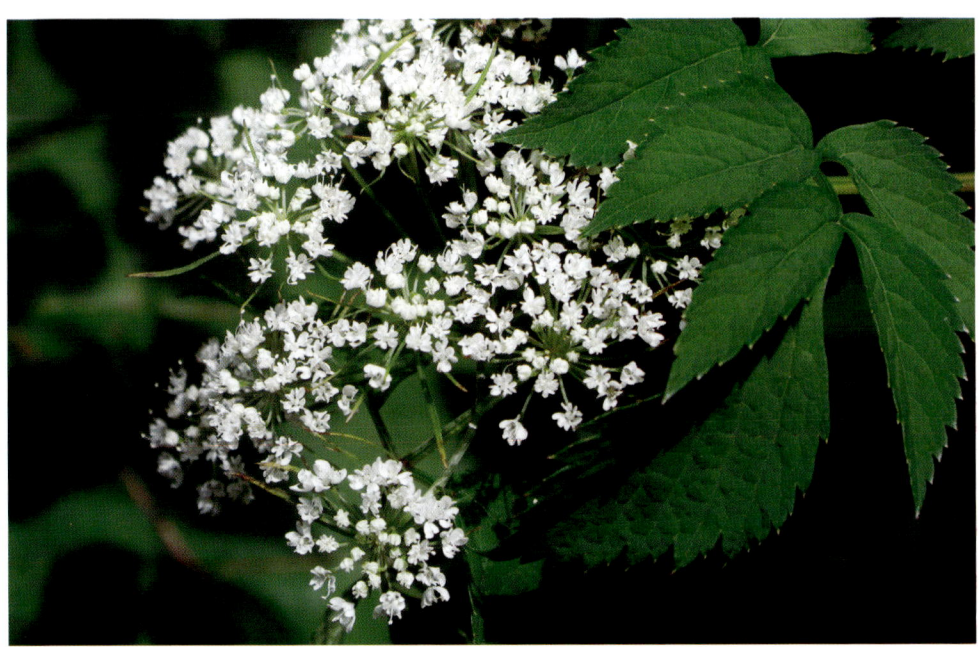

▲ 중국고본 꽃과 잎

있고 싹이 그 밑에서 나는 것이 고목과 비슷해서 고본(藁本)이라고 하였다. 음력 정월, 2월에 뿌리를 캐어 햇볕에 30일 동안 말리면 된다.[본초] ○ 태양본경의 약이다. 안개, 이슬 같은 서늘하고 나쁜 기운이 침범하였을 때 반드시 이 약을 써야 한다. 나쁜 기운이 태양경에 침범하면 머리와 뇌가 아프고, 심한 찬 기운[寒邪]이 뇌를 침범하면 뇌와 치아가 아프게 된다. 고본은 약 기운이 몹시 강하므로 정수리 쪽의 두통[巓頂痛, 전정통]을 치료한다. 목향과 같이 쓰면 안개와 이슬의 나쁜 기운를 없앤다. 노두를 제거하고 쓴다.[탕액] ○ 우리나라 경상도 현풍 지방에 있다.[속방]

> **【동의보감 탕액편의 원문】**
>
> 藁本:性微溫[一云微寒] 味辛苦 無毒. 治一百六十種惡風 除風頭痛. 辟霧露 療風邪嚲曳 療金瘡. 長肌膚 悅顔色 去面䵟酒皶粉刺 可作沐藥面脂. ○ 葉似白芷香 又似芎藭 但藁本葉細耳. 以其根上苗下似藁 故名藁本. 正月二月採根 暴乾三十日成.[本草] ○ 太陽本經藥也. 中霧露淸邪必用之. 寒邪入太陽 頭痛腦痛 大寒犯腦 令人腦痛 齒亦痛. 其氣雄壯 治巓頂痛. 與木香 同治霧露之氣 去蘆用之.[湯液] ○ 我國慶尙道玄風地有之.[俗方]

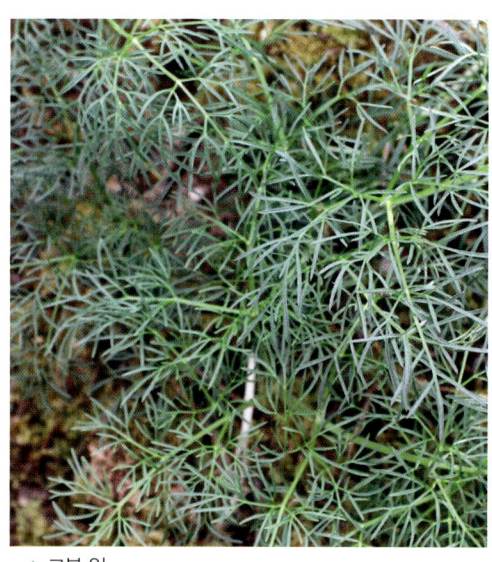
▲ 고본 잎

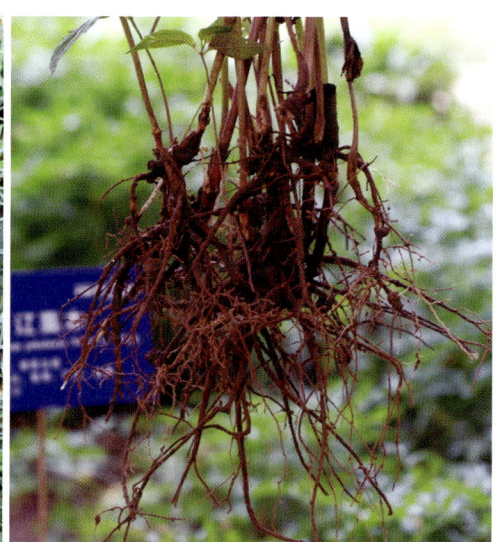
▲ 요고본 뿌리(채취품)

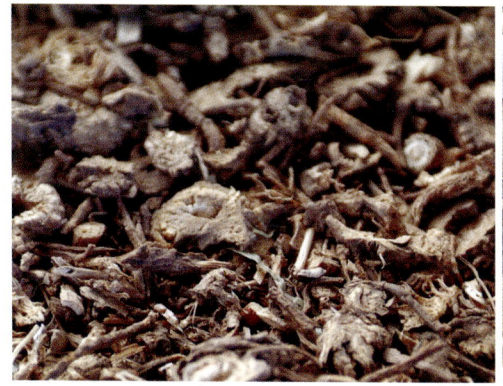
▲ 고본(중국고본, 약재, 절편)

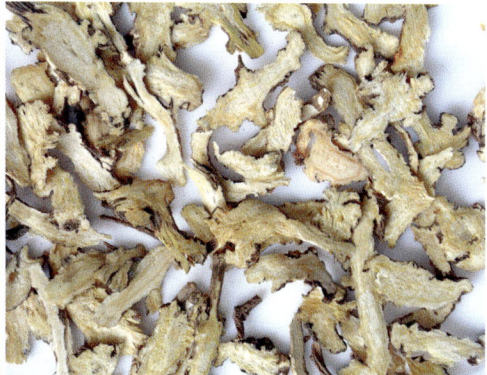
▲ 고본(약재, 절편)

한방 약미(藥味)와 약성(藥性) 고본의 맛은 맵고 성질은 따뜻하다.

한방 작용부위(귀경, 歸經) 고본은 주로 방광 질환에 영향을 미친다.

한방 효능 풍사(風邪)를 흩어지게 하며 축축하고 습한 기운을 없앤다(疏風除濕 소풍제습). 한사(寒邪)를 없애고 통증을 멎게 한다(散寒止痛 산한지통).

약효 해설 팔다리를 잘 쓰지 못하고 마비되며 아픈 증상에 사용한다. 눈이 갑자기 붓고 붉어지며 아픈 증상에 쓰인다. 두통, 발열, 콧물 증상에 쓰이며, 피부 진균을 억제하는 작용이 있다.

북한의 약효 북한에서는 '고본뿌리'로 부른다. 풍한표증약으로서 풍한을 내보내고 아픔을 멈춘다. 풍한표증, 머리아픔에 쓴다.

약용법 뿌리줄기 및 뿌리 3~10g을 물 800mL에 넣고 달여서 반으로 나누어 아침저녁으로 마신다.

동의보감 속 한글 이름 **셕듁화**

약재명 **구맥**

瞿麥
패랭이꽃의 지상부

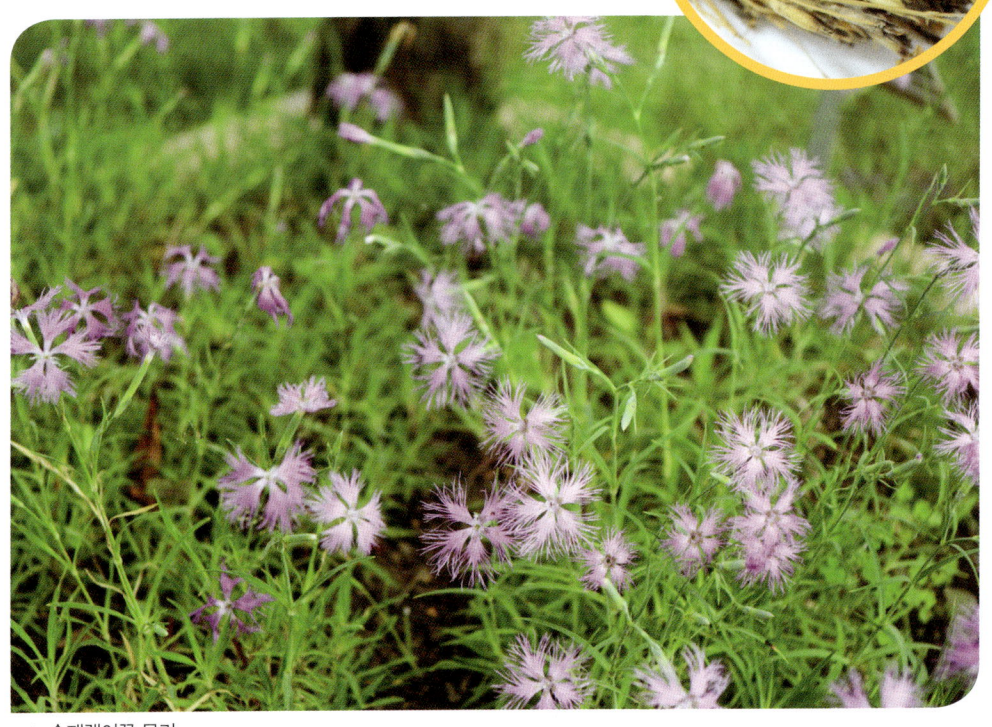

▲ 술패랭이꽃 무리

- **라틴 생약명** : Dianthi Herba
- **약초명 및 학명** : 술패랭이꽃 *Dianthus superbus* var. *longicalycinus* Williams, 패랭이꽃 *Dianthus chinensis* Linné
- **과명** : 석죽과(Caryophyllaceae)
- **약용부위** : 지상부
- **조선시대 의서 수재** : 《동의보감》 탕액편의 풀부, 《방약합편》의 습초(濕草)편

동아시아 정부 공정서(약전)의 약재명

약전(藥典, Pharmacopoeia)은 국가 또는 국가가 공인한 기관 등에서 제정한 의약품에 대한 품질 규격서로, 의약품 규격을 위한 대표적인 공정서(公定書)에 해당한다.

대한민국약전외한약(생약)규격집(KHP) : 구맥(瞿麥)
조선민주주의인민공화국약전(북한약전, DP) : 패랭이꽃
중화인민공화국약전(중국약전, CP) : 구맥(瞿麥, Qumai 취마이)
대만중약전(THP) : −
일본약국방(일본약전, JP) : −

약재의 기원

약재 구맥은 술패랭이꽃 *Dianthus superbus* var. *longicalycinus* Williams 또는 패랭이꽃 *Dianthus chinensis* Linné(석죽과 Caryophyllaceae)의 지상부이다.

동의보감 탕액편의 효능

구맥(瞿麥, 패랭이꽃)의 성질은 차며[寒] 맛은 쓰고[苦] 매우며[辛](달다[甘]고도 한다) 독이 없다. 소변이 잘 나오지 않는 것과 구토가 멎지 않는 것이 동시에 나타나는 증상을 낫게 한다. 소변이 잘 나오지 않거나 적게 자주 보는 것에 쓴다. 가시 박힌 것을 나오게 하고 국부에 발생하는 염증이나 종양(癰腫. 옹종)을 삭인다. 눈을 밝게 하며 예막(瞖)을 없애고 유산시킨다. 심경(心經)을 통하게 하며 소장(小腸)을 순조롭게 하는 데 매우 좋다. ○ 일명 석죽(石竹)이라고 하는데 곳곳에 다 있다. 입추가 지난 후에 씨와 잎을 따서 그늘에서 말린다. 씨는 보리[麥]와 매우 비슷하여 구맥이라고 부른다.[본초] ○ 줄기와 잎은 쓰지 않고 씨의 껍질만 쓴다.[입문] ○ 관격(關格)과 융폐(癃結)에 주로 써서 소변이 나오지 않는 것을 잘 나오게 하고 방광의 사열(邪熱)을 몰아내는 데 군약으로 쓴다.[탕액]

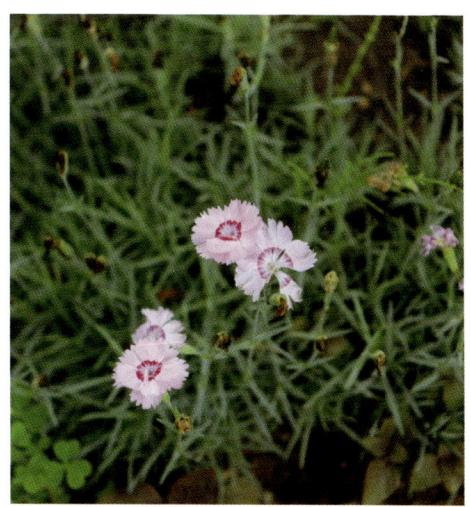

허준, 《원본 동의보감》, 727쪽, 남산당(2014)

【동의보감 탕액편의 원문】

瞿麥 셕듁화 : 性寒 味苦辛 [一云甘] 無毒. 主關格諸癃結 小便不通 出刺 決癰腫 明目去瞖 破胎墮子. 通心經 利小腸爲最要. ○ 一名石竹 處處有之. 立秋後 合子葉收採 陰乾. 子頗似麥 故名瞿麥.[本草] ○ 不用莖葉 只用實殼.[入門] ○ 主關格 諸癃 利小便不通 逐膀胱邪熱 爲君主之劑.[湯液]

▲ 패랭이꽃 지상부

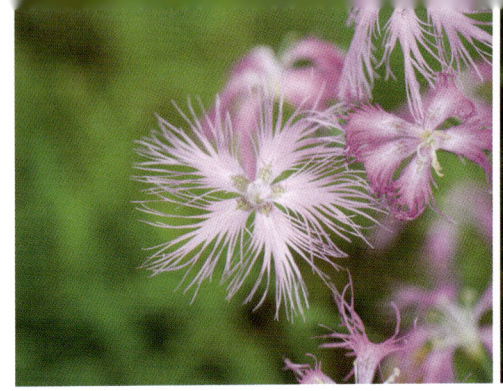
▲ 술패랭이꽃 꽃

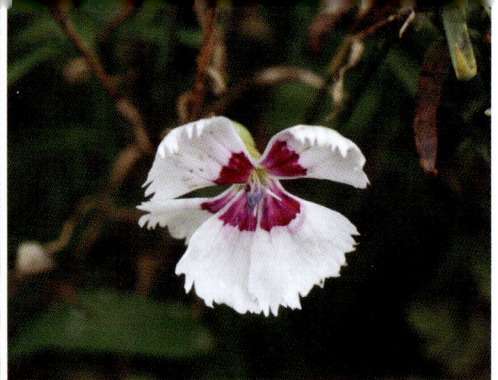
▲ 패랭이꽃 꽃

한방 약미(藥味)와 약성(藥性) 구맥의 맛은 쓰고, 성질은 차다.

한방 작용부위(귀경, 歸經) 구맥은 주로 심장, 소장 질환에 영향을 미친다.

한방 효능 소변을 잘 나오게 하고 배뇨 장애를 해소한다(利尿通淋 이뇨통림). 혈액순환을 촉진하여 월경이 잘 나오게 한다(活血通經 활혈통경).

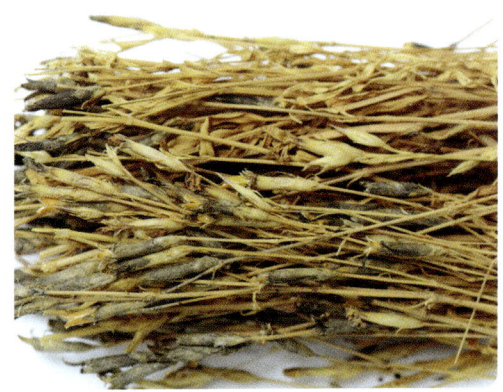
▲ 구맥(약재, 전형)

약효 해설 소변을 시원하게 나가게 하며 소변에 피가 섞여 나오는 임증에 사용한다. 임증의 하나로 소변이 잘 나오지 않으면서 아프고 결석이 섞여 나오는 병증에 쓰인다. 신염, 수종(水腫), 무월경 증상 그리고 눈이 충혈되고 막 같은 것이 생기는 장애를 낫게 한다.

북한의 약효 북한에서는 '패랭이꽃'으로 부른다. 오줌내기약으로서 열을 내리우고 오줌을 잘 나가게 하며 피순환을 도와 월경을 통하게 한다. 습열로 인한 오줌누기장애, 부종, 무월경, 옹종, 급성뇨도염, 방광염, 결막염에 쓴다.

약용법 지상부 9~15g을 물 800mL에 넣고 달여서 반으로 나누어 아침저녁으로 마신다.

주의사항 임신부에게는 쓰지 않는다.

동의보감 속 한글 이름 **부텨손**

약재명 권백

卷柏
부처손의 전초

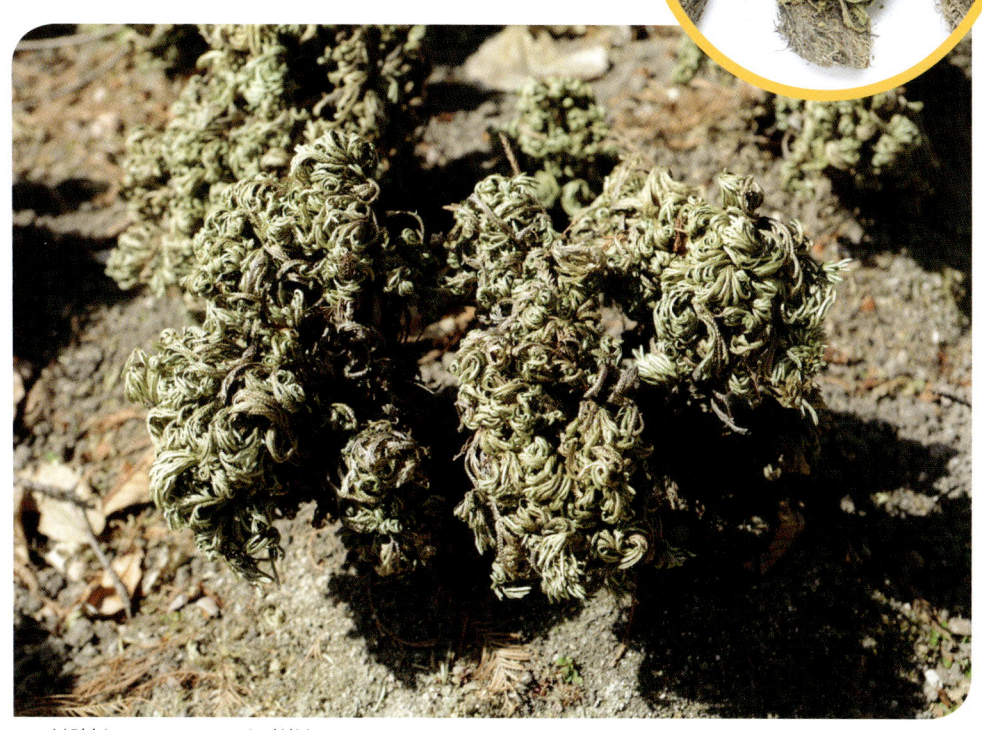

▲ 부처손(*Selaginella involvens*) 지상부

- **라틴 생약명** : Selaginellae Herba
- **약초명 및 학명** : 부처손 *Selaginella tamariscina* Spring, 점상권백(墊狀卷柏) *Selaginella pulvinata* Maxim.
- **과명** : 부처손과(Selaginellaceae)
- **약용부위** : 전초
- **조선시대 의서 수재** : 《동의보감》 탕액편의 풀부, 《방약합편》의 태초(苔草, 이끼)편

동아시아 정부 공정서(약전)의 약재명

약전(藥典, Pharmacopoeia)은 국가 또는 국가가 공인한 기관 등에서 제정한 의약품에 대한 품질 규격서로, 의약품 규격을 위한 대표적인 공정서(公定書)에 해당한다.

- **대한민국약전외한약(생약)규격집(KHP)** : 권백(卷柏)
- **조선민주주의인민공화국약전(북한약전, DP)** : −
- **중화인민공화국약전(중국약전, CP)** : 권백(卷柏. Juanbai 쥐앤빠이)
- **대만중약전(THP)** : 권백(卷柏)
- **일본약국방(일본약전, JP)** : −

약재의 기원 약재 권백은 부처손 *Selaginella tamariscina* Spring 또는 점상권백(墊狀卷柏) *Selaginella pulvinata* Maxim.(부처손과 Selaginellaceae)의 전초이다.

동의보감 탕액편의 효능

권백(卷柏, 부처손)의 성질은 따뜻하고[溫] 평(平)하며(약간 차다[微寒]고도 한다) 맛이 맵고[辛] 달며[甘] 독이 없다. 여자의 음부 속이 추웠다 더웠다 하면서 아픈 것, 월경이 없으면서 임신하지 못하는 것, 월경이 통하지 않는 것을 치료한다. 온갖 헛것에 들린 것[百邪鬼魅]을 없애며 마음을 진정시킨다. 헛것에 들려 우는 것과 탈항증(脫肛證), 팔다리가 늘어지고 힘이 없어 걷지 못하는 병증을 치료한다. 신[水藏]을 덥게[煖] 한다. 생것을 쓰면 어혈을 깨뜨리고 볶아 쓰면 지혈한다. ○ 산속에서 나는데 바위 위에 모여 자란다. 싹이 측백나무 잎[柏葉]과 비슷하고 가늘게 갈라져 있으며, 주먹을 쥔 모양을 하고 있는 것이

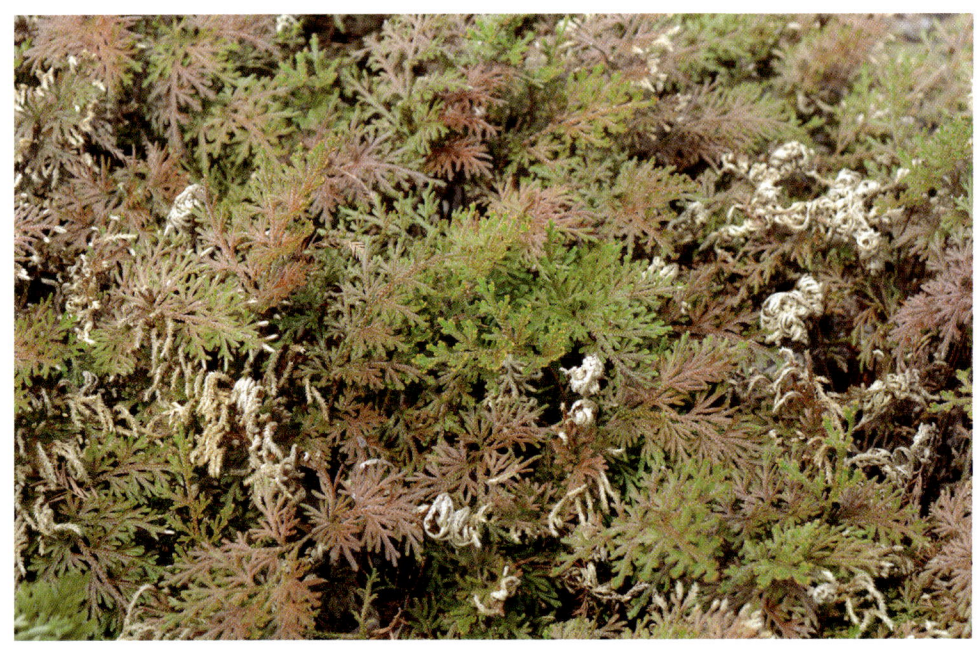

▲ 개부처손(*Selaginella stauntoniana*) 지상부

닭발과 같고 청황색이다. 꽃과 씨는 없다. 음력 5월, 7월에 캐어 그늘에서 말린다. 바위에 있던 모래와 흙이 붙은 밑둥을 버리고 쓴다.[본초]

【동의보감 탕액편의 원문】

卷栢 부텨손 : 性溫平[一云微寒] 味辛甘 無毒. 主女子陰中寒熱痛 血閉絕子. 治月經不通 去百邪鬼魅 鎭心. 治邪啼泣 療脫肛痿躄. 煖水藏. 生用破血 灸用止血. ○ 生山中 叢生石上. 苗似柏葉而細碎 拳屈如雞足 青黃色 無花子. 五月七月採 陰乾. 去下近石有沙土處 用之.[本草]

한방 약미(藥味)와 약성(藥性) 권백의 맛은 맵고 성질은 보통이다[平].

한방 작용부위(귀경, 歸經) 권백은 주로 간장, 심장 질환에 영향을 미친다.

한방 효능 혈액순환을 촉진하여 월경이 잘 나오게 한다(活血通經 활혈통경).

약효 해설 혈액순환을 촉진하며 경맥의 흐름을 원활하게 한다. 여성의 부정기 자궁출혈과 무월경에 사용한다. 타박상, 천식을 치료하고 토혈(吐血), 혈변(血便)을 멎게 한다.

약용법 전초 5~10g을 물 800mL에 넣고 달여서 반으로 나누어 아침저녁으로 마신다.

주의사항 임신부는 복용을 삼간다.

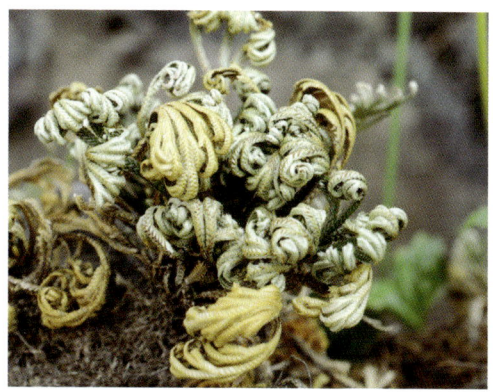
▲ 부처손 잎

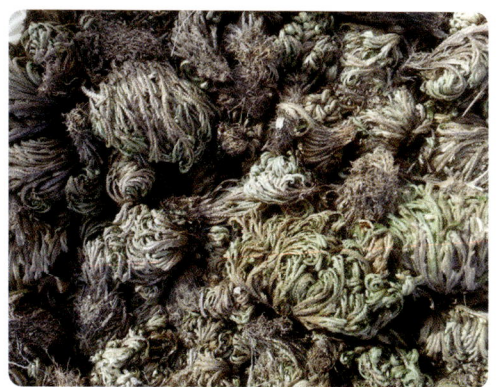
▲ 권백(약재, 전형)

약재명: 귤핵

橘核
귤나무의 씨

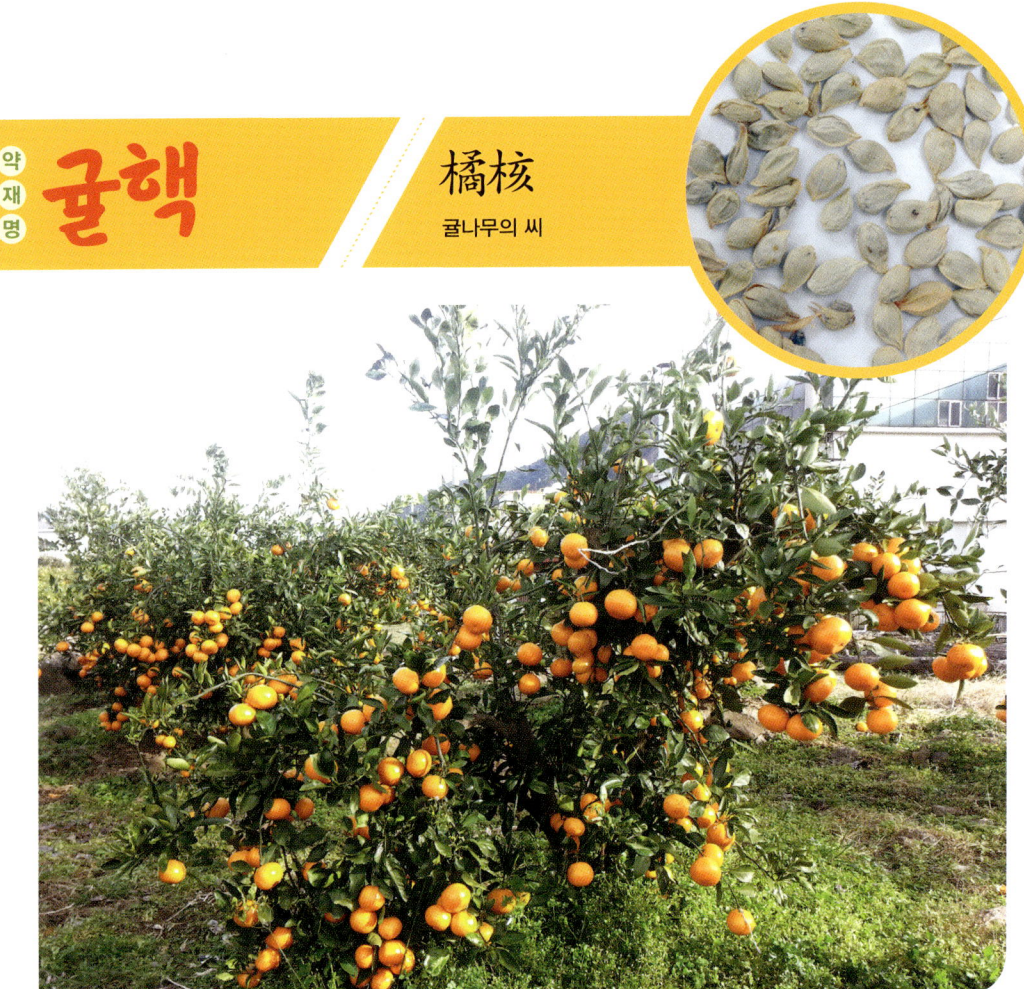

▲ 귤나무 나무모양

- **라틴 생약명** : Citri Semen
- **이명 또는 영명** : 귤자인(橘子仁), 귤인(橘仁)
- **약초명 및 학명** : 귤나무 *Citrus unshiu* Markovich, *Citrus reticulata* Blanco
- **과명** : 운향과(Rutaceae)
- **약용부위** : 잘 익은 씨
- **조선시대 의서 수재** : 《동의보감》 탕액편의 과일부

동아시아 정부 공정서(약전)의 약재명

약전(藥典, Pharmacopoeia)은 국가 또는 국가가 공인한 기관 등에서 제정한 의약품에 대한 품질 규격서로, 의약품 규격을 위한 대표적인 공정서(公定書)에 해당한다.

- **대한민국약전외한약(생약)규격집(KHP)** : 귤핵(橘核)
- **조선민주주의인민공화국약전(북한약전, DP)** : —
- **중화인민공화국약전(중국약전, CP)** : 귤핵(橘核, Juhe 쥐허)
- **대만중약전(THP)** : —
- **일본약국방(일본약전, JP)** : —

약재의 기원 약재 귤핵은 귤나무 *Citrus unshiu* Markovich 또는 *Citrus reticulata* Blanco(운향과 Rutaceae)의 잘 익은 씨이다.

동의보감 탕액편의 효능

귤핵(橘核, 귤 씨)은 허리가 아픈 것, 아랫배가 아프고 소변을 잘 보지 못하는 것, 신(腎)이 찬 것을 치료한다. 귤씨를 볶아 가루 내어 술에 타 먹는다.[본초]

【동의보감 탕액편의 원문】

橘核 : 治腰痛 膀胱氣 腎冷. 炒作末 酒服 良.[本草]

한방 약미(藥味)와 약성(藥性) 귤핵의 맛은 쓰고 성질은 보통이다[주].

한방 작용부위(귀경, 歸經) 귤핵은 주로 간장, 신장 질환에 영향을 미친다.

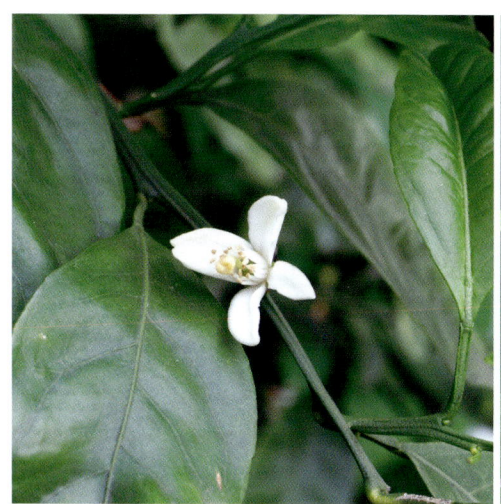
▲ 귤나무 꽃

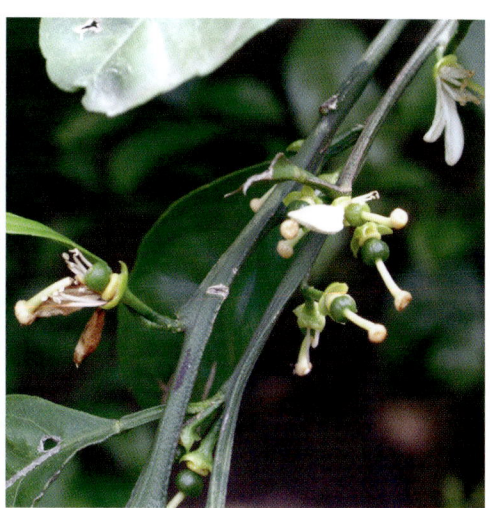
▲ 귤나무 어린열매

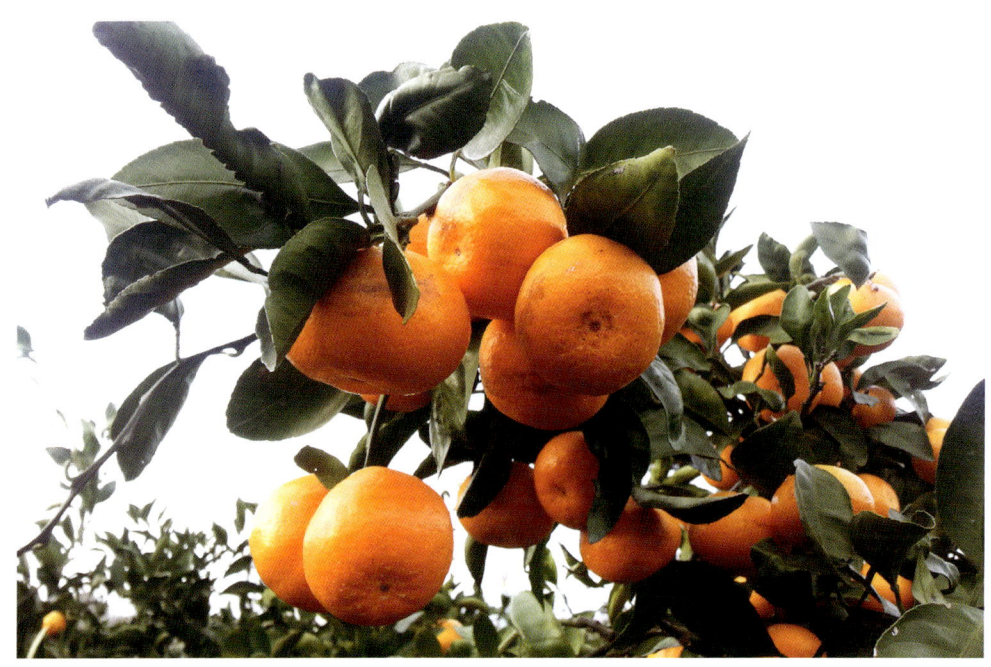

▲ 귤나무 열매

한방 효능 기(氣)를 통하게 한다(理氣 이기). 뭉친 것을 풀어준다(散結 산결). 통증을 멎게 한다(止痛 지통).

약효 해설 고환이 부어 오르고 아픈 병증을 낫게 한다. 배꼽 주위가 비트는 것같이 아픈 증상에 유효하다. 젖멍울, 급성 유선염, 요통(腰痛)에 사용한다.

약용법 씨 3~9g을 물 800mL에 넣고 달여서 반으로 나누어 아침저녁으로 마신다.

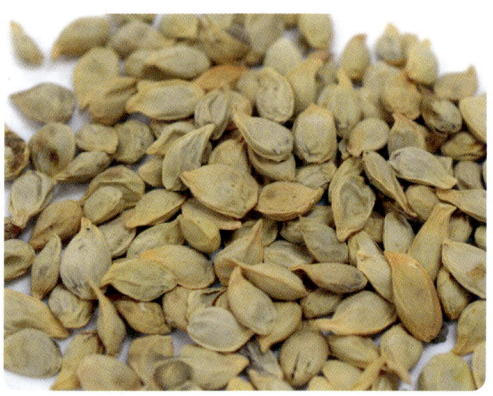

▲ 귤핵(약재, 전형)

금앵자 / 金櫻子

금앵자의 열매

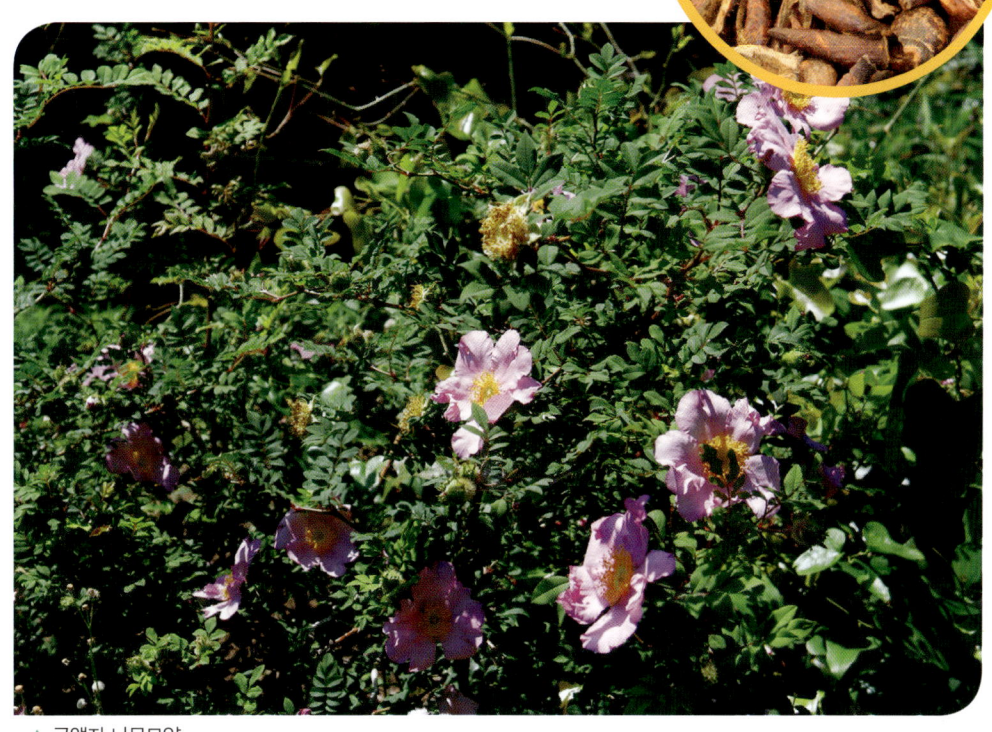

▲ 금앵자 나무모양

- **라틴 생약명**: Rosae Laevigatae Fructus
- **이명 또는 영명**: Rosa Fruit
- **약초명 및 학명**: 금앵자(金櫻子) *Rosa laevigata* Michaux
- **과명**: 장미과(Rosaceae)
- **약용부위**: 열매
- **조선시대 의서 수재**: 《동의보감》 탕액편의 나무부, 《방약합편》의 관목(灌木)편

동아시아 정부 공정서(약전)의 약재명

약전(藥典, Pharmacopoeia)은 국가 또는 국가가 공인한 기관 등에서 제정한 의약품에 대한 품질 규격서로, 의약품 규격을 위한 대표적인 공정서(公定書)에 해당한다.

- **대한민국약전(KP)**: 금앵자(金櫻子)
- **조선민주주의인민공화국약전(북한약전, DP)**: –
- **중화인민공화국약전(중국약전, CP)**: 금앵자(金櫻子, Jinyingzi 진잉쯔)
- **대만중약전(THP)**: 금앵자(金櫻子)
- **일본약국방(일본약전, JP)**: –

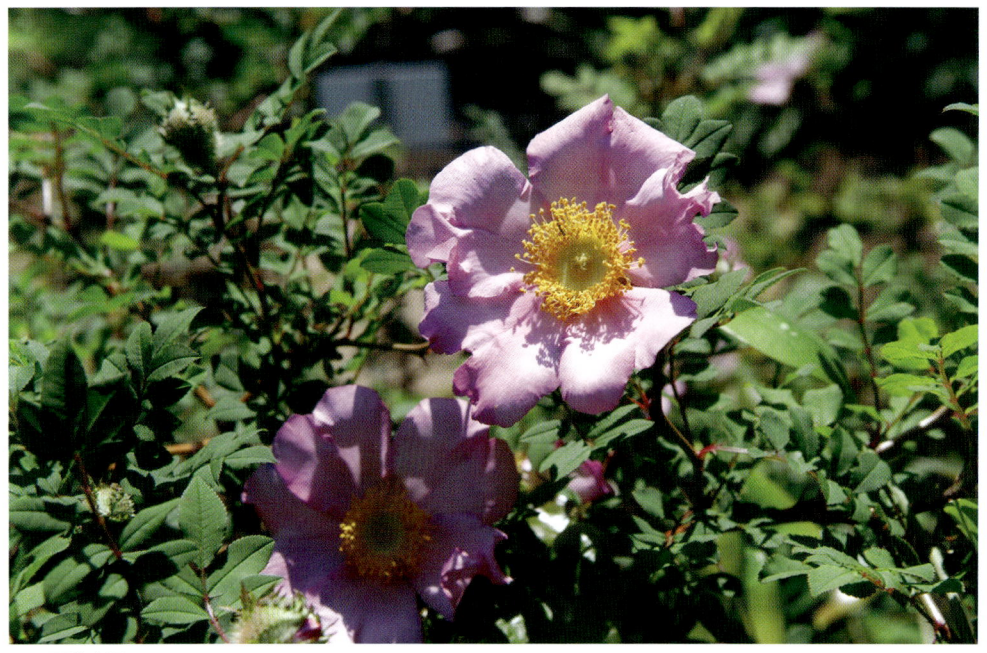

▲ 금앵자 꽃

약재의 기원

약재 금앵자는 금앵자(金櫻子) *Rosa laevigata* Michaux(장미과 Rosaceae)의 잘 익은 열매이다.

동의보감 탕액편의 효능

금앵자(金櫻子)의 성질은 평(平)하고 따뜻하며[溫] 맛은 시고[酸] 떫으며[澁] 독이 없다. 비장(脾臟)의 각종 병증[脾病]에 의한 설사, 소변이 잘 나오는 것[小便利]을 막는다. 정액이 흐르는 것을 막고 유정(遺精)과 몽설(夢泄)을 멎게 한다. ○ 열매에는 가시가 있고 황적색이며 작은 석류와 비슷하다. 음력 9월, 10월에 절반쯤 노랗게 익었을 때 딴다. 붉을 정도로 익으면 약성을 잃어버리기 때문이다.[본초] ○ 울타리나 산과 들에 모여 자라는데 장미와 비슷하며 가시가 있다. 서리를 맞으면 붉게 익는다.[일용]

【동의보감 탕액편의 원문】

金櫻子 : 性平溫 味酸澁 無毒. 療脾泄下利 止小便利 澁精氣 止遺精泄精. ○ 其子有刺 黃赤色 形如小石榴. 九月十月半黃熟時採 紅熟則却失本性.[本草] ○ 叢生於籬落山野間 類薔薇有刺 經霜方紅熟.[日用]

한방 약미(藥味)와 약성(藥性) 금앵자의 맛은 시고 달며 떫고 성질은 보통이다[平].

한방 작용부위(귀경, 歸經) 금앵자는 주로 신장, 방광, 대장 질환에 영향을 미친다.

한방 효능 정액이 새어 나가지 않게 하고 소변량을 줄인다(固精縮尿 고정축뇨).

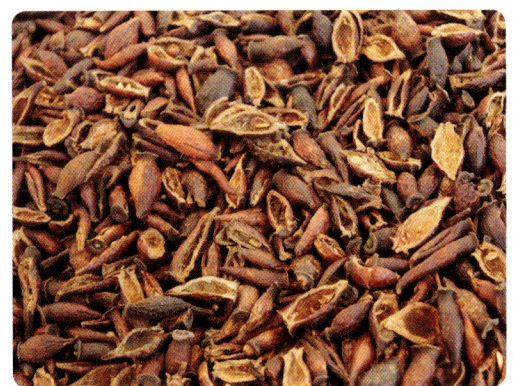
▲ 금앵자(약재, 전형)

생리 기간이 아닌 때의 자궁출혈을 멎게 하고 대하증을 치료한다(固崩止帶 고붕지대). 장을 튼튼히 하여 설사를 멎게 한다(澁腸止瀉 삽장지사).

약효 해설 꿈을 꾸지 않으면서 정액(精液)이 배출되는 병증을 낫게 한다. 여성의 부정기 자궁출혈과 자궁이 아래로 내려가는 질환의 치료에 효과가 있다. 항문부(肛門部)가 외부로 튀어나온 증상을 치료하고 배뇨 횟수가 비정상적으로 증가하는 증상에 유효하다. 오랜 설사를 치료한다.

약용법 열매 9~15g을 물 800mL에 넣고 달여서 반으로 나누어 아침저녁으로 마시거나 또는 가루나 환(丸)으로 만들어 복용한다.

동의보감 속 한글 이름 **봉선화**

약재명 **급성자** / 急性子

봉선화의 씨

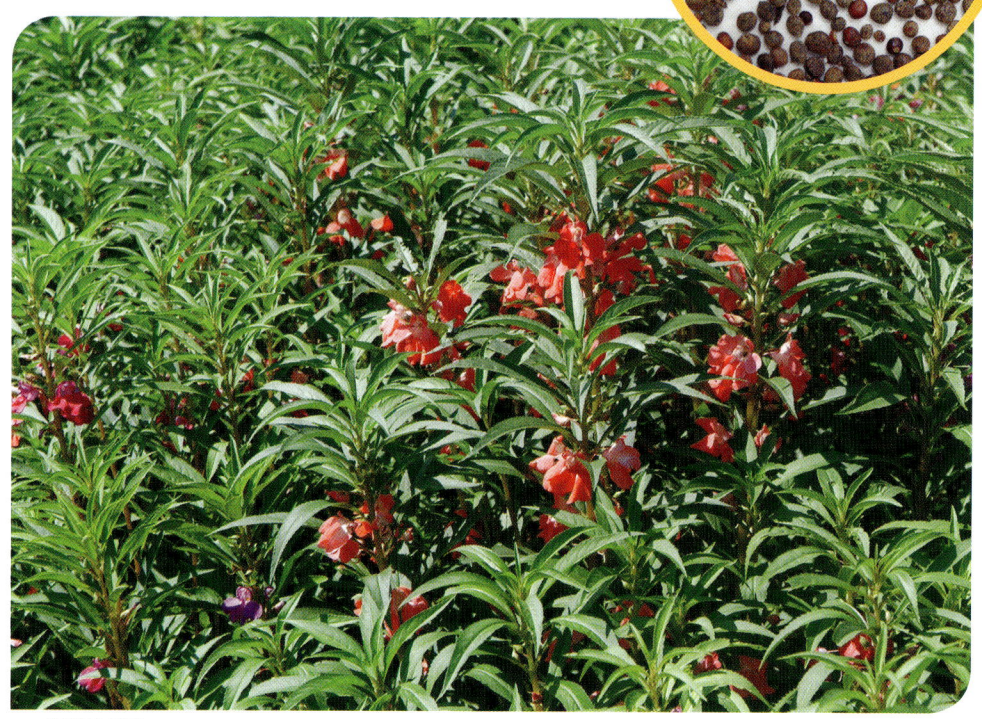

▲ 봉선화 무리

- **라틴 생약명** : Impatientis Semen
- **이명 또는 영명** : 봉선자(鳳仙子)
- **약초명 및 학명** : 봉선화 *Impatiens balsamina* Linné
- **과명** : 봉선화과(Balsaminaceae)
- **약용부위** : 씨
- **조선시대 의서 수재** : 《동의보감》 탕액편의 풀부, 《방약합편》의 독초편

동아시아 정부 공정서(약전)의 약재명

약전(藥典, Pharmacopoeia)은 국가 또는 국가가 공인한 기관 등에서 제정한 의약품에 대한 품질 규격서로, 의약품 규격을 위한 대표적인 공정서(公定書)에 해당한다.

- **대한민국약전외한약(생약)규격집(KHP)** : 급성자(急性子)
- **조선민주주의인민공화국약전(북한약전, DP)** : –
- **중화인민공화국약전(중국약전, CP)** : 급성자(急性子. Jixingzi 지싱쯔)
- **대만중약전(THP)** : –
- **일본약국방(일본약전, JP)** : –

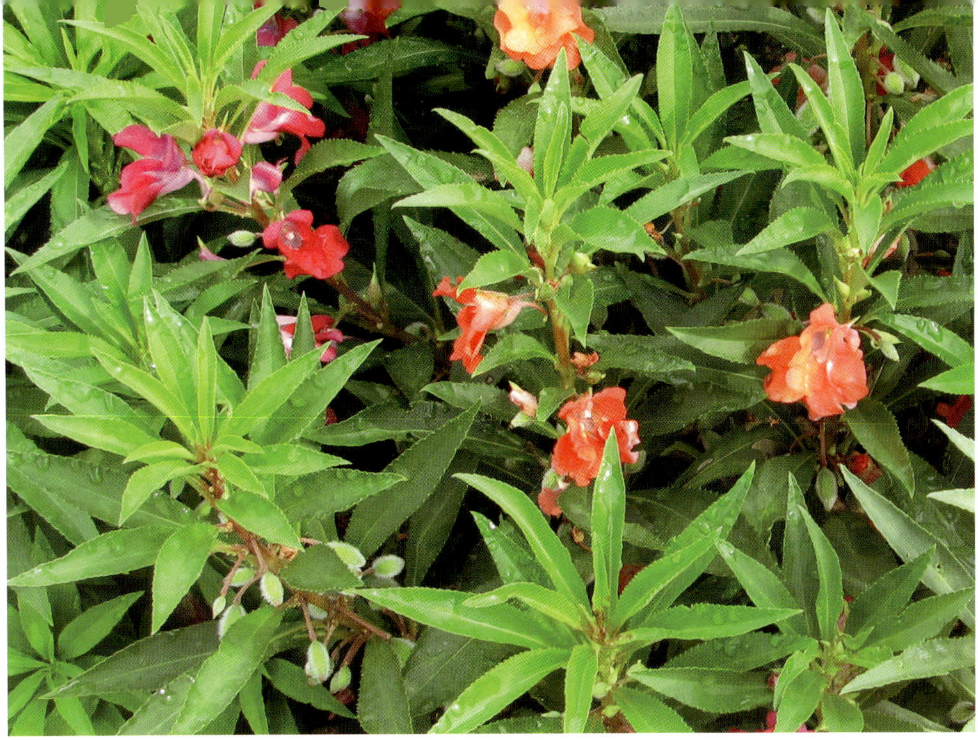

▲ 봉선화 지상부

약재의 기원 약재 급성자는 봉선화 *Impatiens balsamina* Linné(봉선화과 Balsaminaceae)의 씨이다.

동의보감 탕액편의 효능

봉선화(鳳仙花, 봉선화 꽃)는 매를 맞아 난 상처를 치료한다. 뿌리와 잎을 함께 짓찧어 붙인다. 일명 금봉화(金鳳花)라고도 한다.[의감]

참고 《동의보감》의 급성자(急性子, 복숭아 씨)는 소아의 벽질(癖疾)을 치료한다. 작고 붉은 복숭아 씨다.[회춘]

【동의보감 탕액편의 원문】

鳳仙花 봉선화 : 治杖瘡. 連根葉 搗塗之. 一名金鳳花.[醫鑑]

참고 急性子 : 治小兒癖疾. 卽小紅桃子也.[回春]

鳳仙花 봉션화 治杖瘡連根葉搗塗之一名金鳳花醫鑑

허준, 《원본 동의보감》, 737쪽, 남산당(2014)

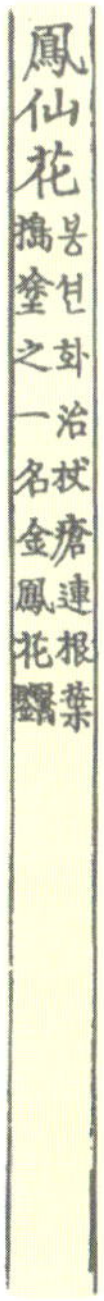

한방 약미(藥味)와 약성(藥性) 급성자의 맛은 약간 쓰고 매우며 성질은 따뜻하고 독이 조금 있다.

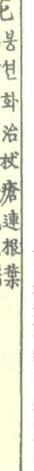

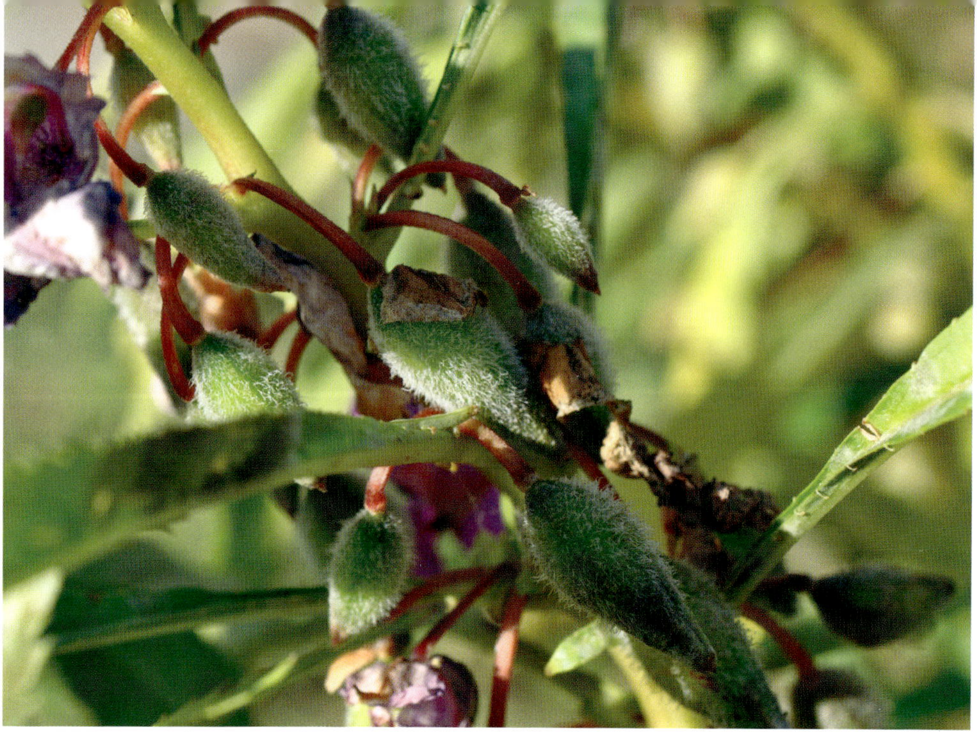

▲ 봉선화 열매

한방 작용부위(귀경, 歸經) 급성자는 주로 폐, 간장 질환에 영향을 미친다.

한방 효능 어혈을 없애고 기운을 끌어 내린다(行瘀降氣 행어강기). 단단한 것을 부드럽게 하고 뭉친 것을 풀어준다(軟堅散結 연견산결).

약효 해설 어혈(瘀血)을 깨뜨리며, 배가 더부룩하거나 아픈 병증을 제거한다. 무월경과 식도암 치료에 도움이 되며, 피부 질환으로 생긴 종기에서 나오는 독을 없앤다. 독성이 있으므로 주의해야 한다.

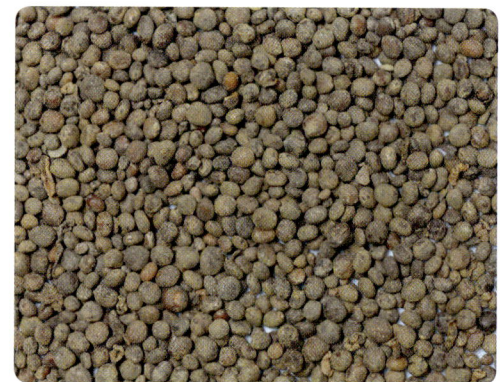
▲ 급성자(약재, 전형)

약용법 씨 3~5g을 물 800mL에 넣고 달여서 반으로 나누어 아침저녁으로 마시거나 외용으로 적당량 사용한다.

주의사항 임신부는 사용을 삼간다.

동의보감 속 한글 이름 **담쟝이**

약재명: 낙석등 / 絡石藤
마삭줄의 덩굴성 줄기

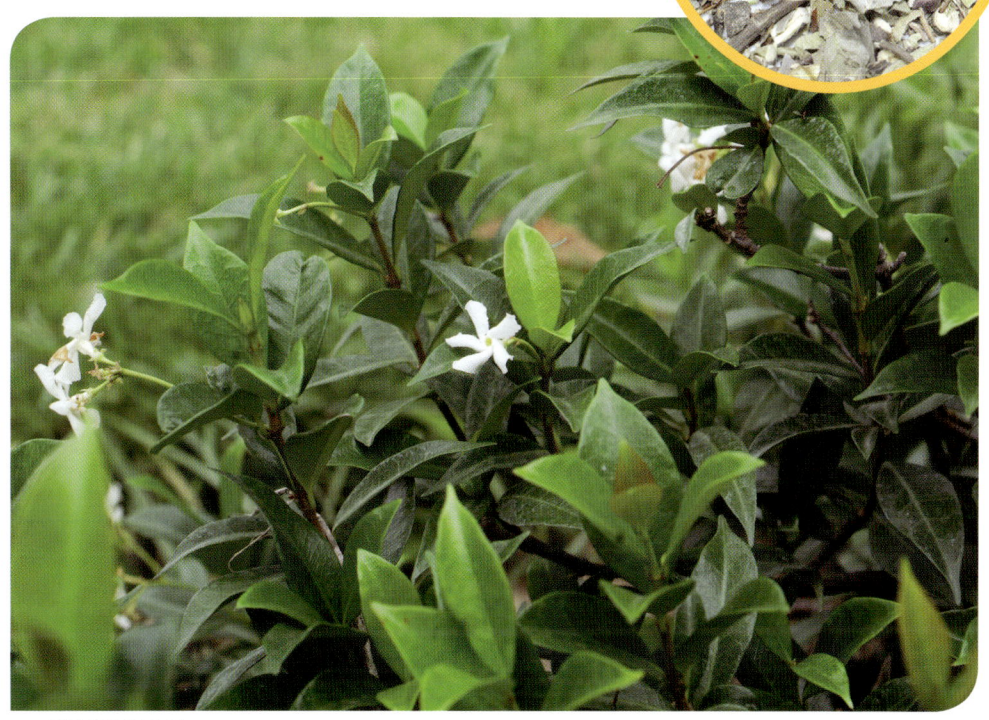

▲ 털마삭줄 꽃과 잎

- **라틴 생약명**: Trachelospermi Caulis
- **약초명 및 학명**: 털마삭줄 *Trachelospermum jasminoides* var. *pubescens* Makino, 마삭줄 *Trachelospermum asiaticum* Nakai
- **과명**: 협죽도과(Apocynaceae)
- **약용부위**: 잎이 있는 덩굴성 줄기
- **조선시대 의서 수재**: 《동의보감》 탕액편의 풀부

동아시아 정부 공정서(약전)의 약재명

약전(藥典, Pharmacopoeia)은 국가 또는 국가가 공인한 기관 등에서 제정한 의약품에 대한 품질 규격서로, 의약품 규격을 위한 대표적인 공정서(公定書)에 해당한다.

- **대한민국약전외한약(생약)규격집(KHP)**: 낙석등(絡石藤)
- **조선민주주의인민공화국약전(북한약전, DP)**: –
- **중화인민공화국약전(중국약전, CP)**: 낙석등(络石藤, Luoshiteng 루오스텅)
- **대만중약전(THP)**: 낙석등(絡石藤)
- **일본약국방(일본약전, JP)**: –

약재의 기원 약재 낙석등은 털마삭줄 *Trachelospermum jasminoides* var. *pubescens* Makino 또는 마삭줄 *Trachelospermum asiaticum* Nakai(협죽도과 Apocynaceae)의 잎이 있는 덩굴성 줄기이다.

동의보감 탕액편의 효능

낙석(絡石, 담쟁이덩굴)의 성질은 약간 차고[微寒](따뜻하다[溫]고도 한다) 맛이 쓰며[苦] 독이 없다. 옹종(癰腫, 국부에 발생하는 염증이나 종양)이 잘 삭아지지 않는 데와 목 안과 혀가 부은 것, 쇠붙이에 상한 데 쓴다. 뱀독으로 가슴이 답답한 것을 없앤다. 큰 종기[癰疽, 옹저]와 입, 혀가 마르는 것을 치료한다. ○ 일명 석벽려(石薜荔)라고도 한다. 바위나 나무에 달라붙어서 자라며 겨울에도 잘 시들지 않는다. 잎은 작은 귤잎 비슷하며 나무와 바위에 붙어 덩굴로 뻗어 나간다. 줄기의 마디가 생기는 곳에 잔뿌리가 내려서 돌에 달라붙으며 꽃은 희고 씨는 검다. 음력 6월, 7월에 줄기와 잎을 뜯어서 볕에 말린다.[본초] ○ 잔뿌리가 내려 바위에 달라붙으며 잎이 작고 둥근 것이 좋은 것이다. 나무에 달라붙은 것은 쓰지 않는다.[입문]

출전: 《원본 동의보감》, 723쪽, 남산당(2014)

【동의보감 탕액편의 원문】

絡石 담쟝이 : 性微寒[一云溫] 味苦 無毒. 主癰腫不消 喉舌腫 金瘡. 去 蛇毒心悶 療癰傷 口乾舌焦. ○ 一 名石薜荔 生木石間 凌冬不凋. 葉 似細橘 蔓延木石之陰. 莖節着 處 卽生根鬚 包絡石傍 花白子黑 六七月採莖葉 日乾.[本草] ○ 根鬚 包絡石上而生 葉細圓者良. 絡木者 不用.[入門]

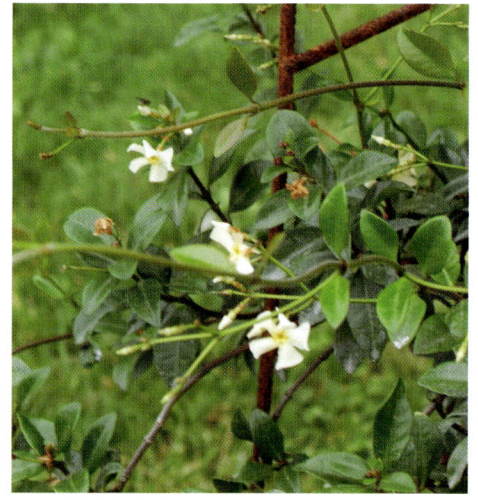

▲ 마삭줄 꽃과 잎

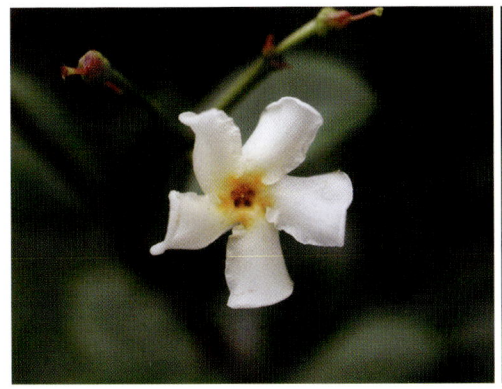
▲ 마삭줄 꽃

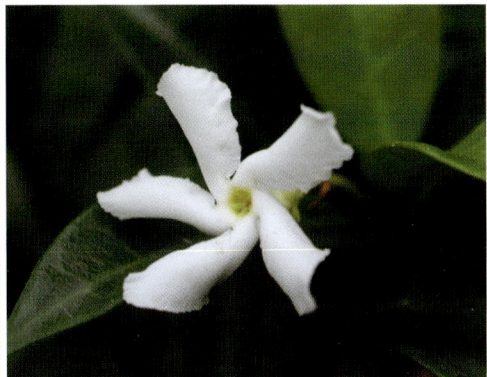
▲ 털마삭줄 꽃

한방 약미(藥味)와 약성(藥性) 낙석등의 맛은 쓰고, 성질은 약간 차다.

한방 작용부위(귀경, 歸經) 낙석등은 주로 심장, 간장, 신장 질환에 영향을 미친다.

한방 효능 풍(風)으로 인해 막힌 경락을 잘 통하게 한다(祛風通絡 거풍통락). 혈열(血熱)을 식히고 종기를 가라앉힌다 (凉血消腫 양혈소종).

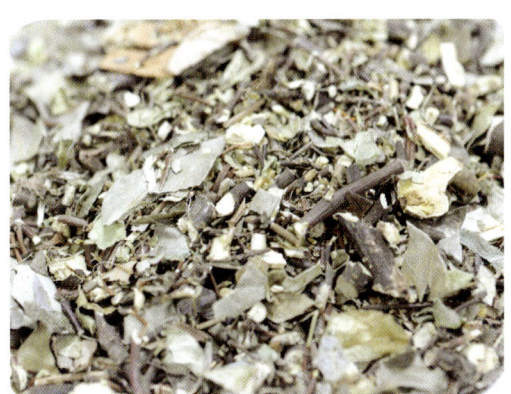
▲ 낙석등(약재, 절단)

약효 해설 풍(風)을 제거하고 경락에 기가 잘 통하게 한다. 허리와 무릎 부위가 시큰거리고 아픈 병증을 치료한다. 팔다리에 작열감, 발적이 있고 몹시 아픈 증상에 사용한다. 목구멍이 붓고 아프며 무언가 막혀 있는 느낌이 드는 증상을 낫게 한다. 토혈, 타박상 치료에 도움이 되며, 혈압강하 약리작용이 있다.

약용법 덩굴성 줄기 6~12g을 물 800mL에 넣고 달여서 반으로 나누어 아침저녁으로 마신다. 외용할 때는 신선한 줄기 적당량을 짓찧어서 환부에 붙인다.

동의보감 속 한글 이름 **글불휘**

약재명 노근 / **蘆根**
갈대의 뿌리줄기

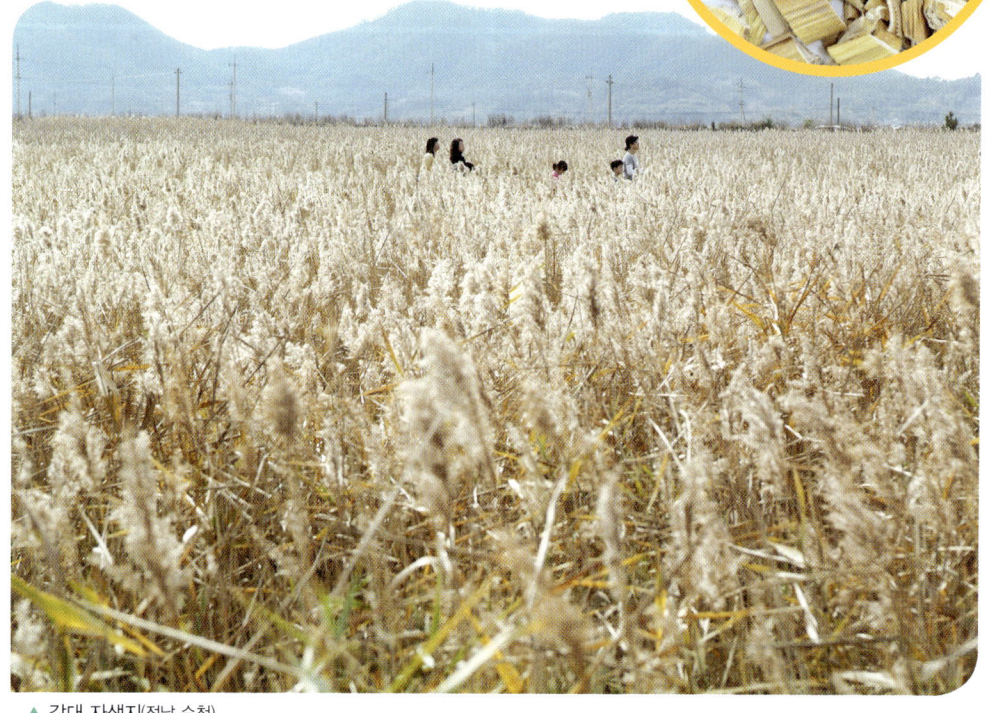

▲ 갈대 자생지(전남 순천)

- **라틴 생약명** : Phragmitis Rhizoma
- **이명 또는 영명** : 노모근(蘆茅根)
- **약초명 및 학명** : 갈대 *Phragmites communis* Trinius
- **과명** : 벼과(Gramineae)
- **약용부위** : 뿌리줄기
- **조선시대 의서 수재** : 《동의보감》 탕액편의 풀부

동아시아 정부 공정서(약전)의 약재명

약전(藥典, Pharmacopoeia)은 국가 또는 국가가 공인한 기관 등에서 제정한 의약품에 대한 품질 규격서로, 의약품 규격을 위한 대표적인 공정서(公定書)에 해당한다.

- **대한민국약전외한약(생약)규격집(KHP)** : 노근(蘆根)
- **조선민주주의인민공화국약전(북한약전, DP)** : 갈뿌리
- **중화인민공화국약전(중국약전, CP)** : 노근(芦根. Lugen 루껀)
- **대만중약전(THP)** : 노근(蘆根)
- **일본약국방(일본약전, JP)** : —

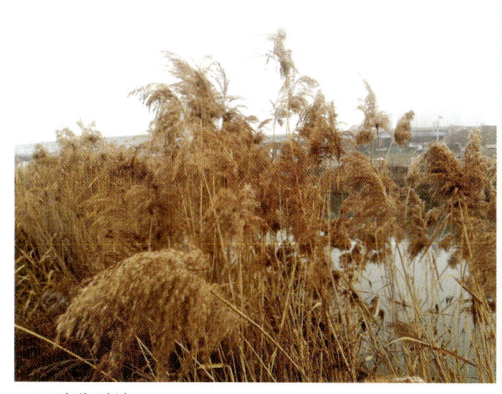
▲ 갈대 이삭

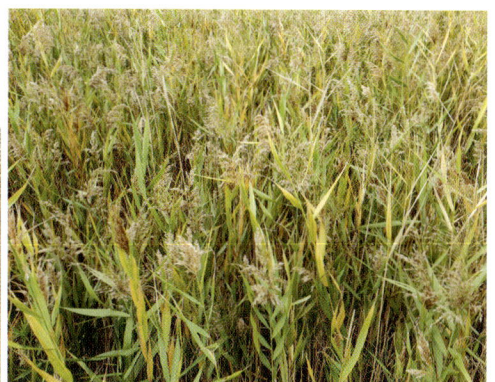
▲ 갈대 지상부

약재의 기원 약재 노근은 갈대 *Phragmites communis* Trinius(벼과 Gramineae)의 뿌리줄기이다.

동의보감 탕액편의 효능

노근(蘆根, 갈대 뿌리줄기)의 성질은 차고[寒] 맛은 달며[甘] 독이 없다. 당뇨병과 감기로 인한 열[客熱, 객열]에 주로 쓴다. 식욕을 돋우고, 목이 메는 것, 딸꾹질하는 것을 치료한다. 임신부가 가슴에 열나는 것과 이질 때 갈증 나는 것을 낫게 한다. ○ 물속에서 자란다. 잎은 대나무와 비슷하고 꽃은 희다. 큰 갈대와 잔 갈대 모두 같이 쓴다. ○ 약에 쓸 때에는 역수로(逆水蘆), 즉 뿌리가 물이 흐르는 방향과 반대로 난 것을 써야 한다. 또한 물 밑에 있는 달고 매운 것을 쓰고, 물 위에 떠서 노출된 것은 쓰지 말아야 한다고 한 곳도 있다.[본초]

【동의보감 탕액편의 원문】

蘆根 골불휘 : 性寒 味甘 無毒. 主消渴客熱. 開胃 治噎噦 療孕婦心熱及痢渴. ○ 生水中 葉似竹 花白. 葦比蘆差大 蘆與葦皆可通用. ○ 凡使須要逆水蘆 其根逆水生者. 又云 當拯取水底甘辛者 其露出浮水者 不堪用.[本草]

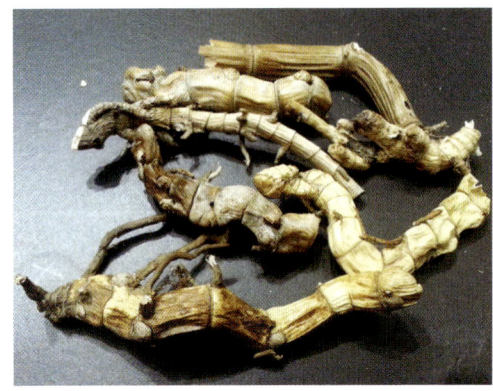
▲ 갈대 뿌리줄기(채취품)

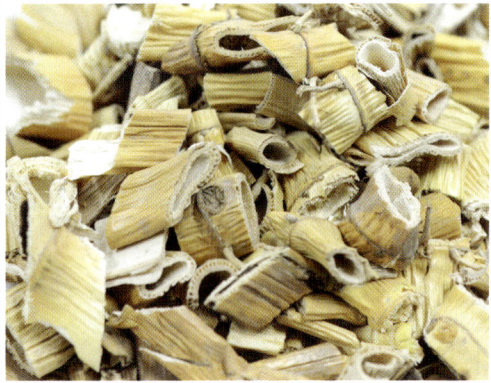
▲ 노근(약재, 절단)

한방 약미(藥味)와 약성(藥性) 노근의 맛은 달고 성질은 차다.

한방 작용부위(귀경, 歸經) 노근은 주로 폐, 위장 질환에 영향을 미친다.

한방 효능 열기를 식히고 화기(火氣)를 배출한다(淸熱瀉火 청열사화). 진액 생성을 촉진하고 갈증을 멎게 한다(生津止渴 생진지갈). 마음이 답답한 것을 없앤다(除煩 제번). 구토를 멎게 한다(止嘔 지구). 소변을 잘 나오게 한다(利尿 이뇨).

약효 해설 진액(津液)을 생기게 하고 갈증을 없애는 효능이 있다. 이뇨 작용이 있으며, 폐에 생긴 여러 가지 열증(熱證)으로 기침이 나는 증상을 치료한다. 가슴이 답답하고 열이 나며 목이 마르는 증상에 사용한다.

북한의 약효 북한에서는 '갈뿌리'로 부른다. 청열사화약으로서 폐와 위의 열을 없애고 진액이 생겨나게 하며 게우기(구토)를 멈춘다. 열이 나고 목이 마른 데, 폐열기침, 열증게우기(구토), 당뇨병, 부종, 황달에 쓴다.

약용법 뿌리줄기 15~30g을 물 800mL에 넣고 달여서 반으로 나누어 아침저녁으로 마신다. 신선한 재료는 30~60g을 사용한다.

동의보감 속 한글 이름 **절국대**

약재명 **누로** / 漏蘆

뻐꾹채, 절굿대의 뿌리

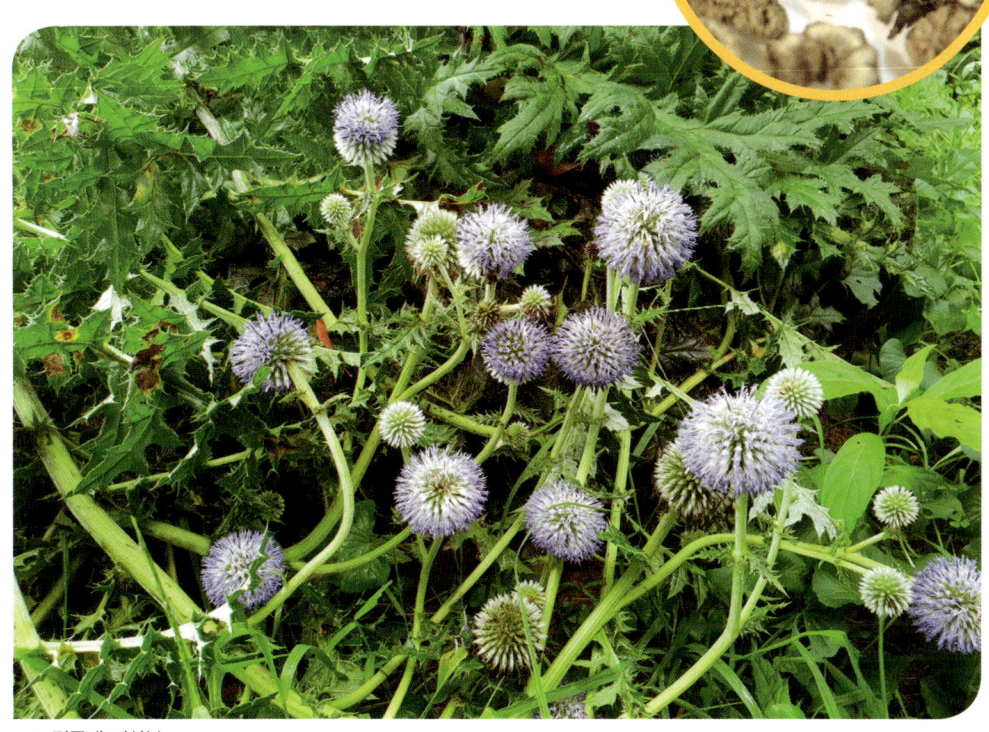

▲ 절굿대 지상부

- **라틴 생약명** : Rhapontici Radix ■ **약초명 및 학명** : 뻐꾹채 *Rhaponticum uniflorum* (L.) DC., 절굿대 *Echinops setifer* Linné, 큰절굿대 *Echinops latifolius* Tausch ■ **과명** : 국화과(Compositae) ■ **약용부위** : 뿌리 ■ **조선시대 의서 수재** : 《동의보감》 탕액편의 풀부, 《방약합편》의 습초(濕草)편

동아시아 정부 공정서(약전)의 약재명	
약전(藥典, Pharmacopoeia)은 국가 또는 국가가 공인한 기관 등에서 제정한 의약품에 대한 품질 규격서로, 의약품 규격을 위한 대표적인 공정서(公定書)에 해당한다.	**대한민국약전외한약(생약)규격집(KHP)** : 누로(漏蘆) **조선민주주의인민공화국약전(북한약전, DP)** : 뻐꾹채뿌리 **중화인민공화국약전(중국약전, CP)** : 누로(漏芦. Loulu 로우루) **대만중약전(THP)** : 누로(漏蘆) **일본약국방(일본약전, JP)** : ―

누로 • 149

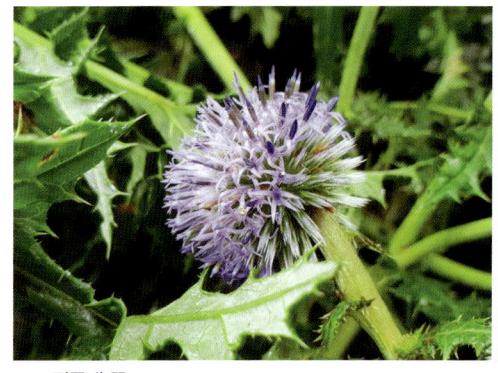
▲ 절굿대 꽃

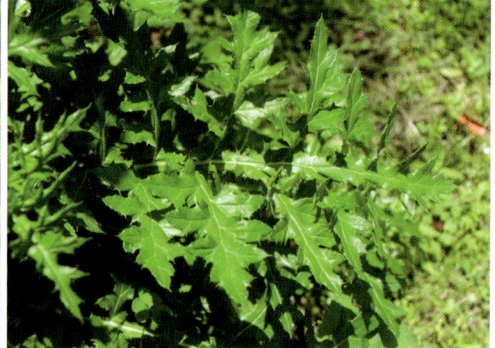
▲ 절굿대 잎

약재의 기원

약재 누로는 뻐꾹채 *Rhaponticum uniflorum* (L.) DC., 절굿대 *Echinops setifer* Linné 또는 큰절굿대 *Echinops latifolius* Tausch(국화과 Compositae)의 뿌리이다.

동의보감 탕액편의 효능

누로(漏蘆, 절굿대)의 성질은 차며[寒] 맛이 쓰고[苦] 짜며[鹹] 독이 없다. 열독풍(熱毒風)으로 피부가 헐어 아프고 벌겋게 부어 곪는 것을 낫게 한다. 피부가 가려운 것, 두드러기, 등에 나는 큰 종기[發背], 젖멍울[乳癰], 림프절에 멍울이 생긴 병증[瘰癧, 나력]을 치료한다. 고름을 내보내고 혈을 보(補)하며 쇠붙이에 상한 데 붙여 지혈시킨다. 헌데와 옴을 낫게 한다. ○ 산과 들에서 자란다. 줄기는 젓가락만 하고 씨가 들어 있는 꼬투리는 참깨와 비슷한데 작다. 뿌리는 검은색으로 순무(蔓菁)와 비슷한데 가늘다. 음력 8월에 뿌리를 캐어 그늘에서 말린다.[본초] ○ 족양명 본경의 약이다.[입문]

【동의보감 탕액편의 원문】

漏蘆 절국대 : 性寒 味苦鹹 無毒. 治身上熱毒風生惡瘡 皮肌瘙痒癮疹 療發背乳癰瘰癧. 排膿 補血 付金瘡止血 治瘡疥. ○ 生山野. 莖若筯大 其子作房 類油麻而小 根黑色似蔓菁而細. 八月採根 陰乾.[本草] ○ 足陽明本經藥.[入門]

한방 약미(藥味)와 약성(藥性) 누로의 맛은 쓰고 성질은 차다.

한방 작용부위(귀경, 歸經) 누로는 주로 위장 질환에 영향을 미친다.

한방 효능 열독(熱毒)을 해소한다(淸熱解毒 청열해독). 젖이 잘 나오게 한다(下乳 하유). 종기를 가라앉힌다(消癰 소옹).

약효 해설 팔다리가 저리고 관절이 아프며 근육이 오그라드는 증상을 낫게 한다. 산모의 젖을 잘 나오게 하며, 유방이 붓고 통증이 있는 증상에 사용한다. 치질로 인한 출혈을 멎게 한다.

북한의 약효 북한에서는 '뻐꾹채뿌리'로 부른다. 청열해독약으로서 열을 내리우고 독을 풀며 고름을 빼내고 월경을 통하게 하며 젖이 잘 나게 한다. 옹종, 곪는상처, 젖앓이, 악창, 련주창(목 부위의 림프절 결핵), 젖이 나오지 않는 데 쓴다.

약용법 뿌리 5~9g을 물 800mL에 넣고 달여서 반으로 나누어 아침저녁으로 마신다.

주의사항 임신부는 사용을 삼간다.

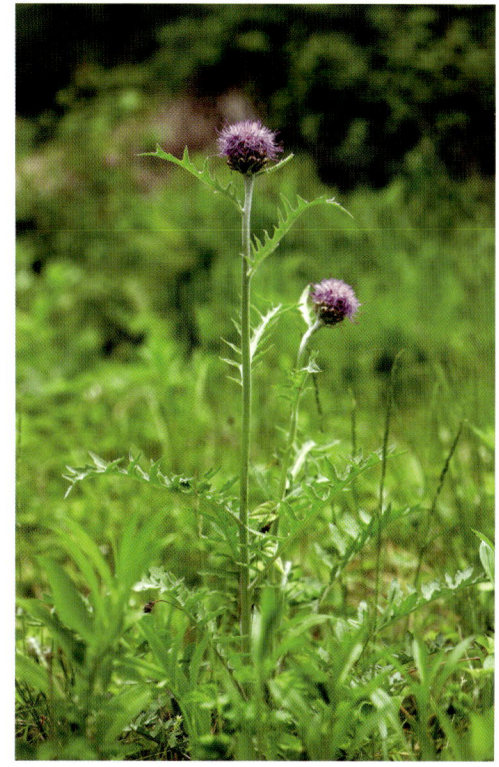
▲ 뻐꾹채 지상부

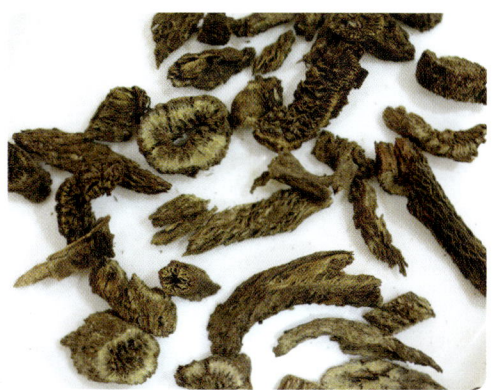
▲ 누로(약재, 절편)

대청엽 / 大靑葉

숭람의 잎

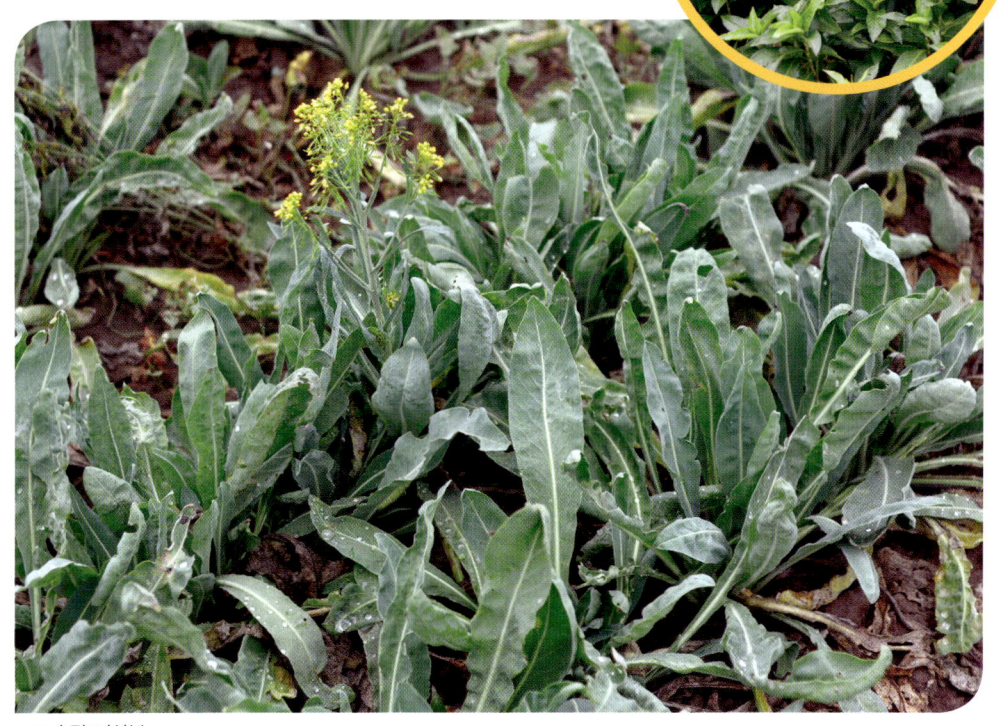

▲ 숭람 지상부

- **라틴 생약명 :** Isatidis Folium
- **약초명, 학명 및 과명 :** 숭람(菘藍) *Isatis indigotica* Fort.(십자화과 Cruciferae), 요람(蓼藍) *Polygonum tinctorium* Ait.(마디풀과 Polygonaceae)
- **약용부위 :** 잎
- **조선시대 의서 수재 :** 《동의보감》 탕액편의 풀부

동아시아 정부 공정서(약전)의 약재명

약전(藥典, Pharmacopoeia)은 국가 또는 국가가 공인한 기관 등에서 제정한 의약품에 대한 품질 규격서로, 의약품 규격을 위한 대표적인 공정서(公定書)에 해당한다.

- **대한민국약전외한약(생약)규격집(KHP) :** 대청엽(大靑葉)
- **조선민주주의인민공화국약전(북한약전, DP) :** 대청잎
- **중화인민공화국약전(중국약전, CP) :** 대청엽(大靑叶, Daqingye 따칭예)
- **대만중약전(THP) :** 대청엽(大靑葉)
- **일본약국방(일본약전, JP) :** −

약재의 기원

약재 대청엽은 숭람(菘藍) *Isatis indigotica* Fort.(십자화과 Cruciferae), 요람(蓼藍) *Polygonum tinctorium* Ait.(마디풀과 Polygonaceae)의 잎이다.

기원식물의 해설

1. 과명 Polygonaceae의 국문명을 '여뀌과'로 표기하고 있으나, 국가표준식물목록에서는 이를 '마디풀과'로 하고 있으며, 여뀌의 속명이 *Persicaria*인데 비해 마디풀의 속명은 *Polygonum*이므로 여뀌과보다는 마디풀과가 과명인 Polygonaceae에 더 타당한 국명이다. [참고논문: 박종철. 최고야. 한약정보연구회지. 2016;4(2):9-35]

   ※저자 주: 현재의 공정서에는 '마디풀과'로 수정되어 있다.

2. KHP에서 대청엽의 기원식물인 요람(蓼藍)의 학명은 *Polygonum tinctorium* Ait. 그리고 청대의 기원식물인 쪽의 학명은 *Persicaria tinctoria* H. Gross로 기재하고 있다. 〈The Plant List〉에는 요람과 쪽의 학명을 같은 식물로 규정하고 있으며 *Polygonum tinctorium* Aiton(요람)은 *Persicaria tinctoria* (Aiton) H. Gross(쪽)의 이명으로 처리하고 있다.

동의보감 탕액편의 효능

대청(大靑)의 성질은 매우 차고[大寒] 맛은 쓰며[苦] 독이 없다. 유행성 열병과 열이 많이 나는 것, 입안이 허는 것, 열독풍(熱毒風), 가슴이 답답하고 갈증이 나는 것[心煩悶渴, 심번민갈], 광물성 약중독[金石藥毒]을 낫게 한다. 독성이 있는 종기에 바른다. ○ 봄에 난다. 줄기는 청자색으로 패랭이꽃[石竹]의 싹, 잎과 비슷하고, 꽃은 자홍색으로 마료(馬蓼)와 비슷하고 뿌리는 노란색이다. 음력 3월, 4월에 줄기와 잎을 따서 그늘에서 말린다.[본초]

> 【동의보감 탕액편의 원문】
>
> 大靑 : 性大寒 味苦 無毒. 治天行熱疾 大熱口瘡 熱毒風 心煩悶渴 及金石藥毒 兼塗腫毒. ○ 春生 靑紫莖似石竹苗葉 花紅紫色似馬蓼 根黃. 三月四月採莖葉 陰乾.[本草]

한방 약미(藥味)와 약성(藥性)

대청엽의 맛은 쓰고 성질은 차다.

한방 작용부위(귀경, 歸經) 대청엽은 주로 심장, 위장 질환에 영향을 미친다.

한방 효능 열독(熱毒)을 해소한다(清熱解毒 청열해독). 혈열(血熱)을 식혀서 피부반점을 해소한다(涼血消班 양혈소반).

약효 해설 정신이 혼미하거나 정신을 잃는 증상을 낫게 한다. 목 안이 벌겋게 붓고 아픈 증세와 고열(高熱), 유행성 이하선염에 쓰인다. 간염, 세균성 이질을 치료한다.

북한의 약효 북한에서는 '대청잎'으로 부른다. 청열해독약으로서 열을 내리우고 독을 풀며 혈열을 없앤다. 온역, 대두온(전염성이하선염), 폐염, 뇌척수막염, 일본뇌염, 발진, 옹종, 단독, 입안염에 쓴다.

약용법 잎 9~15g을 물 800mL에 넣고 달여서 반으로 나누어 아침저녁으로 마신다.

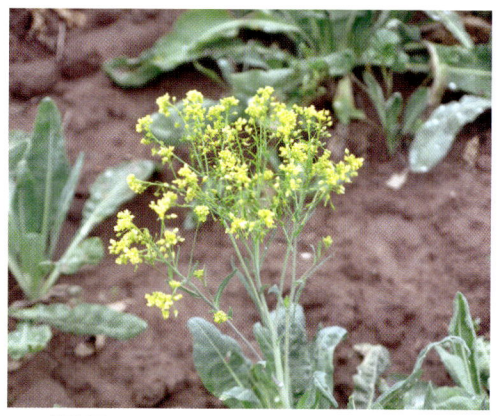
▲ 숭람 꽃

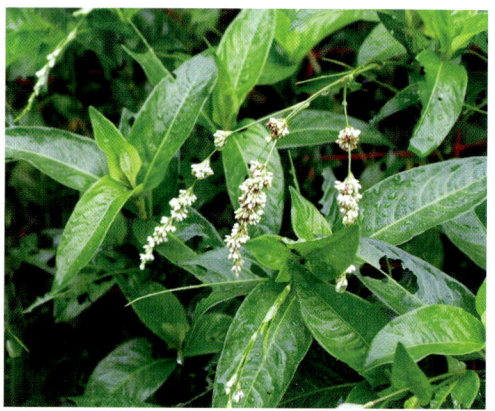
▲ 요람 꽃

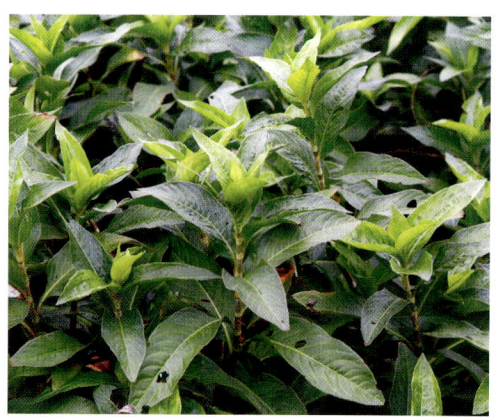
▲ 요람 잎

동의보감 속 한글 이름 **골속**

약재명 등심초 / 燈心草

골풀의 줄기 수

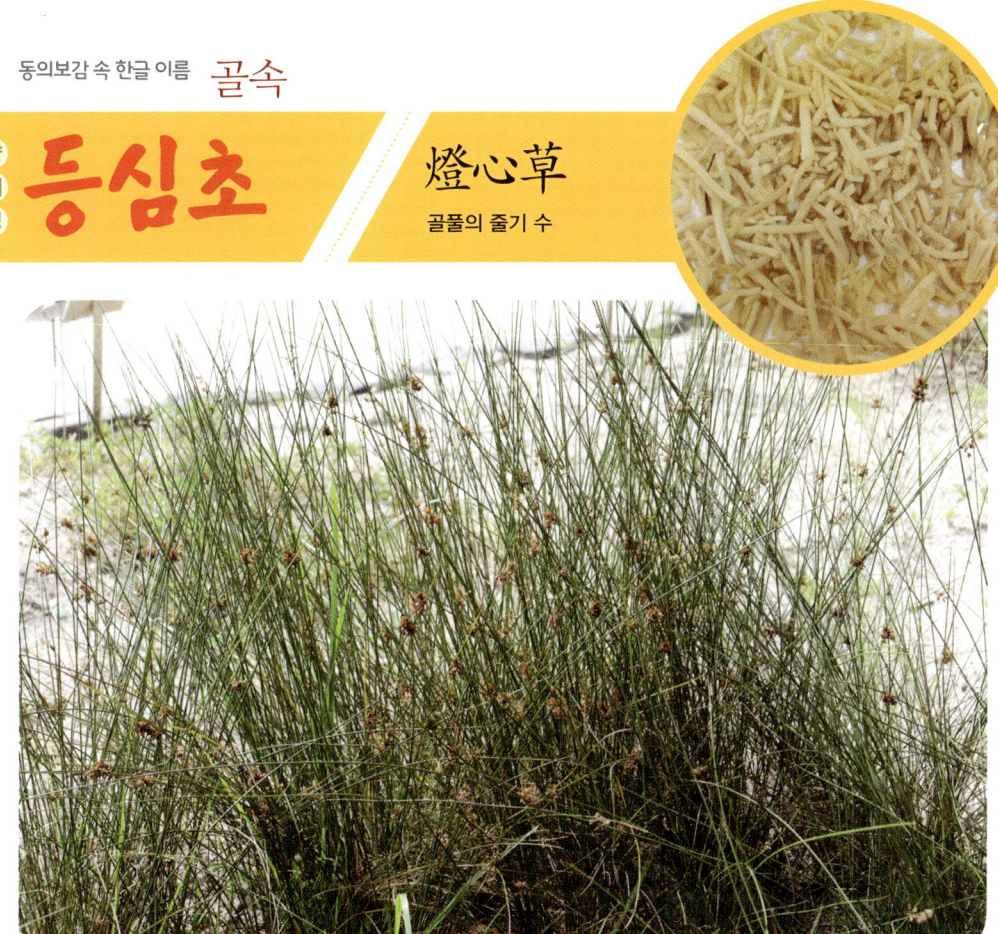

▲ 골풀 무리

- **라틴 생약명** : Junci Medulla
- **이명 또는 영명** : Juncus Medulla
- **약초명 및 학명** : 골풀 *Juncus effusus* Linné
- **과명** : 골풀과(Juncaceae)
- **약용부위** : 줄기의 수(髓, 연한 조직으로 구성되어 있는 비섬유상 세포)
- **조선시대 의서 수재** : 《동의보감》 탕액편의 풀부, 《방약합편》의 습초(濕草)편

동아시아 정부 공정서(약전)의 약재명

약전(藥典, Pharmacopoeia)은 국가 또는 국가가 공인한 기관 등에서 제정한 의약품에 대한 품질 규격서로, 의약품 규격을 위한 대표적인 공정서(公定書)에 해당한다.

- **대한민국약전(KP)** : 등심초(燈心草)
- **조선민주주의인민공화국약전(북한약전, DP)** : 골풀속살
- **중화인민공화국약전(중국약전, CP)** : 등심초(灯心草, Dengxincao 떵신차오)
- **대만중약전(THP)** : 등심초(燈心草)
- **일본약국방(일본약전, JP)** : 등심초(灯心草, 燈心草, トウシンソウ 토오신소오) [일본 Non-JPS 2015:62.]

등심초 · 155

약재의 기원 약재 등심초는 골풀 *Juncus effusus* Linné(골풀과 Juncaceae)의 줄기의 수(髓)이다.

동의보감 탕액편의 효능

등심초(燈心草, 골풀)의 성질은 차고[寒] 맛은 달며[甘] 독이 없다. 오림(五淋)에 주로 쓴다. 목 안이 벌겋게 붓고 아프며 막힌 감이 있는 증상을 치료한다. ○ 이것으로 요즘 사람들이 이 풀을 쪼개어 그 속대로 돗자리를 짠다.[본초]

【동의보감 탕액편의 원문】
燈心草 골속 : 性寒 味甘 無毒. 主五淋 療喉痺. ○ 此今人織席者 折取中心穰用.[本草]

燈心草 ○골속 此今人織席者 折取中心穰用 性寒 味甘 無毒 主五淋 療喉痺

하준, 《원본 동의보감》, 737쪽, 남산당(2014)

한방 약미(藥味)와 약성(藥性) 등심초의 맛은 달고 싱거우며 성질은 약간 차다.

한방 작용부위(귀경, 歸經) 등심초는 주로 심장, 폐, 소장 질환에 영향을 미친다.

한방 효능 심화(心火)를 식힌다(淸心火 청심화). 소변을 잘 나오게 한다(利小便 이소변).

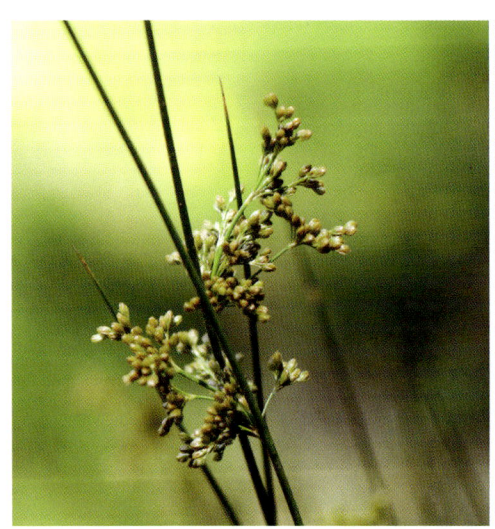
▲ 골풀 덜 익은 열매

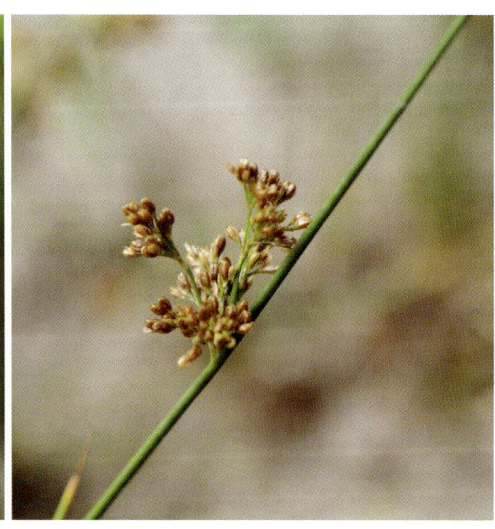
▲ 골풀 익은 열매

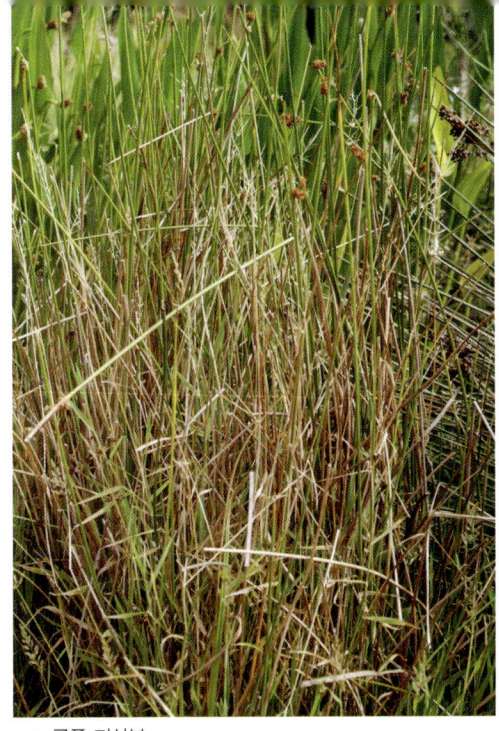
▲ 골풀 지상부

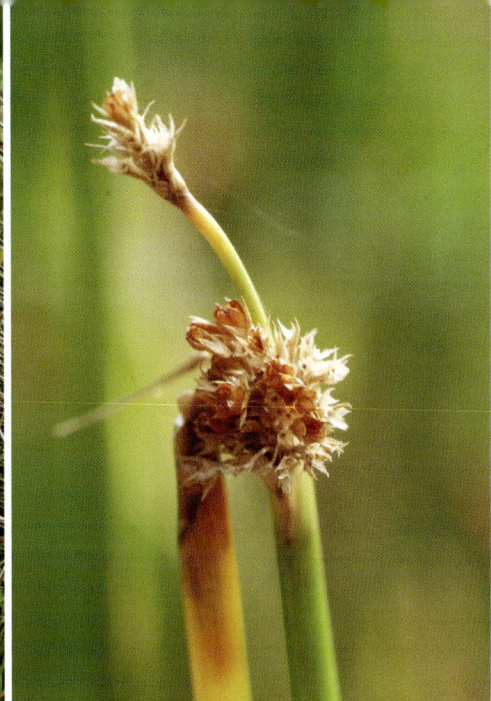
▲ 골풀 꽃

약효 해설 가슴이 답답하여 잠이 잘 오지 않는 증상을 낫게 한다. 입안과 혀가 허는 증상에 유효하며, 소변이 시원하게 나가지 않는 병증에 사용한다. 임질, 수종(水腫)을 치료한다.

북한의 약효 북한에서는 '골풀속살'로 부른다. 오줌이 잘 나가게 하고 열을 내리운다. 부종, 오줌이 잘 나가지 않는 데, 심열로 가슴이 답답하고 잠을 자지 못하는 데, 폐열기침에 쓴다.

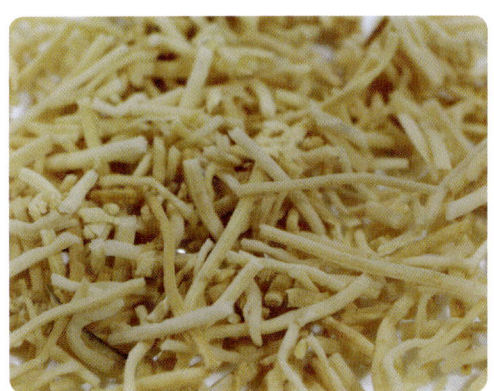
▲ 등심초(약재, 절단)

약용법 등심초 1~3g을 물 800mL에 넣고 달여서 반으로 나누어 아침저녁으로 마신다. 신선한 재료는 15~30g을 사용한다. 가루나 환(丸)으로 만들어 복용하기도 한다.

동의보감 속 한글 이름 **삼씨, 열씨**

약재명 **마인** / 麻仁
삼의 씨

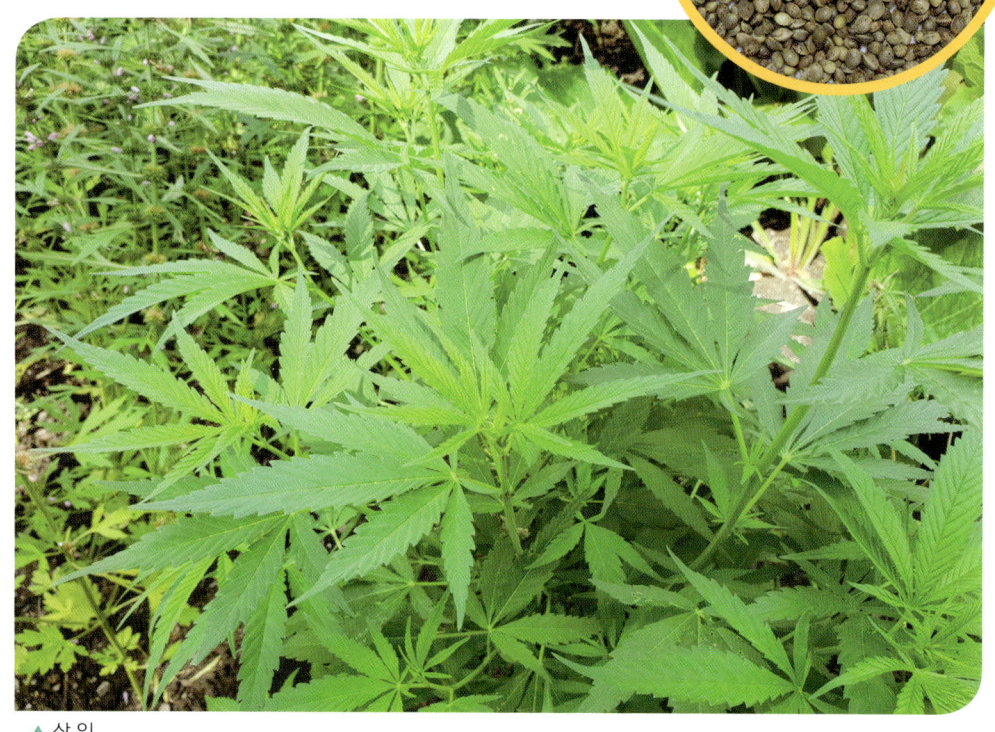
▲ 삼 잎

- **라틴 생약명**: Cannabis Semen
- **이명 또는 영명**: 화마인(火麻仁)
- **약초명 및 학명**: 삼 *Cannabis sativa* Linné
- **과명**: 뽕나무과(Moraceae)
- **약용부위**: 씨
- **조선시대 의서 수재**: 《동의보감》 탕액편의 곡식부, 《방약합편》의 마맥도(麻麥稻, 삼, 보리, 벼류)편

동아시아 정부 공정서(약전)의 약재명	
약전(藥典, Pharmacopoeia)은 국가 또는 국가가 공인한 기관 등에서 제정한 의약품에 대한 품질 규격서로, 의약품 규격을 위한 대표적인 공정서(公定書)에 해당한다.	**대한민국약전외한약(생약)규격집(KHP)**: 마인(麻仁)
	조선민주주의인민공화국약전(북한약전, DP): 역삼열매
	중화인민공화국약전(중국약전, CP): 화마인(火麻仁, Huomaren 후오마런)
	대만중약전(THP): 화마인(火麻仁)
	일본약국방(일본약전, JP): 마자인(麻子仁, マシニン 마시닌)

158

약재의 기원 약재 마인은 삼 *Cannabis sativa* Linné(뽕나무과 Moraceae)의 씨이다.

동의보감 탕액편의 효능

마자(麻子, 삼씨)의 성질은 평(平)하고(차다[寒]고도 한다) 맛이 달며[甘] 독이 없다. 몸과 마음이 허약하고 피로한 것을 보(補)한다. 오장(五藏)을 적시며 풍기(風氣)를 소통시킨다. 대장의 풍열(風熱)로 대변이 뭉친 것을 치료한다. 소변을 잘 나오게 하고 열로 생긴 비뇨기 감염증[熱淋, 열림]을 치료하며 대소변을 잘 나오게 한다. 정기(精氣)를 새어 나가게 하고 양기(陽氣)를 위축시키니 많이 먹으면 안 된다.[본초] ○ 이른 봄에 심은 것은 춘마자(春麻子)라고 하는데 작고 독이 있다. 늦은 봄에 심은 것은 추마자(秋麻子)라고 하는데 약으로 쓰면 좋다.[본초] ○ 족태음(足太陰)경과 수양명(手陽明)경으로 들어가는 약이다.[입문] ○ 땀이 많은 것, 위에 열이 있는 것, 대변을 잘 보지 못하는 것, 이 3가지는 모두 습(濕)을 말리고 진액을 손상시킨다. 장중경(張仲景)은 삼씨[麻仁]로 족태음의 건조한 기운을 적셔 장(腸)을 통하게 하였다.[탕액] ○ 삼씨는 껍질 까기가 매우 어렵다. 물에 2~3일 담갔다가 껍질이 터진 다음 볕에 말린 후 새 기왓장 위에서 주물러 씨앗을 모아 쓴다. 다른 방법은 비단에 싸서 끓인 물에 담갔다가 식으면 꺼낸

【동의보감 탕액편의 원문】

麻子 삼씨或云열씨 : 性平[一云寒] 味甘 無毒. 補虛勞 潤五藏 疏風氣. 治大腸風熱結澁 利小便 療熱淋 通利大小便. 不宜多食 滑精氣 痿陽氣.[本草] ○ 早春種爲春麻子 小而有毒. 晚春種爲秋麻子 入藥佳.[本草] ○ 入足太陰・手陽明經.[入門] ○ 汗多・胃熱・便難三者 皆燥濕而亡津液. 仲景以麻仁潤足太陰之燥 乃通腸也.[湯液] ○ 麻仁極難去殼. 水浸經三兩日 令殼破 暴乾 新瓦上挼取仁用. 一云 帛包 浸沸湯中 湯冷出之 垂井中一夜 勿令着水. 次日 日中取出 暴乾 就瓦上挼去殼 簸揚取仁 粒粒皆完.[本草]

다. 다시 우물 속에 물이 닿지 않을 정도로 하룻밤을 드리워 놓는다. 다음 날 낮에 꺼내어 햇볕에 말려 기왓장 위에서 비벼서 껍질을 없애고 까불려서 씨앗을 얻는다. 이와 같이 하면 온전한 씨앗을 얻을 수 있다.[본초]

한방 약미(藥味)와 약성(藥性) 마인의 맛은 달고 성질은 보통이다[平].

한방 작용부위(귀경, 歸經) 마인은 주로 비장, 위장, 대장 질환에 영향을 미친다.

한방 효능 장을 윤활하게 하여 대변이 잘 나오게 한다(潤腸通便 윤장통변).

약효 해설 변비와 월경불순을 치료한다. '대마(大麻)'로 불리는 꽃, 이삭, 잎은 환각 작용이 있어 법으로 엄격하게 관리하고 있다.

북한의 약효 북한에서는 '역삼열매'로 부른다. 설사약으로서 대변을 잘 누게 하고 젖이 잘 나오게 한다. 늙은이, 임신부, 산모 및 허약자의 변비, 젖이 잘 나오지 않는 데, 옴, 두창, 전간에 쓴다.

약용법 씨 10~15g을 물 800mL에 넣고 달여서 반으로 나누어 아침저녁으로 마시거나 또는 가루나 환(丸)으로 만들어 복용한다.

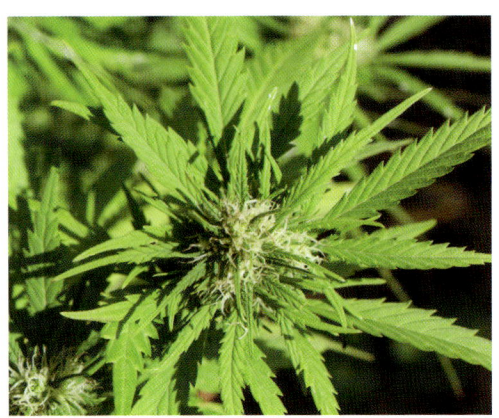
▲ 삼 꽃

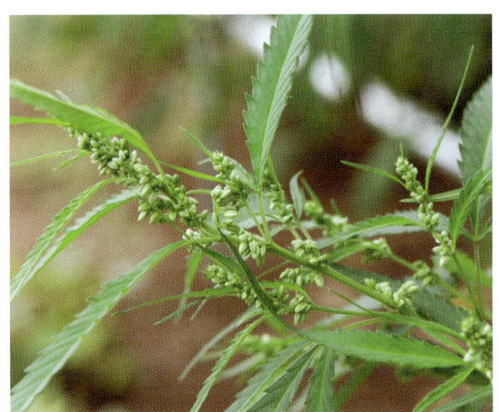
▲ 삼 열매

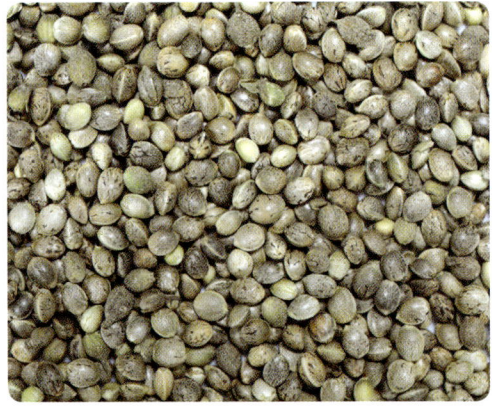
▲ 마인(약재, 전형)

동의보감 속 한글 이름 **쇠비름**

약재명 마치현 / 馬齒莧

쇠비름의 전초

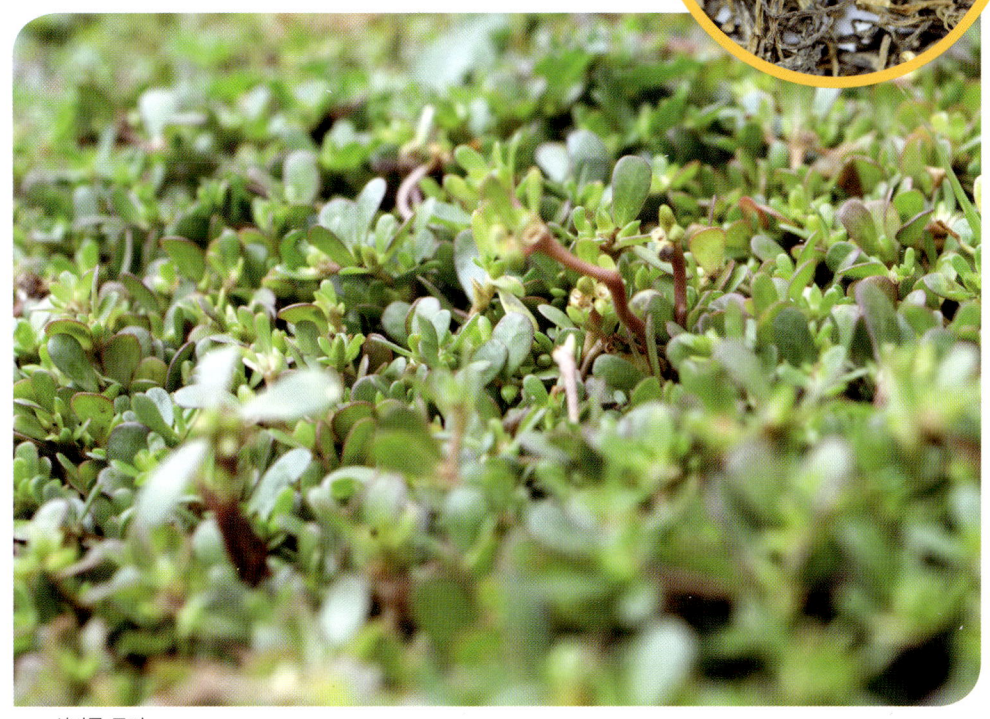

▲ 쇠비름 무리

- **라틴 생약명** : Portulacae Herba   - **약초명 및 학명** : 쇠비름 *Portulaca oleracea* Linné   - **과명** : 쇠비름과(Portulacaceae)   - **약용부위** : 전초로서 그대로 또는 쪄서 말린 것   - **조선시대 의서 수재** : 《동의보감》 탕액편의 채소부, 《방약합편》의 유활채(柔滑菜, 부드럽고 매끈한 채소)편

동아시아 정부 공정서(약전)의 약재명

약전(藥典, Pharmacopoeia)은 국가 또는 국가가 공인한 기관 등에서 제정한 의약품에 대한 품질 규격서로, 의약품 규격을 위한 대표적인 공정서(公定書)에 해당한다.

대한민국약전외한약(생약)규격집(KHP) : 마치현(馬齒莧)
조선민주주의인민공화국약전(북한약전, DP) : 쇠비름
중화인민공화국약전(중국약전, CP) : 마치현(马齿苋. Machixian 마츠시앤)
대만중약전(THP) : 마치현(馬齒莧)
일본약국방(일본약전, JP) : −

약재의 기원   약재 마치현은 쇠비름 *Portulaca oleracea* Linné(쇠비름과 Portulacaceae)의 전초로서 그대로 또는 쪄서 말린 것이다.

동의보감 탕액편의 효능

마치현(馬齒莧, 쇠비름)은 성질이 차고[寒] 맛이 시며[酸] 독이 없다. 온갖 부은 것 그리고 피부가 헐어 아프고 가려우며 곪는 것에 주로 쓴다. 대소변을 잘 나오게 하고 배 속에 생긴 덩어리를 깨뜨린다. 쇠붙이에 상하여 속에 생긴 누공[漏]을 치료한다. 갈증을 멎게 하며 여러 벌레를 죽인다. ○ 곳곳에 있다. 2가지가 있는데, 잎이 큰 것은 약으로 쓰지 못하고 잎이 작으면서 잎겨드랑이에 수은 같은 것이 있는 것을 약으로 쓴다. 마치현은 말리기가 매우 어렵다. 회화나무[槐木] 방망이로 짓찧어서 해 뜨는 동쪽에 세운 선반에서 2~3일 정도 햇볕에 말려야 한다. 약으로 쓸 때는 줄기와 마디를 버리고 잎만 쓴다. ○ 비름[莧]이라고 하지만, 인현(人莧)과는 전혀 다르다. 오행초(五行草)라고도 하는데 잎은 푸르고 줄기는 붉으며 꽃은 누렇고 뿌리는 희며 씨는 검기 때문이다.[본초] ○ 잎이 말 이빨 같아서 마치현(馬齒莧)이라고도 한다.[입문]

【동의보감 탕액편의 원문】

馬齒莧 쇠비름 : 性寒 味酸 無毒. 主諸腫惡瘡. 利大小便 破癥結. 療金瘡內漏 止渴 殺諸蟲. ○ 處處有之. 有二種 葉大者不堪用 葉小者節葉間有水銀者入藥. 性至難燥 當以槐木槌碎之 向日東作架 曬三兩日卽乾. 入藥去莖節 只取葉用. ○ 雖名莧 與人莧都不相似 又名五行草 以其葉青莖赤花黃根白子黑也.[本草] ○ 葉形如馬齒 故以名之.[入門]

한방 약미(藥味)와 약성(藥性)   마치현의 맛은 시고 성질은 차다.

한방 작용부위(귀경, 歸經)   마치현은 주로 간장, 대장 질환에 영향을 미친다.

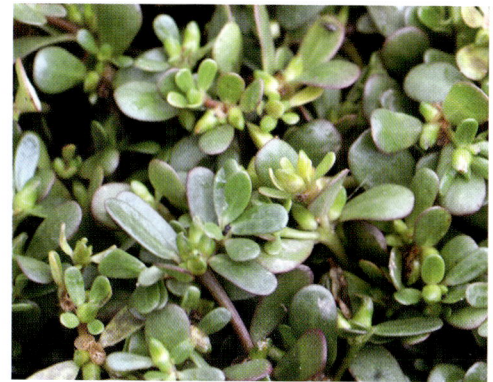
▲ 쇠비름 잎

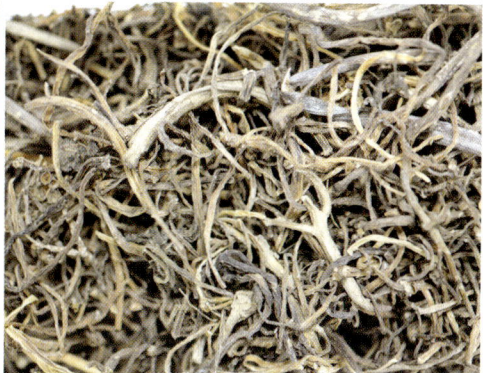
▲ 마치현(약재, 전형)

한방 효능 열독(熱毒)을 해소한다(淸熱解毒 청열해독). 혈열(血熱)을 식히고 지혈한다(凉血止血 양혈지혈). 이질(痢疾)을 멎게 한다(止痢 지리).

약효 해설 열을 내리고 해독한다. 부정기 자궁출혈과 자궁에서 분비물이 나오는 증상 그리고 더위로 발진이 생기며 피 섞인 대변을 보는 증상을 낫게 한다. 습진, 피부 질환에 유효하다.

북한의 약효 북한에서는 '쇠비름'으로 부른다. 청열해독약으로서 열을 내리우고 독을 풀며 어혈을 없애고 오줌을 잘 나가게 하며 벌레를 죽인다. 설사, 세균성리질, 대장염, 옹종, 악창, 단독, 습진, 폐결핵, 백날기침, 폐농양에 쓴다.

약용법 전초 9~15g을 물 800mL에 넣고 달여서 반으로 나누어 아침저녁으로 마신다.

주의사항 임신부와 고혈압 환자에게는 쓰지 않는다.

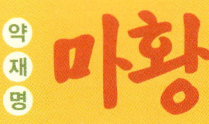

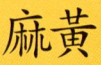

초마황의 초질경

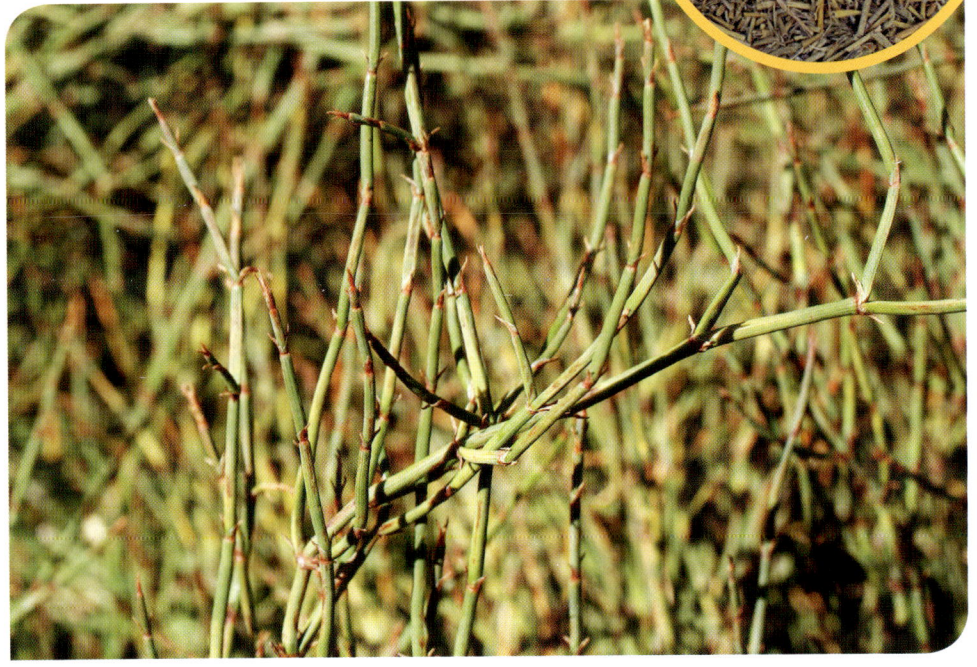

▲ 초마황 줄기

■ **라틴 생약명** : Ephedrae Herba   ■ **이명 또는 영명** : Ephedra Herb   ■ **약초명 및 학명** : 초마황(草麻黃) *Ephedra sinica* Stapf, 중마황(中麻黃) *Ephedra intermedia* Schrenk et C. A. Meyer, 목적마황(木賊麻黃) *Ephedra equisetina* Bunge   ■ **과명** : 마황과(Ephedraceae)   ■ **약용부위** : 초질경   ■ **조선시대 의서 수재** : 《동의보감》 탕액편의 풀부, 《방약합편》의 습초(濕草)편

동아시아 정부 공정서(약전)의 약재명

약전(藥典, Pharmacopoeia)은 국가 또는 국가가 공인한 기관 등에서 제정한 의약품에 대한 품질 규격서로, 의약품 규격을 위한 대표적인 공정서(公定書)에 해당한다.

대한민국약전(KP) : 마황(麻黃)

조선민주주의인민공화국약전(북한약전, DP) : 마황

중화인민공화국약전(중국약전, CP) : 마황(麻黃, Mahuang 마후앙)

대만중약전(THP) : 마황(麻黃)

일본약국방(일본약전, JP) : 마황(麻黃, マオウ 마오우)

<mark>약재의 기원</mark> 약재 마황은 초마황(草麻黃) *Ephedra sinica* Stapf, 중마황(中麻黃) *Ephedra intermedia* Schrenk et C. A. Meyer 또는 목적마황(木賊麻黃) *Ephedra equisetina* Bunge(마황과 Ephedraceae)의 초질경이다.

<mark>동의보감 탕액편의 효능</mark>

마황(麻黃)의 성질은 따뜻하고[溫][평[平]하다고도 한다] 맛은 쓰며[苦](달다[甘]고도 한다) 독이 없다. 중풍[風]이나 감기[傷寒, 상한]로 머리가 아픈 것 그리고 열이 난 다음 오한이 나는 증상을 낫게 한다. 땀을 나게 하여 나쁜 기운과 열을 없앤다. 한열(寒熱)과 오장(五藏)의 나쁜 기운을 없애고 땀구멍[腠理, 주리]을 잘 통하게 한다. 급성 전염병을 낫게 하며 축축하고 더운 땅에서 생기는 나쁜 기운[山嵐瘴氣, 산람장기]을 막는다. ○ 입추에 줄기를 베어 그늘에 말려서 푸르게 한다. 먼저 뿌리와 마디는 버린다. 뿌리와 마디는 땀을 멈추게 하기 때문이다. 먼저 1~2번 끓여 거품을 제거한다. 그대로 쓰면 거품이 사람을 답답하게[煩] 한다.[본초] ○ 마황은 중모(中牟) 지방에 자란다. 눈이 5자나 쌓인 곳이라도 마황이 있는 자리에는 눈이 쌓이지 않는다. 그것은 양기(陽氣)를 소통시켜 외부의 찬 기운을 물리치기 때문이다.[삼인] ○ 마황은 수태음경의 약이며 족태양경에도 들어가고 수소음경과 수양

【<mark>동의보감 탕액편의 원문</mark>】

麻黃 : 性溫[一云平] 味苦[一云甘] 無毒. 主中風傷寒頭痛 溫瘧 發表出汗 去邪熱氣. 除寒熱 五藏邪氣 通腠理. 治溫疫 禦山嵐瘴氣. ○ 立秋採莖 陰乾令青. 用之先去根節 根節止汗故也. 先煮一兩沸 去上沫 沫令人煩.[本草] ○ 麻黃生于中牟 雪積五尺 有麻黃處 則雪不聚. 盖通陽氣 却外寒也.[三因] ○ 麻黃 手太陰之劑 入足太陽經 走手少陰經・陽明經 發太陽・少陰經汗 去表上之寒邪 瀉衛實 去榮中寒.[湯液] ○ 自中原移植于我國諸邑 而不爲繁殖. 惟江原道 慶尙道有之.[俗方]

명경에도 이르러 태양경과 소음경에 땀을 내어 피부 표면에 있는 찬 기운을 없앤다. 위기[衛氣. 몸의 겉면에 흐르는 양기(陽氣)로서 외부 환경에 잘 적응하게 하면서 몸을 보호하는 기능을 함]가 실(實)한 것을 사(瀉)하여 영(榮) 속의 찬 기운을 없앤다[瀉衛實 去榮中寒].[탕액] ○ 중국에 나는 것을 우리나라 여러 곳에 옮겨 심었는데 잘 번식되지 않는다. 오직 강원도와 경상도에만 있다.[속방]

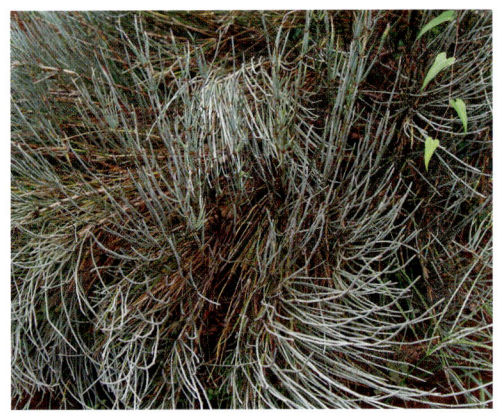
▲ 중마황 지상부

한방 약미(藥味)와 약성(藥性) 마황의 맛은 맵고 약간 쓰며 성질은 따뜻하다.

한방 작용부위(귀경, 歸經) 마황은 주로 폐, 방광 질환에 영향을 미친다.

한방 효능 땀을 내어 한사(寒邪)를 없앤다(發汗散寒 발한산한). 폐의 기능을 정상화하고 천식을 편안하게 한다(宣肺平喘 선폐평천). 소변을 잘 나오게 하고 부종을 가라앉힌다(利水消腫 이수소종).

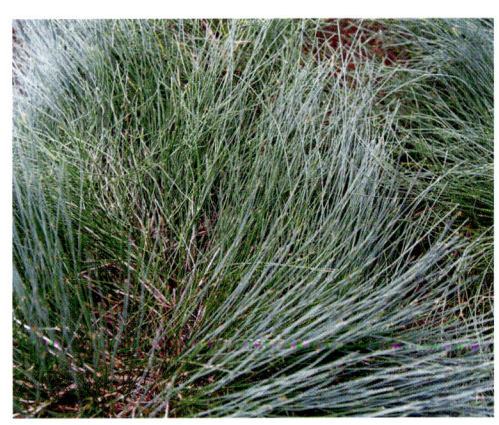
▲ 초마황 지상부

약효 해설 발한(發汗) 작용이 있어 감기로 인한 열을 없애준다. 가슴이 답답하고 숨이 차면서 기침하는 증상과 기침할 때 숨은 가쁘나 가래 끓는 소리가 없는 증상 그리고 소변량이 줄거나 잘 나오지 않는 증상에 유효하다. 피부가 무감각해진 것을 치료한다. 주성분인 ephedrine은 기관지 평활근의 이완, 즉 진해(鎭咳) 작용이 있다.

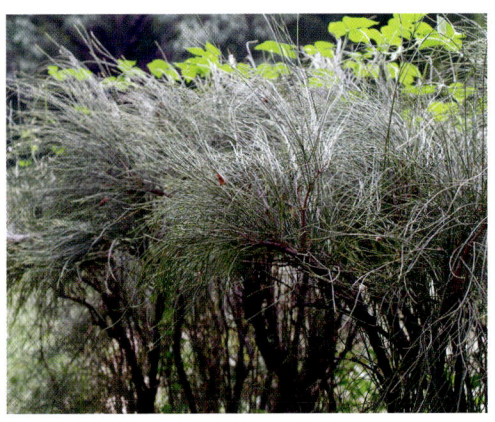
▲ 목적마황 지상부

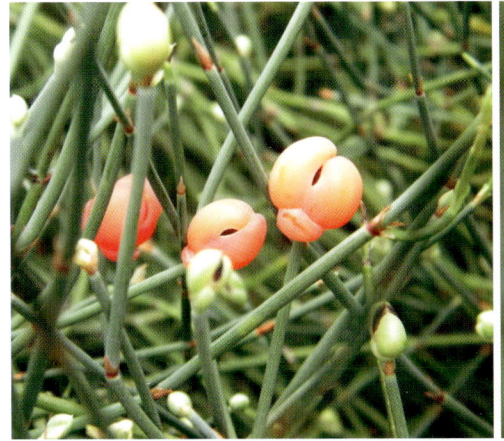
▲ 초마황 열매

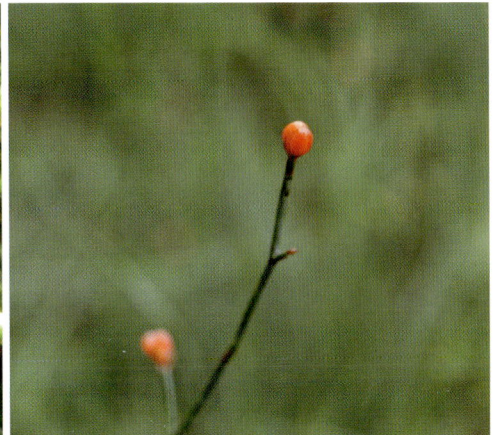
▲ 목적마황 열매

북한의 약효 북한에서는 '마황'으로 부른다. 풍한표증약으로서 땀을 내여 풍한을 내보내고 천식을 낫게 하며 오줌이 잘 나가게 한다. 풍한표증, 풍한감기, 기관지천식, 부종, 저혈압, 두드러기, 비염에 쓴다.

약용법 지상부 2~10g을 물 800mL에 넣고 달여서 반으로 나누어 아침저녁으로 마신다.

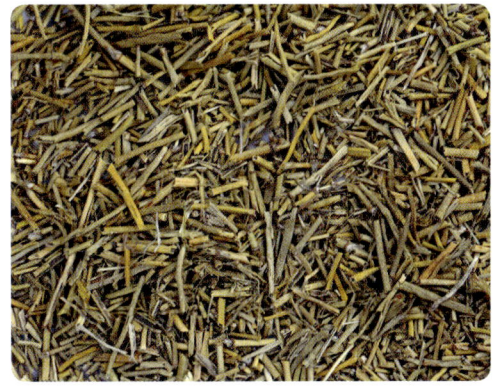
▲ 마황(약재, 절단)

주의사항 고혈압, 동맥경화 그리고 땀이 많이 날 때는 쓰지 않는다.

동의보감 속 한글 이름 **모란꽃불휘겁질**

약재명 **목단피** / **牡丹皮**
목단의 뿌리껍질

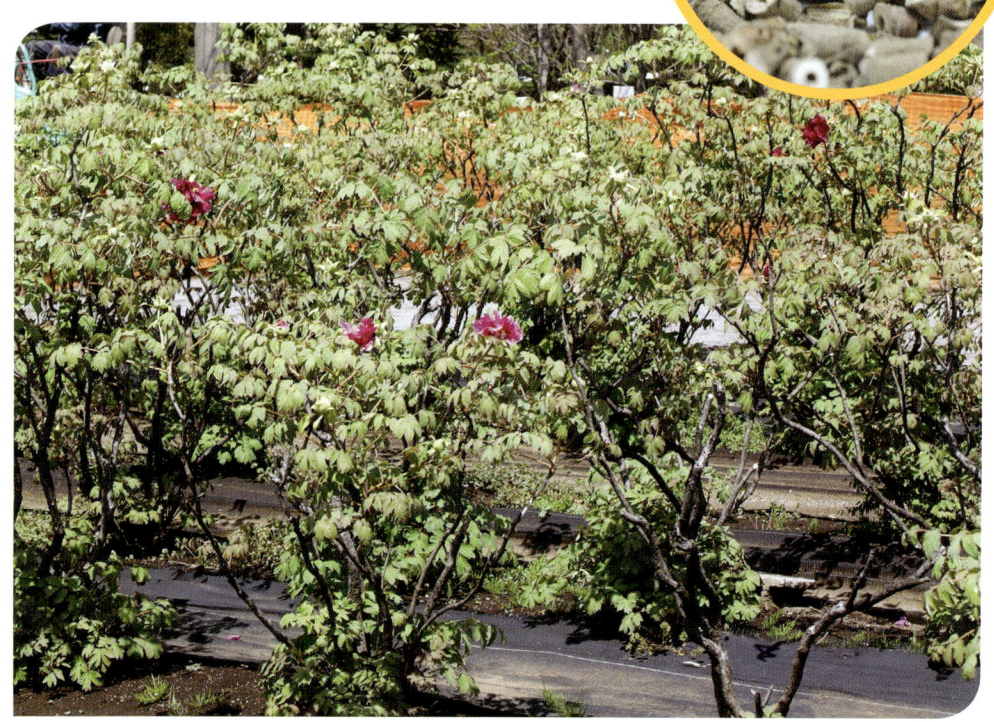

▲ 목단 재배지

- **라틴 생약명 :** Moutan Radicis Cortex   ■ **이명 또는 영명 :** Moutan Root Bark   ■ **약초명 및 학명 :** 목단 *Paeonia suffruticosa* Andrews   ■ **과명 :** 작약과(Paeoniaceae)   ■ **약용부위 :** 뿌리껍질   ■ **조선시대 의서 수재 :** 《동의보감》 탕액편의 풀부, 《방약합편》의 관목(灌木)편

동아시아 정부 공정서(약전)의 약재명

약전(藥典, Pharmacopoeia)은 국가 또는 국가가 공인한 기관 등에서 제정한 의약품에 대한 품질 규격서로, 의약품 규격을 위한 대표적인 공정서(公定書)에 해당한다.

대한민국약전(KP) : 목단피(牡丹皮)
조선민주주의인민공화국약전(북한약전, DP) : 모란뿌리껍질
중화인민공화국약전(중국약전, CP) : 목단피(牡丹皮. Mudanpi 무딴피)
대만중약전(THP) : 목단피(牡丹皮)
일본약국방(일본약전, JP) : 목단피(牡丹皮. ボタンピ 보탄피)

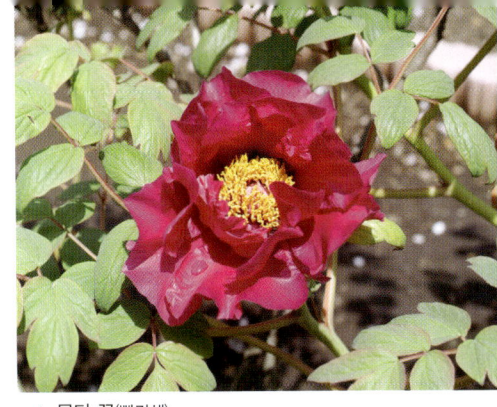
▲ 목단 꽃(빨간색)

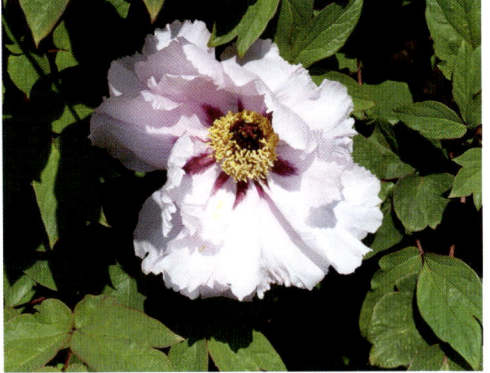
▲ 목단 꽃(분홍색)

약재의 기원 약재 목단피는 목단 *Paeonia suffruticosa* Andrews(작약과 Paeoniaceae)의 뿌리껍질이다.

동의보감 탕액편의 효능

목단(牡丹, 모란 뿌리껍질)의 성질은 약간 차며[微寒] 맛은 쓰고[苦] 매우며[辛] 독이 없다. 배 속에 생긴 덩어리와 어혈(瘀血)을 없앤다. 여자의 월경이 나오지 않는 것, 피가 몰린 것, 요통을 낫게 한다. 유산시키고 태반을 나오게 한다. 산후의 모든 혈(血)과 관련된 병[血病, 혈병]과 기(氣)와 관련된 병[氣病, 기병] 그리고 피부가 곪아 터진 뒤 오래도록 낫지 않아 부스럼이 되는 병증을 낫게 한다. 고름을 빼내고 타박상의 어혈을 풀어준다. ○ 즉 모란꽃 뿌리이다. 산에서 자란다. 꽃이 홑잎인 것이 좋다. 음력 2월, 8월에 뿌리를 채취하여 구리칼로 쪼개서 심을 버리고 그늘에서 말린다.[본초] ○ 족소음과 수궐음경에 들어간다. 땀이 나지 않으면서 몸이 허약하여 뼛속이 후끈후끈 달아오르는 증상[骨蒸]을 낫게 하고 음(陰) 속의 열[火]을 없앤다[瀉]. 술에 버무려 쪄서 쓴다. 흰 것은 보(補)하고 붉은 것은 잘 통하게 한다.[입문]

【동의보감 탕액편의 원문】

牡丹 모란꽃불휘겁질 : 性微寒 味辛苦 無毒. 除癥堅瘀血. 治女子經脈不通 血瀝 腰痛 落胎 下胞衣. 産後一切血氣 療癰瘡 排膿 消撲損瘀血. ○ 卽牧丹花根也. 生山中 單葉者佳. 二月八月採根 銅刀劈去骨 陰乾.[本草] ○ 入足少陰·手厥陰 治無汗之骨蒸 能瀉陰中之火. 酒拌蒸用 白者補 赤者利.[入門]

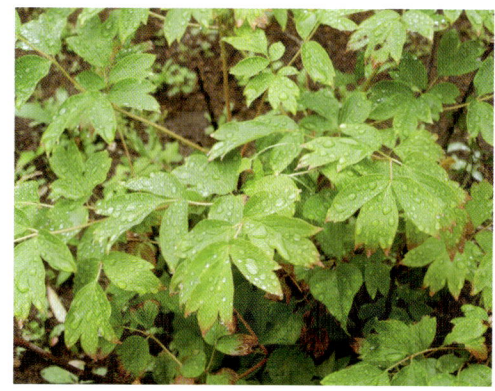
▲ 목단 잎

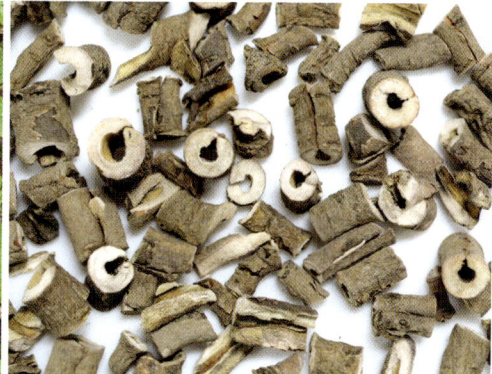
▲ 목단피(약재, 절편)

한방 약미(藥味)와 약성(藥性)　목단피의 맛은 쓰고 매우며 성질은 약간 차다.

한방 작용부위(귀경, 歸經)　목단피는 주로 심장, 간장, 신장 질환에 영향을 미친다.

한방 효능　열기로 인한 혈열(血熱)을 식힌다(淸熱凉血 청열양혈). 혈액순환을 촉진하고 어혈(瘀血)을 없앤다(活血化瘀 활혈화어).

약효 해설　땀이 나지 않고 뼈에서 열이 나는 증상과 밤에 열이 나고 아침에 추위를 타는 증상을 낫게 한다. 타박상에 사용하며 토혈, 코피, 혈변(血便) 증상을 멎게 한다. 진경, 통경, 소염의 약리작용이 있다.

북한의 약효　북한에서는 '모란뿌리껍질'로 부른다. 청열량혈약으로서 열을 내리우고 혈열을 없애며 피순환을 돕고 어혈을 없애며 고름을 뺀다. 골증열, 혈열로 인한 출혈, 발반, 월경장애, 무월경, 월경아픔, 징가, 적취, 타박상에 쓴다.

약용법　뿌리껍질 6~12g을 물 800mL에 넣고 달여서 반으로 나누어 아침저녁으로 마신다.

주의사항　임신부에게는 쓰지 않는다.

약재명 목별자

木鼈子
목별의 씨

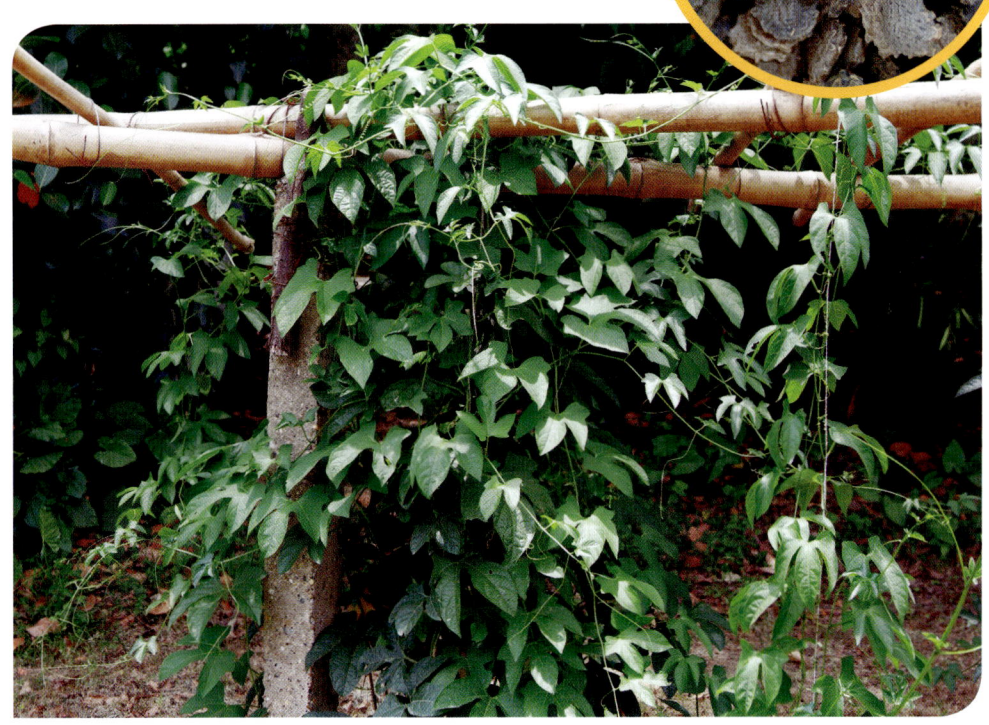

▲ 목별 덩굴줄기

- **라틴 생약명**: Momordicae Semen
- **이명 또는 영명**: 목해(木蟹)
- **약초명 및 학명**: 목별(木鼈) *Momordica cochinchinensis* Sprenger
- **과명**: 박과(Cucurbitaceae)
- **약용부위**: 씨
- **조선시대 의서 수재**: 《동의보감》 탕액편의 나무부, 《방약합편》의 만초(蔓草, 덩굴풀)편

동아시아 정부 공정서(약전)의 약재명

약전(藥典, Pharmacopoeia)은 국가 또는 국가가 공인한 기관 등에서 제정한 의약품에 대한 품질 규격서로, 의약품 규격을 위한 대표적인 공정서(公定書)에 해당한다.

- **대한민국약전외한약(생약)규격집(KHP)**: 목별자(木鼈子)
- **조선민주주의인민공화국약전(북한약전, DP)**: −
- **중화인민공화국약전(중국약전, CP)**: 목별자(木鼈子. Mubiezi 무삐에쯔)
- **대만중약전(THP)**: −
- **일본약국방(일본약전, JP)**: −

약재의 기원 약재 목별자는 목별(木鼈) *Momordica cochinchinensis* Sprenger(박과 Cucurbitaceae)의 씨이다.

동의보감 탕액편의 효능

목별자(木鼈子)의 성질은 따뜻하며[溫] 맛은 달고[甘] 독이 없다. 붓고 맺힌 것 그리고 피부가 헐어 아프고 가려우며 벌겋게 부어 곪는 것을 삭인다. 치질로 항문이 부은 것, 부인의 젖멍울[乳癰, 유옹]을 낫게 한다. ○ 나무의 열매인데 생김새가 자라 비슷하여 목별(木鼈)이라고 한다. 껍질을 벗기고 썰어서 밀기울과 함께 볶아서 쓴다.[본초]

【동의보감 탕액편의 원문】

木鼈子 : 性溫 味甘 無毒. 消結腫 惡瘡 肛門痔腫 婦人乳癰. ○ 木實也. 形似鼈 故以爲名. 去殼剉 麩炒用.[本草]

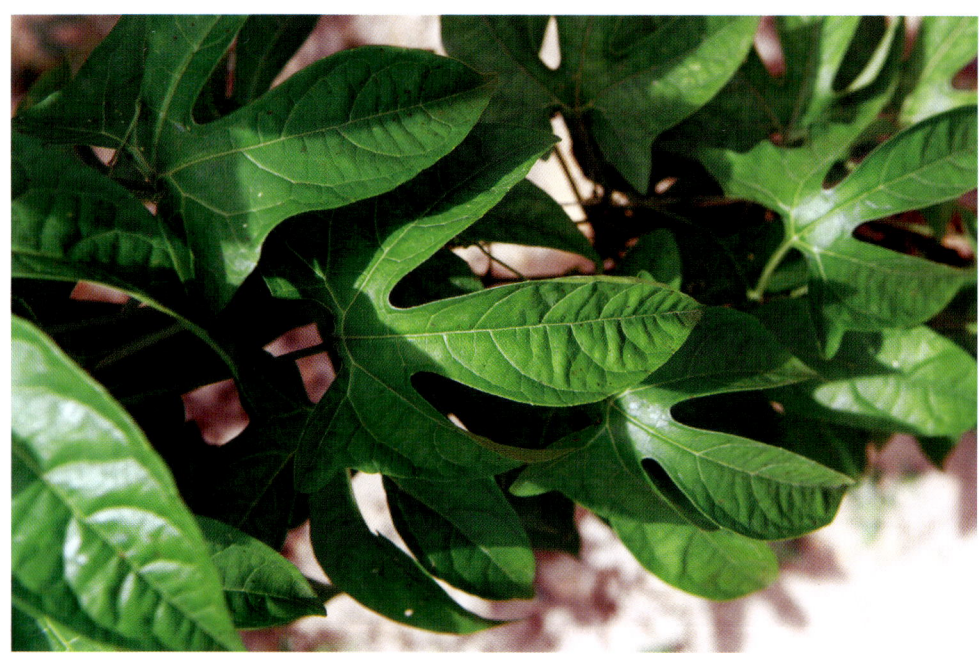

▲ 목별 잎

한방 약미(藥味)와 약성(藥性) 목별자의 맛은 쓰고 약간 달며 성질은 서늘하고 독이 있다.

한방 작용부위(귀경, 歸經) 목별자는 주로 간장, 비장, 위장 질환에 영향을 미친다.

한방 효능 뭉친 것을 풀어주고 종기를 가라앉힌다(散結消腫 산결소종). 사독(邪毒)을 제거하고 상처를 치료한다(攻毒療瘡 공독요창).

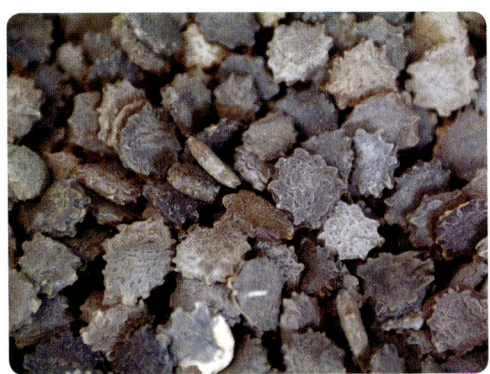
▲ 목별자(약재, 전형)

약효 해설 맺힌 것을 풀어주고 부은 종기나 상처를 치료하며, 팔다리를 잘 쓰지 못하고 마비되며 아픈 증상을 낫게 한다. 젖멍울, 마른버짐, 치질 치료에 쓰인다. 혈압강하의 약리작용이 있다.

약용법 씨 0.6~1.2g을 물 800mL에 넣고 달여서 반으로 나누어 아침저녁으로 마시거나 또는 가루나 환(丸)으로 만들어 복용한다. 씨 적당량을 외용하기도 한다.

주의사항 임신부는 사용을 삼간다.

동의보감 속 한글 이름 **속새**

약재명 **목적**

木賊
속새의 지상부

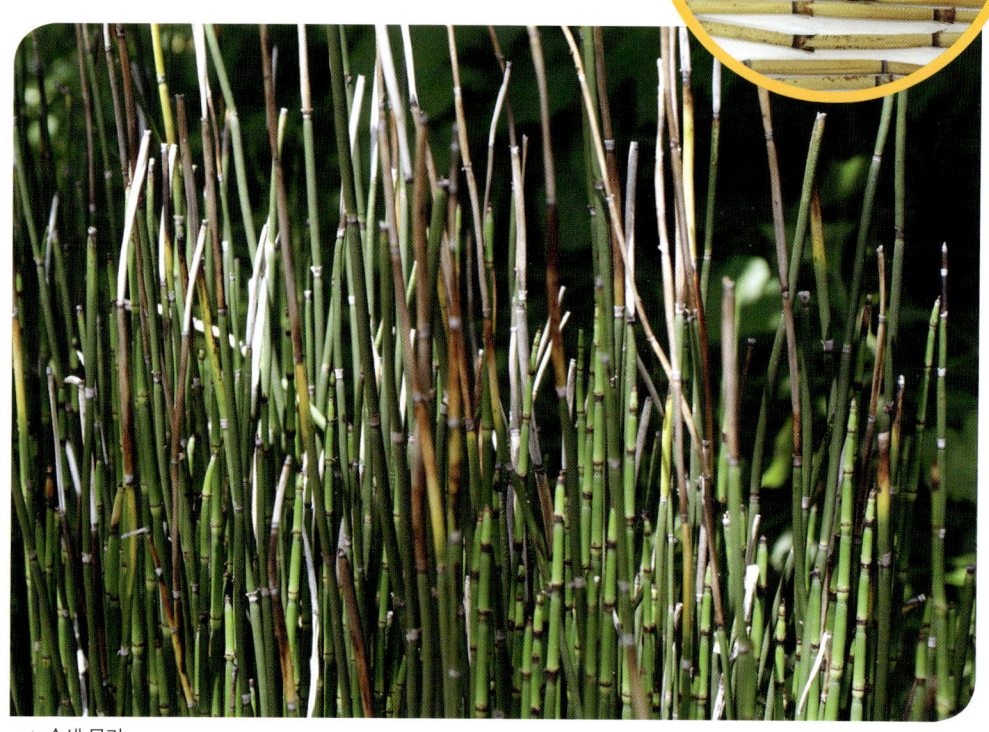

▲ 속새 무리

- **라틴 생약명** : Equiseti Herba ■ **약초명 및 학명** : 속새 *Equisetum hyemale* Linné ■ **과명** : 속새과 (Equisetaceae) ■ **약용부위** : 지상부 ■ **조선시대 의서 수재** : 《동의보감》 탕액편의 풀부, 《방약합편》의 습초(濕草)편

동아시아 정부 공정서(약전)의 약재명

약전(藥典, Pharmacopoeia)은 국가 또는 국가가 공인한 기관 등에서 제정한 의약품에 대한 품질 규격서로, 의약품 규격을 위한 대표적인 공정서(公定書)에 해당한다.

대한민국약전외한약(생약)규격집(KHP) : 목적(木賊)
조선민주주의인민공화국약전(북한약전, DP) : 속새
중화인민공화국약전(중국약전, CP) : 목적(木賊, Muzei 무쩨이)
대만중약전(THP) : 목적(木賊)
일본약국방(일본약전, JP) : —

약재의 기원 약재 목적은 속새 *Equisetum hyemale* Linné(속새과 Equisetaceae)의 지상부이다.

동의보감 탕액편의 효능

목적(木賊, 속새)의 성질은 평(平)하고 맛은 달며[甘] 약간 쓰고[微苦] 독이 없다. 간담(肝膽)을 보(補)하고 눈을 밝게 하며 예막(瞖膜)을 없앤다. 치질[腸風, 장풍]로 하혈(下血)하는 것, 대변에 피가 섞여 나오는 것을 멎게 한다. 그리고 풍사를 제거하며 월경이 멎지 않는 것, 부정기 자궁출혈, 자궁에서 분비물이 나오는 것을 치료한다. ○ 곳곳에서 난다. 마디를 제거하고 쓰는데 안약으로 많이 쓴다. 어린 사내아이의 소변[童便]에 하룻밤 담갔다가 햇볕에 말려서 쓴다.[본초] ○ 이 약은 땀을 잘 나게 한다. 마디를 제거하고 썰어서 물로 축여 불에 쬐어 쓴다.[단심]

【동의보감 탕액편의 원문】

木賊 속새 : 性平 味甘微苦 無毒. 益肝膽 明目 退瞖膜. 療腸風下血 止血痢 去風. 主月水不斷 崩中赤白. ○ 處處有之. 去節用 眼藥多用. 童便浸一宿 曬乾用.[本草] ○ 此物發汗至易. 去節剉 以水濕潤 火上烘用.[丹心]

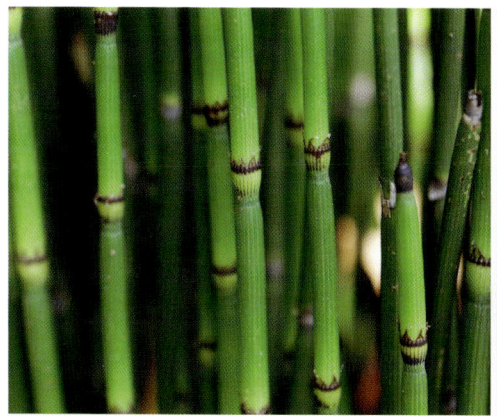

▲ 속새 줄기

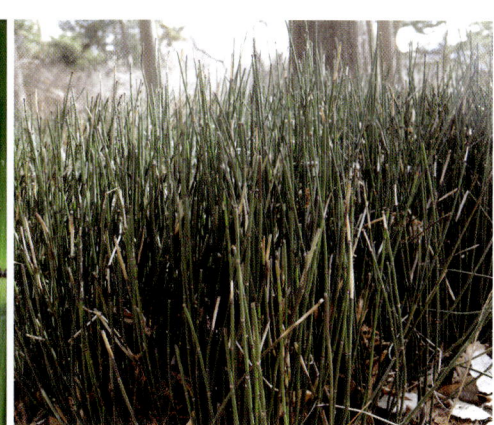

▲ 속새 재배지

한방 약미(藥味)와 약성(藥性) 목적의 맛은 달고 쓰며 성질은 보통이다[주].

한방 작용부위(귀경, 歸經) 목적은 주로 폐, 간장 질환에 영향을 미친다.

한방 효능 풍열(風熱)을 해소한다(消散風熱 소산풍열). 눈을 밝게 하고 눈에 막이 낀 듯 가려서 잘 보이지 않는 것을 제거한다(明目退翳 명목퇴예).

약효 해설 각막이 뿌옇게 흐려지는 시력 장애에 유효하다. 인후통에 효과가 있으며 탈항(脫肛)을 치료한다.

북한의 약효 북한에서는 '속새'로 부른다. 풍열표증약으로서 땀을 내고 간담을 보하며 눈을 밝게 하고 예막을 없애며 출혈을 멈춘다. 예막, 바람을 맞으면 눈물이 나는 데, 장출혈, 혈리, 자궁출혈, 이슬, 오줌누기장애에 쓴다.

약용법 지상부 3~9g을 물 800mL에 넣고 달여서 반으로 나누어 아침저녁으로 마신다.

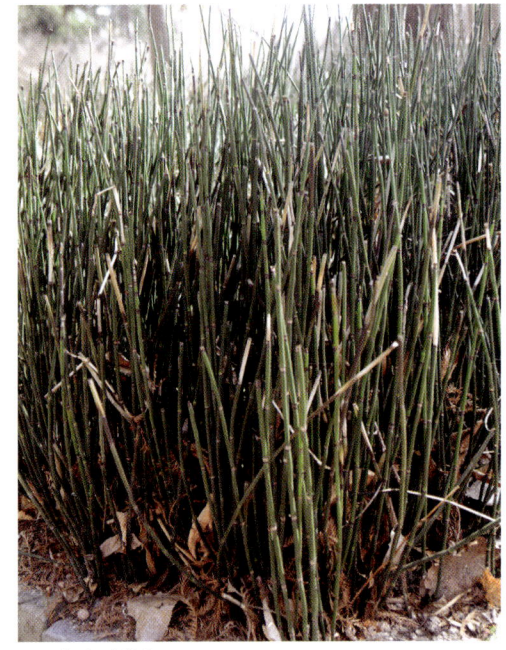

▲ 속새 지상부

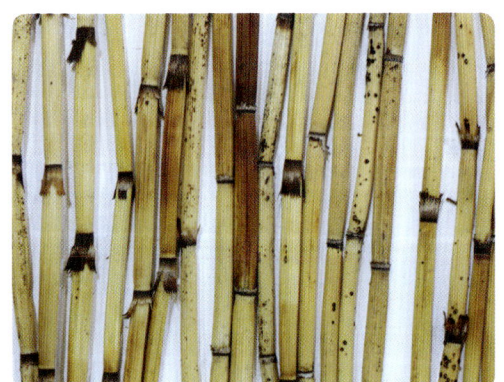

▲ 목적(약재, 전형)

목향 / 木香

목향의 뿌리

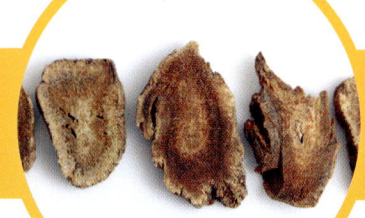

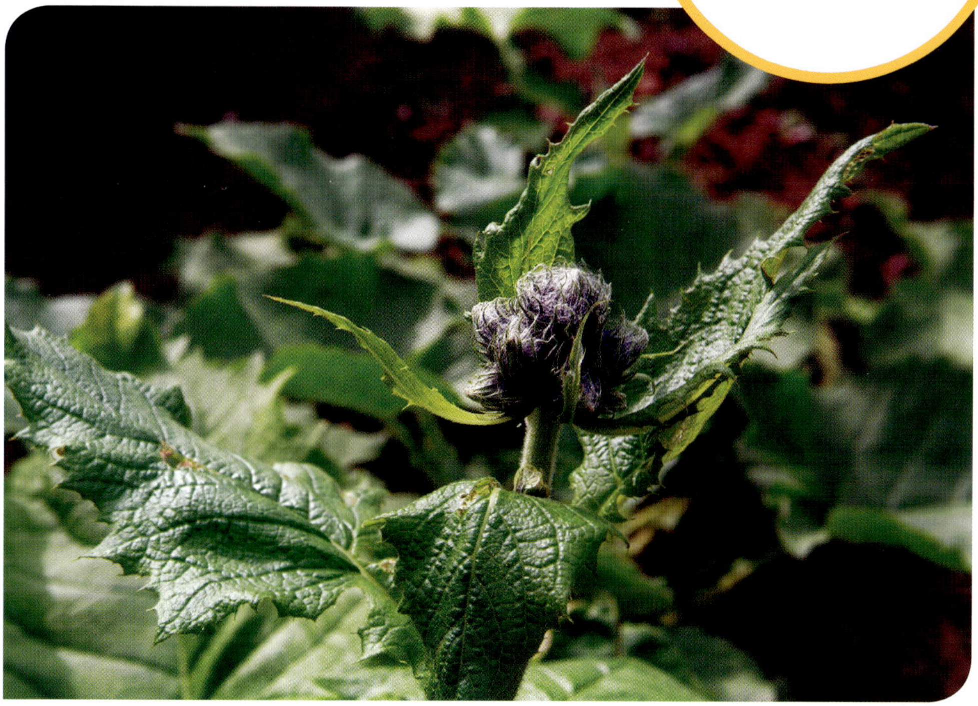

▲ 목향(운목향) 열매

- **라틴 생약명**: Aucklandiae Radix
- **이명 또는 영명**: 광목향(廣木香), 운목향(雲木香)
- **약초명 및 학명**: 목향(木香) *Aucklandia lappa* Decne.
- **과명**: 국화과(Compositae)
- **약용부위**: 뿌리로 거친 껍질을 제거한 것
- **조선시대 의서 수재**: 《동의보감》 탕액편의 풀부, 《방약합편》의 방초(芳草, 향기가 좋은 풀)편

동아시아 정부 공정서(약전)의 약재명

약전(藥典, Pharmacopoeia)은 국가 또는 국가가 공인한 기관 등에서 제정한 의약품에 대한 품질 규격서로, 의약품 규격을 위한 대표적인 공정서(公定書)에 해당한다.

- **대한민국약전외한약(생약)규격집(KHP)**: 목향(木香)
- **조선민주주의인민공화국약전(북한약전, DP)**: ―
- **중화인민공화국약전(중국약전, CP)**: 목향(木香. Muxiang 무시앙)
- **대만중약전(THP)**: 목향(木香)
- **일본약국방(일본약전, JP)**: 목향(木香. モッコウ 못코우)

약재의 기원   약재 목향은 목향(木香) *Aucklandia lappa* Decne.(국화과 Compositae)의 뿌리로 거친 껍질을 제거한 것이다.

기원식물의 해설

1. KHP에서 목향(木香)은 '목향(*Aucklandia lappa* Decne.)의 뿌리' 그리고 토목향(土木香)은 '토목향(*Inula helenium* L.)의 뿌리'로 규정한다. 우리나라 국가표준식물목록에는 *Inula helenium* L.의 식물명을 '목향'으로 추천하고 있다.
2. 목향(*Aucklandia lappa* Decne.)은 인도 고산지대가 원산지이고 중국의 윈난성, 광시좡족자치구 등에서 재배되는 귀한 약초다.

동의보감 탕액편의 효능

목향(木香)의 성질은 따뜻하고[溫] 맛이 매우며[辛] 독이 없다. 가슴과 배가 온갖 기로 아픈 것, 아홉 가지 심통(心痛), 여러 해 된 냉기로 불러 오르면서 아픈 것, 옆구리 부위에 덩어리가 생긴 것, 아랫배 속에 생긴 단단한 덩어리[癥塊, 징괴]를 치료한다. 또한 음식이 체하여 구토하고 설사하는 것, 이질을 멈추며 독을 풀어준다. 헛것에 들린 것을 낫게 하며 급성 전염병을 막고 약의 정기[藥之精]가 몸에서 잘 돌게 한다. ○ 즉 청목향(靑木香)인데 마른 뼈[枯骨] 같은 것이 좋다.[본초] ○ 기를 잘 돌게 하려면 불을 쬐지 말고 생으로 갈아 먹는다. 설사를 멎게 하고 대장을 튼튼하게 하려면 목향을 젖은 종이로 싸서 잿불에 묻어 구워 쓴다.[입문]

> **【동의보감 탕액편의 원문】**
> 木香 : 性溫 味辛 無毒. 治心腹一切氣 及九種心痛 積年冷氣 脹痛 痃癖癥塊. 止泄瀉霍亂痢疾 消毒 殺鬼 辟瘟疫 行藥之精. ○ 卽靑木香也. 形如枯骨者良.[本草] ○ 行氣不見火 生磨刺服之. 止瀉 實大腸 濕紙包煨用.[入門]

한방 약미(藥味)와 약성(藥性)   목향의 맛은 맵고 쓰며 성질은 따뜻하다.

한방 작용부위(귀경, 歸經) 목향은 주로 비장, 위장, 대장, 삼초(三焦), 담낭 질환에 영향을 미친다.

한방 효능 기운을 잘 소통시키고 통증을 멎게 한다(行氣止痛 행기지통). 비(脾)를 건강하게 하고 소화를 촉진한다(建脾消食 건비소식).

약효 해설 속을 따뜻하게 하고 위(胃)를 편안하게 한다. 흉복부가 그득하면서 아픈 증상을 치료하고, 설사를 하며 배가 아프고 항문이 무거워 처지는 듯한 병증에 사용한다. 기(氣)를 소통시키고 통증을 멎게 한다.

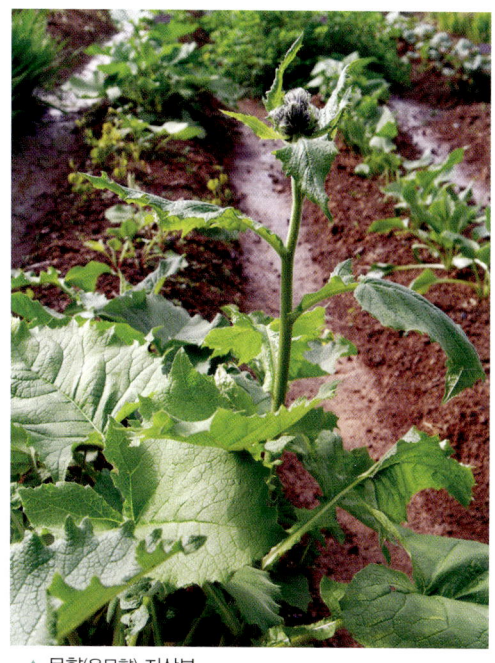
▲ 목향(운목향) 지상부

약용법 뿌리 3~6g을 물 800mL에 넣고 달여서 반으로 나누어 아침저녁으로 마신다.

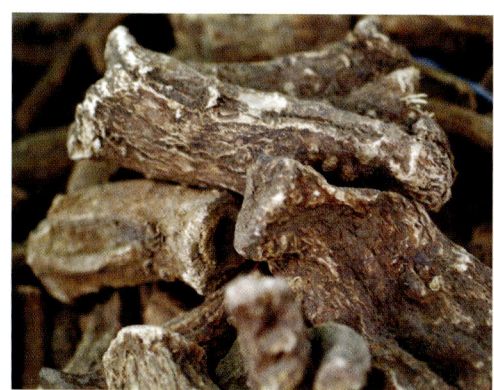
▲ 목향(운목향, 약재, 전형)

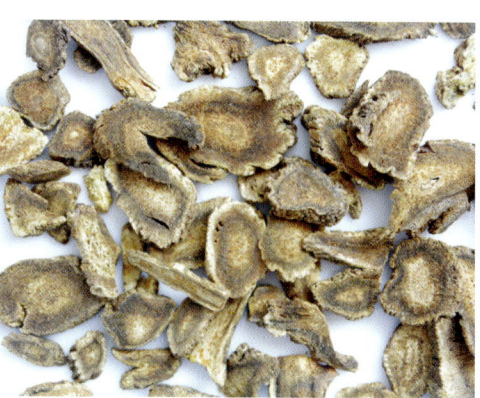
▲ 목향(약재, 절편)

약재명 밀몽화 / 密蒙花

밀몽화의 꽃봉오리 또는 화서

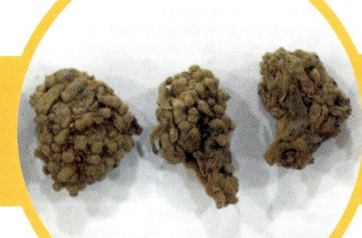

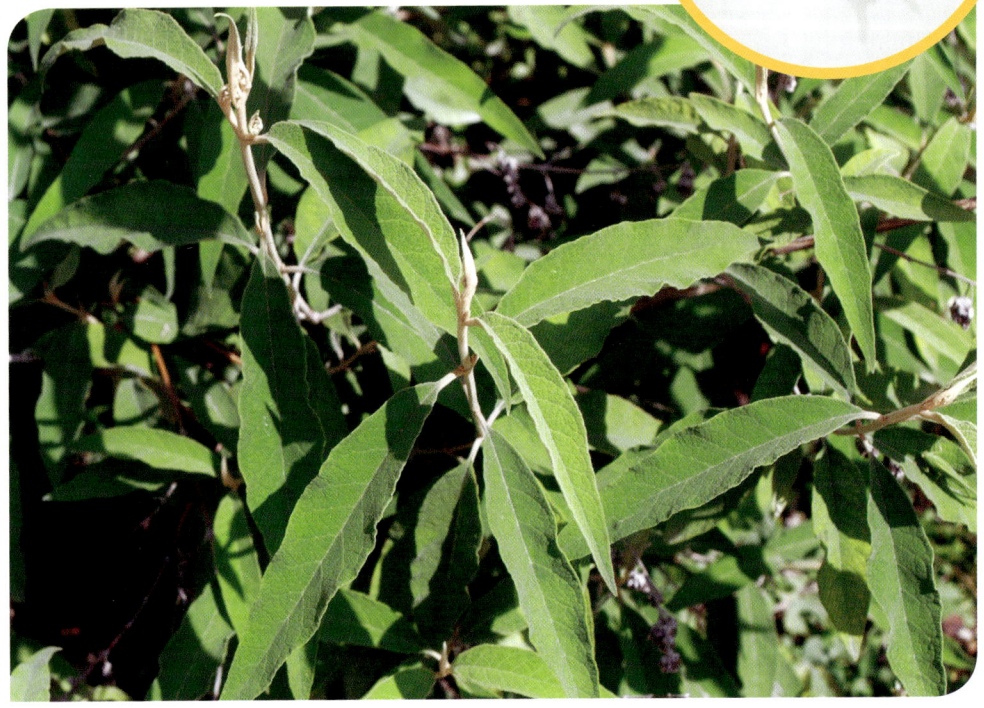

▲ 밀몽화 잎

- **라틴 생약명**: Buddlejae Flos
- **약초명 및 학명**: 밀몽화 *Buddleja officinalis* Maximowicz
- **과명**: 마전과(Loganiaceae)
- **약용부위**: 꽃봉오리 또는 화서
- **조선시대 의서 수재**: 《동의보감》 탕액편의 나무부, 《방약합편》의 관목(灌木)편

동아시아 정부 공정서(약전)의 약재명

약전(藥典, Pharmacopoeia)은 국가 또는 국가가 공인한 기관 등에서 제정한 의약품에 대한 품질 규격서로, 의약품 규격을 위한 대표적인 공정서(公定書)에 해당한다.

- **대한민국약전외한약(생약)규격집(KHP)**: 밀몽화(密蒙花)
- **조선민주주의인민공화국약전(북한약전, DP)**: —
- **중화인민공화국약전(중국약전, CP)**: 밀몽화(密蒙花, Mimenghua 미멍후아)
- **대만중약전(THP)**: 밀몽화(密蒙花)
- **일본약국방(일본약전, JP)**: —

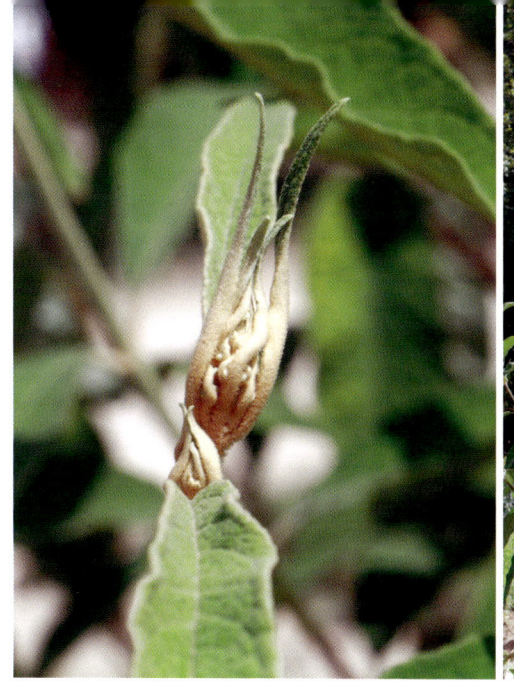
▲ 밀몽화 꽃봉오리

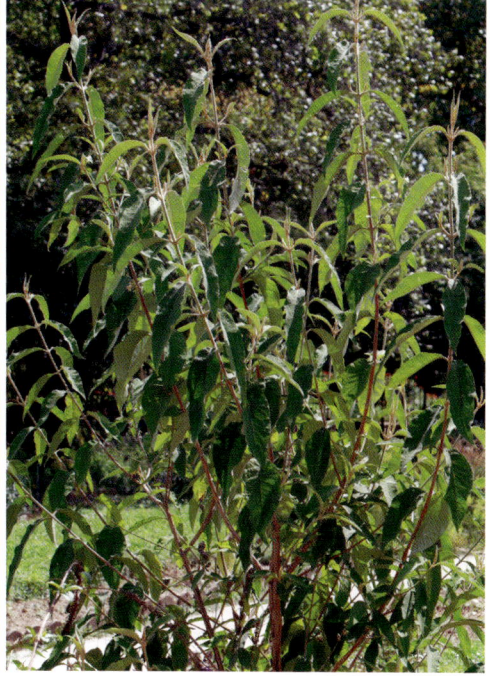
▲ 밀몽화 지상부

약재의 기원 약재 밀몽화는 밀몽화 *Buddleja officinalis* Maximowicz(마전과 Loganiaceae)의 꽃봉오리 또는 화서이다.

동의보감 탕액편의 효능

밀몽화(密蒙花)의 성질은 평(平)하며 (약간 차다[微寒]고도 한다) 맛은 달고[甘] 독이 없다. 겉으로 보기에는 눈이 멀쩡하나 잘 보이지 않는 것을 치료한다. 예막, 눈이 충혈된 것, 눈물을 많이 흘리는 것, 소아의 창진(瘡疹)과 감기(疳氣)로 눈을 상한 데 주로 쓴다. ○ 조그마한 꽃 수십 개가 뭉쳐 한 송이를 이룬다. 겨울에 나와서 봄에 꽃이 핀다. 음력 2~3월에 꽃을 따서 햇볕에 말린다.[본초] ○ 술에 하룻밤 담갔다가 말린 다음 꿀에 버무려 찐 후 햇볕에 말려서 쓴다.[입문]

【동의보감 탕액편의 원문】

密蒙花 : 性平 [一云微寒] 味甘 無毒. 主靑盲 膚瞖 赤脈 多淚 小兒 瘡疹 及疳氣攻眼. ○ 花細碎 數十房成一朶 冬生春開. 二三月採 花暴乾.[本草] ○ 酒浸一宿 候乾拌蜜蒸 曬用.[入門]

한방 약미(藥味)와 약성(藥性) 밀몽화의 맛은 달고 성질은 약간 차다.

한방 작용부위(귀경, 歸經) 밀몽화는 주로 간장 질환에 영향을 미친다.

한방 효능 열기를 식히고 화기(火氣)를 배출한다(淸熱瀉火 청열사화). 간음(肝陰)을 보하여 눈을 밝게 한다(養肝明目 양간명목). 눈에 막이 낀 듯한 것을 없앤다(退翳 퇴예).

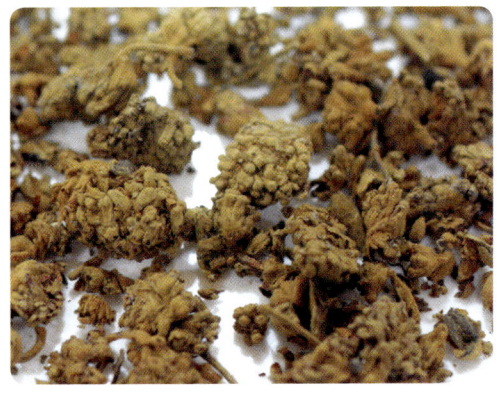
▲ 밀몽화(약재, 전형)

약효 해설 시력을 좋게 하는 효능이 있다. 간열(肝熱)을 식혀주며 눈을 밝게 해주고, 눈이 충혈되면서 붓고 아픈 증상을 낫게 한다.

약용법 꽃봉오리 또는 화서 3~9g을 물 800mL에 넣고 달여서 반으로 나누어 아침저녁으로 마신다.

동의보감 속 한글 이름 **가희톱**

약재명 **백렴** / **白蘞**
가회톱의 덩이뿌리

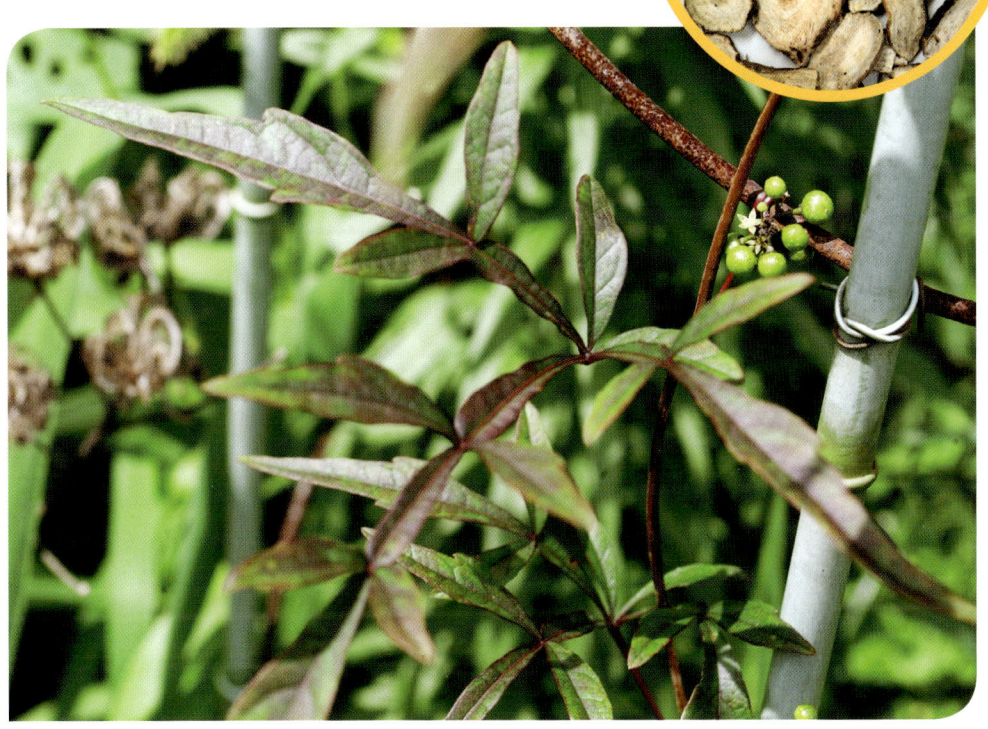

▲ 가회톱 잎

- **라틴 생약명** : Ampelopsis Radix ■ **약초명 및 학명** : 가회톱 *Ampelopsis japonica* Makino ■ **과명** : 포도과(Vitaceae) ■ **약용부위** : 덩이뿌리 ■ **조선시대 의서 수재** : 《동의보감》 탕액편의 풀부, 《방약합편》의 만초(蔓草, 덩굴풀)편

동아시아 정부 공정서(약전)의 약재명

약전(藥典, Pharmacopoeia)은 국가 또는 국가가 공인한 기관 등에서 제정한 의약품에 대한 품질 규격서로, 의약품 규격을 위한 대표적인 공정서(公定書)에 해당한다.

대한민국약전외한약(생약)규격집(KHP) : 백렴(白蘞)
조선민주주의인민공화국약전(북한약전, DP) : 가위톱뿌리
중화인민공화국약전(중국약전, CP) : 백렴(白蘞, Bailian 빠이리앤)
대만중약전(THP) : 백렴(白蘞)
일본약국방(일본약전, JP) : −

약재의 기원
약재 백렴은 가회톱 *Ampelopsis japonica* Makino(포도과 Vitaceae)의 덩이뿌리이다.

동의보감 탕액편의 효능

백렴(白斂, 가회톱 덩이뿌리)의 성질은 평(平)하고(약간 차다[微寒]고도 한다) 맛은 쓰고[苦] 달며[甘] 독이 없다. 큰 종기, 부스럼, 등에 나는 큰 종기, 림프절에 멍울이 생긴 병증[瘰癧, 나력], 치질[腸風, 장풍], 항문 주위에 구멍이 생긴 것을 낫게 한다. 얼굴이 부르터서 허는 것, 다쳐서 상한 것, 칼이나 화살에 상한 데 주로 쓴다. 새살을 자라게 하고 통증을 멎게 한다. 독성이 있는 종기, 뜨거운 물이나 불에 덴 곳에 바른다. ○ 덩굴로 뻗어 나가며 잎자루 끝에 다섯 잎이 뭉쳐난다. 뿌리는 천문동과 마찬가지로 한 그루에 10여 개의 뿌리가 있으며 겉은 검붉고 속은 희다. 음력 2월, 8월에 뿌리를 캐어 햇볕에 말린다.[본초]

【동의보감 탕액편의 원문】

白斂 가희톱 : 性平 [一云微寒] 味苦甘 無毒. 主癰疽 瘡腫 發背 瘰癧 腸風 痔瘻 面上疱瘡 撲損傷 刀箭傷 生肌止痛. 塗腫毒 及湯火瘡. ○ 蔓生 枝端有五葉. 根似天門冬 一株下有十餘根 皮赤黑肉白. 二月八月採根 暴乾.[本草]

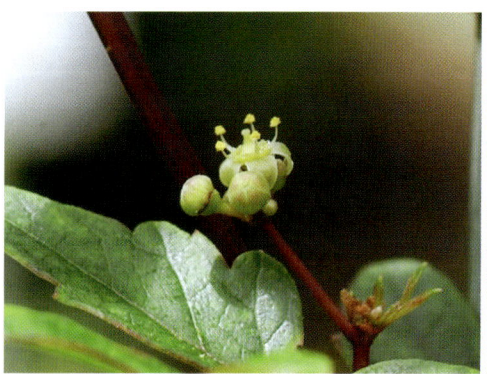
▲ 가회톱 꽃

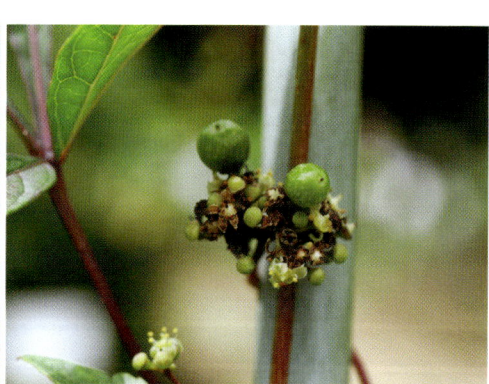
▲ 가회톱 열매

한방 약미(藥味)와 약성(藥性) 백렴의 맛은 쓰고 성질은 약간 차다.

한방 작용부위(귀경, 歸經) 백렴은 주로 심장, 위장 질환에 영향을 미친다.

한방 효능 열독(熱毒)을 해소한다(淸熱解毒 청열해독). 종기를 가라앉히고 뭉친 것을 풀어준다(消癰散結 소옹산결). 상처를 아물게 하고 새살이 돋게 한다(斂瘡生肌 염창생기).

약효 해설 어린아이가 놀라서 생기는 경련 증상을 낫게 한다. 새로운 피부 조직의 재생을 촉진시키며, 화상을 치료한다. 피부 진균을 억제하는 작용이 있다.

북한의 약효 북한에서는 '가위톱뿌리'로 부른다. 청열해독약으로서 열을 내리우고 독을 풀며 새살이 살아나오게 하고 아픔을 멈춘다. 헌데, 화상에 쓴다.

약용법 덩이뿌리 5~10g을 물 800mL에 넣고 달여서 반으로 나누어 아침저녁으로 마시거나 외용으로 적당량 사용한다.

주의사항 천오(川烏), 초오(草烏), 부자(附子)와 함께 사용하면 안 된다.

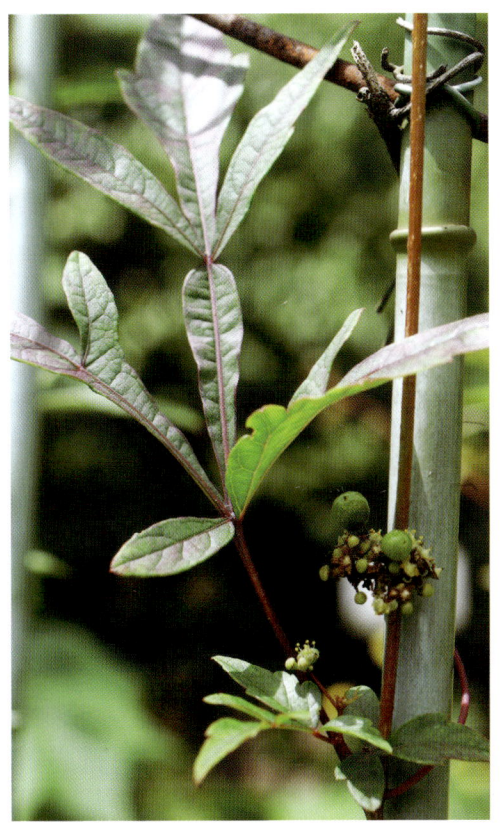
▲ 가회톱 지상부

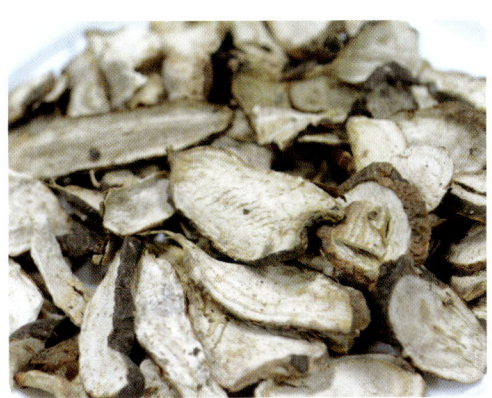
▲ 백렴(약재, 절편)

동의보감 속 한글 이름 **아마존**

약재명 **백미** / **白薇**
백미꽃의 뿌리 및 뿌리줄기

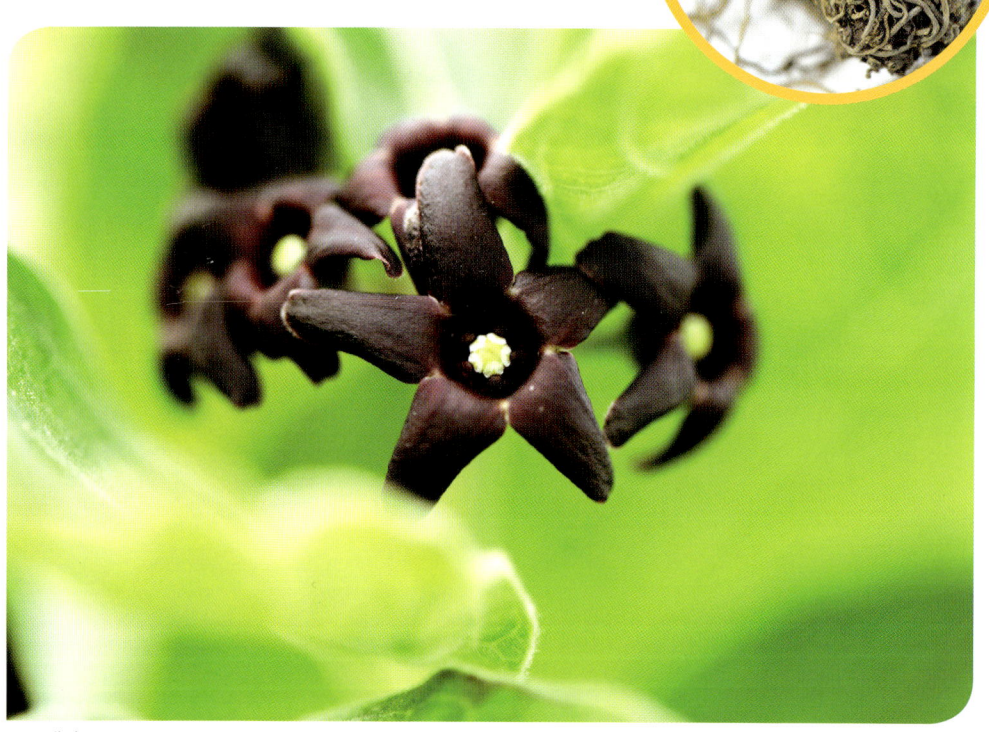

▲ 백미꽃 꽃

■ **라틴 생약명** : Cynanchi Atrati Radix et Rhizoma   ■ **약초명 및 학명** : 백미꽃 *Cynanchum atratum* Bunge, 만생백미(蔓生白薇) *Cynanchum versicolor* Bunge   ■ **과명** : 박주가리과(Asclepiadaceae)   ■ **약용부위** : 뿌리 및 뿌리줄기   ■ **조선시대 의서 수재** : 《동의보감》 탕액편의 풀부, 《방약합편》의 산초(山草)편

동아시아 정부 공정서(약전)의 약재명

약전(藥典, Pharmacopoeia)은 국가 또는 국가가 공인한 기관 등에서 제정한 의약품에 대한 품질 규격서로, 의약품 규격을 위한 대표적인 공정서(公定書)에 해당한다.

대한민국약전외한약(생약)규격집(KHP) : 백미(白薇)
조선민주주의인민공화국약전(북한약전, DP) : 백미뿌리
중화인민공화국약전(중국약전, CP) : 백미(白薇. Baiwei 빠이웨이)
대만중약전(THP) : 백미(白薇)
일본약국방(일본약전, JP) : ―

약재의 기원 약재 백미는 백미꽃 *Cynanchum atratum* Bunge 또는 만생백미(蔓生白薇) *Cynanchum versicolor* Bunge(박주가리과 Asclepiadaceae)의 뿌리 및 뿌리줄기이다.

기원식물의 해설

북한약전에서는 백미의 이명을 '아마존'으로 부른다. 이는 《동의보감》에 기재된 한글 약초명과 같다.

동의보감 탕액편의 효능

백미(白薇, 백미꽃 뿌리)의 성질은 평(平)하고 (차다[寒]고도 한다) 맛은 쓰고[苦] 짜며[鹹] 독이 없다. 온갖 나쁜 기운과 헛것에 들린 것, 갑자기 잠들며 사람을 알아보지 못하는 것, 미친 짓을 하는 것, 열이 난 다음 오한이 나는 증상을 낫게 한다. ○ 들에 자란다. 줄기와 잎은 모두 푸르다. 버드나무 잎과 같고 뿌리는 황백색으로 쇠무릎(우슬)과 비슷한데 짧고 작다. 음력 3월 초에 뿌리를 캐어 그늘에 말린다. 쌀 씻은 물에 담갔다가 잔뿌리를 버리고 쪄서 쓴다.[본초]

출처: 《한문 동의보감》, 729쪽, 남산당(2014)

【동의보감 탕액편의 원문】
白薇 아마존 : 性平[一云寒] 味苦鹹 無毒. 治百邪鬼魅 忽忽睡不知人 狂惑邪氣 寒熱溫瘧. ○ 生原野 莖葉俱靑 頗類柳葉 根黃白色 類牛膝而短小. 三月三日採根 陰乾 米泔浸去鬚 蒸用.[本草]

한방 약미(藥味)와 약성(藥性) 백미의 맛은 쓰고 짜며 성질은 차다.

한방 작용부위(귀경, 歸經) 백미는 주로 위장, 간장, 신장 질환에 영향을 미친다.

한방 효능 열기로 인한 혈열(血熱)을 식힌다(淸熱凉血 청열양혈). 소변을 잘 나오게 하고 배뇨장애를 해소한다(利尿通淋 이뇨통림). 독을 풀어주고 상처를 낫게 한다(解毒療瘡 해독요창).

약효 해설 소변볼 때 아프거나 시원하게 나가지 않는 병증을 치료한다. 몸이 허약하

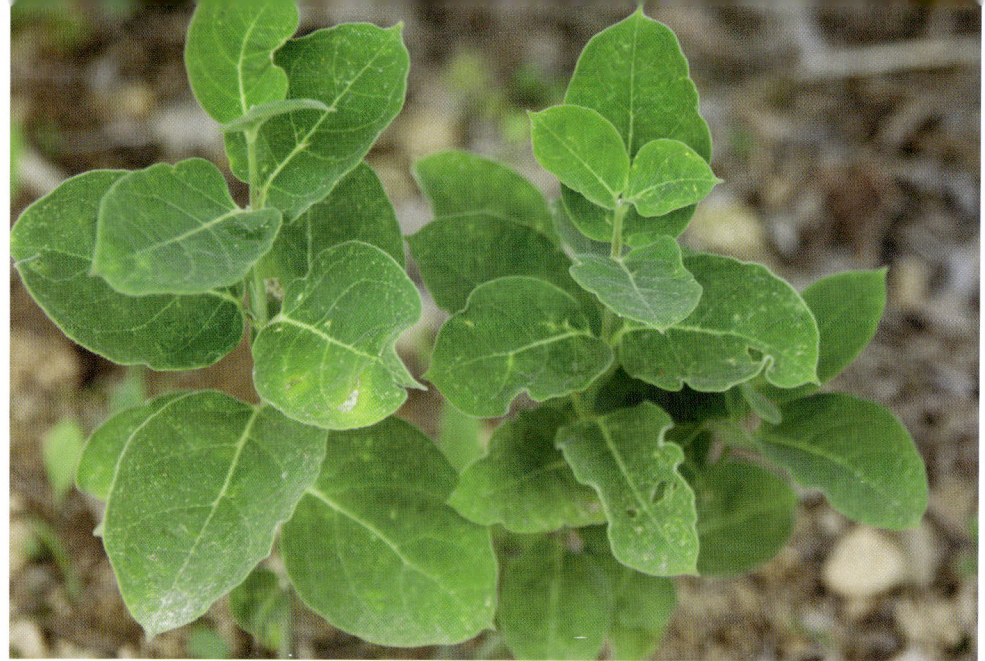

▲ 백미꽃 잎

여 기침과 미열이 나며 식은땀이 흐르고 뼛속이 달아오르는 증상을 낫게 한다. 뇌졸중 환자의 사지 부종에 쓰이며, 음허(陰虛)로 인한 발열(發熱)에 효과가 있다.

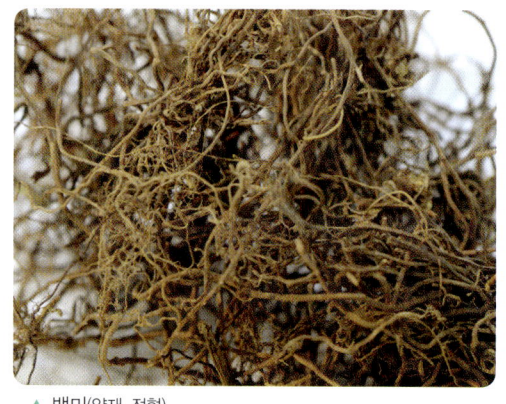

▲ 백미(약재, 전형)

북한의 약효 북한에서는 '백미뿌리'로 부른다. 청열량혈약으로서 열을 내리우고 혈열을 없애며 음을 보하고 가슴이 답답한 증상을 낫게 한다. 허열, 산후에 가슴이 답답한 데, 산후에 피가 부족하여 열이 나고 정신을 차리지 못하는 데 쓴다.

약용법 뿌리 및 뿌리줄기 5~10g을 물 800mL에 넣고 달여서 반으로 나누어 아침저녁으로 마신다.

동의보감 속 한글 이름 **검홧불휘**

약재명: 백선피 / 白鮮皮

백선의 뿌리껍질

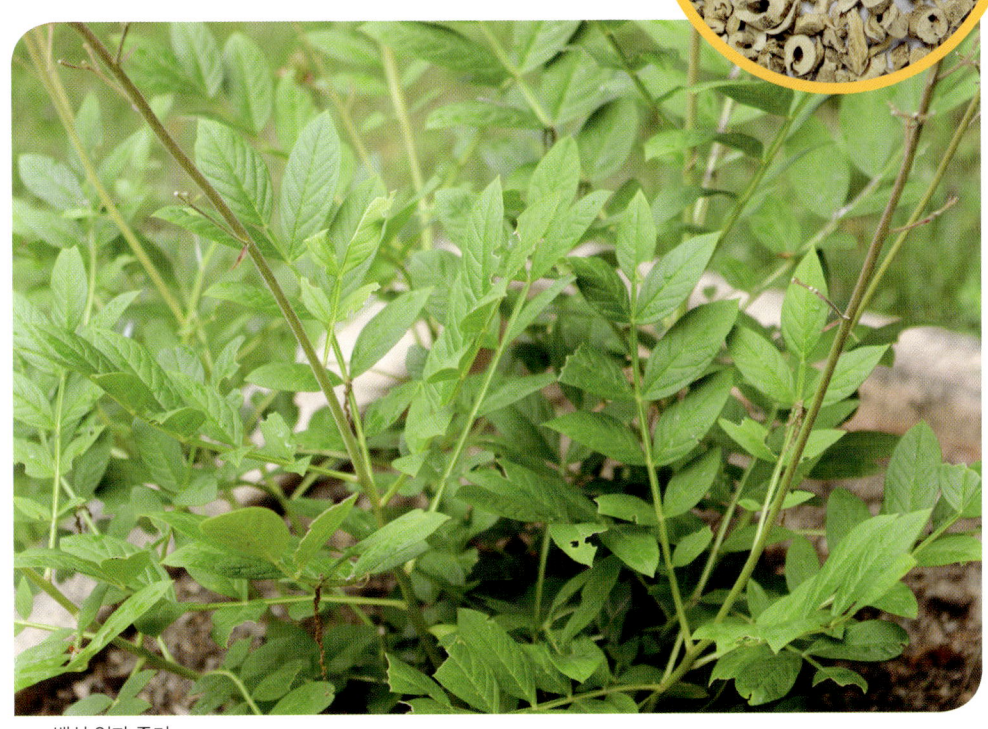

▲ 백선 잎과 줄기

- **라틴 생약명**: Dictamni Radicis Cortex
- **이명 또는 영명**: Dictamnus Root Bark
- **약초명 및 학명**: 백선 *Dictamnus dasycarpus* Turczaninow
- **과명**: 운향과(Rutaceae)
- **약용부위**: 뿌리껍질
- **조선시대 의서 수재**: 《동의보감》 탕액편의 풀부, 《방약합편》의 산초(山草)편

동아시아 정부 공정서(약전)의 약재명

약전(藥典, Pharmacopoeia)은 국가 또는 국가가 공인한 기관 등에서 제정한 의약품에 대한 품질 규격서로, 의약품 규격을 위한 대표적인 공정서(公定書)에 해당한다.

- **대한민국약전(KP)**: 백선피(白鮮皮)
- **조선민주주의인민공화국약전(북한약전, DP)**: 백선뿌리껍질
- **중화인민공화국약전(중국약전, CP)**: 백선피(白鮮皮. Baixianpi 빠이시앤피)
- **대만중약전(THP)**: 백선피(白鮮皮)
- **일본약국방(일본약전, JP)**: ―

약재의 기원 약재 백선피는 백선 *Dictamnus dasycarpus* Turczaninow(운향과 Rutaceae)의 뿌리껍질이다.

동의보감 탕액편의 효능

백선(白鮮, 백선 뿌리껍질)의 성질은 차고[寒] 맛은 쓰고[苦] 짜며[鹹] 독이 없다. 모든 열독풍(熱毒風), 악풍(惡風), 풍창(風瘡), 개선으로 붉게 짓무른 것, 눈썹과 머리카락이 빠지는 것, 피부가 당기는 것을 낫게 한다. 열황(熱黃), 주황(酒黃), 급황(急黃), 곡황(穀黃), 노황(勞黃)을 푼다. 모든 풍비(風痺)로 근육과 뼈가 약해져서 굽혔다 폈다 하지 못하는 것을 낫게 한다. ○ 들에서 자라며 곳곳에 다 있다. 그 냄새가 양의 누린내와 같기 때문에 민간에서 백양선(白羊鮮)이라 한다. 음력 4~5월에 뿌리를 캐어 그늘에서 말린다.[본초]

【동의보감 탕액편의 원문】

白鮮 검홧불휘 : 性寒 味苦鹹 無毒. 治一切熱毒風 惡風 風瘡 疥癬赤爛 眉髮脫 皮肌急. 解熱黃 酒黃 急黃 穀黃 勞黃. 主一切風痺 筋骨弱乏 不可屈伸. ○ 生原野 處處有之. 以其氣似羊羶 故俗呼爲白羊鮮. 四五月採根 陰乾.[本草]

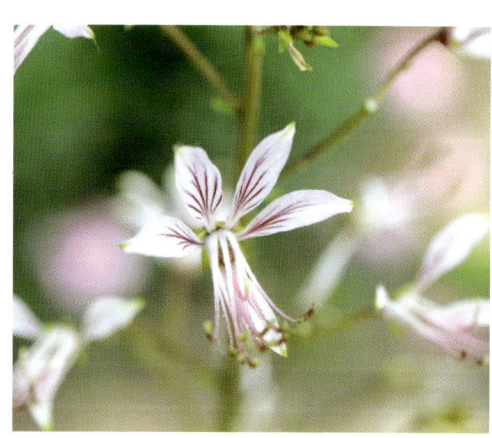
▲ 백선 꽃

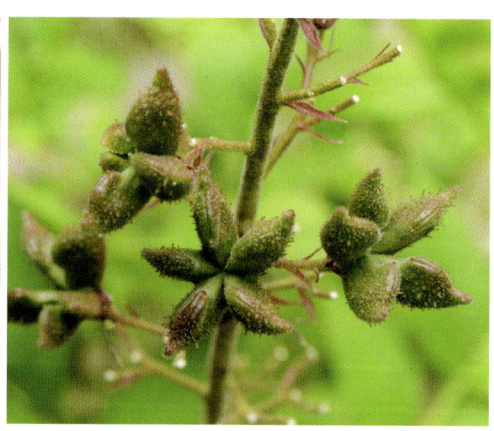
▲ 백선 열매

한방 약미(藥味)와 약성(藥性) 백선피의 맛은 쓰고 성질은 차다.

한방 작용부위(귀경, 歸經) 백선피는 주로 비장, 위장, 방광 질환에 영향을 미친다.

한방 효능 열기를 식히고 습기를 말린다(淸熱燥濕 청열조습). 풍(風)을 제거하고 독성을 풀어준다(祛風解毒 거풍해독).

약효 해설 팔다리를 잘 쓰지 못하고 마비되며 아픈 증상을 낫게 한다. 얼굴과 몸에 발진(發疹)이 나타나는 증상에 유효하다. 황달을 치료하며, 병원성 진균의 성장을 억제한다. 백반증(白斑症, 피부의 한 부분에 흰색 반점이 생기는 병) 치유 작용이 있다.

북한의 약효 북한에서는 '백선뿌리껍질'로 부른다. 거풍습약으로서 풍습을 없애고 열을 내리우며 독을 푼다. 비증으로 관절이 아프고 운동장애가 있는데, 황달, 대장염, 림증, 이슬, 헌데, 두드러기, 버짐, 옴에 쓴다.

약용법 뿌리껍질 5~10g을 물 800mL에 넣고 달여서 반으로 나누어 아침저녁으로 마신다.

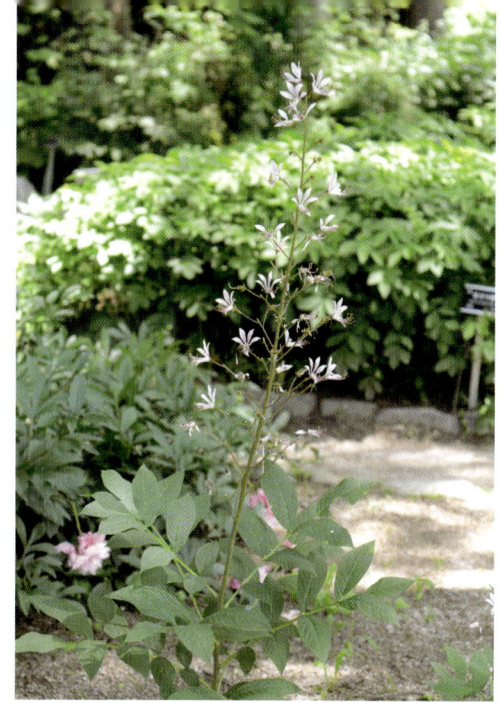
▲ 백선 지상부

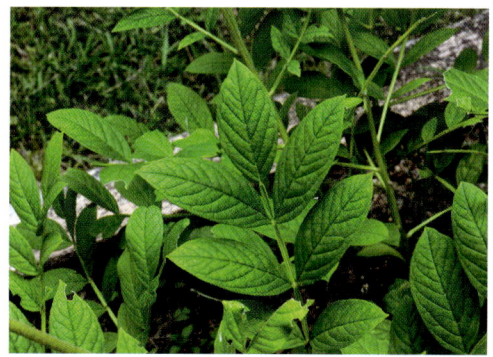
▲ 백선 잎

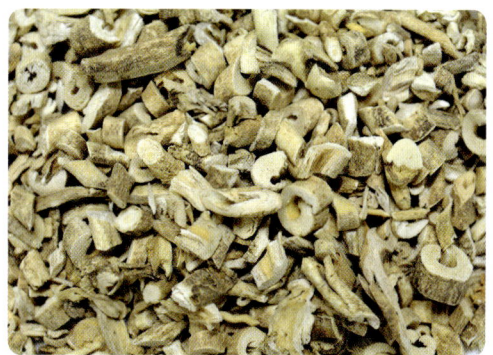
▲ 백선피(약재, 절편)

보골지 / 補骨脂

보골지의 씨

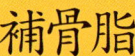

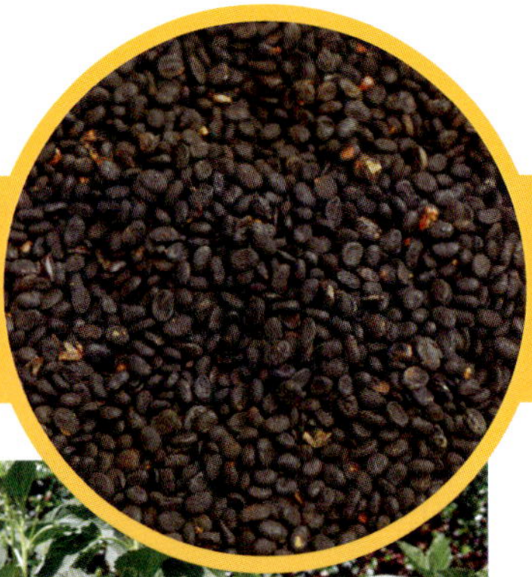

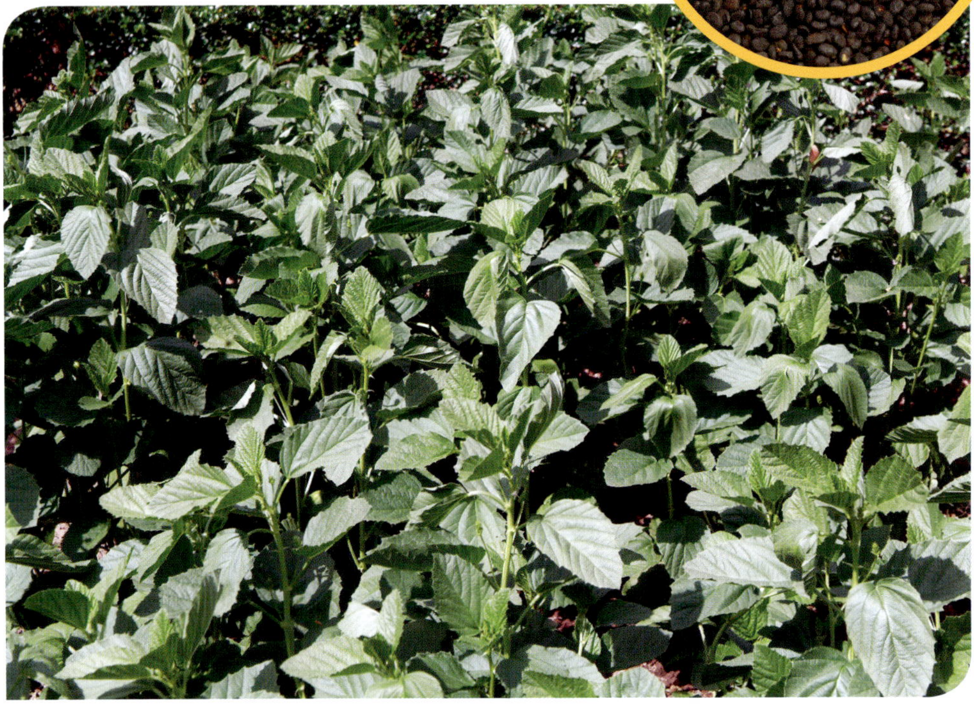

▲ 보골지 지상부

- **라틴 생약명** : Psoraleae Semen
- **이명 또는 영명** : 파고지(破故紙)
- **약초명 및 학명** : 보골지(補骨脂) *Psoralea corylifolia* Linné
- **과명** : 콩과(Leguminosae)
- **약용부위** : 씨
- **조선시대 의서 수재** : 《동의보감》 탕액편의 풀부, 《방약합편》의 방초(芳草, 향기가 좋은 풀)편

동아시아 정부 공정서(약전)의 약재명

약전(藥典, Pharmacopoeia)은 국가 또는 국가가 공인한 기관 등에서 제정한 의약품에 대한 품질 규격서로, 의약품 규격을 위한 대표적인 공정서(公定書)에 해당한다.

- **대한민국약전외한약(생약)규격집(KHP)** : 보골지(補骨脂)
- **조선민주주의인민공화국약전(북한약전, DP)** : 개암풀열매
- **중화인민공화국약전(중국약전, CP)** : 보골지(补骨脂, Buguzhi 뿌꾸즈)
- **대만중약전(THP)** : 보골지(補骨脂)
- **일본약국방(일본약전, JP)** : －

약재의 기원 약재 보골지는 보골지(補骨脂) *Psoralea corylifolia* Linné(콩과 Leguminosae)의 씨이다.

동의보감 탕액편의 효능

보골지(補骨脂)의 성질은 매우 따뜻하고[大溫] 맛은 매우며[辛](쓰다[苦]고도 한다) 독이 없다. 몸과 마음이 허약하고 피로한 것, 골수가 상한 것, 신(腎)이 찬 것, 정액이 저절로 나오는 것, 허리가 아픈 것, 무릎이 차고 음낭이 축축한 것을 낫게 한다. 소변이 잦은 것을 멎게 한다. 배 속이 찬 것을 치료하며 발기를 돕는다. ○ 일명 파고지(破故紙)라고도 하는데 씨가 삼씨[麻子]같이 둥글고 납작하며 검다. 음력 9월에 딴다.[본초] ○ 급히 쓸 때는 약간 볶아서 쓴다. 설사를 멈추려면 밀가루와 같이 볶아서 쓰며 신(腎)을 보(補)하려면 삼씨와 함께 볶아서 쓴다.[입문]

【동의보감 탕액편의 원문】

補骨脂 : 性大溫 味辛[一云苦] 無毒. 主勞傷 骨髓傷敗 腎冷精流 腰疼膝冷 囊濕. 止小便利. 治腹中冷 能興陽事. ○ 一名破故紙. 實如麻子 圓扁而黑 九月採.[本草] ○ 急用微炒 止泄麪炒 補腎麻子仁炒.[入門]

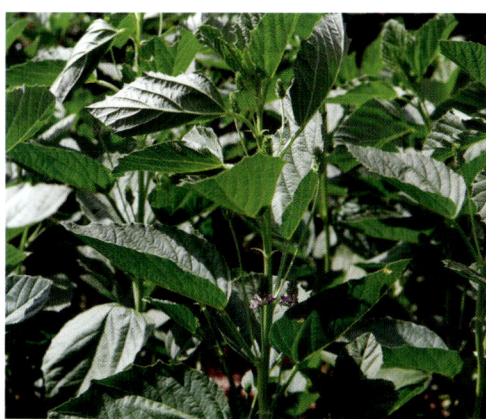

▲ 보골지 잎

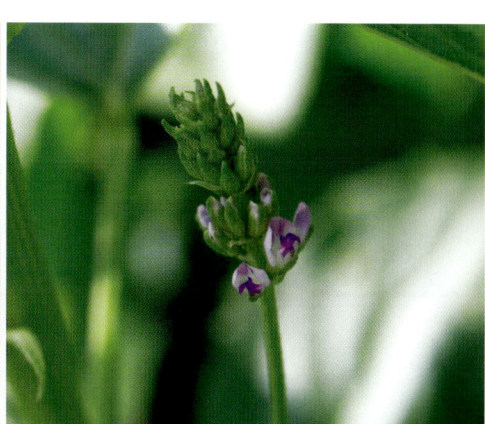

▲ 보골지 꽃

한방 약미(藥味)와 약성(藥性) 보골지의 맛은 맵고 쓰며 성질은 따뜻하다.

한방 작용부위(귀경, 歸經) 보골지는 주로 신장, 비장 질환에 영향을 미친다.

한방 효능 신양(腎陽)을 보충한다(溫腎助陽 온신조양). 숨이 잘 들어가게 하고 천식을 멎게 한다(納氣平喘 납기평천). 비(脾)를 따뜻하게 하고 설사를 멎게 한다(溫脾止瀉 온비지사).

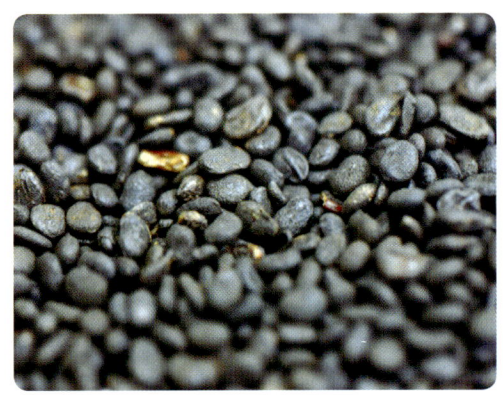
▲ 보골지(약재, 전형)

약효 해설 신(腎)을 보하고 성기능을 도우며, 발기부전과 정액이 저절로 나오는 증상을 치료한다. 허리와 무릎이 찬 느낌이 있으면서 아픈 증상에 사용한다. 신허(腎虛)로 인한 유뇨(遺尿), 소변이 잦은 증상을 낫게 한다. 자궁출혈, 백반병, 조갑진균증(손발톱 무좀)에 쓰이며, 골형성 촉진, 항종양의 약리작용이 있다. 탈모증, 백전풍의 임상 치료 효과가 알려져 있다.

북한의 약효 북한에서는 '개암풀열매'로 부른다. 보양약으로서 신양을 보하고 비를 보하며 설사를 멈춘다. 신양허로 허리와 무릎이 시리고 아픈 데, 오줌잦기, 유뇨, 음위, 소화장애, 설사, 심상성백반, 백혈구감소증, 출혈에 쓴다.

약용법 열매로서 6~10g을 물 800mL에 넣고 달여서 반으로 나누어 아침저녁으로 마신다.

동의보감 속 한글 이름 **나모딸기**

약재명 **복분자** / 覆盆子
복분자딸기의 열매

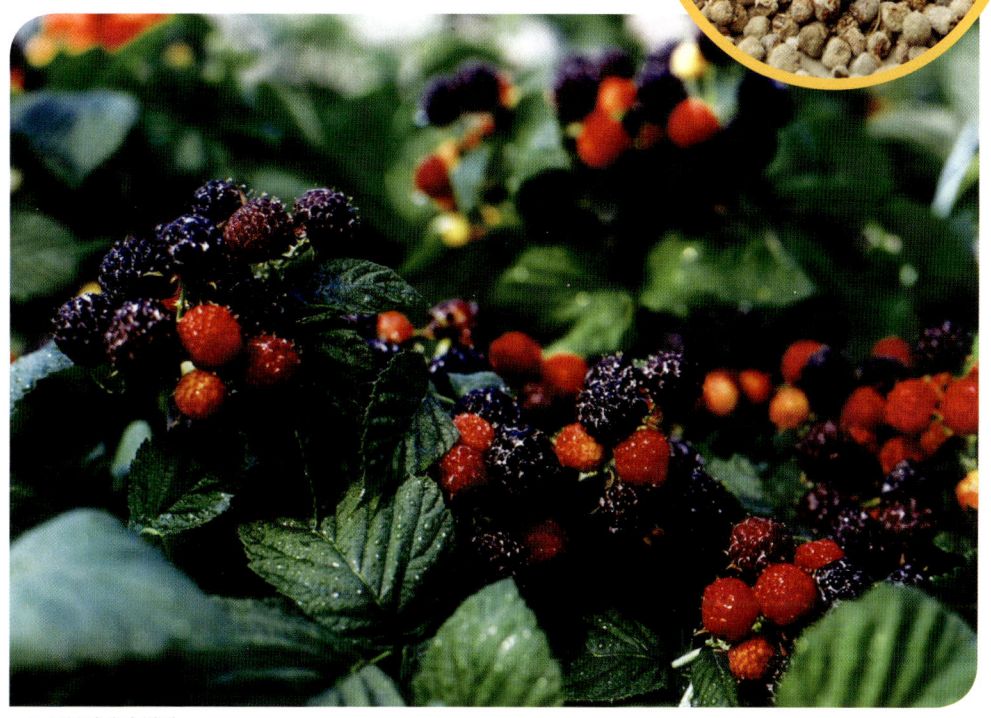

▲ 복분자딸기 열매

- **라틴 생약명** : Rubi Fructus 　■ **이명 또는 영명** : Rubus Fruit 　■ **약초명 및 학명** : 복분자딸기 *Rubus coreanus* Miquel 　■ **과명** : 장미과(Rosaceae) 　■ **약용부위** : 채 익지 않은 열매 　■ **조선시대 의서 수재** : 《동의보감》 탕액편의 과일부, 《방약합편》의 산과(山果)편

동아시아 정부 공정서(약전)의 약재명

약전(藥典, Pharmacopoeia)은 국가 또는 국가가 공인한 기관 등에서 제정한 의약품에 대한 품질 규격서로, 의약품 규격을 위한 대표적인 공정서(公定書)에 해당한다.

대한민국약전(KP) : 복분자(覆盆子)
조선민주주의인민공화국약전(북한약전, DP) : 산딸기
중화인민공화국약전(중국약전, CP) : 복분자(覆盆子. Fupenzi 푸펀쯔)
대만중약전(THP) : 복분자(覆盆子)
일본약국방(일본약전, JP) : ―

약재의 기원

약재 복분자는 복분자딸기 *Rubus coreanus* Miquel(장미과 Rosaceae)의 채 익지 않은 열매이다.

기원식물의 해설

KP에서 복분자의 기원식물은 복분자딸기(*Rubus coreanus* Miquel)이지만, 중국약전에서 복분자의 기원식물은 화동(華東)복분자(*Rubus chingii* Hu)이다.

동의보감 탕액편의 효능

복분자(覆盆子, 복분자딸기)의 성질은 평(平)하며(약간 뜨겁다[微熱]고도 한다) 맛은 달고[甘] 시며[酸] 독이 없다. 남자의 경우 신정(腎精)이 고갈된 것과 여자의 경우 임신되지 않는 것을 치료한다. 남자의 음위(陰痿)에 주로 써서 성기를 단단하면서 커지게 한다. 간을 보(補)해서 눈을 밝게 하고 기를 도와 몸을 가볍게 한다. 머리카락이 희어지지 않게 한다. ○ 5월에 채취한다. 곳곳에 있다. 5~6할 정도 익은 것을 따서 볕에 말리고 쓸 때는 껍질과 꼭지를 제거하고 술에 쪄서 쓴다.
○ 신정(腎精)을 보충해주고 소변이 새는 것을 멎게 한다. 요강을 엎어 버렸다고 하여 복분자(覆盆子)라고 하였다.[본초]

【동의보감 탕액편의 원문】

覆盆子 나모딸기 : 性平 [一云微熱] 味甘酸 無毒. 療男子腎精虛竭 女人無子. 主丈夫陰痿 能令堅長. 補肝明目 益氣輕身 令髮不白. ○ 五月採 處處有之. 收時 五六分熟 便可採 烈日中暴乾. 用時 去皮蔕 酒蒸用之. ○ 益腎精 止小便利 當覆其尿器 故如此取名. [本草]

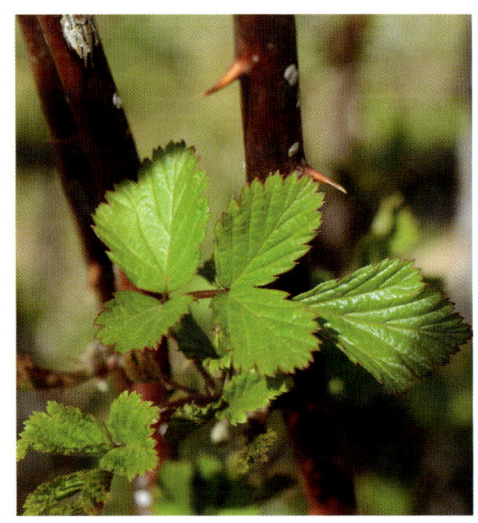

▲ 복분자딸기 잎

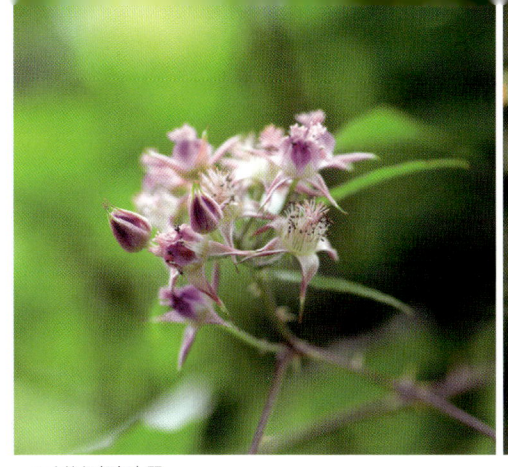
▲ 복분자딸기 꽃

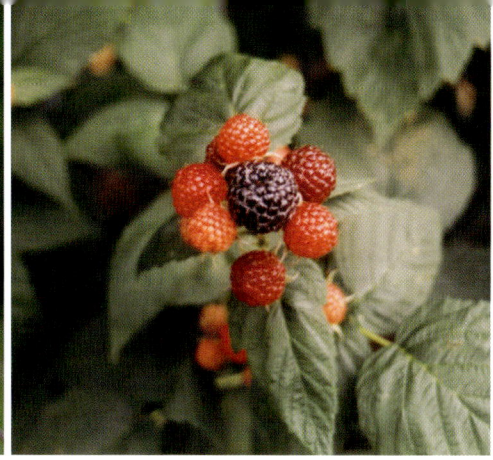
▲ 복분자딸기 열매

한방 약미(藥味)와 약성(藥性) 복분자의 맛은 달고 시며 성질은 따뜻하다.

한방 작용부위(귀경, 歸經) 복분자는 주로 간장, 신장 질환에 영향을 미친다.

한방 효능 신(腎)을 보하고 정액이 새어 나가지 않게 한다(補腎固精 보신고정). 간의 기운을 평안하게 하고 눈을 밝게 한다(平肝明目 평간명목).

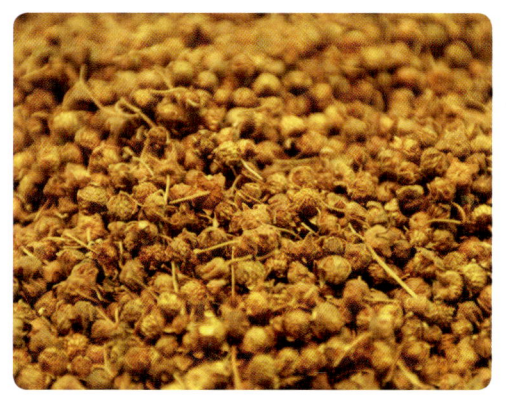
▲ 복분자(약재, 전형)

비교 약초 화동복분자(Rubus chingii Hu, 중국약전에 수재된 복분자의 기원식물)의 열매 간(肝)을 보양하고 신기(腎氣)를 보충한다(補肝益腎 보간익신). 정액이 새어 나가지 않게 하고 소변량을 줄인다(固精縮尿 고정축뇨). 눈을 밝게 한다(明目 명목).

약효 해설 발기부전과 조루 증상을 치료하며, 무의식중에 정액이 나오는 증상을 낫게 한다. 빈뇨, 유뇨(遺尿)에 유효하다. 눈을 밝게 하며, 간신(肝腎)의 기능을 돕는다.

북한의 약효 북한에서는 '산딸기'로 부른다. 보양약으로서 간신을 보하고 정을 보하며 눈을 밝게 하고 오줌량을 줄인다. 유뇨증, 밤오줌증, 오줌잦기, 유정, 시력저하에 쓴다.

약용법 덜 익은 열매 6~12g을 물 800mL에 넣고 달여서 반으로 나누어 아침저녁으로 마신다.

동의보감 속 한글 이름 **비ᄌᆞ**

약재명 비자 / 榧子
비자나무의 씨

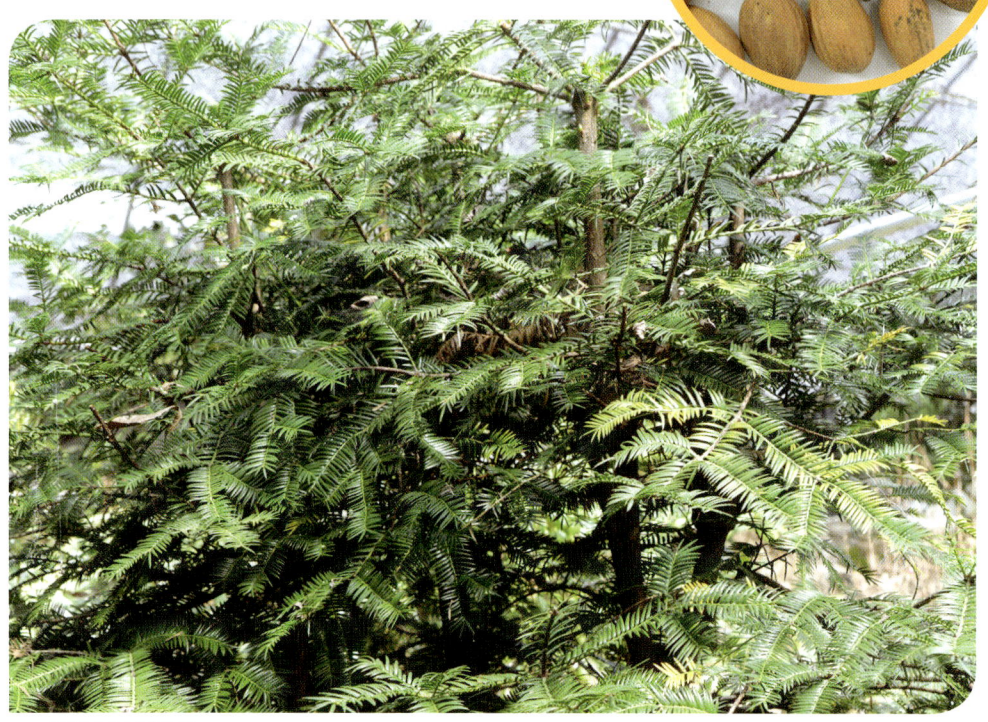

▲ 비자나무 나무모양

■ **라틴 생약명** : Torreyae Semen   ■ **이명 또는 영명** : 옥비(玉榧)   ■ **약초명 및 학명** : 비자나무 *Torreya nuncifera* Siebold et Zuccarini, 비(榧) *Torreya grandis* Fort.   ■ **과명** : 주목과(Taxaceae)   ■ **약용부위** : 씨   ■ **조선시대 의서 수재** : 《동의보감》 탕액편의 과일부, 《방약합편》의 이과(夷果)편

동아시아 정부 공정서(약전)의 약재명	
약전(藥典, Pharmacopoeia)은 국가 또는 국가가 공인한 기관 등에서 제정한 의약품에 대한 품질 규격서로, 의약품 규격을 위한 대표적인 공정서(公定書)에 해당한다.	**대한민국약전외한약**(생약)**규격집**(KHP) : 비자(榧子) **조선민주주의인민공화국약전**(북한약전, DP) : 비자 **중화인민공화국약전**(중국약전, CP) : 비자(榧子. Feizi 페이쯔) **대만중약전**(THP) : ― **일본약국방**(일본약전, JP) : ―

약재의 기원

약재 비자는 비자나무 *Torreya nuncifera* Siebold et Zuccarini 또는 비(榧) *Torreya grandis* Fort.(주목과 Taxaceae)의 씨이다.

동의보감 탕액편의 효능

비자(榧子)의 성질은 평(平)하고 맛이 달며[甘] 독이 없다. 다섯 가지 치질[五痔]에 주로 쓴다. 삼충(三蟲)과 귀주(鬼疰)를 없애고 음식을 소화시킨다. 옥비(玉榧)라고도 하는데 원주민들은 적과(赤果)라고 부른다. 껍질을 벗기고 씨를 먹는다.[일용] ○ 촌백충이 있는 사람에게 하루에 7개씩 7일 동안 먹이면 충은 다 녹는다.[입문] ○ 비자나무는 무늬가 있다. 판을 만들어보면 무늬가 많이 있다. 우리나라에서는 제주도에서만 난다.[속방]

【동의보감 탕액편의 원문】

榧子 비ᄌᆞ : 性平 味甘 無毒. 主五痔. 去三蟲鬼疰 消穀. 一名玉榧 土人呼爲赤果. 去皮 取中仁食之.[日用] ○ 患寸白蟲 日食七枚 七日 其蟲皆化爲水.[入門] ○ 榧 文木也. 作板甚有文彩. 我國惟出濟州.[俗方]

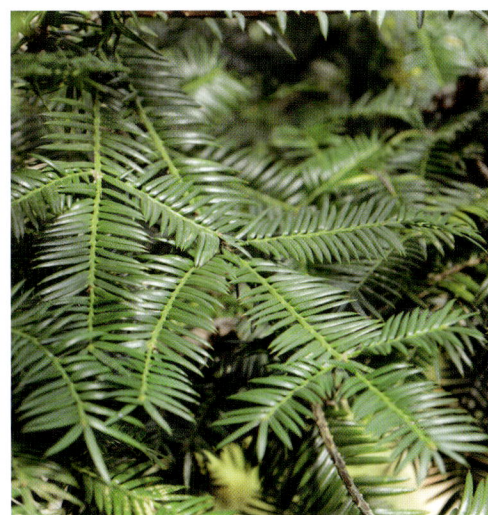

▲ 비자나무 잎

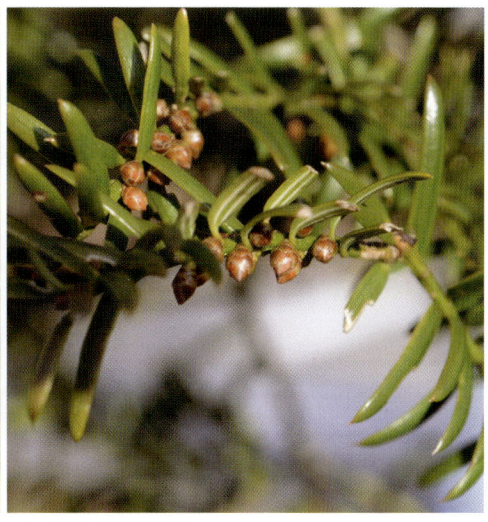

▲ 비자나무 꽃봉오리

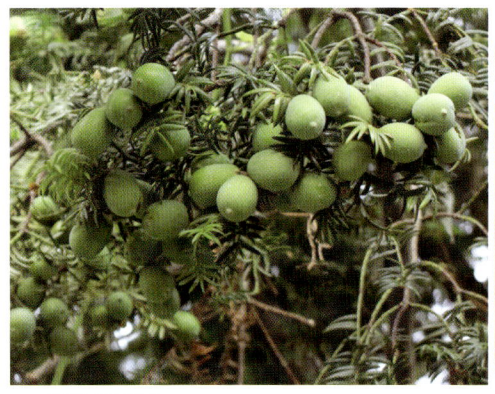
▲ 비자나무 열매

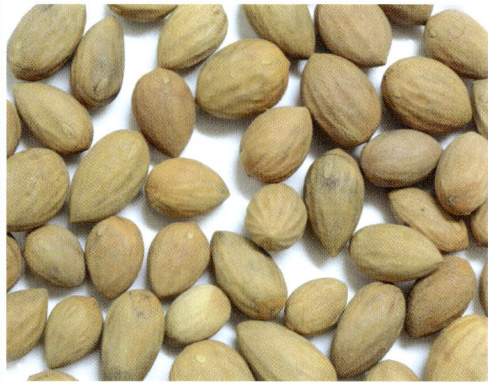
▲ 비자(약재, 전형)

한방 약미(藥味)와 약성(藥性)　비자의 맛은 달고 성질은 보통이다[주].

한방 작용부위(귀경, 歸經)　비자는 주로 폐, 위장, 대장 질환에 영향을 미친다.

한방 효능　기생충을 죽이고 배가 더부룩하거나 아픈 병증인 적취를 가라앉힌다(殺蟲消積 살충소적). 폐를 촉촉하게 하여 기침을 멎게 한다(潤肺止咳 윤폐지해). 건조한 것을 촉촉하게 하여 대변이 잘 나오게 한다(潤燥通便 윤조통변).

약효 해설　구충 및 촌충 구제(驅除)에 사용한다. 폐의 기운을 원활하게 하여 기침을 멎게 한다. 변비 치료에 효과가 있으며 치질을 치료한다.

북한의 약효　북한에서는 '비자'로 부른다. 구충약으로서 벌레를 죽이고 기침을 멈춘다. 조충증, 회충증, 요충증, 십이지장충증, 마른기침에 쓴다.

약용법　씨 9~15g을 물 800mL에 넣고 달여서 반으로 나누어 아침저녁으로 마신다.

비파엽

枇杷葉
비파나무의 잎

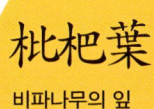

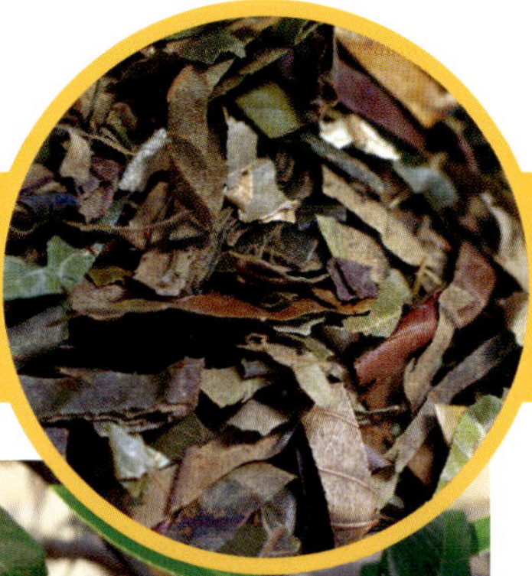

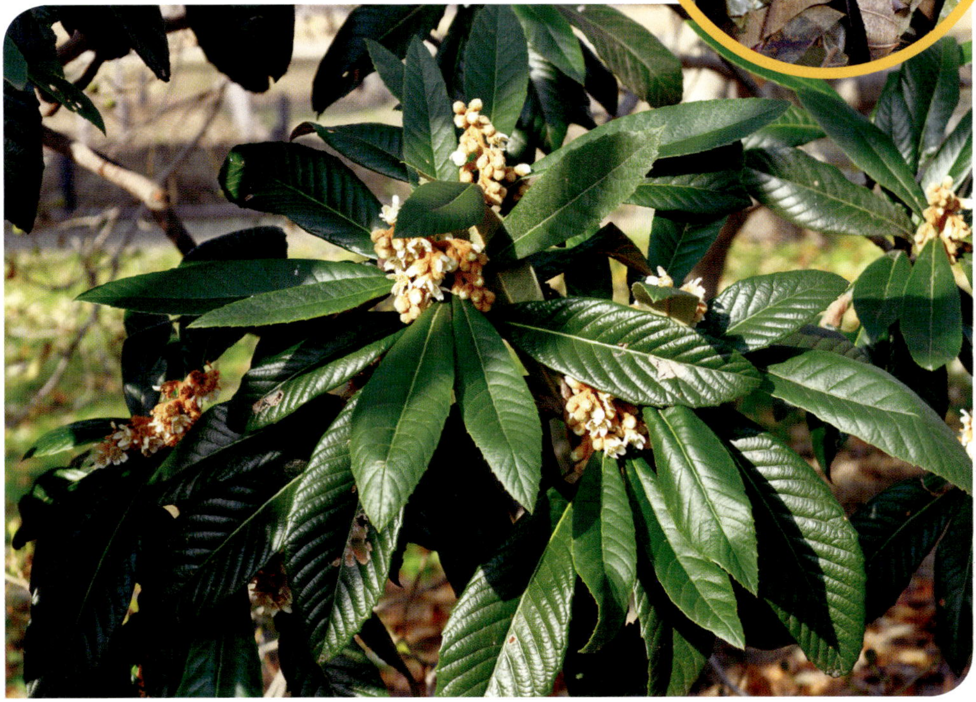

▲ 비파나무 꽃과 잎

- **라틴 생약명**: Eriobotryae Folium
- **이명 또는 영명**: Eriobotrya Leaf
- **약초명 및 학명**: 비파나무 *Eriobotrya japonica* Lindley
- **과명**: 장미과(Rosaceae)
- **약용부위**: 잎
- **조선시대 의서 수재**: 《동의보감》 탕액편의 과일부, 《방약합편》의 향목(香木, 향나무)편

동아시아 정부 공정서(약전)의 약재명

약전(藥典, Pharmacopoeia)은 국가 또는 국가가 공인한 기관 등에서 제정한 의약품에 대한 품질 규격서로, 의약품 규격을 위한 대표적인 공정서(公定書)에 해당한다.

- **대한민국약전(KP)**: 비파엽(枇杷葉)
- **조선민주주의인민공화국약전(북한약전, DP)**: 비파잎
- **중화인민공화국약전(중국약전, CP)**: 비파엽(枇杷叶. Pipaye 피파예)
- **대만중약전(THP)**: 비파엽(枇杷葉)
- **일본약국방(일본약전, JP)**: 비파엽(枇杷葉. ビワヨウ 비와요오)

<mark>약재의 기원</mark> 약재 비파엽은 비파나무 *Eriobotrya japonica* Lindley(장미과 Rosaceae)의 잎이다.

<mark>동의보감 탕액편의 효능</mark>

비파엽(枇杷葉, 비파나무 잎)의 성질은 평(平)하고 맛은 쓰며[苦](달다[甘]고도 한다) 독이 없다. 기침을 하면서 기운이 치밀어 올라 숨이 차는 증상 때문에 음식이 내려가지 않는 것을 낫게 한다. 위(胃)가 차서[冷] 구토하고 딸꾹질하는 데[嘔噦, 구열] 주로 쓴다. 폐기(肺氣)를 치료하고 갈증에 쓴다. ○ 남방에서 난다. 나무 높이는 3미터 남짓하고 잎은 당나귀 귀만 하며 뒷면에 털이 있다. 음력 4월에 잎을 따서 볕에 말린다. ○ 반드시 불에 그을린 후에 베로 잎 위에 있는 황색의 털을 모두 닦아내야 한다. 이렇게 하지 않으면 털이 폐(肺)에 들어가서 기침이 멎지 않는다.[본초]

> 【동의보감 탕액편의 원문】
>
> 枇杷葉 : 性平 味苦[一云甘] 無毒. 主咳逆不下食 胃冷嘔噦. 治肺氣 主渴疾. ○ 生南方 木高丈餘 葉大如驢耳 背有毛. 四月採葉 暴乾. ○ 須火炙 以布拭去上黃毛令盡. 不爾 毛射入肺 令人咳不已.[本草]

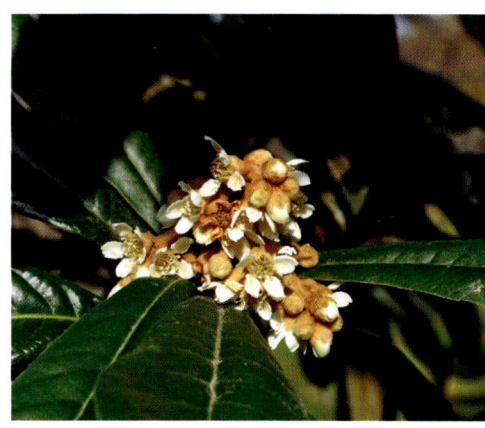
▲ 비파나무 꽃

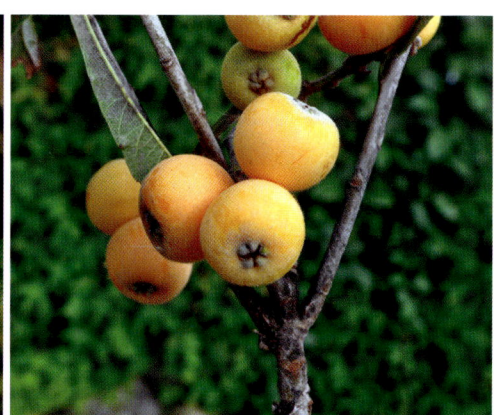
▲ 비파나무 열매

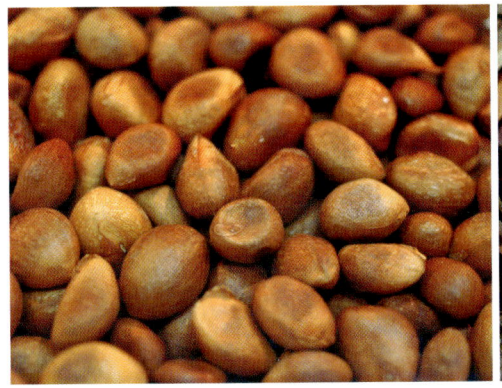
▲ 비파나무 씨(채취품)

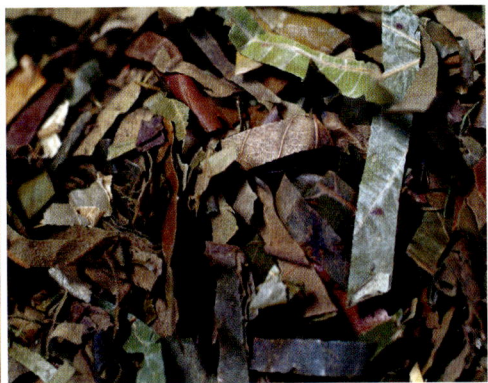
▲ 비파엽(약재, 절단)

한방 약미(藥味)와 약성(藥性) 비파엽의 맛은 쓰며 성질은 약간 차다.

한방 작용부위(귀경, 歸經) 비파엽은 주로 폐, 위장 질환에 영향을 미친다.

한방 효능 폐열(肺熱)을 식히고 기침을 멎게 한다(淸肺止咳 청폐지해). 기(氣)가 거슬러 오르는 것을 내리고 구토를 멎게 한다(降逆止嘔 강역지구).

약효 해설 폐열로 인한 기침, 가래 그리고 인후가 건조한 증상에 유효하다. 열이 나서 가슴이 답답하고 괴로우며 갈증이 나는 증상에 사용한다. 기가 치솟는 것을 내리고 구토를 억제하며, 딸꾹질이 멎지 않는 증상을 치료한다.

북한의 약효 북한에서는 '비파잎'으로 부른다. 진해평천약으로서 폐와 위의 열을 내리우고 게우기(구토)를 멈추며 가래를 삭인다. 폐열로 기침이 나고 숨이 가쁜 데, 위열로 게우는 데, 딸꾹질, 만성기관지염에 쓴다.

약용법 잎 6~10g을 물 800mL에 넣고 달여서 반으로 나누어 아침저녁으로 마신다.

동의보감 속 한글 이름 **믜자깃불휘**

약재명 **삼릉** / **三稜**
흑삼릉의 덩이줄기

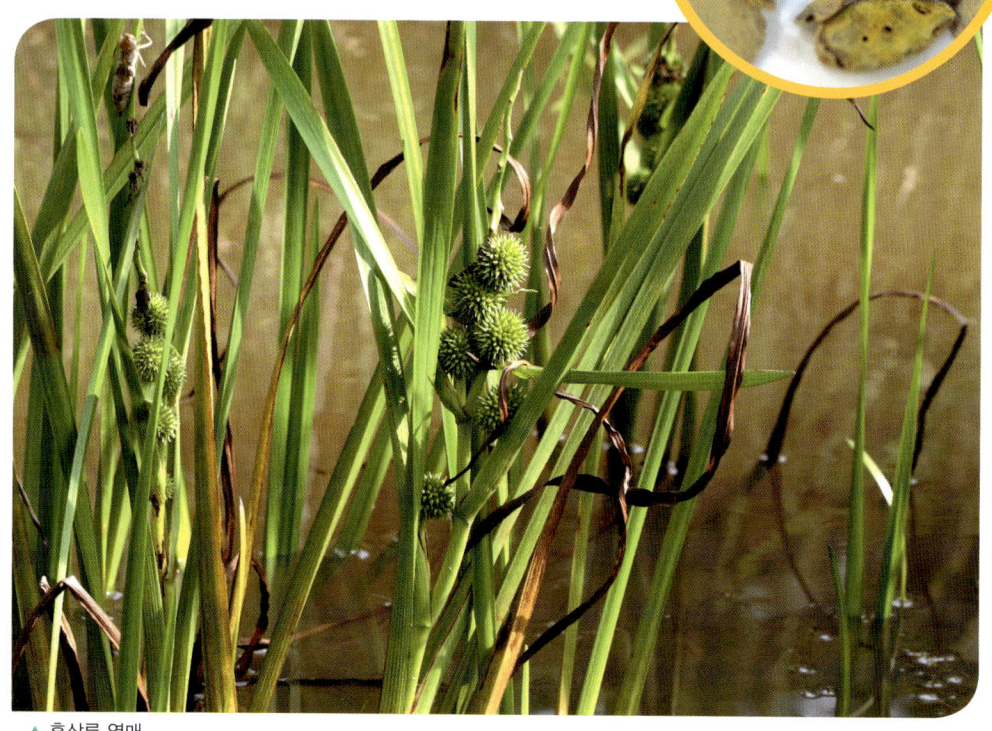

▲ 흑삼릉 열매

■ **라틴 생약명** : Sparganii Rhizoma   ■ **이명 또는 영명** : Sparganium Rhizome   ■ **약초명 및 학명** : 흑삼릉 *Sparganium stoloniferum* Buchanan−Hamilton   ■ **과명** : 흑삼릉과(Sparganiaceae)   ■ **약용부위** : 덩이줄기   ■ **조선시대 의서 수재** :《동의보감》탕액편의 풀부,《방약합편》의 방초(芳草, 향기가 좋은 풀)편

동아시아 정부 공정서(약전)의 약재명

약전(藥典, Pharmacopoeia)은 국가 또는 국가가 공인한 기관 등에서 제정한 의약품에 대한 품질 규격서로, 의약품 규격을 위한 대표적인 공정서(公定書)에 해당한다.

대한민국약전(KP) : 삼릉(三稜)
조선민주주의인민공화국약전(북한약전, DP) : 삼릉
중화인민공화국약전(중국약전, CP) : 삼릉(三稜. Sanleng 싼렁)
대만중약전(THP) : 삼릉(三稜)
일본약국방(일본약전, JP) : −

약재의 기원　약재 삼릉은 흑삼릉 *Sparganium stoloniferum* Buchanan-Hamilton(흑삼릉과 Sparganiaceae)의 덩이줄기이다.

동의보감 탕액편의 효능

삼릉(三稜)은 배 속에 생긴 덩어리와 뭉친 것에 주로 쓴다. 부인의 혈적(血積)을 낫게 하고 유산시킨다. 월경을 통하게 하며 어혈을 없앤다. 산후에 출혈이 심하여 정신이 흐리고 혼미하여지는 증상, 복통, 어혈이 내려가지 않는 것, 넘어지거나 맞아서 멍든 것을 풀어준다. ○ 곳곳에서 나는데 흔히 얕은 물속에서 자란다. 잎은 모두 세모로 되어 있다. 상강(霜降) 이후에 뿌리를 캐어 껍질과 수염뿌리를 버린다. 색은 노랗고 무거우며 모양이 붕어와 비슷하면서 작다. 무거운 것이 좋다. ○ 싹이 나오지 않고 잔뿌리가 있으면서 닭발 같은 것을 계조삼릉(雞爪三稜)이라고 한다. 잔뿌리가 나오지 않고 오매(烏梅)같이 생긴 것을 흑삼릉(黑三稜)이라고 하는데 같은 식물이다.[본초] ○ 식초에 삶은 후에 썰어서 약한 불에 말려 쓰며 혹은 싸서 구워 쓴다.[입문]

【동의보감 탕액편의 원문】

三稜 미자깃불휘 : 主癥瘕結塊. 治婦人血積 落胎 通月經 消惡血 産後血暈腹痛 宿血不下 消撲損瘀血. ○ 處處有之 多生淺水中. 葉皆三稜 霜降後採根 削去皮鬚. 黃色體重 狀若鯽魚而小 以體重者爲佳. ○ 不出苗 卽生細根 屈如爪者 謂之雞爪三稜 不生細根 形如烏梅者 謂之黑三稜 同一物也.[本草] ○ 醋煮熟 剉 焙乾用 或火炮用.[入門]

한방 약미(藥味)와 약성(藥性)　삼릉의 맛은 맵고 쓰며 성질은 보통이다[平].

한방 작용부위(귀경, 歸經)　삼릉은 주로 간장, 비장 질환에 영향을 미친다.

한방 효능　어혈을 깨뜨려 기운이 잘 통하게 한다(破血行氣 파혈행기). 배 속에 덩어리가 생

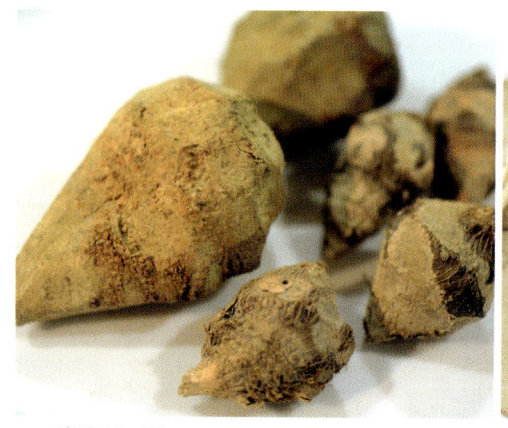
▲ 삼릉(약재, 전형)

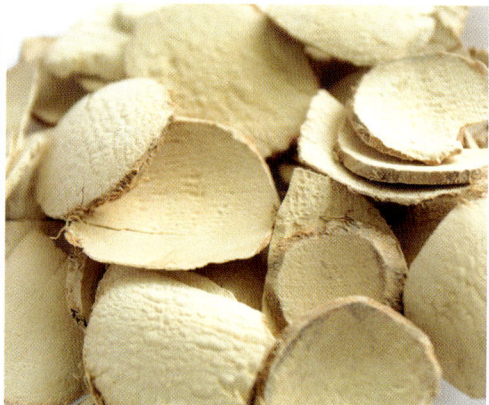
▲ 삼릉(약재, 절편)

겨 아픈 증상을 가라앉히고 통증을 멎게 한다(消積止痛 소적지통).

약효 해설 어혈을 없애고 기의 순환을 촉진한다. 음식물이 소화되지 못하고 체한 증상 그리고 가슴이 막히는 듯하면서 아픈 증상에 쓰인다. 산후 어혈로 인한 복통, 타박상을 치료한다.

북한의 약효 북한에서는 '삼릉'으로 부른다. 행혈약으로서 기혈을 잘 돌게 하고 어혈과 적을 없애며 아픔을 멈추고 월경을 통하게 한다. 무월경, 어지럼증, 산후 배아픔, 징가, 적취, 간종대, 비장종대, 타박상, 젖이 나오지 않는 데 쓴다.

약용법 덩이줄기 5~10g을 물 800mL에 넣고 달여서 반으로 나누어 아침저녁으로 마신다.

주의사항 임신부는 사용을 금한다.

동의보감 속 한글 이름 **쟈리공불휘**

약재명 **상륙** / **商陸**
자리공의 뿌리

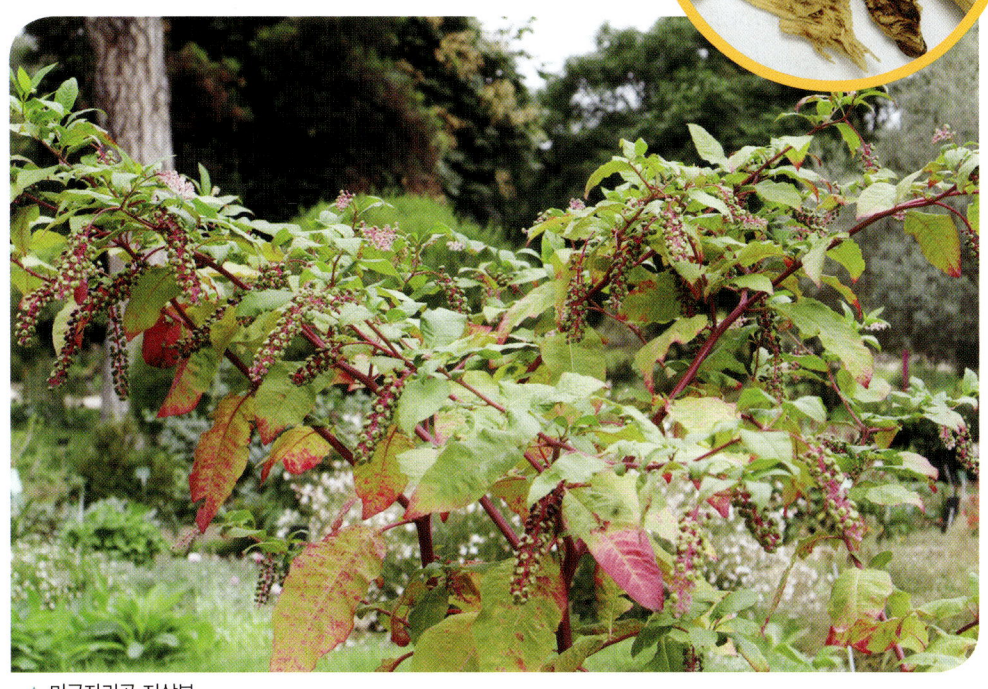

▲ 미국자리공 지상부

- **라틴 생약명 :** Phytolaccae Radix
- **이명 또는 영명 :** 장불로(長不老)
- **약초명 및 학명 :** 자리공 *Phytolacca esculenta* Houttuyn, 미국자리공 *Phytolacca americana* Linne
- **과명 :** 상륙과, 자리공과 (Phytolaccaceae)
- **약용부위 :** 뿌리
- **조선시대 의서 수재 :** 《동의보감》 탕액편의 풀부, 《방약합편》의 독초편

동아시아 정부 공정서(약전)의 약재명

약전(藥典, Pharmacopoeia)은 국가 또는 국가가 공인한 기관 등에서 제정한 의약품에 대한 품질 규격서로, 의약품 규격을 위한 대표적인 공정서(公定書)에 해당한다.

대한민국약전외한약(생약)규격집(KHP) : 상륙(商陸)
조선민주주의인민공화국약전(북한약전, DP) : 자리공뿌리
중화인민공화국약전(중국약전, CP) : 상륙(商陸, Shanglu 상루)
대만중약전(THP) : −
일본약국방(일본약전, JP) : −

약재의 기원 약재 상륙은 자리공 *Phytolacca esculenta* Houttuyn 또는 미국자리공 *Phytolacca americana* Linne(상륙과 Phytolaccaceae)의 뿌리이다.

기원식물의 해설

KHP에는 Phytolaccaceae를 '상륙과'로 표기하고 있으나 국가표준식물목록에서는 '자리공과'로 기재하고 있다.

동의보감 탕액편의 효능

상륙(商陸, 자리공 뿌리)의 성질은 평(平)하고(서늘하다[冷]고도 한다) 맛은 맵고[辛] 시며[酸] 독이 많다. 열 가지 몸이 붓는 것, 목 안이 벌겋게 붓고 아프며 막힌 감이 있는 것을 치료한다. 독충의 독[蠱毒, 고독]을 없애며 유산시키고 국부에 발생하는 염증이나 종양[癰腫, 옹종]을 치료한다. 헛것에 들린 것을 없앤다. 피부가 헐어 아프고 가려우며 벌겋게 부어 곪는 것에 붙이면 효과가 있다. 유산시키며[墮胎, 타태] 대소장을 잘 통하게 한다. ○ 곳곳에 있다. 붉은 것, 흰 것 2가지가 있다. 흰 것은 약에 넣어 쓰고 붉은 것은 독이 심하므로 먹으면 헛것이 보이게 된다. 단 외용으로 종기에 붙이는 데 쓴다. 만약 붉은 것을 복용하면 사람을 상하여 대변에 피가 섞여 나오는 증상[血痢]이 그치지 않아서 죽게 된다. ○ 일명 장류근(章柳根) 또는 장륙(章陸)이라고도 한다. 꽃이 붉은 것은 뿌리도 붉고 흰 것은 뿌리도 희다. 음력 2월, 8월에 뿌리를 캐어 햇볕에 말린다. 사람 모양을 한 것이 효과가 좋다.[본

【동의보감 탕액편의 원문】

商陸 쟈리공불휘 : 性平[一云冷] 味辛酸 有大毒. 瀉十種水病 喉痺不通. 下蠱毒 墮胎 除癰腫 殺鬼精物 付惡瘡 墮胎 通利大小腸. ○ 在處有之. 有赤白二種. 白者入藥用 赤者甚有毒 見鬼神 但貼腫外用. 若服則傷人 痢血不已而死. ○ 一名章柳根 一名章陸 赤花者根赤 白花者根白. 二月八月採根 暴乾. 如人形者有神.[本草] ○ 銅刀刮去皮薄切 水浸三日 取出和菉豆蒸半日 去豆曬乾或焙乾.[入門]

최] ○ 구리칼로 껍질을 벗기고 얇게 썰어서 물에 3일 동안 담갔다가 녹두를 섞어 한나절을 찐다. 그 다음 녹두를 버리고 햇볕에 말리거나 약한 불에 쬐어 말린다.[입문]

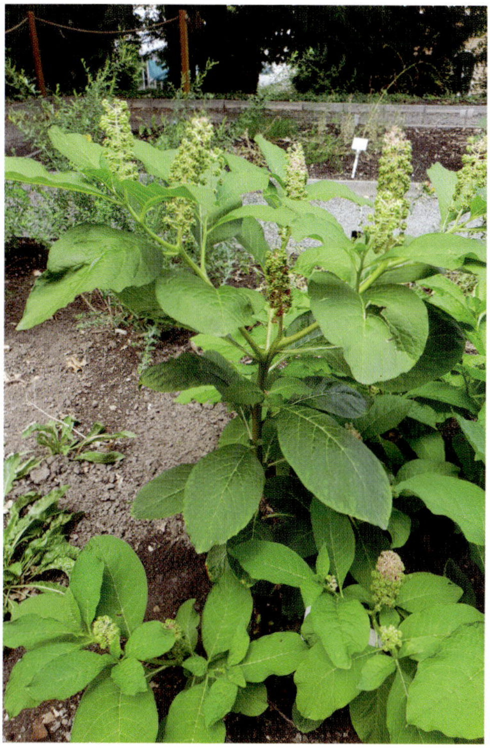

▲ 자리공 지상부(체코)

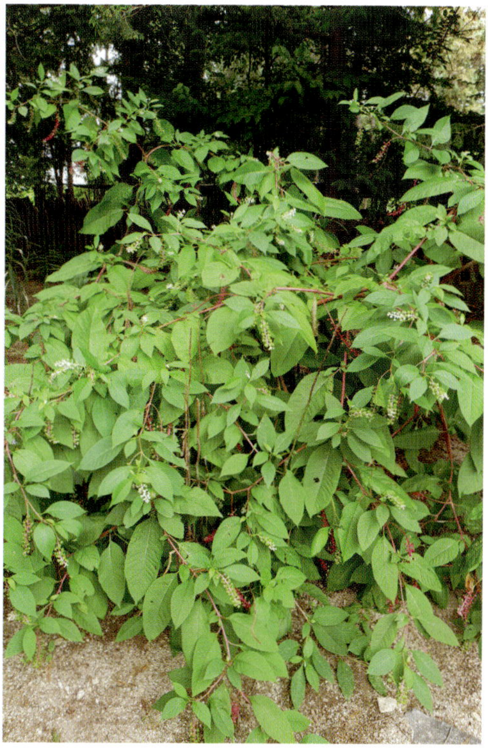

▲ 미국자리공 지상부

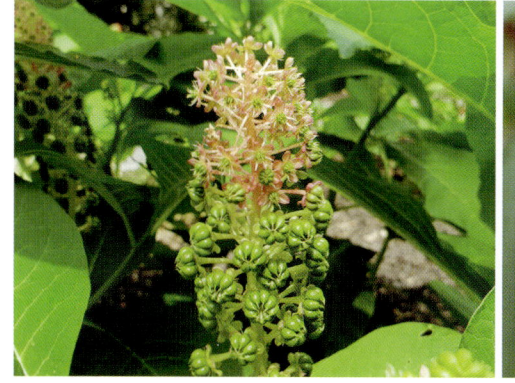

▲ 자리공 꽃과 열매(체코)

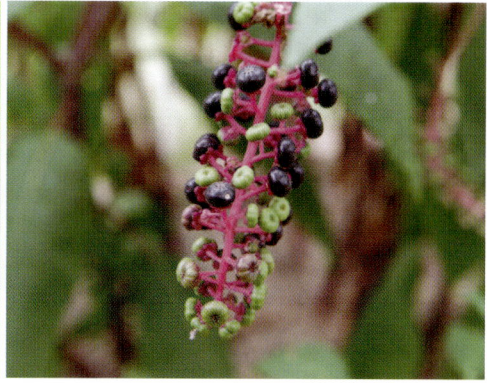

▲ 미국자리공 열매

한방 약미(藥味)와 약성(藥性) 상륙의 맛은 쓰며 성질은 차고 독이 있다.

한방 작용부위(귀경, 歸經) 상륙은 주로 폐, 비장, 신장, 대장 질환에 영향을 미친다.

한방 효능 몸 안의 물기를 배출시켜 부종을 가라앉힌다(逐水消腫 축수소종). 대소변을 잘 나오게 한다(通利二便 통리이변). 독을 풀어주고 뭉친 것을 풀어준다(解毒散結 해독산결).

약효 해설 이뇨 작용이 있으며 몸이 붓는 증상을 치료한다. 목 안이 아픈 증상 그리고 대소변을 보지 못하는 증상에 쓰인다. 독성이 있다.

북한의 약효 북한에서는 '자리공뿌리'로 부른다. 설사약으로서 센 설사를 일으키고 오줌을 잘 나가게 하며 부은 것을 내리우고 독을 푼다. 부종, 복수, 만성콩팥염, 인두염, 후두염, 옹종, 악창에 쓴다.

약용법 뿌리 3~9g을 물 800mL에 넣고 달여서 반으로 나누어 아침저녁으로 마신다.

주의사항 임신부에게는 쓰지 않는다.

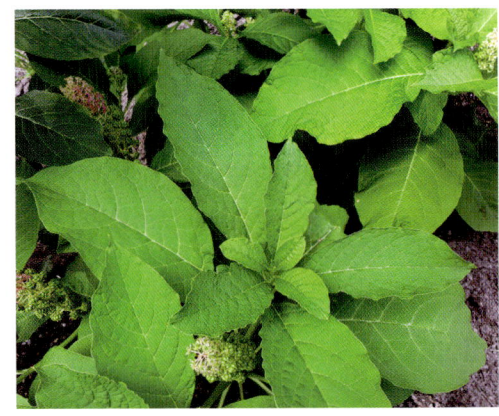
▲ 자리공 잎(체코)

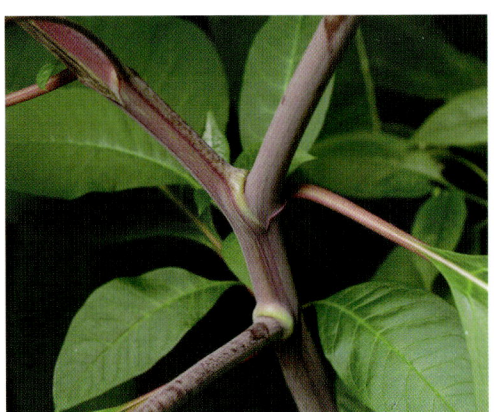
▲ 미국자리공 줄기

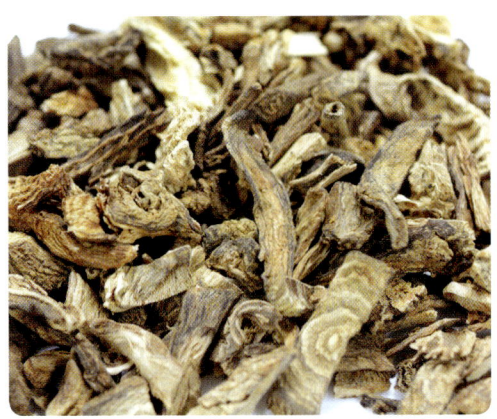
▲ 상륙(약재, 절편)

동의보감 속 한글 이름 **조팝나못불휘**

약재명 상산 / 常山
상산의 뿌리

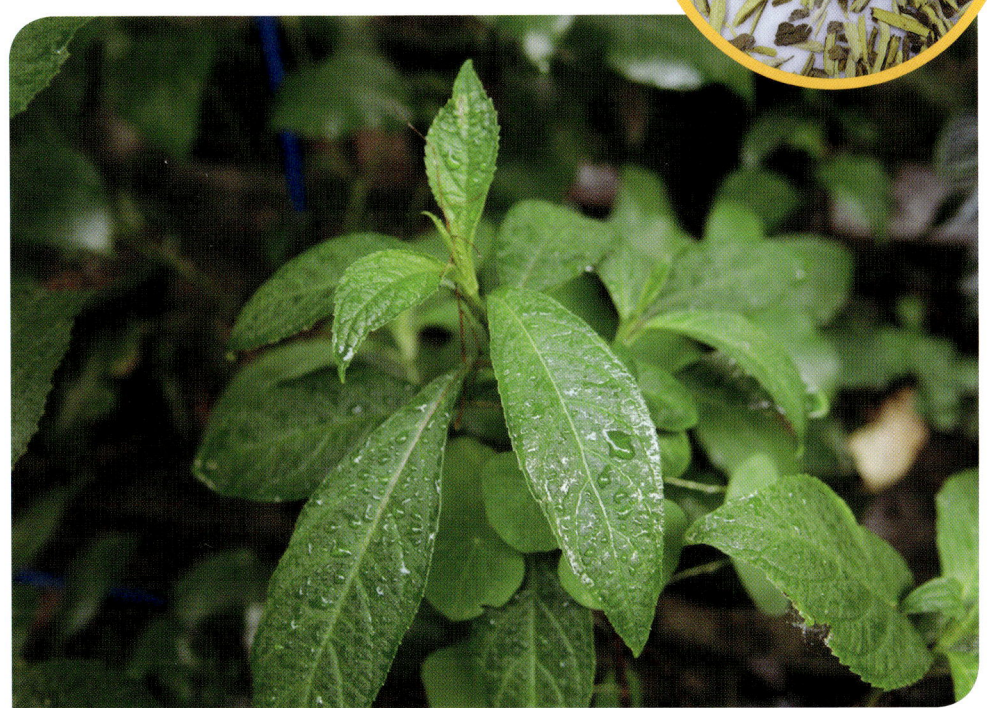

▲ 상산 지상부

- **라틴 생약명**: Dichroae Radix
- **이명 또는 영명**: 촉칠, 황상산(黃常山)
- **약초명 및 학명**: 상산(常山) *Dichroa febrifuga* Lour.
- **과명**: 범의귀과(Saxifragaceae)
- **약용부위**: 뿌리
- **조선시대 의서 수재**: 《동의보감》 탕액편의 풀부, 《방약합편》의 독초편

동아시아 정부 공정서(약전)의 약재명	
약전(藥典, Pharmacopoeia)은 국가 또는 국가가 공인한 기관 등에서 제정한 의약품에 대한 품질 규격서로, 의약품 규격을 위한 대표적인 공정서(公定書)에 해당한다.	**대한민국약전외한약(생약)규격집(KHP)**: 상산(常山) **조선민주주의인민공화국약전(북한약전, DP)**: − **중화인민공화국약전(중국약전, CP)**: 상산(常山. Changshan 창산) **대만중약전(THP)**: − **일본약국방(일본약전, JP)**: −

상산 · 211

약재의 기원   약재 상산은 상산(常山) *Dichroa febrifuga* Lour.(범의귀과 Saxifragaceae)의 뿌리이다.

기원식물의 해설

KHP에서 상산(常山)은 *Dichroa febrifuga* Lour.(범의귀과)로 규정하고 있으나 국가표준식물목록에서는 이와 다른 식물인 *Orixa japonica* Thunb.(운향과)를 '상산'으로 기재하고 있다.

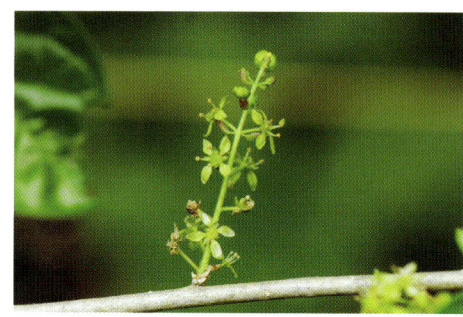

〈유사약초〉 국가표준식물목록에 기재되어 있는 상산
(*Orixa japonica* Thunb.) 꽃

허준, 《원본 동의보감》, 733쪽, 남산당(2014)

동의보감 탕액편의 효능

상산(常山)의 성질은 차고[寒] 맛은 쓰며[苦] 맵고[辛] 독이 있다. 여러 가지 말라리아를 낫게 하고 침과 가래를 토하게 하며 추웠다 열이 났다 하는 것을 치료한다. ○ 곳곳에서 자란다. 즉 촉칠의 뿌리[蜀漆根]이다. 음력 8월에 뿌리를 채취하여 그늘에서 말린다. 가늘고 실하며 노란색이 나는 것을 계골상산(雞骨常山)이라고 하는데 이것이 약효가 가장 좋다.[본초] ○ 성질이 급하고 사나워서 몰아내기는 잘하지만, 에너지[津氣, 진기]를 상하게 할 수 있으니 많이 쓰지 말아야 한다. 많이 쓰면 심하게 토한다.[단심] ○ 생것을 쓰면 심하게 토한다. 술에 하룻밤 담갔다가 찌거나 볶거나 혹은 식초에 담갔다가 삶으면 비병(痞病)을 잘 치료하면서도 토하지 않게 된다.[입문]

【동의보감 탕액편의 원문】

常山 조팝나못불휘 : 性寒 味苦辛 有毒. 治諸瘧 吐痰涎 去寒熱. ○ 處處有之 卽蜀漆根也. 八月採根 陰乾. 細實黃者 呼爲雞骨常山 最勝.[本草] ○ 性暴悍 善驅逐 能傷眞氣 不可多用 令人大吐.[丹心] ○ 生用令人大吐 酒浸一宿 蒸熟或炒 或醋浸煮熟 則善化痞而不吐.[入門]

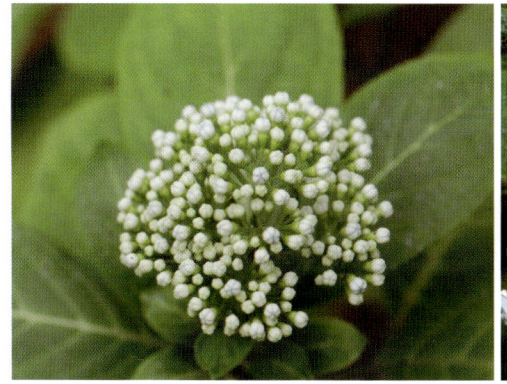
▲ 상산 꽃봉오리

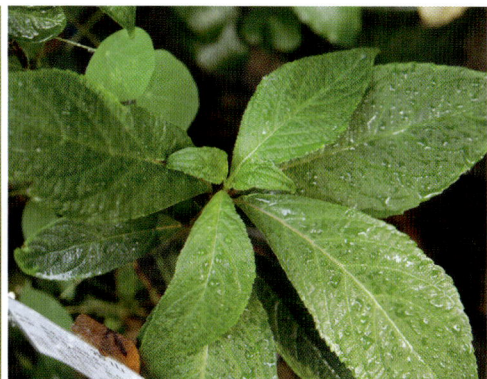
▲ 상산 잎

한방 약미(藥味)와 약성(藥性) 상산의 맛은 쓰고 매우며 성질은 차고 독이 있다.

한방 작용부위(귀경, 歸經) 상산은 주로 폐, 간장, 심장 질환에 영향을 미친다.

한방 효능 가래와 침을 토해내게 한다(涌吐痰涎 용토담연). 말라리아[瘧疾]를 억제한다(截瘧 절학).

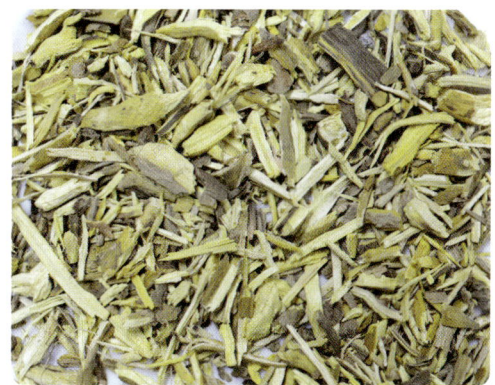
▲ 상산(약재, 절편)

약효 해설 가래를 제거한다. 말라리아를 예방하며 해열 작용이 있다.

약용법 뿌리 5~9g을 물 800mL에 넣고 달여서 반으로 나누어 아침저녁으로 마신다.

주의사항 최토 작용이 있으므로 너무 많은 용량을 쓰면 안 된다. 임신부는 사용을 삼간다.

석위 / 石韋

석위의 잎

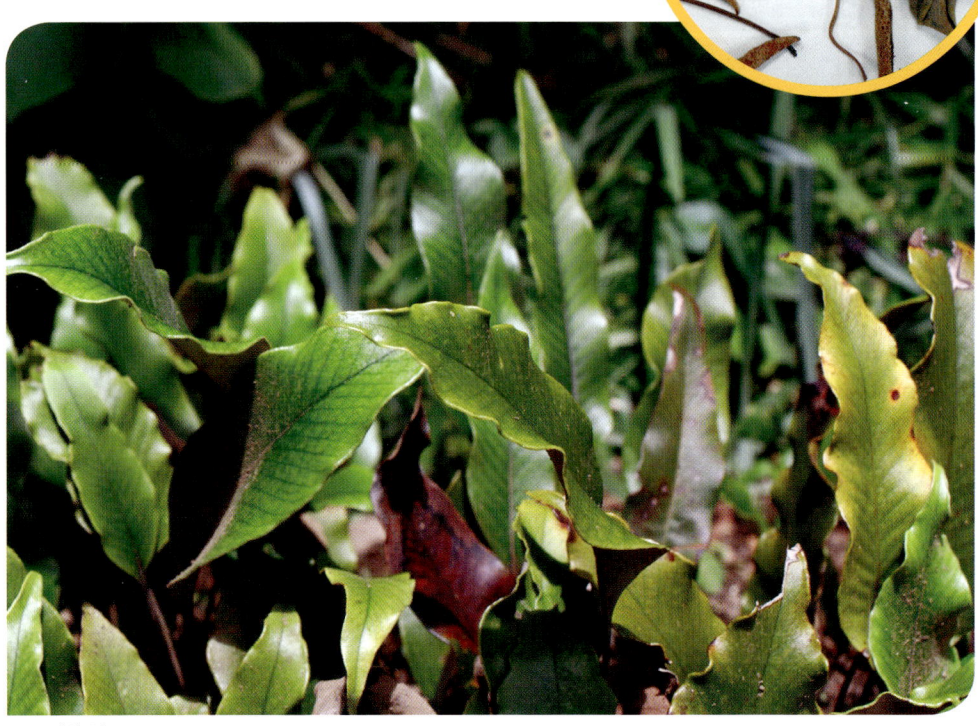

▲ 석위 잎

- **라틴 생약명** : Pyrrosiae Folium
- **이명 또는 영명** : 석란(石蘭)
- **약초명 및 학명** : 석위 *Pyrrosia lingua* (Thunberg) Farwell, 애기석위 *Pyrrosia petiolosa* Ching, 세뿔석위 *Pyrrosia tricuspis* Tagawa
- **과명** : 고란초과(Polypodiaceae)
- **약용부위** : 잎
- **조선시대 의서 수재** : 《동의보감》 탕액편의 풀부

동아시아 정부 공정서(약전)의 약재명

약전(藥典, Pharmacopoeia)은 국가 또는 국가가 공인한 기관 등에서 제정한 의약품에 대한 품질 규격서로, 의약품 규격을 위한 대표적인 공정서(公定書)에 해당한다.

- **대한민국약전외한약(생약)규격집(KHP)** : 석위(石韋)
- **조선민주주의인민공화국약전(북한약전, DP)** : 석위
- **중화인민공화국약전(중국약전, CP)** : 석위(石韦, Shiwei 스웨이)
- **대만중약전(THP)** : 석위(石韋)
- **일본약국방(일본약전, JP)** : ―

약재의 기원

약재 석위는 석위 *Pyrrosia lingua* (Thunberg) Farwell, 애기석위 *Pyrrosia petiolosa* Ching 또는 세뿔석위 *Pyrrosia tricuspis* Tagawa(고란초과 Polypodiaceae)의 잎이다.

기원식물의 해설

KHP에서 기원식물 애기석위의 학명이 '*Pyrrosia petiolosa* Ching'로 되어 있는데, 누락된 기본명 명명자를 포함하여 올바르게 표기하면 '*P. petiolosa* (Christ) Ching'이다. 또한 세뿔석위의 학명이 '*Pyrrosia tricuspis* Tagawa'로 되어 있는데, 세뿔석위의 학명은 '*P. hastata* (Thunb.) Ching'가 정명이며, '*P. tricuspis* (Sw.) Tagawa'는 그 이명이다. [참고논문: 박종철, 최고야. 한약정보연구회지, 2016;4(2):9-35.]

동의보감 탕액편의 효능

석위(石韋)의 성질은 평(平)하고(약간 차다(微寒)고도 한다) 맛은 쓰고[苦] 달며[甘] 독이 없다. 오림(五淋)과 오줌보에 열이 몰려 소변이 잘 나오지 않는 것, 방광에 열이 차서 소변이 찔끔찔끔 나오는 것, 소변이 저절로 나오는 것을 치료한다. 소변을 잘 나오게 한다. ○ 바위 위에 모여 자라고 잎이 가죽과 비슷하기 때문에 석위라고 한다. 또 잎에 가죽처럼 반점이 있고 물소리나 사람 소리가 들리지 않는 곳에서 자란 것이 좋다. 음력 2월과 7월에 잎을 채취하여 그늘에서 말린다. 약으로 쓸 때는 반드시 구워서 노란 털을 없애 버리고 쓴다. 그대로 쓰면 털이 사람의 폐를 찔러 기침하게 된다.[본초]

【동의보감 탕액편의 원문】

石韋 : 性平[一云微寒] 味苦甘 無毒. 治五淋 胞囊結熱不通 膀胱熱滿 淋瀝遺尿 利小便水道. ○ 叢生石上 葉如皮 故名石韋. 又云 葉生斑點如皮 以不聞水聲及人聲者 爲良. 二月七月採葉 陰乾. 入藥須灸用 刷去黃毛 毛射人肺 令人咳.[本草]

한방 약미(藥味)와 약성(藥性)

석위의 맛은 달고 쓰며 성질은 약간 차다.

한방 작용부위(귀경, 歸經) 석위는 주로 폐, 방광 질환에 영향을 미친다.

한방 효능 소변을 잘 나오게 하고 배뇨장애를 해소한다(利尿通淋 이뇨통림). 폐열(肺熱)을 식히고 기침을 멎게 한다(淸肺止咳 청폐지해). 혈열(血熱)을 식히고 지혈한다(凉血止血 양혈지혈).

약효 해설 소변볼 때 아프거나 시원하게 나가지 않는 병증을 치료한다. 요로결석, 신염, 여성의 부정기 자궁출혈에 사용한다. 각혈, 토혈, 혈뇨(血尿)에 쓰이며, 만성 기관지염에 활용한다.

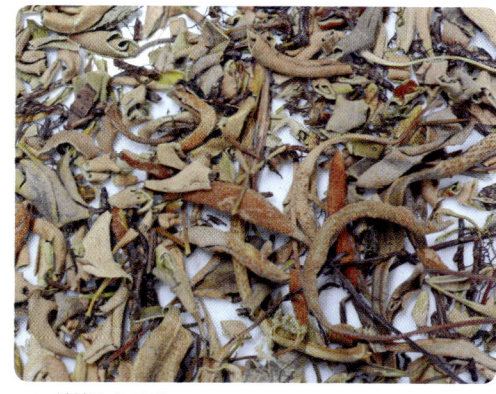
▲ 석위(약재, 절단)

북한의 약효 북한에서는 '석위'로 부른다. 오줌내기약으로서 오줌을 잘 나가게 하고 폐열을 내리운다. 림증, 오줌누기장애, 피오줌, 기침, 방광염, 급성뇨도염에 쓴다.

약용법 잎 6~12g을 물 800mL에 넣고 달여서 반으로 나누어 아침저녁으로 마신다.

약재명: 세신

細辛
족도리풀의 뿌리 및 뿌리줄기

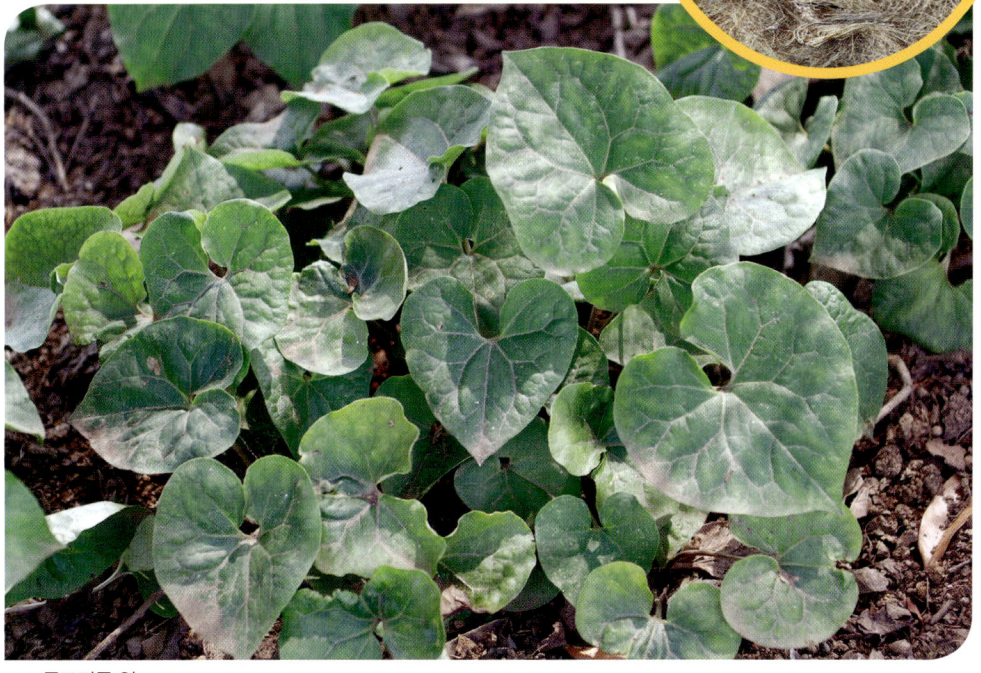

▲ 족도리풀 잎

- **라틴 생약명**: Asiasari Radix et Rhizoma
- **이명 또는 영명**: Asiasarum Root and Rhizome
- **약초명 및 학명**: 민족도리풀 *Asiasarum heterotropoides* F. Maekawa var. *mandshuricum* F. Maekawa, 족도리풀 *Asiasarum sieboldii* Miquel var. *seoulense* Nakai
- **과명**: 쥐방울덩굴과(Aristolochiaceae)
- **약용부위**: 뿌리 및 뿌리줄기
- **조선시대 의서 수재**: 《동의보감》 탕액편의 풀부, 《방약합편》의 산초(山草)편

동아시아 정부 공정서(약전)의 약재명

약전(藥典, Pharmacopoeia)은 국가 또는 국가가 공인한 기관 등에서 제정한 의약품에 대한 품질 규격서로, 의약품 규격을 위한 대표적인 공정서(公定書)에 해당한다.

- **대한민국약전(KP)**: 세신(細辛)
- **조선민주주의인민공화국약전(북한약전, DP)**: 족두리풀뿌리
- **중화인민공화국약전(중국약전, CP)**: 세신(細辛. Xixin 시신)
- **대만중약전(THP)**: 세신(細辛)
- **일본약국방(일본약전, JP)**: 세신(細辛. サイシン 사이신)

약재의 기원 약재 세신은 민족도리풀 *Asiasarum heterotropoides* F. Maekawa var. *mandshuricum* F. Maekawa 또는 족도리풀 *Asiasarum sieboldii* Miquel var. *seoulense* Nakai(쥐방울덩굴과 Aristolochiaceae)의 뿌리 및 뿌리줄기이다.

기원식물의 해설

KP에서 기원식물로 '민족도리풀 *Asiasarum heterotropoides* F. Maekawa var. *mandshuricum* F. Maekawa 또는 족도리풀 *Asiasarum sieboldii* Miquel var. *seoulense* Nakai'를 제시하고 있는데, 민족도리풀의 일반명은 '만수속도리풀'이 더 적합하고, 학명은 '*Asarum heterotropoides* f. *mandshuricum* (Maxim.) Kitag.'가 옳다. 족도리풀의 학명 또한 '*Asarum sieboldii* Miq.'가 옳다. *Asiasarum*은 *Asarum*의 이명으로 정리되었다. [참고 논문: 박종철, 최고야. 한약정보연구회지, 2016;4(2):9-35]

동의보감 탕액편의 효능

세신(細辛)의 성질은 따뜻하고[溫] 맛이 매우 매우며[大辛](쓰고[苦] 맵다[辛]고도 한다) 독이 없다. 풍습(風濕)으로 저리고 아픈 데 쓰며 속을 따뜻하게 하고 기를 내린다. 목 안이 벌겋게 붓고 아프며 막힌 감이 있는 증상을 치료한다. 코가 막힌 것을 뚫어주며 담기(膽氣)를 더해준다. 두통[頭風]을 없애고 눈을 밝게 한다. 치통을 멎게 하고 담(痰)을 삭이며 땀을 나게 한다. ○ 산이나 들에서 자

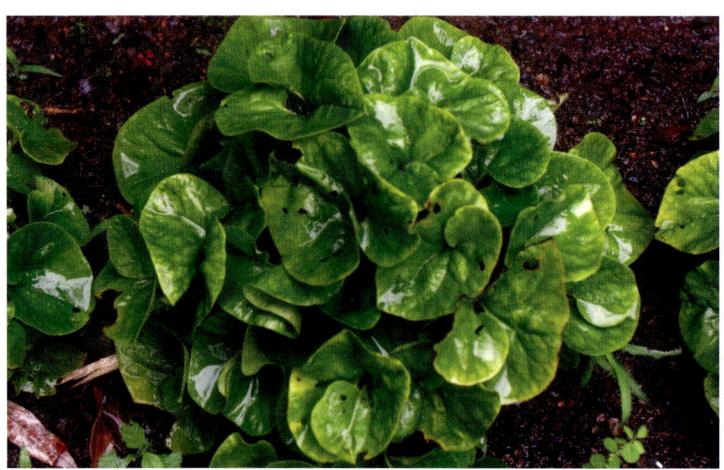

▲ 민족도리풀 지상부

란다. 뿌리가 가늘고 맛이 몹시 매워서 세신(細辛)이라고 한다. 음력 2월, 8월에 뿌리를 캐어 그늘에서 말린 다음 노두를 버리고 쓴다. ○ 이것 하나만 가루 내어 쓸 때는 2g을 넘지 말아야 한다. 이 약을 많이 쓰면 숨이 막혀 죽을 수도 있고 죽어도 아무런 상처도 없다.[본초] ○ 소음경 약이다. 소음두통(少陰頭痛)에 잘 듣는다. 독활을 사약(使藥, 여러 약들을 중화하고 질병 부위로 인도하는 약)으로 하여 쓴다. 세신은 향이나 맛이 다 약하면서 완만하므로 수소음경에 들어간다. 풍으로 인한 머리와 얼굴의 통증[頭面風]을 치료하는 데 없어서는 안 될 약이다.[탕액]

【동의보감 탕액편의 원문】

細辛 : 性溫 味大辛[一云苦辛] 無毒. 主風濕痺痛. 溫中下氣. 除喉痺䶎鼻 添膽氣 去頭風 明目 治齒痛 破痰 出汗. ○ 生山野 其根細而其味極辛 故名之曰細辛. 二月八月採根 陰乾 用之去頭節. ○ 單用末 不可過半錢匕. 多卽氣悶塞不通者 死 雖死無傷.[本草] ○ 少陰經藥也. 治少陰頭痛如神. 獨活爲之使. 細辛香味俱細而緩 故入手少陰 治頭面風痛 不可缺也.[湯液]

한방 약미(藥味)와 약성(藥性) 세신의 맛은 맵고 성질은 따뜻하다.

한방 작용부위(귀경, 歸經) 세신은 주로 심장, 폐, 신장 질환에 영향을 미친다.

한방 효능 땀을 내어 체표에 있는 사기(邪氣)를 내보내고 추위를 없앤다(解表散寒 해표산한). 풍(風)으로 인한 통증을 멎게 한다(祛風止痛 거풍지통). 감각기관을 원활하게 한다(通竅 통규). 폐(肺)를 따뜻하게 하여 몸 안에 수습(水濕)이 엉기어 있는 수음(水飮)을 없앤다(溫肺化飮 온폐화음).

약효 해설 팔다리를 잘 쓰지 못하고

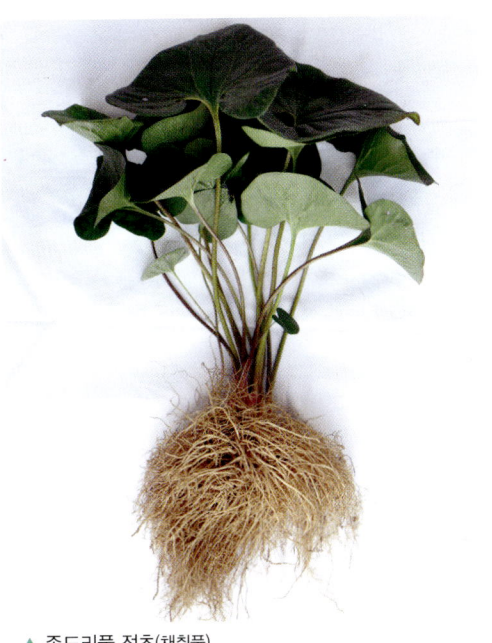

▲ 족도리풀 전초(채취품)

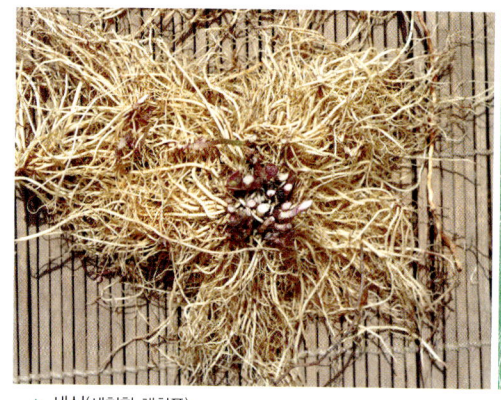
▲ 세신(세척한 채취품)

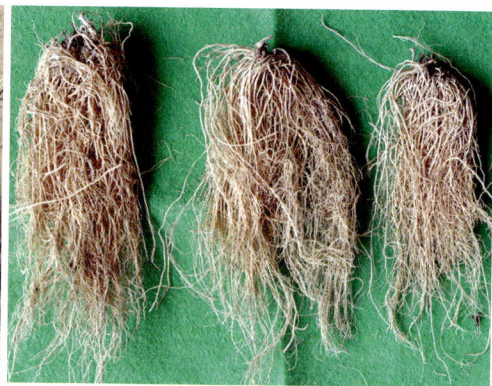
▲ 세신(약재, 전형)

마비되며 아픈 증상을 치료한다. 담음(痰飮)으로 인해 발생하는 기침을 낮게 하며, 비염, 축농증에 사용한다. 두통, 치통에 효과가 있다. 해열, 이뇨 작용이 있다.

북한의 약효 북한에서는 '족두리풀뿌리'로 부른다. 풍한표증약으로서 풍한을 없애고 소음경의 한사를 없애며 가래를 삭인다. 풍한표증, 풍한감기, 머리아픔, 이쏘기, 풍한습비, 류마치스성관절염, 신경통, 허리아픔, 가래가 있고 기침이 나며 숨이 가쁜데, 기관지염, 소음경병에 쓴다.

약용법 뿌리 및 뿌리줄기 1.5~9g을 물 800mL에 넣고 달여서 반으로 나누어 아침저녁으로 마신다. 또는 1~3g을 가루 내어 복용한다. 외용할 경우에는 적당량을 사용하며 가루 낸 분말을 코에 불어 넣거나 귀에 넣거나 또는 배꼽에 붙인다.

주의사항 세신 한 가지만 사용할 경우 과량을 쓰지 않도록 주의한다. 그리고 여로(藜蘆)와 함께 사용하면 안 된다.

동의보감 속 한글 이름 **솔옷불휘**

약재명 **양제근** / **羊蹄根**
참소리쟁이의 뿌리

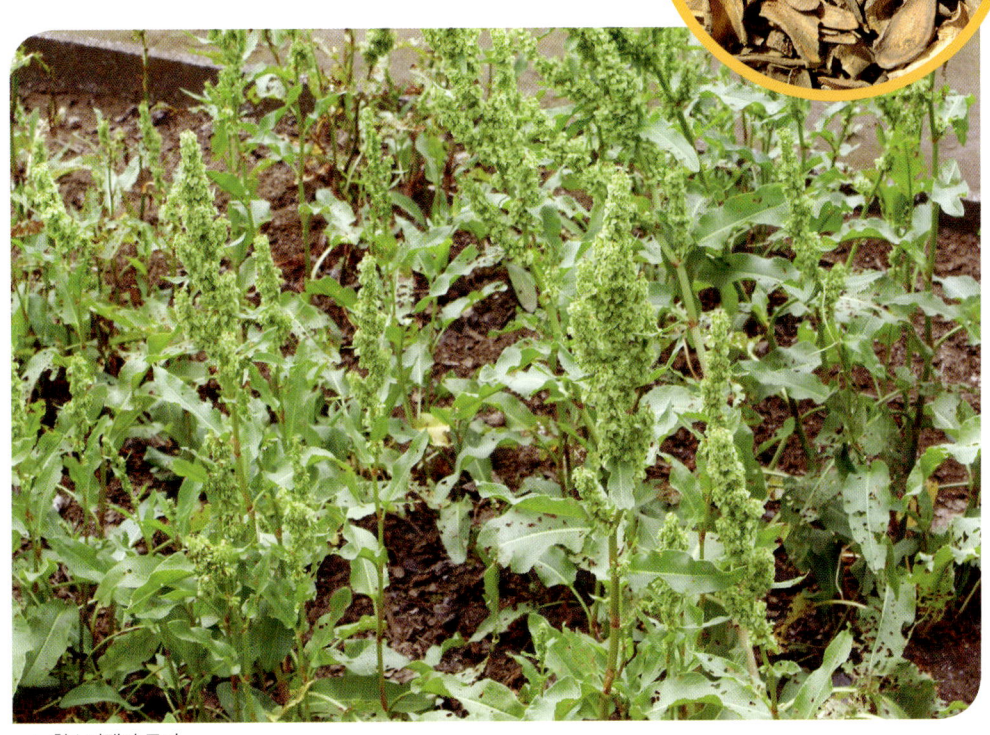

▲ 참소리쟁이 무리

- **라틴 생약명** : Rumecis Radix
- **이명 또는 영명** : 야대황(野大黃), 양제대황(羊蹄大黃)
- **약초명 및 학명** : 참소리쟁이 *Rumex japonicus* Houttuyn, 토대황 *Rumex chalepensis* Millcr
- **과명** : 마디풀과(Polygonaceae)
- **약용부위** : 뿌리
- **조선시대 의서 수재** : 《동의보감》 탕액편의 풀부

동아시아 정부 공정서(약전)의 약재명

약전(藥典, Pharmacopoeia)은 국가 또는 국가가 공인한 기관 등에서 제정한 의약품에 대한 품질 규격서로, 의약품 규격을 위한 대표적인 공정서(公定書)에 해당한다.

대한민국약전외한약(생약)규격집(KHP) : 양제근(羊蹄根)
조선민주주의인민공화국약전(북한약전, DP) : 소리쟁이뿌리
중화인민공화국약전(중국약전, CP) : −
대만중약전(THP) : −
일본약국방(일본약전, JP) : −

약재의 기원 약재 양제근은 참소리쟁이 *Rumex japonicus* Houttuyn 또는 토대황 *Rumex chalepensis* Miller(마디풀과 Polygonaceae)의 뿌리이다.

기원식물의 해설

1 과명 Polygonaceae의 국문명을 '여뀌과'로 표기하고 있으나, 국가표준식물목록에서는 이를 '마디풀과'로 하고 있으며, 여뀌의 속명이 *Persicaria*인데 비해 마디풀의 속명은 *Polygonum*이므로 여뀌과보다는 마디풀과가 과명인 Polygonaceae에 더 타당한 국명이다. [참고논문: 박종철, 최고야. 한약정보연구회지, 2016;4(2):9-35]

※저자 주: 현재의 공정서에는 '마디풀과'로 수정되어 있다.

2 KHP에서 기원식물 토대황의 학명이 '*Rumex chalepensis* Miller'로 되어 있는데, 우리나라 자생종인 토대황의 학명은 '*R. aquaticus* L.'로서 *R. chalepensis*와는 별개의 종이다. *R. chalepensis*는 우리나라에는 없고 중국·중앙아시아·유럽에 분포하는 식물로서, 중국에서는 '망과산모(網果酸模)'라 부른다. 따라서 기원종을 국내 자생종 토대황으로 할 것인지, 국외종 망과산모로 할 것인지 명확히 정리함이 마땅하다. [참고논문: 박종철, 최고야. 한약정보연구회지, 2016;4(2):9-35]

동의보감 탕액편의 효능

양제근(羊蹄根, 소리쟁이 뿌리)의 성질은 차고[寒] 맛은 쓰며[苦] 맵고[辛] 독이 없다(독이 조금 있다고도 한다). 머리카락이 빠지는 것, 옴, 버짐, 큰 종기, 치질, 여성의 음부가 허는 것, 급성 피부염[浸淫瘡, 침음창]에 주로 쓴다. 여러 가지 충을 죽인다. 독충의 독[蠱毒, 고독]을 없애고 독성이 있는 종기에 붙인다. 곳곳에 있다.[본초]

【동의보감 탕액편의 원문】
羊蹄根 솔옷불휘 : 性寒 味苦辛 無毒[一云有小毒]. 主頭禿疥癬疽痔 女子陰蝕浸淫. 殺諸蟲. 療蠱毒 付腫毒. 處處有之.[本草]

한방 약미(藥味)와 약성(藥性) 양제근의 맛은 쓰고 성질은 차다.

한방 작용부위(귀경, 歸經) 양제근은 주로 심장, 간장, 대장 질환에 영향을

출전: 《원본 동의보감》, 735쪽, 남산당(2014)

羊蹄根
之處 癬疽 솔옷
韓處 痔 女
有 性
陰寒
蝕味
浸苦
淫辛
殺無
諸毒
蟲一
療云
蠱有
毒小
付毒
腫主
毒頭
處禿
處疥

미친다.

한방 효능 열기를 식히고 대변이 잘 나오게 한다(淸熱通便 청열통변). 혈열(血熱)을 식히고 지혈한다(凉血止血 양혈지혈). 기생충을 죽이고 가려움증을 멎게 한다(殺蟲止痒 살충지양).

약효 해설 여성의 부정기 자궁출혈을 치료한다. 황달, 변비에 유효하며 토혈, 혈변(血便)을 멎게 한다.

북한의 약효 북한에서는 '소리쟁이뿌리'로 부른다. 설사약으로서 대변을 잘 누게 하고 독을 풀며 출혈을 멈추고 벌레를 죽인다. 변비, 피게우기(토혈), 설사, 리질, 게우기(구토), 습진, 옴, 가려움증, 태선, 위염, 대장염에 쓴다.

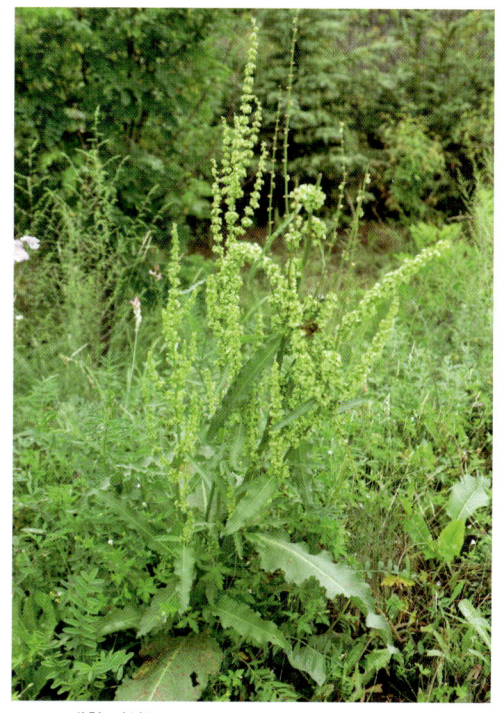
▲ 토대황 지상부

약용법 뿌리 9~15g을 물 800mL에 넣고 달여서 반으로 나누어 아침저녁으로 마시거나 외용으로 적당량 사용한다.

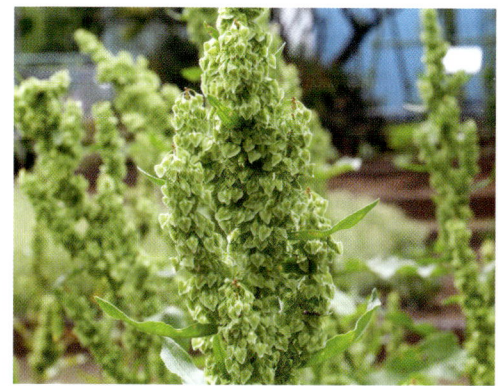
▲ 참소리쟁이 꽃

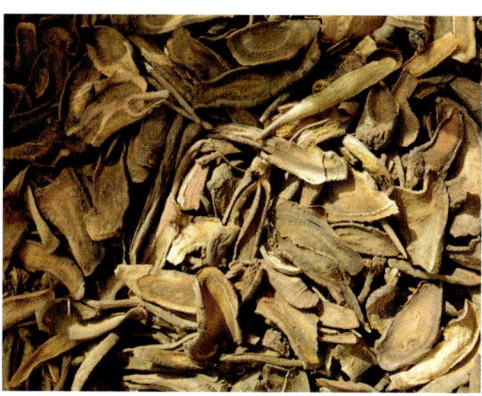
▲ 양제근(약재, 절편)

동의보감 속 한글 이름 **박새**

약재명 여로

藜蘆
박새의 뿌리줄기와 뿌리

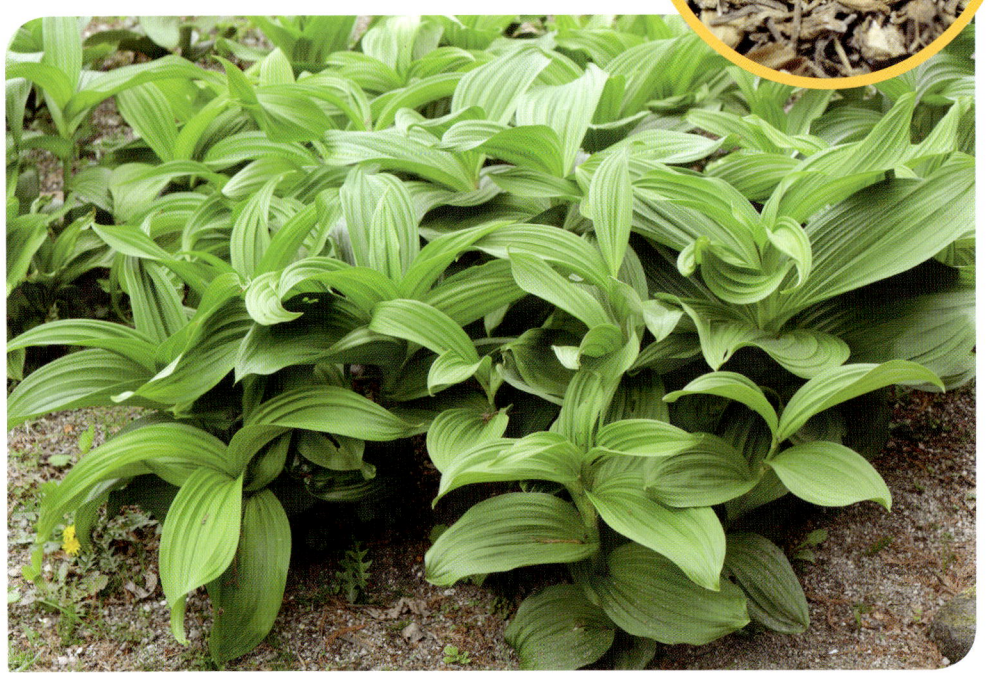

▲ 박새 재배지

- **라틴 생약명** : Veratri Rhizoma et Radix
- **이명 또는 영명** : 여로두(藜蘆頭)
- **약초명 및 학명** : 참여로 *Veratrum nigrum* Linné var. *ussuriense* Loes. fil., 박새 *Veratrum oxysepalum* Turcz.
- **과명** : 백합과 (Liliaceae)
- **약용부위** : 뿌리줄기와 뿌리
- **조선시대 의서 수재** : 《동의보감》 탕액편의 풀부, 《방약합편》의 독초편

동아시아 정부 공정서(약전)의 약재명

약전(藥典, Pharmacopoeia)은 국가 또는 국가가 공인한 기관 등에서 제정한 의약품에 대한 품질 규격서로, 의약품 규격을 위한 대표적인 공정서(公定書)에 해당한다.

- **대한민국약전외한약(생약)규격집(KHP)** : 여로(藜蘆)
- **조선민주주의인민공화국약전(북한약전, DP)** : 박새, 파란여로
- **중화인민공화국약전(중국약전, CP)** : -
- **대만중약전(THP)** : -
- **일본약국방(일본약전, JP)** : -

약재의 기원 약재 여로는 참여로 *Veratrum nigrum* Linné var. *ussuriense* Loes. fil. 또는 박새 *Veratrum oxysepalum* Turcz.(백합과 Liliaceae)의 뿌리줄기와 뿌리이다.

동의보감 탕액편의 효능

여로(藜蘆, 박새 뿌리)의 성질은 차고[寒] 맛은 맵고[辛] 쓰며[苦] 독이 많다. 머리에 난 부스럼, 옴으로 가려운 것, 피부가 헐어 아프고 가려우며 벌겋게 부어 곪는 것, 버짐을 낫게 한다. 괴사한 조직[死肌]을 없애고 여러 가지 벌레를 죽이며 가슴에 풍증(風症)을 일으키는 담(痰)을 토하게 한다. ○ 산에서 자란다. 뿌리는 파와 비슷하고 털이 많다. 용담초[龍膽]와도 비슷하다. 음력 2월, 3월, 8월에 뿌리를 캐어 그늘에서 말린다. 일명 녹총(鹿葱)이라고도 한다.[본초] ○ 찹쌀뜨물에 삶아 볕에 말려서 약간 볶아[微炒] 쓴다.[본초]

【동의보감 탕액편의 원문】

藜蘆 박새 : 性寒 味辛苦 有大毒. 主頭瘍 疥瘙 惡瘡癬. 去死肌 殺諸蟲 吐膈上風痰. ○ 生山中. 根似葱而多毛 又如龍膽. 二月三月八月採根 陰乾. 一名鹿葱.[本草] ○ 糯米泔煮 曬乾 微炒用之.[本草]

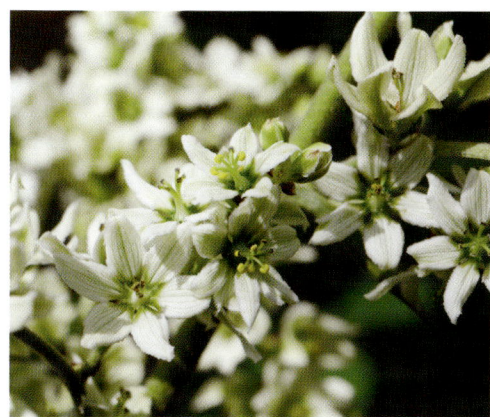
▲ 박새 꽃

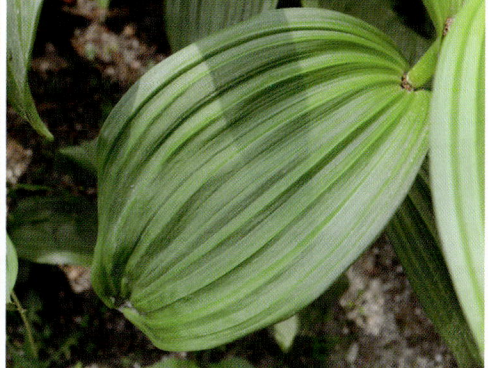
▲ 박새 잎

한방 약미(藥味)와 약성(藥性) 여로의 맛은 맵고 쓰며 성질은 차고 독이 있다.

한방 작용부위(귀경, 歸經) 여로는 주로 간장, 폐, 위장 질환에 영향을 미친다.

한방 효능 풍증(風症)을 일으키는 담(痰)을 토해내게 한다(涌吐風痰 용토풍담). 기생충을 죽인다(殺蟲 살충).

약효 해설 중풍으로 담(痰)이 뭉쳐 기(氣)가 막히는 병증에 사용한다. 오랫동안 낫지 않는 말라리아를 치료한다. 살충, 혈압강하 작용이 있다. 감각마비, 복통, 서맥(徐脈, 느린 맥박), 심장 기능 이상과 같은 중독 증상이 나타날 수 있다.

북한의 약효 북한에서는 '박새'로 부른다. 살충약으로서 먹으면 게우게 하고 외용약으로 쓰면 벌레를 죽인다. 옴, 악창, 머리가 헌데(외용), 파리, 구데기, 곤두벌레를 죽이는 데 쓴다.

약용법 뿌리줄기와 뿌리 0.3~0.6g을 가루 또는 환(丸)으로 만들어 복용하거나 외용으로 적당량 사용한다.

주의사항 독성이 있으므로 사용에 주의한다.

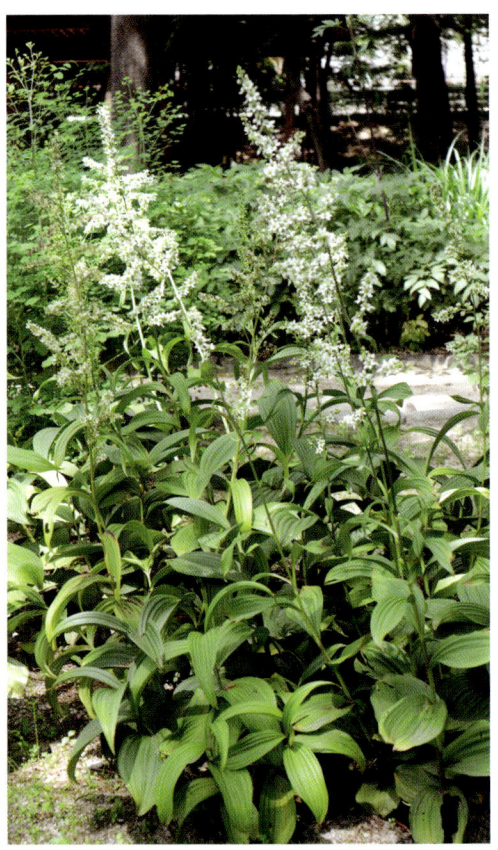
▲ 박새 지상부

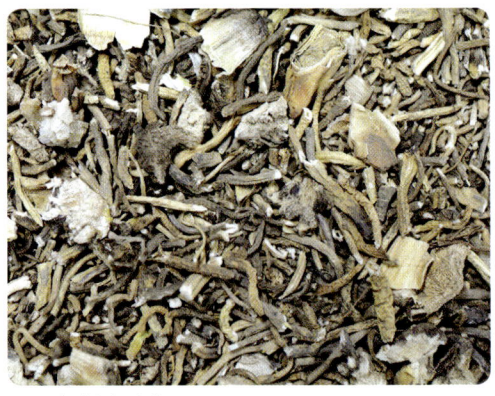
▲ 여로(약재, 절편)

약재명: 원화

芫花
팥꽃나무의 꽃봉오리

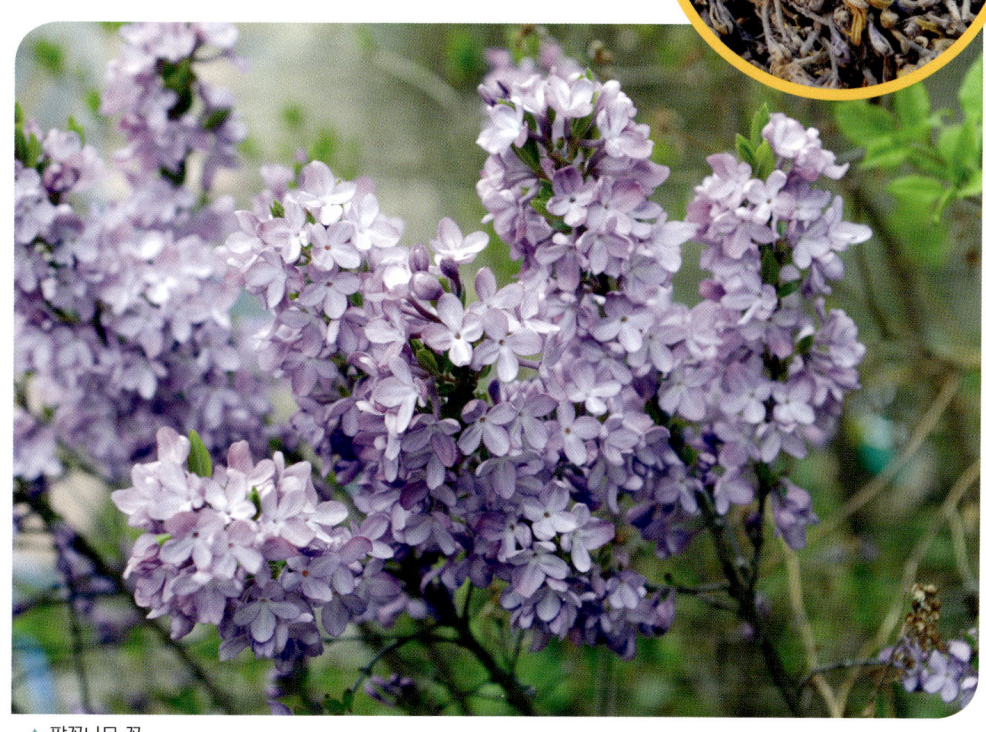

▲ 팥꽃나무 꽃

- **라틴 생약명**: Genkwae Flos
- **약초명 및 학명**: 팥꽃나무 *Daphne genkwa* Siebold et Zuccarini
- **과명**: 팥꽃나무과(Thymeleaceae)
- **약용부위**: 꽃봉오리
- **조선시대 의서 수재**: 《동의보감》 탕액편의 나무부, 《방약합편》의 독초편

동아시아 정부 공정서(약전)의 약재명

약전(藥典, Pharmacopoeia)은 국가 또는 국가가 공인한 기관 등에서 제정한 의약품에 대한 품질 규격서로, 의약품 규격을 위한 대표적인 공정서(公定書)에 해당한다.

- **대한민국약전외한약(생약)규격집(KHP)**: 원화(芫花)
- **조선민주주의인민공화국약전(북한약전, DP)**: 팥꽃나무꽃망울
- **중화인민공화국약전(중국약전, CP)**: 원화(芫花. Yuanhua 위앤후아)
- **대만중약전(THP)**: —
- **일본약국방(일본약전, JP)**: —

약재의 기원   약재 원화는 팥꽃나무 *Daphne genkwa* Siebold et Zuccarini(팥꽃나무과 Thymeleaceae)의 꽃봉오리이다.

동의보감 탕액편의 효능

원화(芫花, 팥꽃나무 꽃봉오리)의 성질은 따뜻하며[溫] 맛은 맵고[辛] 쓰며[苦] 독이 있다(독이 많다고도 한다). 명치의 창만을 치료하고 몸이 붓는 것을 가라앉힌다. 한담(寒痰)으로 자주 침 뱉는 것, 기침, 말라리아[瘧瘂, 장학], 독충의 독[蠱毒, 고독]을 치료한다. 피부가 헐어 아프고 가려우며 벌겋게 부어 곪는 것을 낫게 한다. 팔다리를 잘 쓰지 못하고 마비되며 아픈 것을 치료한다. 벌레, 물고기, 고기의 독을 풀어준다. ○ 음력 1~2월에 청자색의 꽃이 피는데 잎이 나기 전에 꽃을 따서 햇볕에 말린다. ○ 쓸 때는 식초에 볶아 쓰는데 눈에 가까이 하지 말아야 한다.[본초]

【동의보감 탕액편의 원문】

芫花 : 性溫 味辛苦 有毒[一云大毒]. 治心腹脹滿 去水腫 寒痰喜唾 療咳嗽 瘧瘂 蠱毒. 治癰腫 惡瘡 風濕 殺蟲魚肉毒. ○ 正二月 花發紫碧色 葉未生時收花 日乾. ○ 凡使醋炒用 不可近眼.[本草]

한방 약미(藥味)와 약성(藥性)   원화의 맛은 쓰고 매우며 성질은 따뜻하고 독이 있다.

한방 작용부위(귀경, 歸經)   원화는 주로 폐, 비장, 신장 질환에 영향을 미친다.

한방 효능   과도한 수분을 배출시킨다(瀉水逐飮 사수축음). 담(痰)을 제거하고 기침을 멎게 한다(祛痰止咳 거담지해). 독을 풀어주고 벌레를 죽인다(解毒殺蟲 해독살충).

약효 해설   몸이 붓고 배가 몹시 불러오면서 속이 그득한 증상에 효과가 있

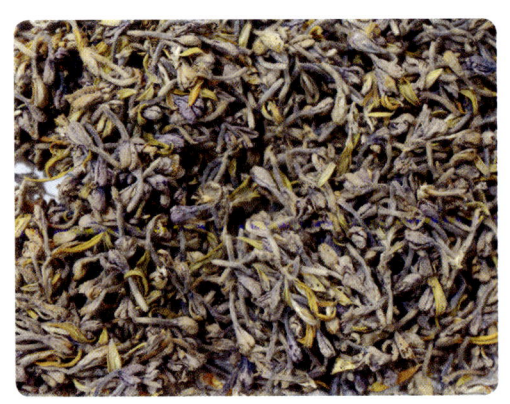

▲ 원화(약재, 전형)

다. 기가 치밀어 올라 숨이 차고 기침하는 증상 그리고 가슴과 배에 물이 차는 증상에 유효하다. 가래, 기침에 유효하며 대소변을 잘 나오게 한다.

북한의 약효 북한에서는 '팥꽃나무꽃망울'로 부른다. 설사약으로서 센 설사를 일으키고 적을 없애며 오줌을 잘 나가게 한다. 심한 부종, 복수, 징가, 적취, 황달, 습성늑막염에 쓴다.

수치(修治) 방법 이물질을 제거한 후, 원화 500g에 식초 125g의 비율로 혼합한 다음 볶는다. 이때 불기운은 약하고 천천히 타게 하며 식초가 원화에 모두 흡수될 때까지 볶은 후 음건하여 사용한다.

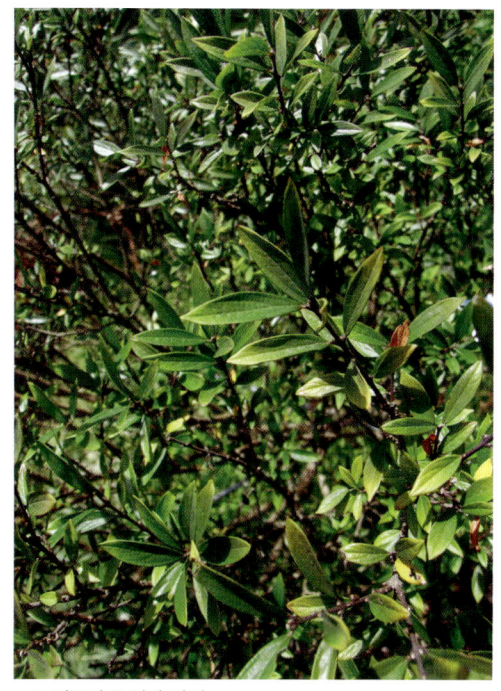
▲ 팥꽃나무 잎과 가지

※**수치(修治):** 한방이론에 근거하여 약재를 가공 처리함으로써 약재 본래의 성질을 변화시키는 제약 기술의 일종으로, 포제(炮製)라고도 한다.

약용법 수치(修治)한 꽃봉오리 1.5~3g을 물 800mL에 넣고 달여서 반으로 나누어 아침저녁으로 마신다. 또는 매일 한 번 0.6~1g의 가루약을 복용한다. 외용할 때는 적당량을 갈아서 환부에 붙인다.

주의사항 임신부와 몸이 허약한 사람에게는 쓰지 않는다.

동의보감 속 한글 이름 **술위ㄴ믈불휘**

약재명 위령선 / **威靈仙**
으아리의 뿌리 및 뿌리줄기

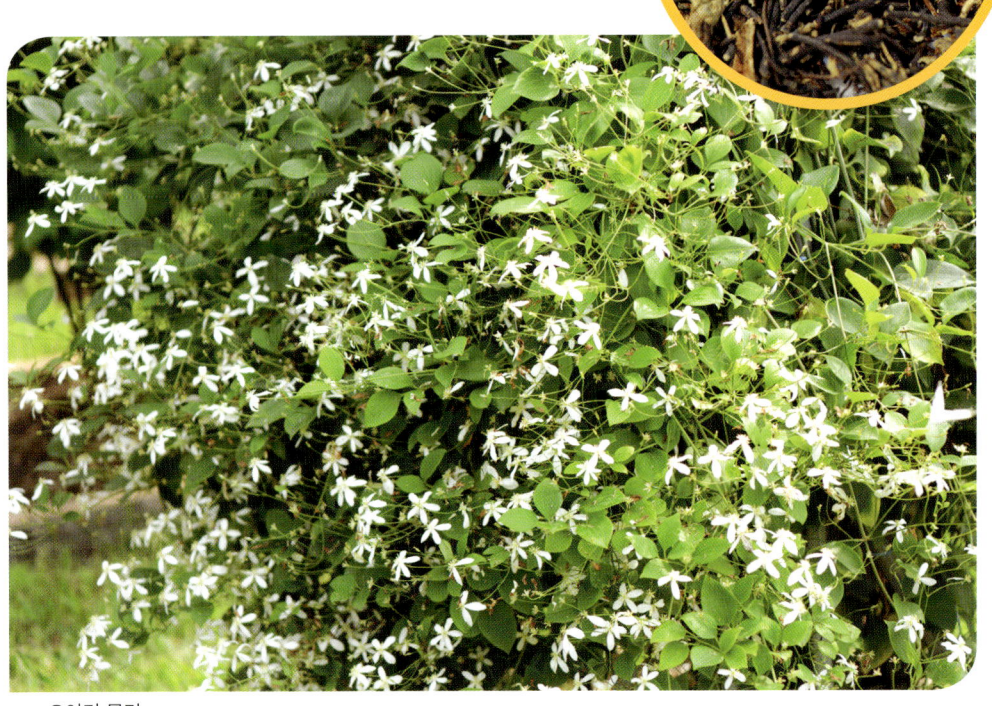

▲ 으아리 무리

■ **라틴 생약명** : Clematidis Radix   ■ **이명 또는 영명** : 철선련(鐵線連)   ■ **약초명 및 학명** : 으아리 *Clematis manshurica* Ruprecht, 가는잎사위질빵 *Clematis hexapetala* Pallas, 위령선(威靈仙) *Clematis chinensis* Osbeck   ■ **과명** : 미나리아재비과(Ranunculaceae)   ■ **약용부위** : 뿌리 및 뿌리줄기   ■ **조선시대 의서 수재** : 《동의보감》 탕액편의 풀부, 《방약합편》의 만초(蔓草, 덩굴풀)편

동아시아 정부 공정서(약전)의 약재명

약전(藥典, Pharmacopoeia)은 국가 또는 국가가 공인한 기관 등에서 제정한 의약품에 대한 품질 규격서로, 의약품 규격을 위한 대표적인 공정서(公定書)에 해당한다.

대한민국약전외한약(생약)규격집(KHP) : 위령선(威靈仙)
조선민주주의인민공화국약전(북한약전, DP) : 으아리뿌리
중화인민공화국약전(중국약전, CP) : 위령선(威灵仙. Weilingxian 웨이링시앤)
대만중약전(THP) : 위령선(威靈仙)
일본약국방(일본약전, JP) : 위령선(威靈仙. イレイセン 이레이센)

약재의 기원 약재 위령선은 으아리 *Clematis manshurica* Ruprecht, 가는잎사위질빵 *Clematis hexapetala* Pallas 또는 위령선(威靈仙) *Clematis chinensis* Osbeck(미나리아재비과 Ranunculaceae)의 뿌리 및 뿌리줄기이다.

동의보감 탕액편의 효능

위령선(威靈仙, 으아리 뿌리)은 여러 가지 풍을 없앤다. 오장(五藏)을 잘 통하게 하고 배 속이 차가워 막힌 것을 낫게 한다. 가슴에 있는 담수(痰水), 배 속에 생긴 덩어리, 옆구리 부위에 생긴 덩어리를 치료한다. 방광에 고인 고름과 나쁜 물[惡水], 허리와 무릎이 시리고 아픈 것을 낫게 한다. 오래 먹으면 급성 전염병[瘟疫, 온역]과 말라리아에 걸리지 않는다. ○ 산과 들에서 자란다. 음력 9월 말~12월에 캐어 그늘에서 말리고 나머지 달에는 캐지 않는다. 철각위령선(鐵脚威靈仙)이 좋다. 또는 물소리가 들리지 않는 곳에서 자란 것이 좋다고 한다.[본초] ○ 통증을 멎게 하는 중요한 약이다. 물 흐르는 소리를 들으면 그의 성질이 잘 달아나기 때문에 물소리가 들리지 않는 곳에서 자란 것이 좋다. 음양곽[仙靈脾]도 또한 그렇다. 술에 씻어 약한 불에 말려 쓴다.[단심]

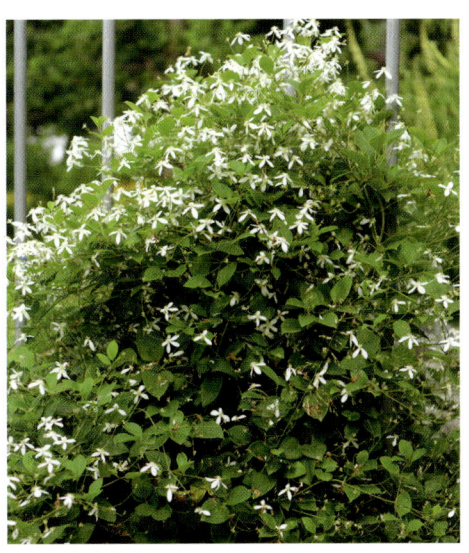

【동의보감 탕액편의 원문】

威靈仙 술위ㄴ믈불휘 : 主諸風 宣通 五藏 去腹內冷滯 心膈痰水 癥瘕 痃癖 膀胱宿膿惡水 腰膝冷痛. 久服無瘟疫瘧. ○ 生山野. 九月末至十二月採 陰乾 餘月不堪採. 鐵脚者佳. 又云 不聞水聲者良.[本草] ○ 治痛之要藥也. 聞流水聲響 則其性好走 故取不聞水聲者. 仙靈脾亦然. 酒洗 焙乾用.[丹心]

▲ 으아리 지상부

한방 약미(藥味)와 약성(藥性) 위령선의 맛은 맵고 짜며 성질은 따뜻하다.

한방 작용부위(귀경, 歸經) 위령선은 주로 방광 질환에 영향을 미친다.

한방 효능 풍사(風邪)와 습사(濕邪)를 없앤다(祛風濕 거풍습). 경락을 잘 통하게 한다(通經絡 통경락).

약효 해설 관절을 구부리고 펴는 것이 어려운 증상을 치료한다. 팔다리를 잘 쓰지 못하고 마비되며 아픈 증상을 낫게 한다. 편도염, 각기병에 유효하다.

북한의 약효 북한에서는 '으아리뿌리'로 부른다. 거풍습약으로서 풍습을 없애고 가래를 삭이며 기를 잘 돌아가게 하고 아픔을 멈추며 오줌을 잘 나가게 한다. 풍습으로 인한 팔다리아픔, 허리아픔, 무릎아픔, 오랜 비증, 팔다리마비, 징가, 현벽, 배아픔, 신경통, 관절염, 소아마비후유증, 급성 및 만성펠라그라에 쓴다.

약용법 뿌리 및 뿌리줄기 6~10g을 물 800mL에 넣고 달여서 반으로 나누어 아침저녁으로 마신다.

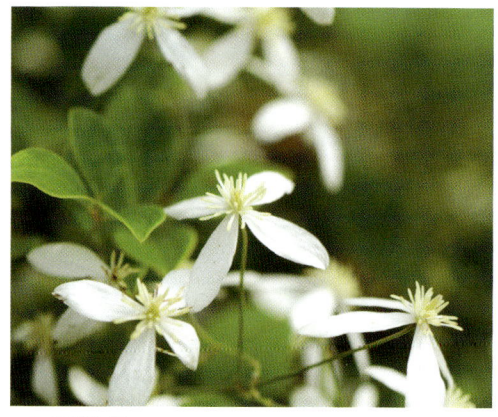
▲ 으아리 꽃

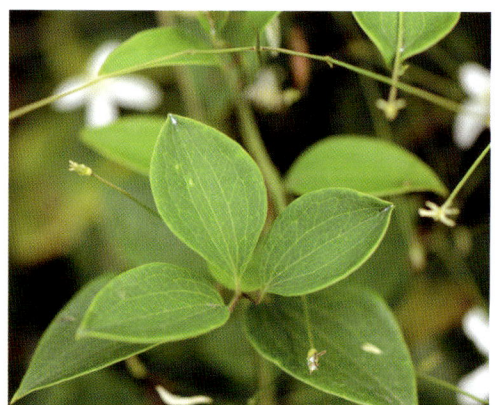
▲ 으아리 잎

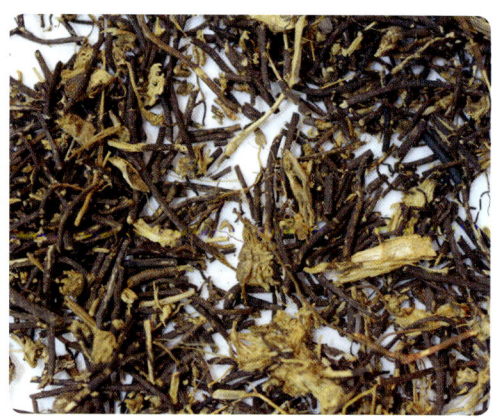
▲ 위령선(약재, 절단)

약재명 유기노

劉寄奴
기호의 전초

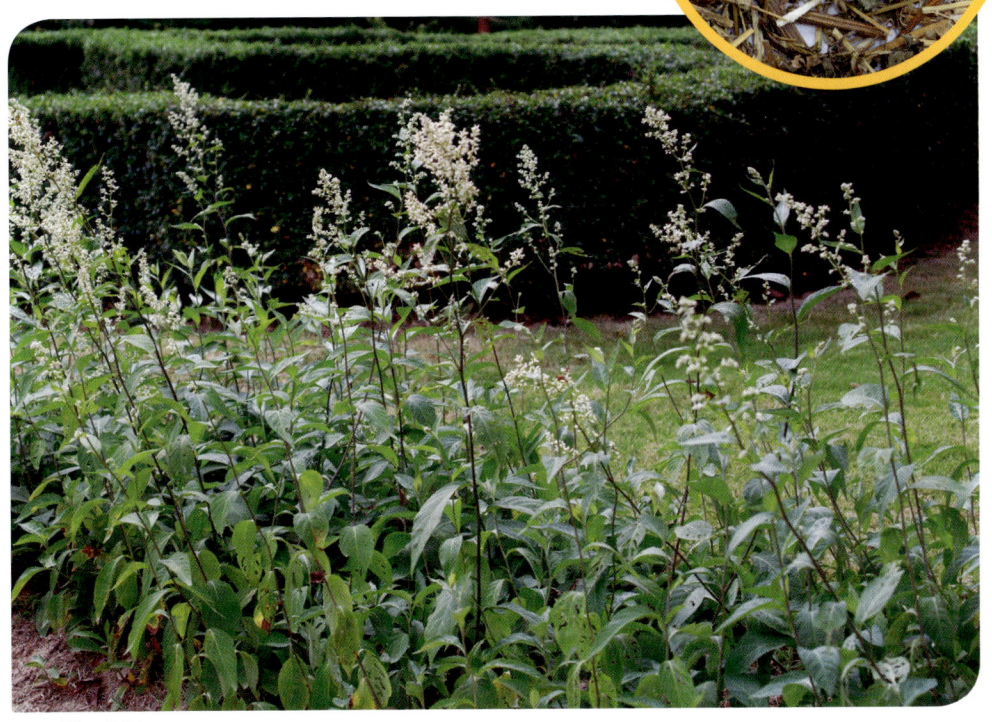

▲ 기호 지상부

- **라틴 생약명** : Artemisiae Anomalae Herba
- **약초명 및 학명** : 기호(寄蒿) *Artemisia anomala* S. Moore
- **과명** : 국화과(Compositae)
- **약용부위** : 전초
- **조선시대 의서 수재** : 《동의보감》 탕액편의 풀부

동아시아 정부 공정서(약전)의 약재명

약전(藥典, Pharmacopoeia)은 국가 또는 국가가 공인한 기관 등에서 제정한 의약품에 대한 품질 규격서로, 의약품 규격을 위한 대표적인 공정서(公定書)에 해당한다.

- **대한민국약전외한약(생약)규격집(KHP)** : 유기노(劉寄奴)
- **조선민주주의인민공화국약전(북한약전, DP)** : －
- **중화인민공화국약전(중국약전, CP) 부록** : 유기노(刘寄奴)
- **대만중약전(THP)** : －
- **일본약국방(일본약전, JP)** : －

약재의 기원   약재 유기노는 기호(寄蒿) *Artemisia anomala* S. Moore(국화과 Compositae)의 전초이다.

동의보감 탕액편의 효능

유기노초(劉寄奴草, 기호)의 성질은 따뜻하고[溫] 맛은 쓰며[苦] 독이 없다. 어혈을 깨뜨리고 배가 몹시 부르며 속이 그득한 감을 주는 증상을 낫게 한다. 월경을 잘 통하게 하고 배 속에 생긴 덩어리를 풀어준다. ○ 싹과 줄기는 쑥과 비슷하고 잎은 버드나무처럼 푸르다. 줄기는 네모지고 황적색의 작은 꽃이 피며 열매는 기장과 비슷한데 더 잘다. 쑥 종류이다. 음력 7월, 8월에 캐어 햇볕에 말린다.[본초] ○ 송(宋)나라 고조(高祖) 유유(劉裕)가 어릴 때 이름이 기노(寄奴)였는데 쇠붙이에 다쳐 출혈할 때 이 풀로 치료하여 신기하게 나았으므로 유기노라고 부른다.[입문]

> **【동의보감 탕액편의 원문】**
>
> 劉寄奴草 : 性溫 味苦 無毒. 主破血下脹 通婦人經脈癥結. ○ 苗莖似艾蒿 葉青似柳. 莖有四稜 開小黃白花 結實似黍而細. 蒿之類也. 七月八月採 日乾.[本草] ○ 宋高祖劉裕 少名寄奴 用此治金瘡出血如神 故為名.[入門]

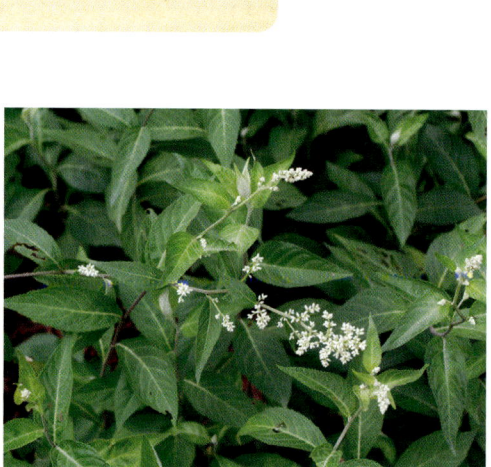

▲ 기호 꽃   ▲ 기호 잎

한방 약미(藥味)와 약성(藥性) 유기노의 맛은 맵고 약간 쓰며 성질은 따뜻하다.

한방 작용부위(귀경, 歸經) 유기노는 주로 심장, 간장, 비장 질환에 영향을 미친다.

한방 효능 어혈을 깨뜨려 월경이 잘 나오게 한다(破瘀通經 파어통경). 출혈을 멎게 하고 종기를 가라앉힌다(止血消腫 지혈소종). 음식물이 정체되는 식적(食積)을 소화시킨다(消食化積 소식화적).

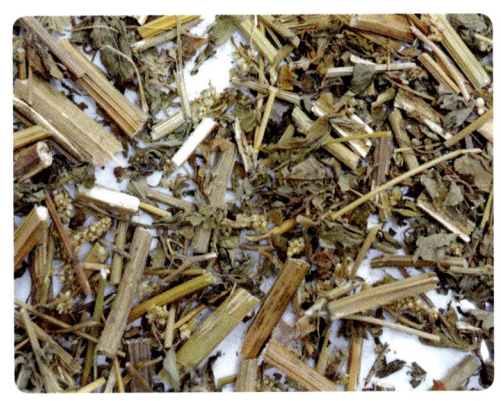
▲ 유기노(약재, 절단)

약효 해설 음식이 소화되지 않고 쌓여 배가 아픈 병증을 치료한다. 팔다리를 잘 쓰지 못하고 마비되며 아픈 증상에 사용한다. 산후 어혈에 유효하며, 혈변(血便), 혈뇨(血尿)에 쓰인다. 설사, 이질에 효과가 있다.

약용법 전초 5~10g을 물 800mL에 넣고 달여서 반으로 나누어 아침저녁으로 마시거나 또는 가루나 환(丸)으로 만들어 복용한다. 외용할 경우에는 적당량을 짓찧어서 환부에 붙인다.

동의보감 속 한글 이름 **들뻬**

약재명 임자

荏子
들깨의 씨

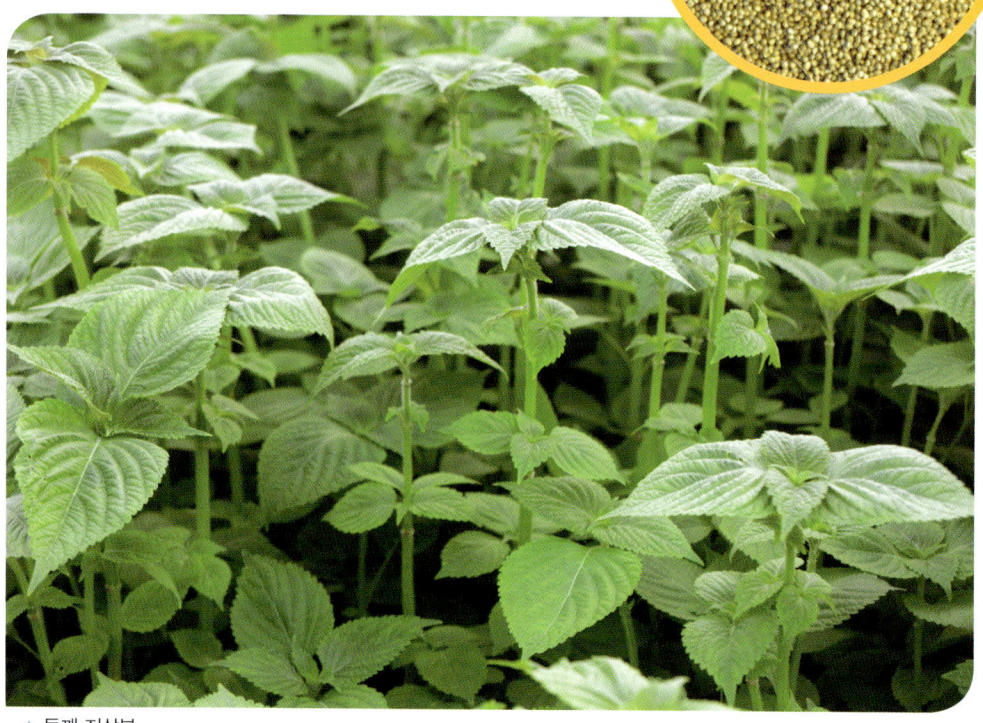

▲ 들깨 지상부

- **라틴 생약명 :** Perillae Japonicae Semen   ■ **약초명 및 학명 :** 들깨 *Perilla frutescens* Britton var. *japonica* Hara   ■ **과명 :** 꿀풀과(Labiatae)   ■ **약용부위 :** 씨   ■ **조선시대 의서 수재 :** 《동의보감》 탕액편의 채소부, 《방약합편》의 마맥도(麻麥稻, 삼, 보리, 벼류)편

동아시아 정부 공정서(약전)의 약재명	
약전(藥典, Pharmacopoeia)은 국가 또는 국가가 공인한 기관 등에서 제정한 의약품에 대한 품질 규격서로, 의약품 규격을 위한 대표적인 공정서(公定書)에 해당한다.	**대한민국약전외한약**(생약)**규격집**(KHP) **:** 임자(荏子) **조선민주주의인민공화국약전**(북한약전, DP) **:** − **중화인민공화국약전**(중국약전, CP) **:** − **대만중약전**(THP) **:** − **일본약국방**(일본약전, JP) **:** −

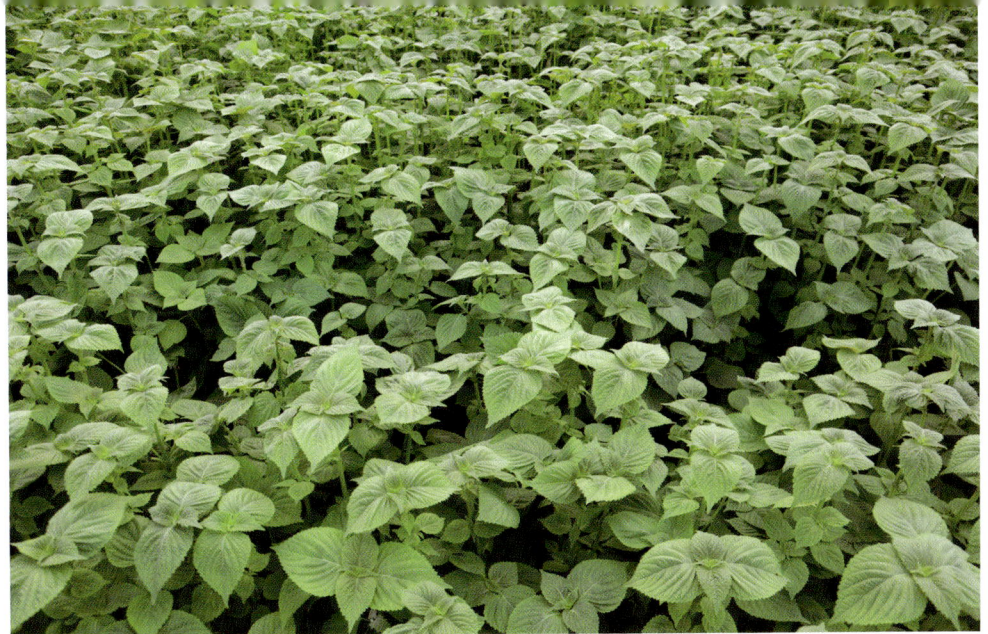

▲ 들깨 재배지

약재의 기원 약재 임자는 들깨 *Perilla frutescens* Britton var. *japonica* Hara(꿀풀과 Labiatae)의 씨이다.

동의보감 탕액편의 효능

임자(荏子, 들깨)는 성질이 따뜻하고[溫] 맛이 매우며[辛] 독이 없다. 기를 내리고 기침과 갈증을 멎게 한다. 폐(肺)를 적셔주고 중초(中焦, 횡격막 아래에서 배꼽까지의 부위)를 보하며[補中] 정수(精髓)를 보충해준다. ○ 많이 심는데 씨를 갈아 쌀과 섞어 죽을 쑤어 먹는다. 살이 찌고 아름다워지며 기를 내리고 보(補)한다. ○ 기름을 짜서 날마다 졸인다. 오늘날 비단에 바르거나 옻칠하는 데 쓴다. ○ 들깨가 익을 무렵에 그 깍지를 따 먹으면 매우 고소하고 맛있다[속소리].[본초]

> **【동의보감 탕액편의 원문】**
>
> 荏子 들깨 : 性溫 味辛 無毒. 下氣 止嗽 止渴 潤肺 補中 塡精髓. ○ 人多種之 取子硏之 雜米作糜食之. 甚肥美 下氣 補益人. ○ 笮取油 日煎之 卽今油帛及和漆所用者. ○ 荏子欲熟 採其角食之 甚香美[속소리].[本草]

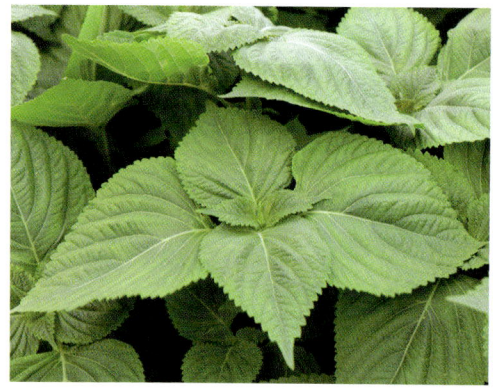
▲ 들깨 잎

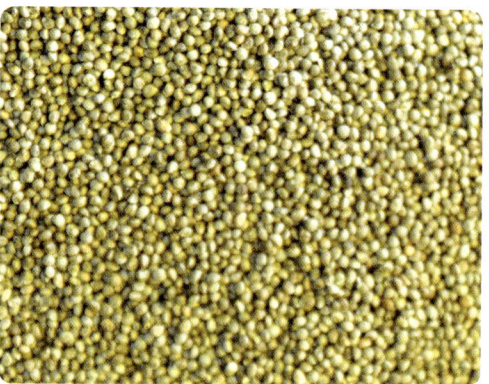
▲ 임자(약재, 전형)

한방 약미(藥味)와 약성(藥性) 임자의 맛은 맵고 성질은 따뜻하다.

한방 작용부위(귀경, 歸經) 임자는 주로 폐, 위장, 대장 질환에 영향을 미친다.

한방 효능 치밀어 오른 기(氣)를 내리고 담(痰)을 없앤다(降氣祛痰 강기거담). 대변이 잘 나오게 한다(潤腸通便 윤장통변).

약효 해설 기침을 하면서 기운이 치밀어 올라 숨이 차는 증상을 낫게 한다. 가래가 심한 천식 그리고 위장의 기의 순환이 막혀서 생기는 변비를 치료한다. 대장암 예방 작용이 있다.

약용법 씨 5~10g을 물 800mL에 넣고 달여서 반으로 나누어 아침저녁으로 마신다.

동의보감 속 한글 이름 **틩알**

약재명 자완 / 紫菀
개미취의 뿌리 및 뿌리줄기

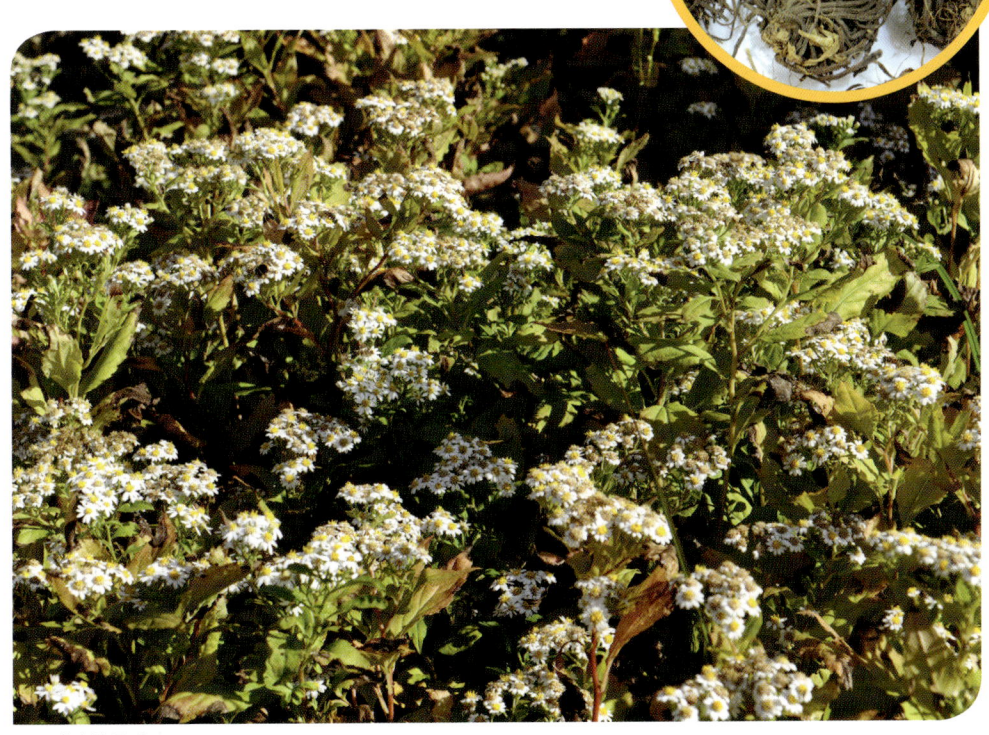

▲ 개미취 무리

- **라틴 생약명** : Asteris Radix et Rhizoma
- **이명 또는 영명** : Aster Root and Rhizome
- **약초명 및 학명** : 개미취 *Aster tataricus* Linné fil.
- **과명** : 국화과(Compositae)
- **약용부위** : 뿌리 및 뿌리줄기
- **조선시대 의서 수재** : 《동의보감》 탕액편의 풀부, 《방약합편》의 습초(濕草)편

동아시아 정부 공정서(약전)의 약재명

약전(藥典, Pharmacopoeia)은 국가 또는 국가가 공인한 기관 등에서 제정한 의약품에 대한 품질 규격서로, 의약품 규격을 위한 대표적인 공정서(公定書)에 해당한다.

- **대한민국약전외한약(생약)규격집**(KHP) : 자완(紫菀)
- **조선민주주의인민공화국약전**(북한약전, DP) : 개미취뿌리
- **중화인민공화국약전**(중국약전, CP) : 자완(紫菀. Ziwan 쯔완)
- **대만중약전**(THP) : 자완(紫菀)
- **일본약국방**(일본약전, JP) : 자완(紫菀. シオン 시온)

자완 • 239

약재의 기원 약재 자완은 개미취 *Aster tataricus* Linné fil.(국화과 Compositae)의 뿌리 및 뿌리줄기이다.

동의보감 탕액편의 효능

자완(紫菀, 개미취 뿌리)의 성질은 따뜻하고[溫](평[平]하다고도 한다) 맛은 쓰고[苦] 매우며[辛] 독이 없다. 폐열(肺熱)로 진액(津液)이 소모되어 피부가 거칠고 위축되는 것을 낫게 한다. 토혈(吐血)을 치료하고 담을 삭이며 갈증을 멎게 한다. 딸꾹질하면서 기가 치미는 것, 기침하며 피고름을 뱉는 것, 추웠다 열이 났다 하는 것, 기가 몰리는 것을 낫게 한다. 피부를 윤기 나게 하며 골수(骨髓)를 채운다. 다리가 위축되고 약하여 늘어지는 것을 치료한다. ○ 들에서 자란다. 이른 봄에 돋아나서 땅에 퍼진다. 잎은 3~4개씩 잇닿아 있고 음력 5~6월에 노란색, 자주색, 흰색의 꽃이 핀다. 뿌리는 흰 털이 있으며 매우 부드럽고 가늘다. 음력 2월, 3월에 뿌리를 캐어 그늘에서 말리는데 자주색으로 윤기 있고 부드러운 것이 좋다.[본초] ○ 또 백완(白菀)이 있는데 즉 여완(女菀)을 말한다. 효능이 자완과 같으니 자완이 없을 때 대신 쓸 수 있다.[본초] ○ 일명 반혼초(返魂草)라고도 한다. 꿀물에 담갔다가 불에 쬐어 말려 쓴다.[입문]

【동의보감 탕액편의 원문】

紫菀 팅알 : 性溫[一云平] 味苦辛 無毒. 治肺痿吐血 消痰止渴 咳逆上氣 咳唾膿血 寒熱結氣 潤肌膚 添骨髓 療痿蹙. ○ 生原野 春初布地生. 其葉三四相連 五六月開黃紫白花 有白毛 根甚柔細. 二月三月採根 陰乾. 色紫而體潤軟者 佳.[本草] ○ 又有白菀 卽女菀也. 療體相同 無紫菀時 亦可通用.[本草] ○ 一名返魂草. 蜜水浸焙乾用.[入門]

한방 약미(藥味)와 약성(藥性) 자완의 맛은 맵고 쓰며 성질은 따뜻하다.

한방 작용부위(귀경, 歸經) 자완은 주로 폐 질환에 영향을 미친다.

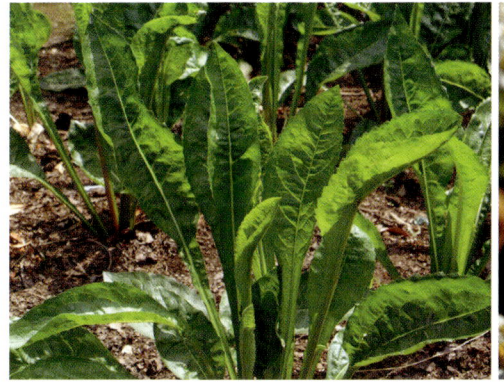
▲ 개미취 어린잎

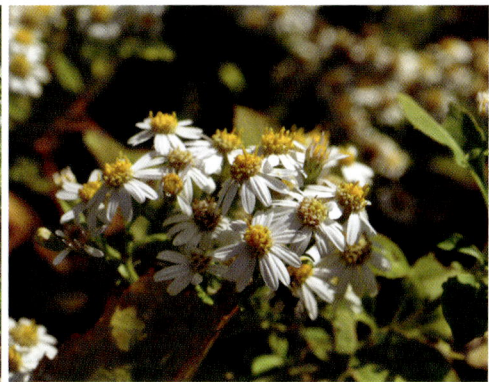
▲ 개미취 꽃

한방 효능 폐를 촉촉하게 하고 기운을 끌어 내린다(潤肺下氣 윤폐하기). 담(痰)을 삭이고 기침을 멎게 한다(消痰止咳 소담지해).

약효 해설 오래된 기침과 가래 제거에 유효하다. 해수(咳嗽)가 오래되어 폐를 손상시켜 가래에 피가 섞여 나오는 증상과 소변이 잘 나오지 않는 증상에 사용한다.

북한의 약효 북한에서는 '개미취뿌리'로 부른다. 진해평천약으로서 가래를 삭이고 기침을 멈추며 오줌을 잘 나가게 한다. 가래가 있고 기침이 나는 데, 오줌누기장애에 쓴다.

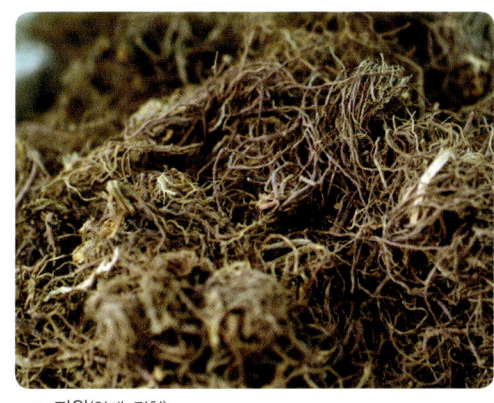

약용법 뿌리 5~10g을 물 800mL에 넣고 달여서 반으로 나누어 아침저녁으로 마신다.

▲ 자완(약재, 전형)

동의보감 속 한글 이름 **물오좀나무**

약재명 접골목 / 接骨木

딱총나무의 줄기 및 가지

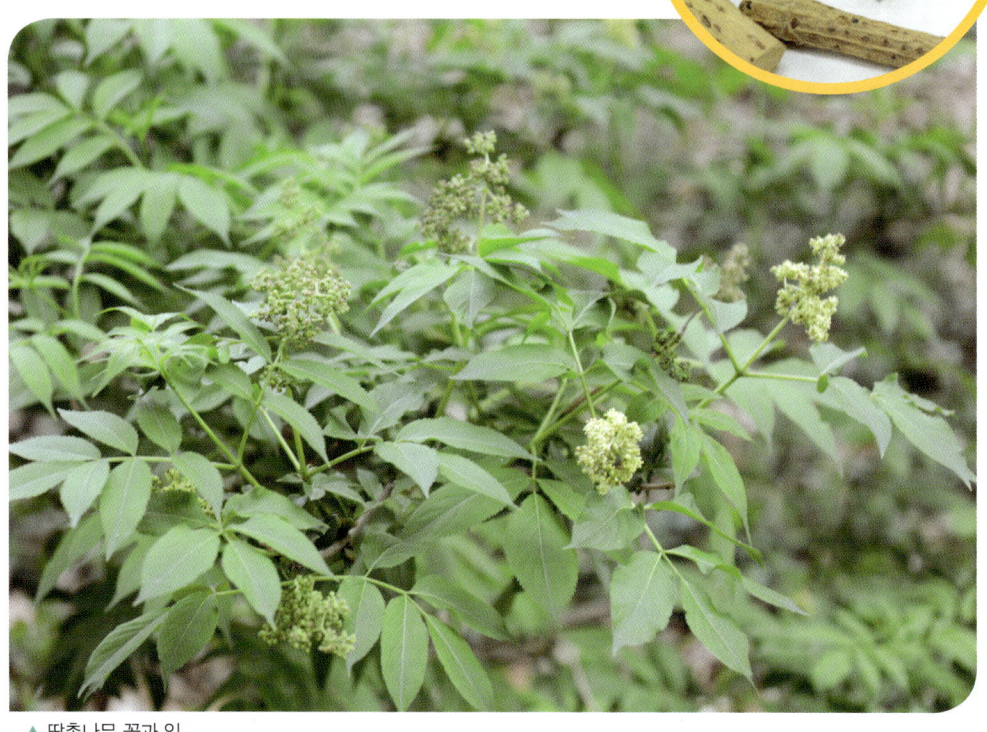

▲ 딱총나무 꽃과 잎

- **라틴 생약명** : Sambuci Lignum
- **약초명 및 학명** : 딱총나무 *Sambucus williamsii* var. *coreana* Nakai
- **과명** : 인동과(Caprifoliaceae)
- **약용부위** : 줄기 및 가지
- **조선시대 의서 수재** : 《동의보감》 탕액편의 풀부

동아시아 정부 공정서(약전)의 약재명

약전(藥典, Pharmacopoeia)은 국가 또는 국가가 공인한 기관 등에서 제정한 의약품에 대한 품질 규격서로, 의약품 규격을 위한 대표적인 공정서(公定書)에 해당한다.

- **대한민국약전외한약**(생약)**규격집**(KHP) : 접골목(接骨木)
- **조선민주주의인민공화국약전**(북한약전, DP) : −
- **중화인민공화국약전**(중국약전, CP) **부록** : 접골목(接骨木)
- **대만중약전**(THP) : −
- **일본약국방**(일본약전, JP) : −

약재의 기원 약재 접골목은 딱총나무 *Sambucus williamsii* var. *coreana* Nakai 또는 동속 근연식물(인동과 Caprifoliaceae)의 줄기 및 가지이다.

동의보감 탕액편의 효능

삭조(蒴藋, 접골목)의 성질은 따뜻하고[溫](서늘하다[凉]고도 한다) 맛은 시며[酸] 독이 있다. 풍으로 가려운 것, 두드러기와 몸이 가려운 것, 과라(癎癩)를 치료한다. 몸과 팔다리가 마비되고 감각과 동작이 자유롭지 못한 것을 낫게 한다. ○ 일명 접골목(接骨木)이라고도 하며 곳곳에 있는데 봄과 여름에는 잎을 따고 가을과 겨울에는 줄기와 뿌리를 채취한다. 달인 물에 목욕하는 것이 좋다.[본초]

> **【동의보감 탕액편의 원문】**
>
> 蒴藋 물오좀나무 : 性溫[一云凉] 味酸 有毒. 主風瘙 癮疹 身痒 瘑癩 風痺. ○ 一名接骨木 處處有之. 春夏採葉 秋冬採莖根 可作浴湯. [本草]

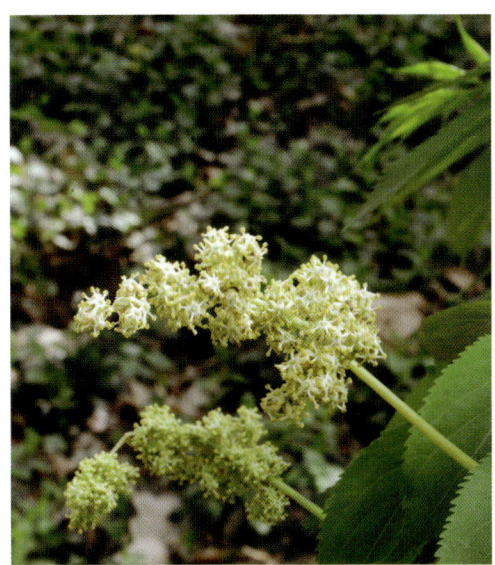
▲ 딱총나무 꽃

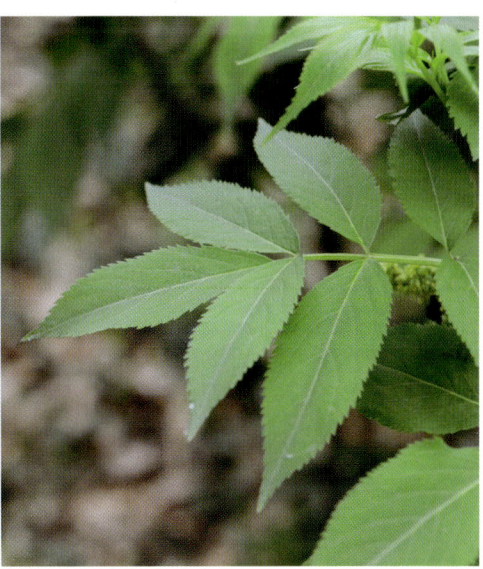
▲ 딱총나무 잎

한방 약미(藥味)와 약성(藥性) 접골목의 맛은 달고 쓰며 성질은 보통이다[平].

한방 작용부위(귀경, 歸經) 접골목은 주로 간장 질환에 영향을 미친다.

한방 효능 풍사(風邪)와 습사(濕邪)로 인한 질병을 치료한다(祛風利濕 거풍이습). 혈액순환을 촉진한다(活血 활혈). 출혈을 멎게 한다(止血 지혈).

약효 해설 팔다리를 잘 쓰지 못하고 마비되며 아픈 증상을 치료한다. 급만성 신염 치료에 도움이 되며, 산후 빈혈, 타박상에 의한 부종을 낫게 한다. 골절상에 유효하다.

약용법 줄기 및 가지 15~30g을 물 800mL에 넣고 달여서 반으로 나누어 아침저녁으로 마시거나 또는 가루나 환(丸)으로 만들어 복용한다. 외용할 때는 적당량을 짓찧어서 환부에 붙인다.

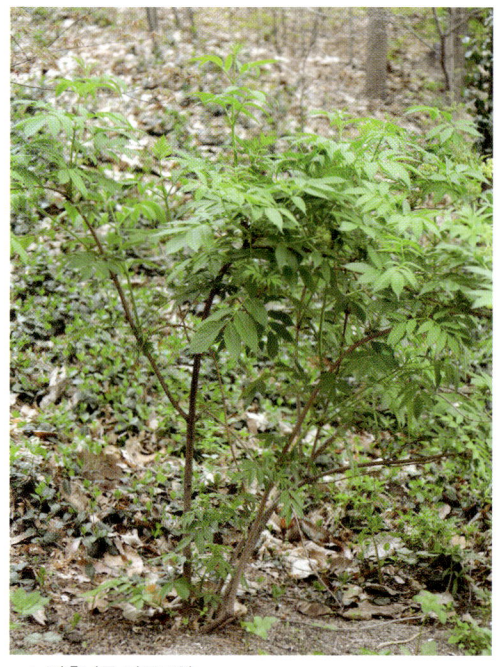
▲ 딱총나무 나무모양

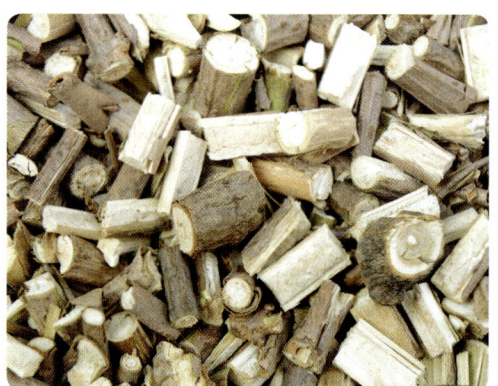
▲ 접골목(약재, 절단)

약재명 종려피 / 棕櫚皮
종려의 헛줄기 겉껍질

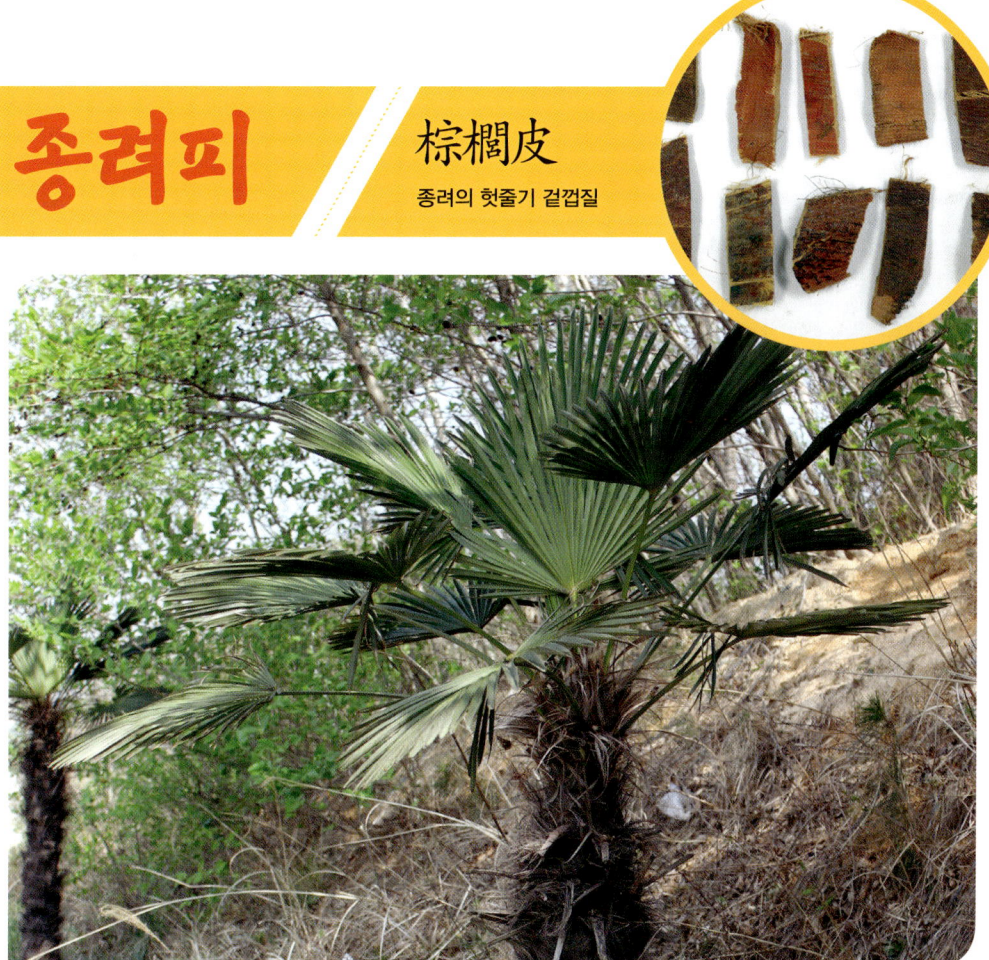

▲ 종려 나무모양

- **라틴 생약명** : Trachycarpi Petiolus
- **약초명 및 학명** : 종려(棕櫚) *Trachycarpus fortunei* Wendland
- **과명** : 야자과(Palmae)
- **약용부위** : 잎자루가 오래 묵어 이루어진 헛줄기의 겉껍질
- **조선시대 의서 수재** : 《동의보감》 탕액편의 나무부, 《방약합편》의 교목(喬木, 줄기가 곧고 굵으며 높이 사라는 나무)편

동아시아 정부 공정서(약전)의 약재명

약전(藥典, Pharmacopoeia)은 국가 또는 국가가 공인한 기관 등에서 제정한 의약품에 대한 품질 규격서로, 의약품 규격을 위한 대표적인 공정서(公定書)에 해당한다.

- **대한민국약전외한약(생약)규격집(KHP)** : 종려피(棕櫚皮)
- **조선민주주의인민공화국약전(북한약전, DP)** : –
- **중화인민공화국약전(중국약전, CP)** : 종려(棕櫚, Zonglü 쫑뤼)
- **대만중약전(THP)** : –
- **일본약국방(일본약전, JP)** : –

약재의 기원

약재 종려피는 종려(棕櫚) *Trachycarpus fortunei* Wendland 또는 기타 동속식물(야자과 Palmae)의 잎자루가 오래 묵어 이루어진 헛줄기의 겉껍질이다.

기원식물의 해설

KHP에서 기원식물 종려의 학명이 '*Trachycarpus fortunei* Wendland'로 되어 있는데, 누락된 기본명 명명자를 포함해 올바르게 표기하면 '*T. fortunei* (Hook.) H.Wendl.'이다. [참고논문: 박종철, 최고야, 한약정보연구회지, 2016;4(2):9-35]

동의보감 탕액편의 효능

종려피(棕櫚皮, 종려나무)의 성질은 평(平)하며 독이 없다. 코피가 심한 것, 피를 토하는 것, 치질(腸風, 장풍), 적백이질, 부정기 자궁출혈, 자궁에서 나오는 분비물을 멎게 한다. ○ 나무의 껍질인데 생김새는 말갈기같이 생겼고 검붉다. 약성이 남게 태워서 쓴다.[본초]

【동의보감 탕액편의 원문】

棕櫚皮 : 性平 無毒. 止鼻洪吐血 腸風 赤白痢 及婦人崩中帶下. ○ 木皮也. 形如馬鬃 赤黑色. 燒存性用. [本草]

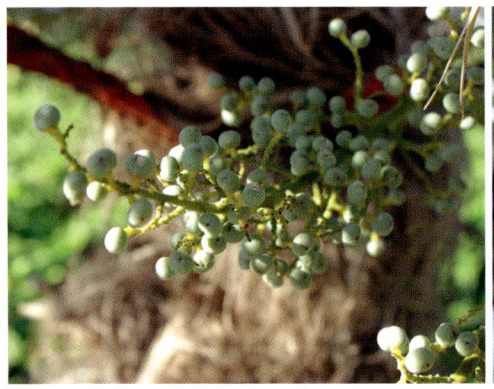
▲ 종려 열매

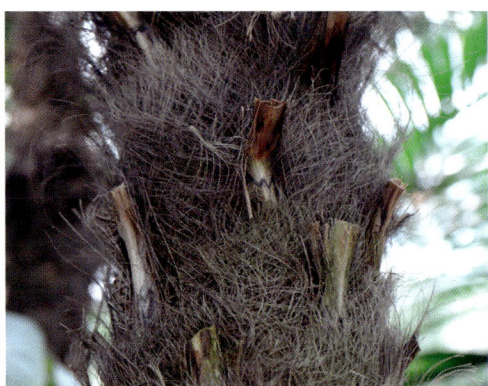
▲ 종려 나무껍질

한방 약미(藥味)와 약성(藥性) 종려피의 맛은 쓰고 떫으며 성질은 보통이다[주].

한방 작용부위(귀경, 歸經) 종려피는 주로 폐, 간장, 대장 질환에 영향을 미친다.

한방 효능 상처를 아물게 하여 지혈한다(收斂止血 수렴지혈).

약효 해설 혈변(血便), 혈뇨(血尿), 토혈, 코피를 멎게 하며, 부정기 자궁출혈 증상을 치료한다.

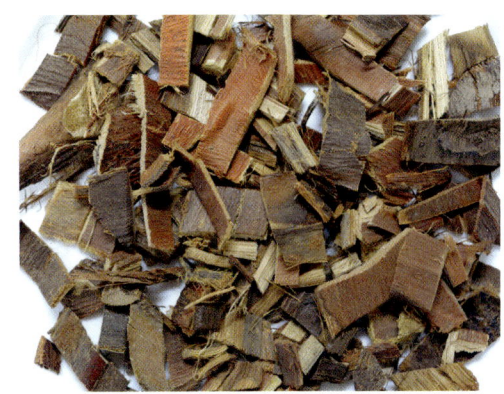
▲ 종려피(약재, 절편)

약용법 수치(修治)한 종려피 3~9g을 물 800mL에 넣고 달여서 반으로 나누어 아침저녁으로 마신다.

동의보감 속 한글 이름 **납가시**

약재명 질려자 / **蒺藜子**
남가새의 열매

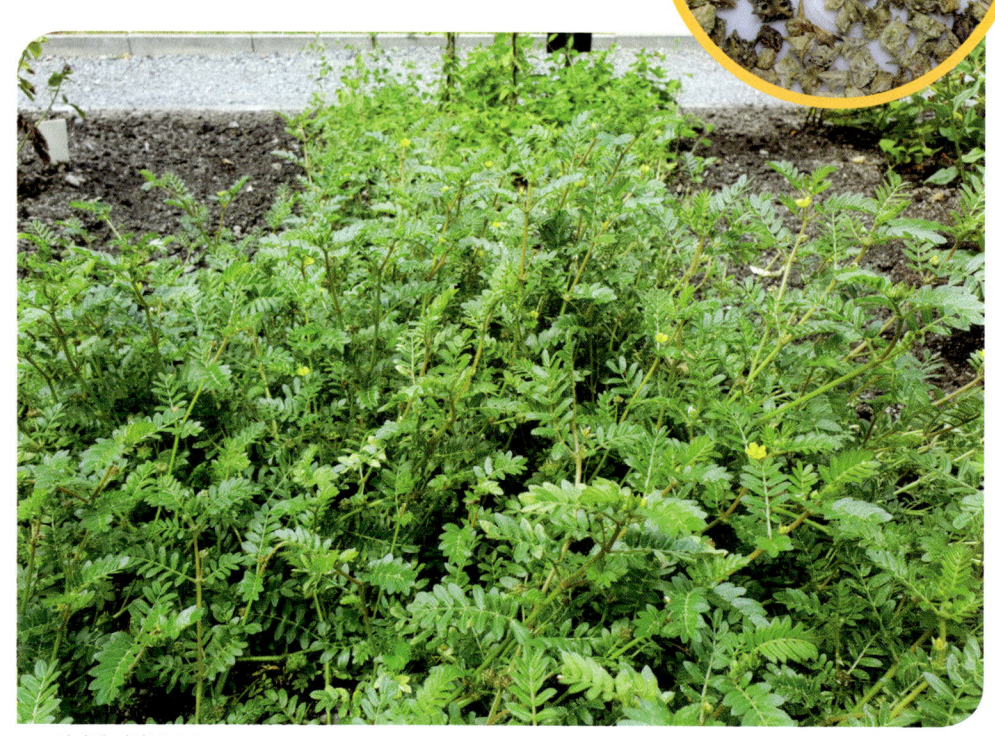

▲ 남가새 지상부(체코)

- **라틴 생약명** : Tribuli Fructus
- **이명 또는 영명** : Tribulus Fruit
- **약초명 및 학명** : 남가새 *Tribulus terrestris* Linné
- **과명** : 남가새과(Zygophyllaceae)
- **약용부위** : 잘 익은 열매
- **조선시대 의서 수재** : 《동의보감》 탕액편의 풀부, 《방약합편》의 습초(濕草)편

동아시아 정부 공정서(약전)의 약재명

약전(藥典, Pharmacopoeia)은 국가 또는 국가가 공인한 기관 등에서 제정한 의약품에 대한 품질 규격서로, 의약품 규격을 위한 대표적인 공정서(公定書)에 해당한다.

- **대한민국약전(KP)** : 질려자(蒺藜子)
- **조선민주주의인민공화국약전(북한약전, DP)** : 남가새열매
- **중화인민공화국약전(중국약전, CP)** : 질려(蒺藜. Jili 지리)
- **대만중약전(THP)** : 질려(蒺藜)
- **일본약국방(일본약전, JP)** : 질리자(蒺藜子. シツリシ 시츠리시)

약재의 기원 약재 질려자는 남가새 *Tribulus terrestris* Linné(남가새과 Zygophyllaceae)의 잘 익은 열매이다.

동의보감 탕액편의 효능

백질려(白蒺藜, 남가새 열매)의 성질은 따뜻하며[溫] 맛이 쓰고[苦] 매우며[辛] 독이 없다. 온갖 풍증, 몸이 풍으로 가려운 것, 두통, 폐위로 고름을 토하는 것에 주로 쓴다. 신[水藏]이 차서 소변이 많은 것과 아랫배에서 생긴 통증이 명치까지 치밀어 오르는 것을 낫게 한다. 신기(腎氣)와 자궁이 정상 위치로부터 아래쪽으로 내려온 것을 치료한다. ○ 벌판과 들에서 덩굴지어 자란다. 잎이 작고 씨에는 삼각형으로 된 가시가 있어 찌르며 마름[菱]과 닮았으나 작다. 음력 7월, 8월, 9월에 씨를 받아 볕에 말린다. ○ 질려에는 2가지 종류가 있다. 두질려(杜蒺藜)는 씨에 가시가 있으며 풍증에 많이 쓴다. 백질려는 동주(同州)의 사위안[沙苑]에서 나는데 씨가 양의 콩팥 비슷하며 신(腎)을 보(補)하는 약으로 쓴다. ○ 요즘은 가시가 있는 것을 많이 쓰는데 볶아서 가시를 없애고 짓찧어 쓴다.[본초]

출전 《원본 동의보감》, 723쪽, 남산당(2014)

【동의보감 탕액편의 원문】

白蒺藜 남가시 : 性溫 味苦辛 無毒. 主諸風 身體風痒 頭痛 及肺痿吐膿. 又治水藏冷小便多 及奔豚腎氣陰㿉. ○ 生原野 布地蔓生細葉 子有三角刺人 狀如菱而小. 七月八月九月採實 暴乾. ○ 蒺藜有兩種. 杜蒺藜 卽子有芒刺者 風家多用之. 白蒺藜 出同州沙苑 子如羊內腎 入補腎藥. ○ 今多用有刺者 炒去刺 搗碎用之.[本草]

한방 약미(藥味)와 약성(藥性) 질려자의 맛은 맵고 쓰며 성질은 약간 따뜻하고 독이 조금 있다.

한방 작용부위(귀경, 歸經) 질려자는 주로 간장 질환에 영향을 미친다.

한방 효능 간의 기운을 평안하게 하고 기운이 울체된 것을 해소한다(平肝解鬱 평간해울).

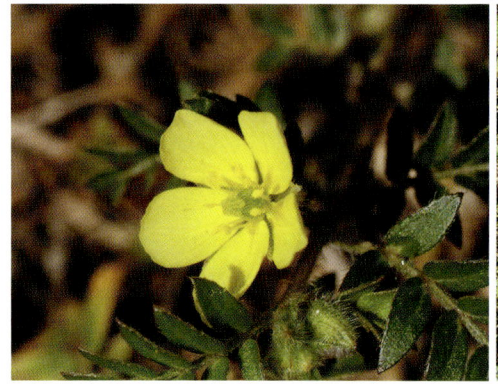
▲ 남가새 꽃

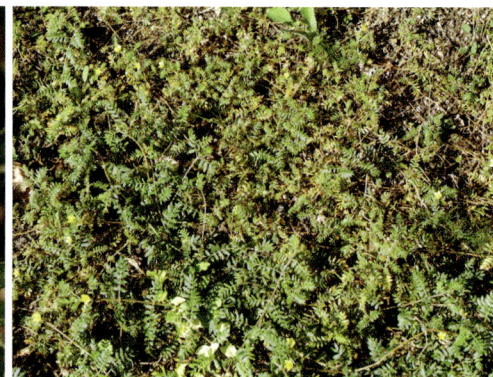
▲ 남가새 무리

혈액순환을 촉진하고 풍(風)을 없앤다(活血祛風 활혈거풍). 눈을 밝게 한다(明目 명목). 가려움증을 멎게 한다(止痒 지양).

약효 해설 머리가 아프고 정신이 아찔아찔하여 어지러운 증상을 낫게 한다. 눈이 충혈되고 막 같은 것이 생기는 장애를 치료한다. 가슴과 양쪽 옆구리가 불러 오고 아픈 병증에 사용한다. 가려움증을 없앤다.

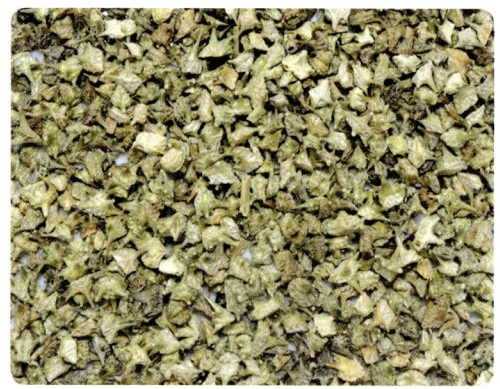
▲ 질려자(약재, 전형)

북한의 약효 북한에서는 '남가새열매'로 부른다. 행혈약으로서 피순환을 돕고 풍을 없애며 간기를 잘 통하게 하고 눈을 밝게 한다. 풍으로 몸이 가려운 데, 머리아픔, 간기울결로 옆구리가 아픈 데, 눈이 붉어지고 눈물이 나는 데 쓴다.

약용법 열매 6~10g을 물 800mL에 넣고 달여서 반으로 나누어 아침저녁으로 마신다.

주의사항 임신부에게는 쓰지 않는다.

동의보감 속 한글 이름 **곡도숑**

약재명 **천초근** / 茜草根
꼭두서니의 뿌리

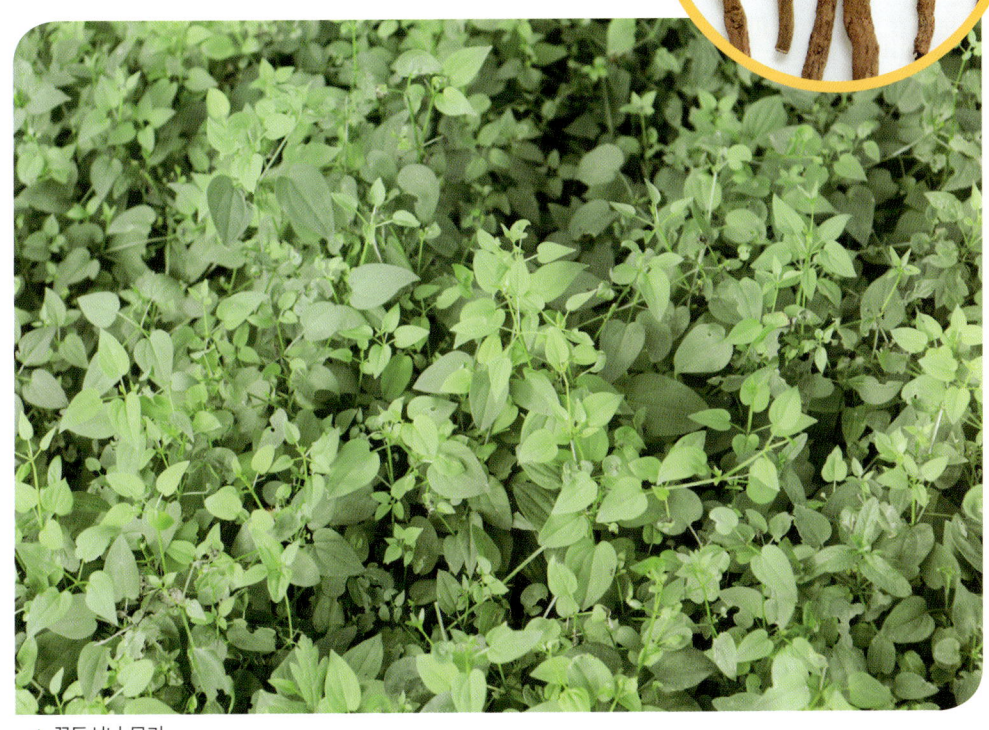

▲ 꼭두서니 무리

- **라틴 생약명** : Rubiae Radix
- **이명 또는 영명** : 천초(茜草), 홍천근(紅茜根), Madder Root
- **약초명 및 학명** : 꼭두서니 *Rubia akane* Nakai
- **과명** : 꼭두서니과(Rubiaceae)
- **약용부위** : 뿌리
- **조선시대 의서 수재** : 《동의보감》 탕액편의 풀부, 《방약합편》의 만초(蔓草, 덩굴풀)편

동아시아 정부 공정서(약전)의 약재명

약전(藥典, Pharmacopoeia)은 국가 또는 국가가 공인한 기관 등에서 제정한 의약품에 대한 품질 규격서로, 의약품 규격을 위한 대표적인 공정서(公定書)에 해당한다.

- **대한민국약전외한약(생약)규격집(KHP)** : 천초근(茜草根)
- **조선민주주의인민공화국약전(북한약전, DP)** : 꼭두서니뿌리
- **중화인민공화국약전(중국약전, CP)** : 천초(茜草, Qiancao 치앤차오)
- **대만중약전(THP)** : 천초(茜草)
- **일본약국방(일본약전, JP)** : −

약재의 기원 약재 천초근은 꼭두서니 *Rubia akane* Nakai 또는 기타 동속 근연식물(꼭두서니과 Rubiaceae)의 뿌리이다.

동의보감 탕액편의 효능

천근(茜根, 꼭두서니 뿌리)의 성질은 차고[寒] 맛이 달며[甘] 독이 없다. 육극(六極)으로 심폐(心肺)를 상하여 피를 토하거나 대변으로 피를 쏟는데 쓴다. 코피, 토혈(吐血), 변혈(便血), 요혈(尿血), 여성의 부정기 자궁출혈, 하혈(下血)을 멎게 한다. 피부에 얇게 생긴 헌데를 치료하며 독충의 독[蠱毒, 고독]을 없앤다. ○ 이 풀로 붉게 물들일 수 있다. 잎은 대추 잎[棗葉] 비슷하나 끝이 뾰족하고 아래가 넓다. 줄기와 잎에 모두 가시가 있어 까칠까칠한데 하나의 마디에 4~5잎이 돌려난다. 풀이나 나무에 덩굴이 뻗어 오르고 뿌리는 자적색이다. 산과 들에서 자란다. 음력 2월과 3월에 뿌리를 캐어 볕에 말린다. 약에 넣을 때는 잘게 썰어서 닦아 쓴다.[본초] ○ 구리칼로 썰어 볶되 납이나 쇠붙이에 닿지 않게 해야 한다.[입문] ○ 일명 과산룡(過山龍)이라고도 한다.[정전]

허준, 《원본 동의보감》, 725쪽, 남산당(2014)

【동의보감 탕액편의 원문】

茜根 곡도숑 : 性寒 味甘 無毒. 主六極傷心肺 吐血 瀉血用之. 止衄吐便尿血 崩中下血. 治瘡癤 殺蠱毒.○ 此草可以染絳 葉似棗葉 而頭尖下闊 莖葉俱澁 四五葉對生節間 蔓延草木上 根紫赤色. 生山野 二月三月採根 暴乾. 入藥 剉炒用之.[本草] ○ 銅刀剉炒 勿犯鉛鐵.[入門] ○ 一名過山龍.[正傳]

한방 약미(藥味)와 약성(藥性) 천초근의 맛은 쓰고 성질은 차다.

한방 작용부위(귀경, 歸經) 천초근은 주로 간장, 심장 질환에 영향을 미친다.

한방 효능 혈열(血熱)을 식히고 지혈한다(凉血止血 양혈지혈). 혈액순환을 촉진하고 어혈(瘀血)을 없앤다(活血化瘀 활혈화어).

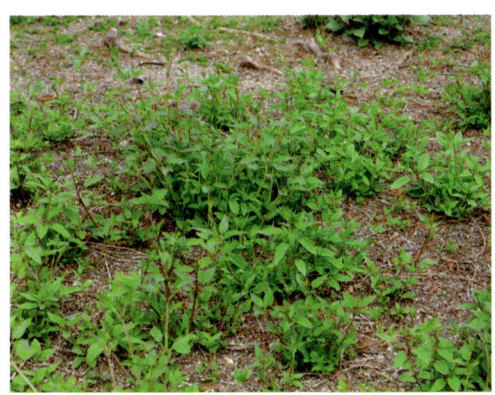
▲ 꼭두서니 재배지

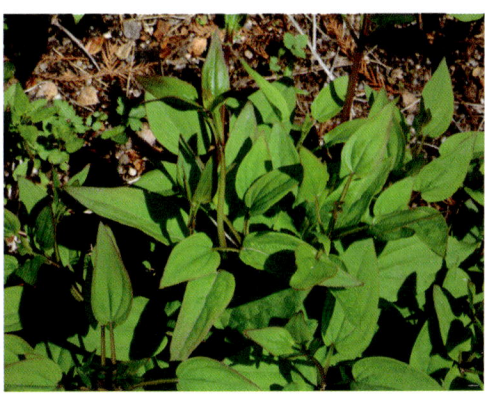
▲ 꼭두서니 지상부

약효 해설 각혈, 토혈, 혈뇨(血尿), 혈변(血便)에 유효하며, 산후복통, 부정기 자궁출혈에 사용한다. 팔다리가 저리고 아프며 잘 쓰지 못하는 증상을 치료한다. 황달, 만성 기관지염에 쓰인다.

북한의 약효 북한에서는 '꼭두서니뿌리'로 부른다. 피멎이약으로서 혈열을 없애고 출혈을 멈추며 피순환을 돕고 월경을 정상화한다. 혈열로 인한 출혈, 무월경, 옹종, 타박상, 신석증, 방광결석, 자궁내막염에 쓴다.

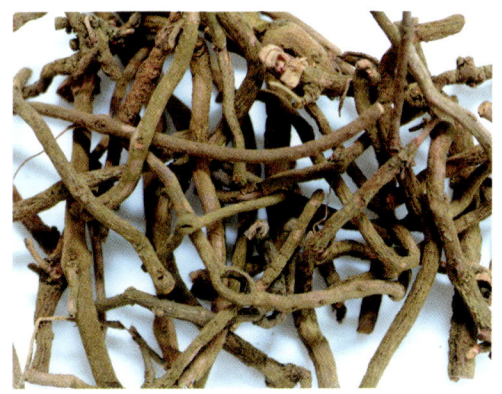
▲ 천초근(약재, 전형)

약용법 뿌리 10~15g을 물 800mL에 넣고 달여서 반으로 나누어 아침저녁으로 마신다. 또는 가루, 환(丸)으로 만들거나 술을 담가 복용한다.

동의보감 속 한글 이름 **만드라미씨**

약재명 **청상자** / 青箱子
개맨드라미의 씨

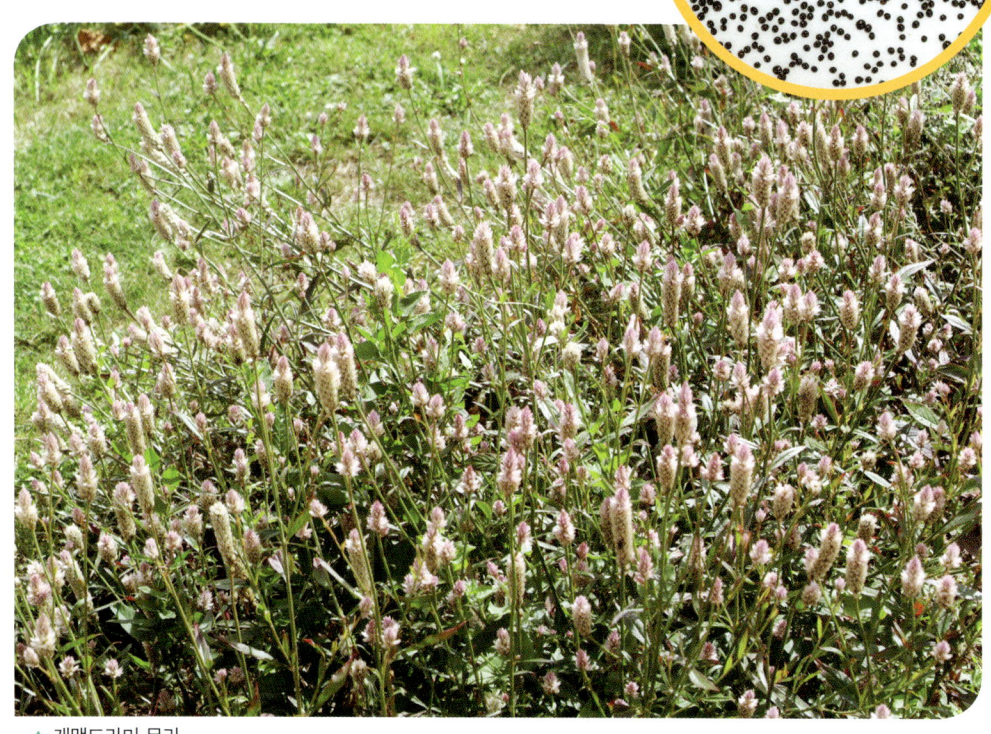

▲ 개맨드라미 무리

- **라틴 생약명** : Celosiae Semen (Amaranthaceae)
- **약용부위** : 씨
- **약초명 및 학명** : 개맨드라미 *Celosia argentea* Linné
- **조선시대 의서 수재** : 《동의보감》 탕액편의 풀부, 《방약합편》의 습초(濕草)편
- **과명** : 비름과

동아시아 정부 공정서(약전)의 약재명

약전(藥典, Pharmacopoeia)은 국가 또는 국가가 공인한 기관 등에서 제정한 의약품에 대한 품질 규격서로, 의약품 규격을 위한 대표적인 공정서(公定書)에 해당한다.

대한민국약전외한약(생약)규격집(KHP) : 청상자(青箱子)
조선민주주의인민공화국약전(북한약전, DP) : 들맨드라미씨
중화인민공화국약전(중국약전, CP) : 청상자(青箱子, Qingxiangzi 칭시앙쯔)
대만중약전(THP) : 청상자(青箱子)
일본약국방(일본약전, JP) : −

약재의 기원 약재 청상자는 개맨드라미 *Celosia argentea* Linné(비름과 Amaranthaceae)의 씨이다.

동의보감 탕액편의 효능

청상자(青箱子, 개맨드라미 씨)의 성질은 약간 차고[微寒] 맛은 쓰며[苦] 독이 없다. 간의 열독(熱毒)이 눈으로 치고 올라와서 눈이 충혈되고 잘 보이지 않는 것을 낫게 한다. 예막이 생기고 부은 것을 치료한다. 풍으로 몸이 가려운 것을 낫게 하고 삼충(三蟲)을 죽인다. 심한 염증을 일으키는 악성 부스럼증[惡瘡, 악창]과 음부가 헌 것을 치료한다. 귀와 눈을 밝게 하고 간의 기운을 진정시킨다. ○ 즉 요즘의 계관화 씨[鷄冠花子]이다. 음력 6월, 8월에 씨를 받아서 약간 볶아 갈아서 쓴다.[본초]

> **【동의보감 탕액편의 원문】**
>
> 青箱子 만드라미삐 : 性微寒 味苦 無毒. 治肝藏熱毒衝眼 赤障青盲瞖腫. 主風瘙身痒 殺三蟲 療惡瘡 下部䘌瘡 明耳目 鎭肝. ○ 卽今雞冠花子也. 六月八月採子 微炒 搗碎用.[本草]

한방 약미(藥味)와 약성(藥性) 청상자의 맛은 쓰고 성질은 약간 차다.

한방 작용부위(귀경, 歸經) 청상자는 주로 간장 질환에 영향을 미친다.

한방 효능 풍사(風邪)와 열사(熱邪)를 제거한다(祛風熱 거풍열). 간화(肝火)를 식힌다(清肝火 청간화). 눈을 밝게 하고 눈에 막이 낀 듯 가려서 잘 보이지 않는 것을 제거한다(明目退翳 명목퇴예).

약효 해설 각막이 뿌옇게 흐려지는 증

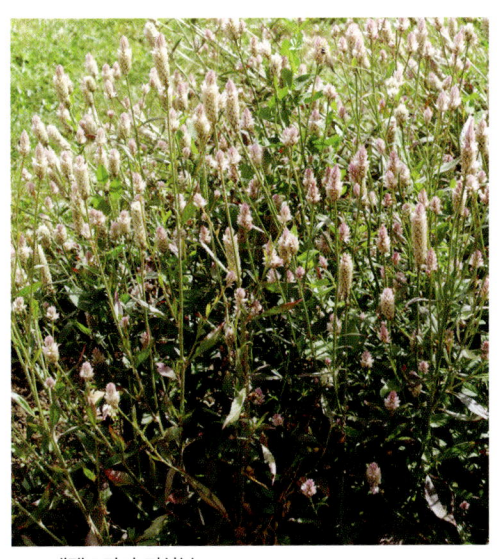

▲ 개맨드라미 지상부

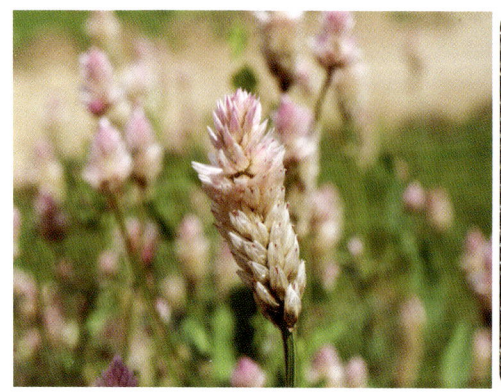
▲ 개맨드라미 꽃

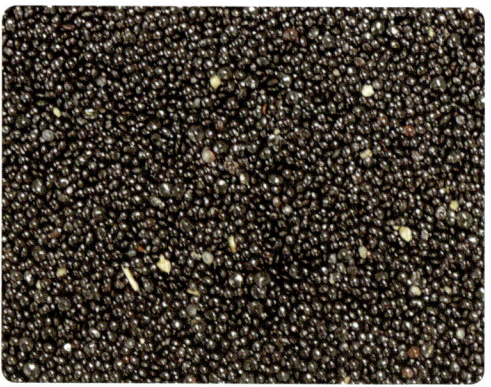
▲ 청상자(약재, 전형)

상에 사용하며 물체가 뚜렷이 보이지 않는 증상을 치료한다. 간열(肝熱)로 인해 눈이 붉게 된 증상에 유효하다. 간화(肝火)가 치밀어 올라 정신이 아찔아찔하고 어지러운 증상을 낫게 한다.

북한의 약효 북한에서는 '들맨드라미씨'로 부른다. 청열사화약으로서 간열을 내리우고 눈을 밝게 하며 풍열을 없앤다. 간열로 눈이 벌게지면서 붓고 아픈 데, 머리가 어지러우면서 아픈 데, 예막, 청맹, 가려움증, 고혈압, 코피, 장출혈, 자궁출혈에 쓴다.

약용법 씨 9~15g을 물 800mL에 넣고 달여서 반으로 나누어 아침저녁으로 마신다.

주의사항 동공을 산대시키는 작용이 있으므로 녹내장 환자는 사용을 금한다.

약재명 택란 / 澤蘭

쉽싸리의 지상부

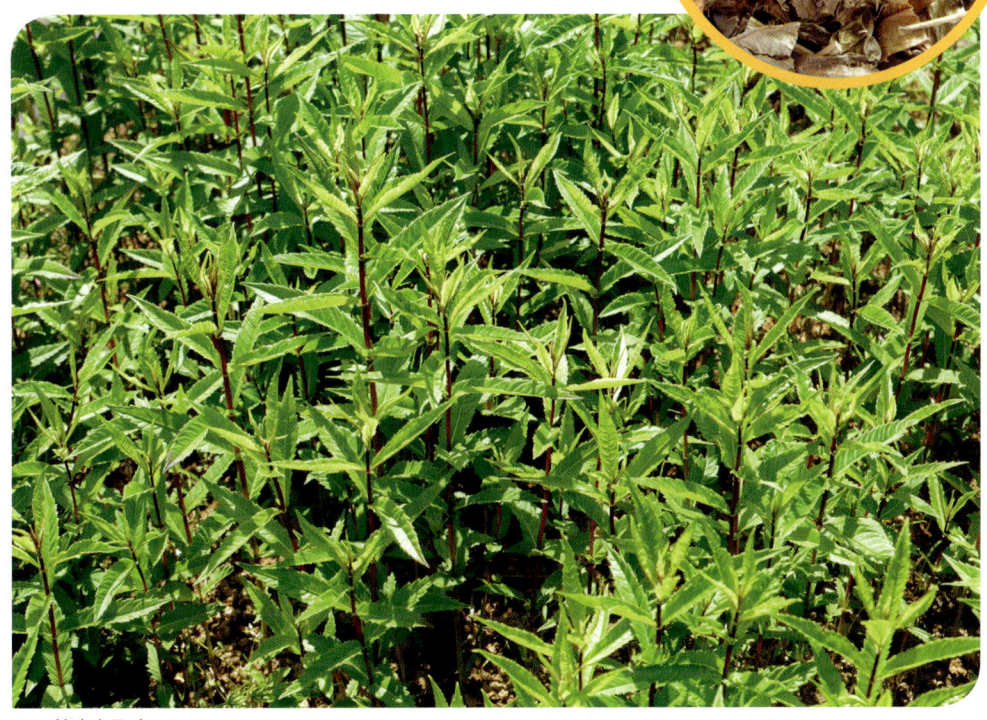

▲ 쉽싸리 무리

- **라틴 생약명** : Lycopi Herba
- **이명 또는 영명** : Lycopus Herb
- **약초명 및 학명** : 쉽싸리 *Lycopus lucidus* Turczaininov
- **과명** : 꿀풀과(Labiatae)
- **약용부위** : 꽃이 피기 전의 지상부
- **조선시대 의서 수재** : 《동의보감》 탕액편의 풀부, 《방약합편》의 방초(芳草, 향기가 좋은 풀)편

동아시아 정부 공정서(약전)의 약재명

약전(藥典, Pharmacopoeia)은 국가 또는 국가가 공인한 기관 등에서 제정한 의약품에 대한 품질 규격서로, 의약품 규격을 위한 대표적인 공정서(公定書)에 해당한다.

- **대한민국약전**(KP) : 택란(澤蘭)
- **조선민주주의인민공화국약전**(북한약전, DP) : 쉽싸리
- **중화인민공화국약전**(중국약전, CP) : 택란(泽兰. Zelan 쩌란)
- **대만중약전**(THP) : 택란(澤蘭)
- **일본약국방**(일본약전, JP) : ―

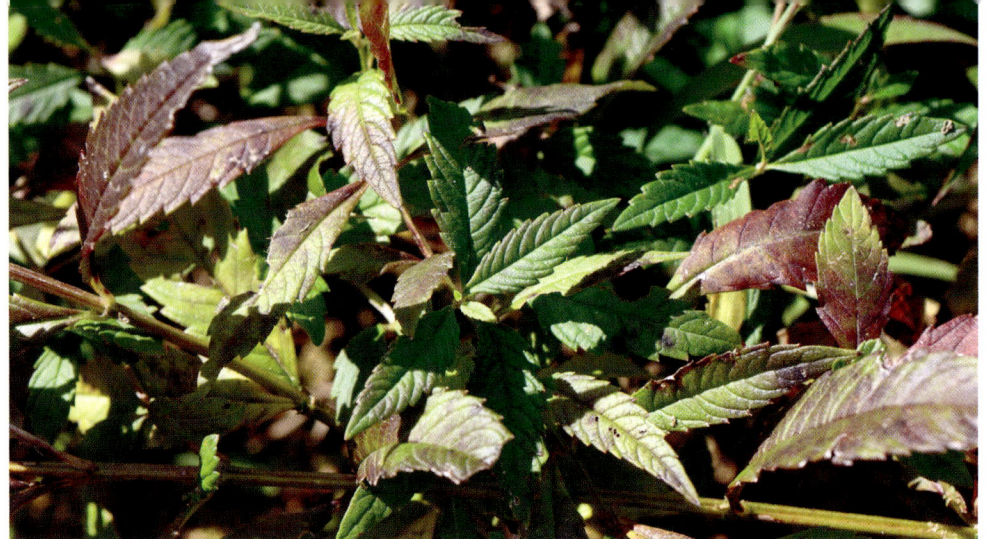

▲ 쉽싸리 잎

약재의 기원   약재 택란은 쉽싸리 *Lycopus lucidus* Turczaininov(꿀풀과 Labiatae)의 꽃이 피기 전의 지상부이다.

동의보감 탕액편의 효능

택란(澤蘭, 쉽싸리 지상부)의 성질은 약간 따뜻하고[微溫] 맛은 쓰고[苦] 달며[甘] (맵다[辛]고도 한다) 독이 없다. 산전산후(産前産後)의 여러 가지 질병과 산후에 배가 아픈 것, 잦은 출산으로 피가 부족하고 기력이 쇠약하며 몸이 차가워진 것, 허로병이 생겨 야윈 것을 낫게 한다. 쇠붙이에 다친 것, 국부에 발생하는 염증이나 종양[癰腫, 옹종]을 치료한다. 타박상으로 생긴 어혈을 풀어준다. ○ 연못에서 자라는데 줄기는 모가 나고 잎은 박하와 비슷하며 은은한 향이 있다. 음력 3월 초에 싹을 따서 그늘에서 말린다. 또한 4월과 5월에 전초를 딴다고도 한다.[본초] ○ 수소양경(手少陽經)에 들어간다.[입문]

【동의보감 탕액편의 원문】

澤蘭 : 性微溫 味苦甘[一云辛] 無毒. 主産前後百病 産後腹痛 頻産血氣衰冷 成勞羸瘦 及金瘡癰腫. 消撲損瘀血. ○ 生水澤中 莖方 葉似薄荷 微香. 三月三日採苗 陰乾. 一云 四月五月採.[本草] ○ 入手少陽經.[入門]

한방 약미(藥味)와 약성(藥性) 택란의 맛은 쓰고 매우며 성질은 약간 따뜻하다.

한방 작용부위(귀경, 歸經) 택란은 주로 간장, 비장 질환에 영향을 미친다.

한방 효능 혈액순환을 촉진하고 월경을 순조롭게 한다(活血調經 활혈조경). 어혈을 제거하고 종기를 가라앉힌다(祛瘀消癰 거어소옹). 소변을 잘 나오게 하고 부종을 가라앉힌다(利水消腫 이수소종).

약효 해설 생리통, 산후복통, 월경불순에 사용한다. 타박상, 전신 부종을 치료한다.

북한의 약효 북한에서는 '쉽싸리'로 부른다. 피순환을 돕고 어혈을 없애며 월경을 정상으로 하게 하며 오줌을 잘 나가게 한다. 어혈로 인한 산후 배아픔, 무월경, 월경장애, 부종, 산후 부종, 간염, 간경변증에 쓴다.

약용법 지상부 6~12g을 물 800mL에 넣고 달여서 반으로 나누어 아침저녁으로 마신다.

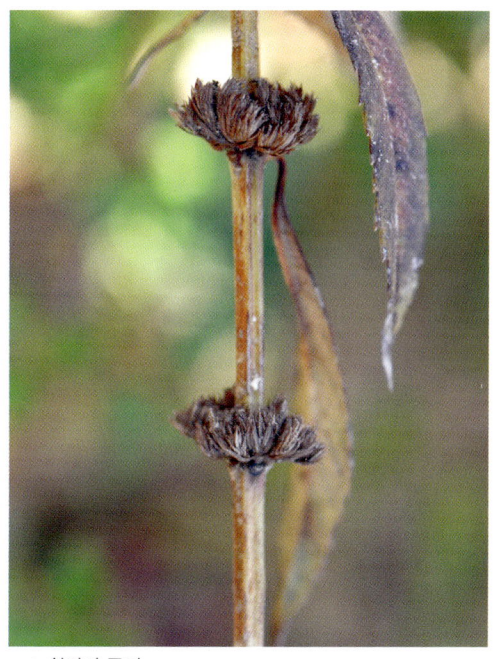
▲ 쉽싸리 줄기

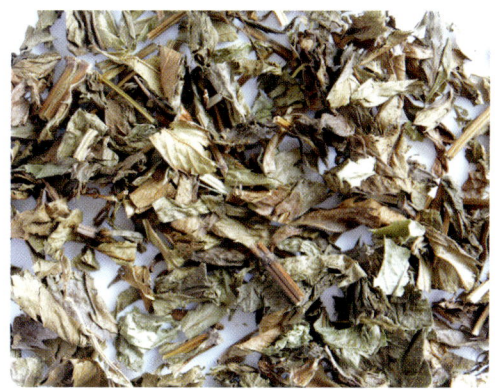
▲ 택란(약재, 절단)

동의보감 속 한글 이름 **으흐름너출**

약재명 **통초** / 通草

통탈목의 줄기 수

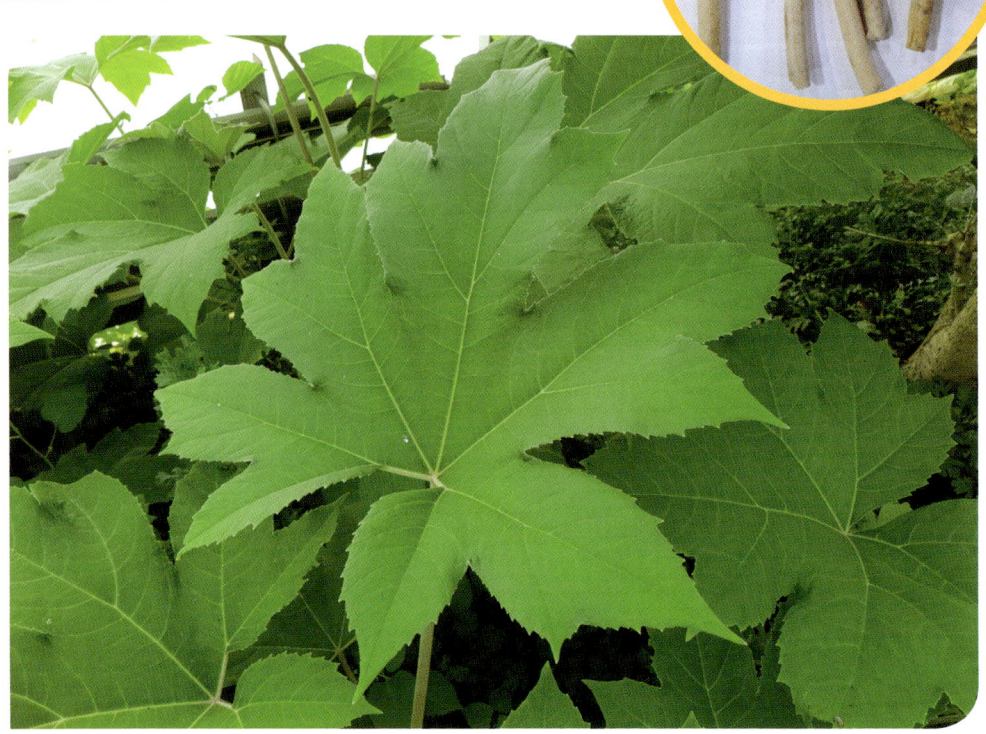

▲ 통탈목 잎

- **라틴 생약명** : Tetrapanacis Medulla   - **약초명 및 학명** : 통탈목 *Tetrapanax papyriferus* K. Koch   - **과명** : 두릅나무과(Araliaceae)   - **약용부위** : 줄기의 수(髓, 연한 조직으로 구성되어 있는 비섬유상 세포)   - **조선시대 의서 수재** : 《동의보감》 탕액편의 풀부, 《방약합편》의 만초(蔓草, 덩굴풀)편

동아시아 정부 공정서(약전)의 약재명

약전(藥典, Pharmacopoeia)은 국가 또는 국가가 공인한 기관 등에서 제정한 의약품에 대한 품질 규격서로, 의약품 규격을 위한 대표적인 공정서(公定書)에 해당한다.

대한민국약전외한약(생약)규격집(KHP) : 통초(通草)

조선민주주의인민공화국약전(북한약전, DP) : −

중화인민공화국약전(중국약전, CP) : 통초(通草. Tongcao 통차오)

대만중약전(THP) : 통초(通草)

일본약국방(일본약전, JP) : −

약재의 기원 약재 통초는 통탈목 *Tetrapanax papyriferus* K. Koch(두릅나무과 Araliaceae)의 줄기의 수(髓)이다.

동의보감 탕액편의 효능

통초(通草, 통탈목, 으름덩굴)의 성질은 평(平)하고(약간 차다[微寒]고도 한다) 맛은 맵고[辛] 달며[甘] 독이 없다. 다섯 가지 임병[五淋]을 낫게 하고 소변을 잘 나오게 한다. 소변이 잘 나오지 않는 것과 구토가 멎지 않는 것이 동시에 나타나는 증상을 낫게 한다. 몸이 붓는 것을 낫게 하며 가슴이 답답하면서 열나는 증상을 없앤다. 몸에 있는 9개의 구멍을 잘 통하게 한다. 목소리를 잘 나오게 하고 비달(脾疸)로 잠을 많이 자는 것을 낫게 한다. 유산시키고 삼충(三蟲)도 죽인다. ○ 산에서 손가락 굵기의 덩굴로 자란다. 마디마다 2~3개의 잎자루가 붙어 있다. 각 잎자루에는 5개의 잎이 달렸고 열매가 맺히는데 작은 모과 비슷하다. 씨는 검고 속은 흰데 먹어보면 단맛이 있다. 이것을 연복자(燕覆子)라고 한다. 음력 정월, 2월에 가지를 베어 그늘에서 말린다. ○ 줄기에 가는 구멍이 있어 양쪽 끝이 다 통한다. 한쪽 구멍에 입을 대고 불면 반대편 구멍으로 공기가 나오는 것이 좋다.[본초]

허준,《원본 동의보감》, 727쪽, 남산당(2014)

【동의보감 탕액편의 원문】

通草 으흐름너출 : 性平[一云微寒] 味辛甘 無毒. 治五淋 利小便 開關格. 治水腫 除煩熱 通利九竅 出音聲. 療脾疸常欲眠 墮胎 去三蟲. ○ 生山中 作藤蔓 大如指. 每節有二三枝 枝頭出五葉 結實如小木瓜 核黑瓣白 食之甘美. 謂之鷰覆子. 正月二月採枝 陰乾. ○ 莖有細孔 兩頭皆通 含一頭吹之 則氣出彼頭者 良.[本草] ○ 通草卽木通也. 心空有瓣 輕白可愛. 去皮節生用. 通行十二經 故名爲通草.[入門] ○ 木通 性平味甘而淡. 主小便不利. 導小腸熱 通經利竅.[湯液] ○ 木通通草 乃一物也. 處處有之. 江原道出一種藤 名爲木通 色黃味苦 瀉濕熱 通水道 有效. 治瘡亦效 別是一物也. 或云 名爲木防己 瀉濕爲最.[俗方]

○ 통초는 즉 목통이다. 속이 비어 있고 판이 있는데 가볍고 희며 곱다. 껍질과 마디를 버리고 생것으로 쓴다. 12경맥을 통하게 하기 때문에 통초라고 했다.[입문] ○ 목통의 성질은 평(平)하고 맛은 달며[甘] 담백하다[淡]. 소변을 잘 보게 한다. 소장의 열을 내리며 경맥을 통하게 한다. 몸에 있는 9개의 구멍[九竅. 구규]을 잘 통하게 한다.[탕액] ○ 목통과 통초는 한 가지 식물이다. 곳곳에 있다. 강원도에서 목통이라고 부르는 덩굴은 노란색이다. 맛은 쓰며 습열을 사(瀉)하고 소변을 잘 나오게 한다. 헌데를 아물게 하는 데도 효과가 있지만 이것은 통초와는 다른 식물이다. 혹은 목방기(木防己)라고도 한다. 습(濕)을 없애는 데 매우 좋다.[속방]

한방 약미(藥味)와 약성(藥性) 통초의 맛은 달고 싱거우며 성질은 약간 차다.

한방 작용부위(귀경, 歸經) 통초는 주로 폐, 위장 질환에 영향을 미친다.

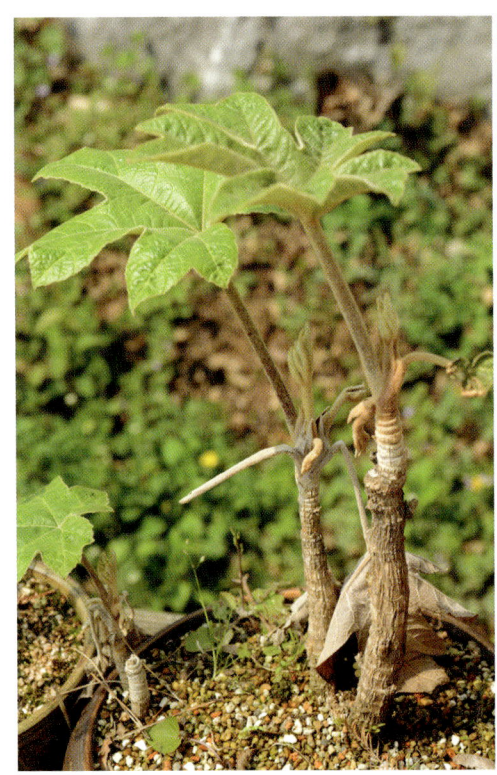
▲ 통탈목 어린나무

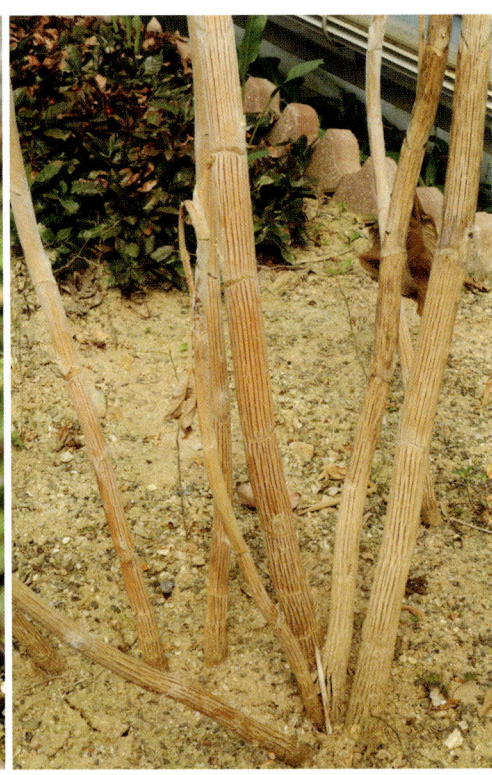
▲ 통탈목 줄기

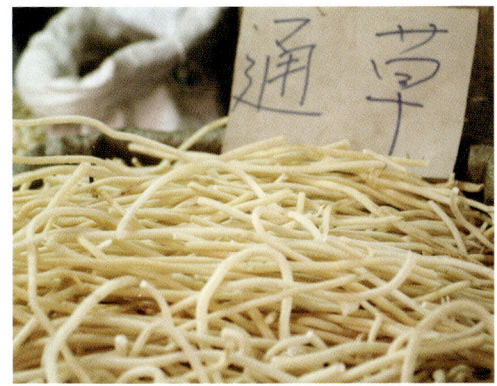
▲ 통초(약재, 시장 판매품)

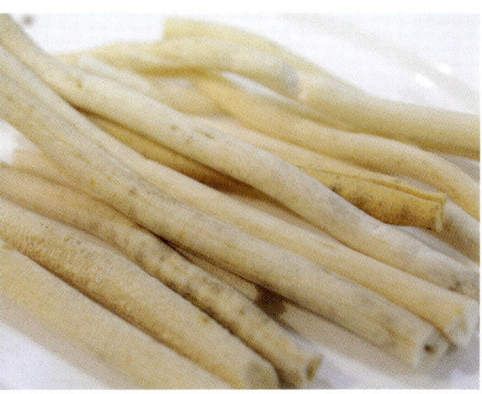
▲ 통초(약재, 전형)

한방 효능 열기를 식히고 소변이 잘 나오게 한다(淸熱利尿 청열이뇨). 기운을 잘 통하게 하고 젖이 잘 나오게 한다(通氣下乳 통기하유).

약효 해설 산후에 젖이 잘 나오지 않는 증상에 활용한다. 소변이 시원하게 나오지 않고 찔끔거리며 양이 적고 붉은 증상을 치료한다. 임질에 유효하며, 황달과 자궁에서 분비물이 나오는 증상에 사용한다.

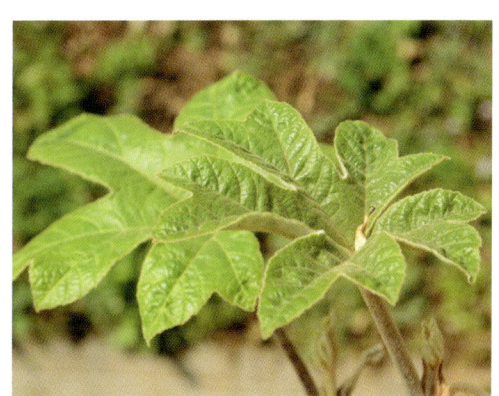
▲ 통탈목 어린잎

약용법 줄기의 수(髓) 3~5g을 물 800mL에 넣고 달여서 반으로 나누어 아침저녁으로 마신다.

주의사항 임신부는 사용을 삼간다.

동의보감 속 한글 이름 **한년초**

약재명 **한련초** / **旱蓮草**
한련초의 전초

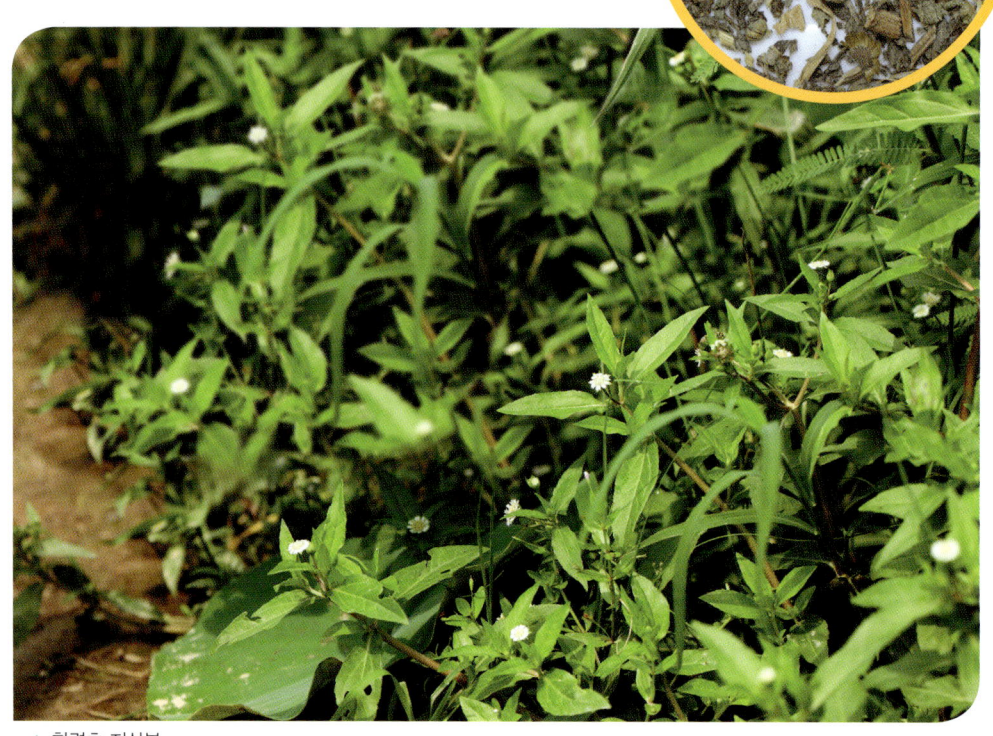

▲ 한련초 지상부

■ **라틴 생약명** : Ecliptae Herba   ■ **이명 또는 영명** : 묵한련(墨旱蓮)   ■ **약초명 및 학명** : 한련초 *Eclipta prostrata* Linné   ■ **과명** : 국화과(Compositae)   ■ **약용부위** : 전초   ■ **조선시대 의서 수재** : 《동의보감》 탕액편의 풀부, 《방약합편》의 습초(濕草)편

동아시아 정부 공정서(약전)의 약재명

약전(藥典, Pharmacopoeia)은 국가 또는 국가가 공인한 기관 등에서 제정한 의약품에 대한 품질 규격서로, 의약품 규격을 위한 대표적인 공정서(公定書)에 해당한다.

대한민국약전외한약(생약)규격집(KHP) : 한련초(旱蓮草)

조선민주주의인민공화국약전(북한약전, DP) : 한년풀

중화인민공화국약전(중국약전, CP) : 묵한련(墨旱蓮. Mohanlian 모한리앤)

대만중약전(THP) : 묵한련(墨旱蓮)

일본약국방(일본약전, JP) : ─

약재의 기원 약재 한련초는 한련초 *Eclipta prostrata* Linné(국화과 Compositae)의 전초이다.

동의보감 탕액편의 효능

예장(鱧腸, 한련초)의 성질은 평(平)하고 맛은 달며(甘) 시고(酸) 독이 없다. 대변에 피가 섞여 나오는 이질 그리고 침이나 뜸을 놓은 자리가 헐어 터져서 피가 나오는 것을 낫게 한다. 수염과 머리카락을 자라게 하고 모든 헌데에 붙인다. ○ 곳곳에 자란다. 연자초(蓮子草)라고 하고 민간에서는 한련자(旱蓮子)라고 한다. 음력 3월, 8월에 채취하여 그늘에서 말린다. 열매는 작은 연밥과 같다. 그 싹을 따면 진이 나오는데 잠시 후 검게 변한다. 그래서 수염과 머리카락을 검게 하는 약에 자주 넣어 쓴다.[본초]

【동의보감 탕액편의 원문】

鱧腸 한년초 : 性平 味甘酸 無毒. 主血痢 鍼灸瘡發 洪血不可止者. 長鬚髮 付一切瘡. ○ 處處有之 卽蓮子草也. 俗謂之旱蓮子. 三月八月採 陰乾. 實若小蓮房. 摘其苗皆有汁出 須臾而黑. 故多入烏鬚髮藥.[本草]

한방 약미(藥味)와 약성(藥性) 한련초의 맛은 달고 시며 성질은 차다.

한방 작용부위(귀경, 歸經) 한련초는 주로 신장, 간장 질환에 영향을 미친다.

한방 효능 간(肝)과 신(腎)을 보양한다(滋補肝腎 자보간신). 혈열(血熱)을 식히고 지혈한다(凉血止血 양혈지혈).

약효 해설 나이는 많지 않으나 머리카락과 수염이 회백색으로 변하는 것을 막는다. 어지럼증과 이명 증상을 없앤다. 허리와 무릎이 시큰거리고 힘이 없어지는 증상에 유효하다. 여성의 부정기 자궁출혈, 토혈, 혈뇨(血尿), 혈변(血便)을 멎게 한다.

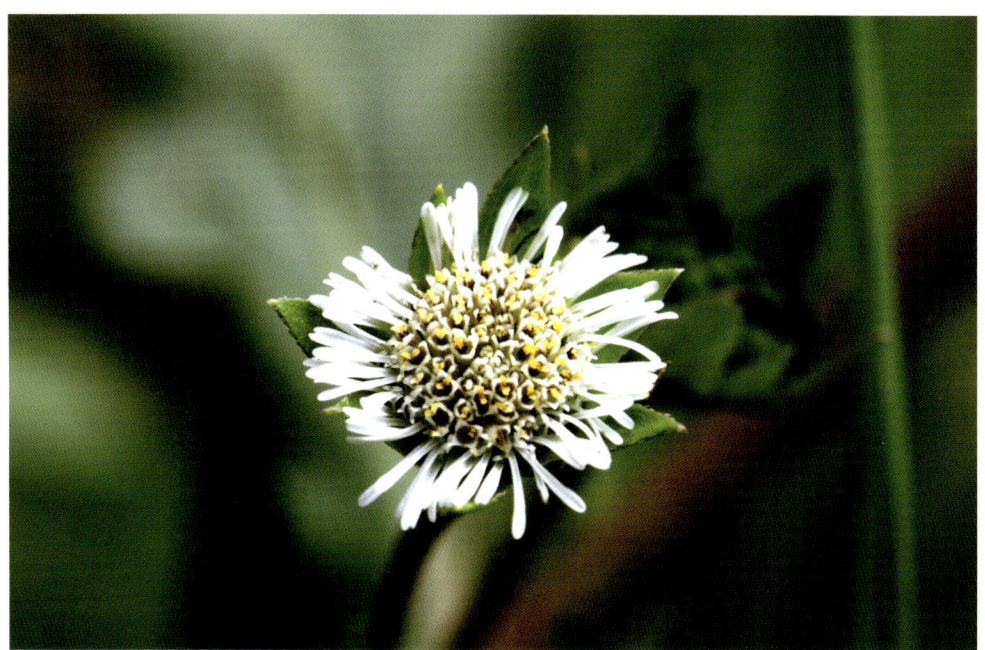

▲ 한련초 꽃

북한의 약효 북한에서는 '한년풀'로 부른다. 보음약으로서 간과 신을 보하고 혈열을 없애며 출혈을 멈춘다. 간신음이 허하여 어지러운 데, 허리가 시큰시큰하고 아픈 데, 머리칼이 일찍 희여지는 데, 골증열, 혈열로 인한 출혈, 외상성출혈에 쓴다.

약용법 전초 6~12g을 물 800mL에 넣고 달여서 반으로 나누어 아침저녁으로 마신다.

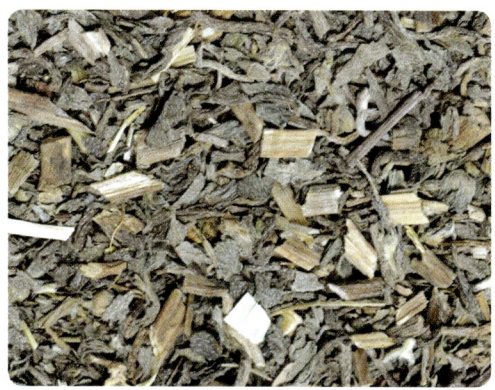

▲ 한련초(약재, 절단)

동의보감 속 한글 이름 **자괴나모겁질**

약재명 **합환피** / **合歡皮**
자귀나무의 줄기껍질

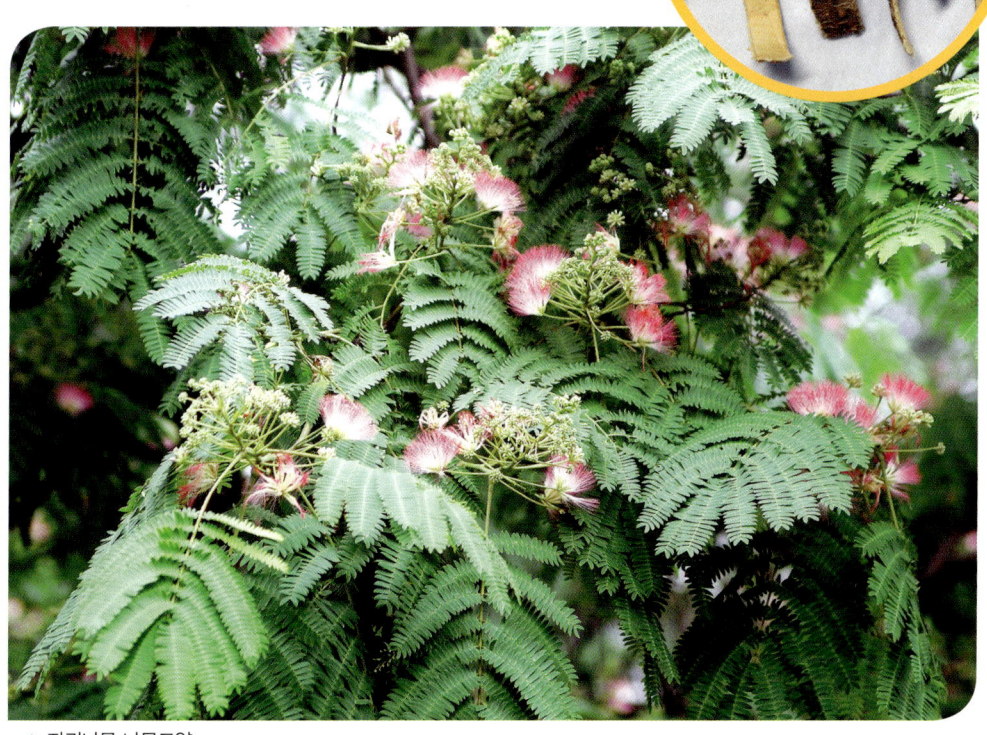

▲ 자귀나무 나무모양

- **라틴 생약명** : Albizziae Cortex
- **이명 또는 영명** : 야합피(夜合皮)
- **약초명 및 학명** : 자귀나무 *Albizzia julibrissin* Durazzini
- **과명** : 콩과(Leguminosae)
- **약용부위** : 줄기껍질
- **조선시대 의서 수재** : 《동의보감》 탕액편의 나무부

동아시아 정부 공정서(약전)의 약재명

약전(藥典, Pharmacopoeia)은 국가 또는 국가가 공인한 기관 등에서 제정한 의약품에 대한 품질 규격서로, 의약품 규격을 위한 대표적인 공정서(公定書)에 해당한다.

- **대한민국약전외한약(생약)규격집(KHP)** : 합환피(合歡皮)
- **조선민주주의인민공화국약전(북한약전, DP)** : –
- **중화인민공화국약전(중국약전, CP)** : 합환피(合欢皮, Hehuanpi 허후안피)
- **대만중약전(THP)** : 합환피(合歡皮)
- **일본약국방(일본약전, JP)** : –

약재의 기원 약재 합환피는 자귀나무 *Albizzia julibrissin* Durazzini(콩과 Leguminosae)의 줄기껍질이다.

동의보감 탕액편의 효능

합환피(合歡皮. 자귀나무 줄기껍질)의 성질은 평(平)하며 맛은 달고[甘] 독이 없다. 주로 오장(五藏)을 편안하게 하고 마음을 안정시키며 근심을 없애고 즐겁게 한다. ○ 가지가 매우 부드럽고 약하다. 잎은 조각자나무나 회화나무처럼 매우 가늘고 촘촘하게 서로 맞붙어 있다. 해가 지면 잎이 서로 합쳐지므로 합혼(合昏)이라고도 한다. 음력 5월에 홍백색 꽃이 피는데 꽃잎 위로 실 같은 꽃술이 무성하게 자라나 있다. 가을에 콩깍지 모양의 열매를 맺는데 씨는 매우 얇고 가늘다. 아무 때나 수피와 잎을 채취하여 쓴다. 또한 야합피(夜合皮)라고도 한다.[본초] ○ 폐에 고름이 생겨 토하는 증을 낫게 한다. 충을 죽이고 근육과 뼈를 이어주며 국부에 발생하는 염증이나 종양[癰腫. 옹종]을 없앤다.[입문] ○ 《양생론(養生論)》에서 "합환은 노여움을 없앤다"고 한 것이 바로 이것이다. 계단과 뜰에 이 나무를 심으면 사람이 화내지 않는다고 하였다.[입문] ○ 영화수피(榮花樹皮)란 자귀나무 뿌리를 말한다.[회춘]

【동의보감 탕액편의 원문】

合歡皮 자괴나모겁질 : 性平 味甘 無毒. 主安五藏 利心志 令人歡樂無憂. ○ 木似梧桐 枝甚柔弱 葉似皂莢槐等 極細而繁密 互相交結. 其葉至暮而合 故一名合昏. 五月花發黃白色 瓣上若絲茸然. 至秋而實作莢 子極薄細. 不拘時月 採皮及葉用. 又名夜合皮.[本草] ○ 主肺癰吐膿. 又殺蟲 續筋骨 消癰腫.[入門] ○ 養生論曰 合歡蠲忿 卽此也. 樹之階庭 使人不忿.[入門] ○ 榮花樹皮 卽夜合花根也.[回春]

한방 약미(藥味)와 약성(藥性) 합환피의 맛은 달고 성질은 보통이다[주].

한방 작용부위(귀경, 歸經) 합환피는 주로 심장, 간장, 폐 질환에 영향을 미친다.

한방 효능 기운이 울체된 것을 풀어주고 정신을 안정시킨다(解鬱安神 해울안신). 혈액순환을 촉진하고 종기를 가라앉힌다(活血消腫 활혈소종).

약효 해설 심신불안, 불면증에 사용하며, 타박상에 효과가 있다.

약용법 줄기껍질 6~12g을 물 800mL에 넣고 달여서 반으로 나누어 아침저녁으로 마신다. 외용할 때는 적당량을 가루 내어 환부에 붙인다.

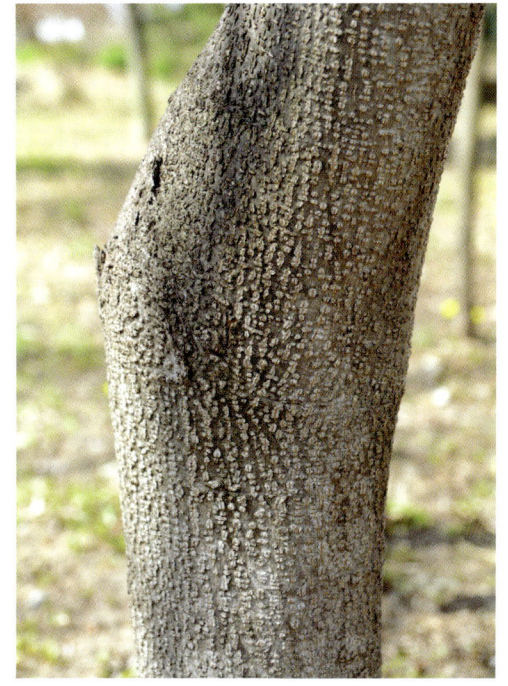
▲ 자귀나무 나무껍질

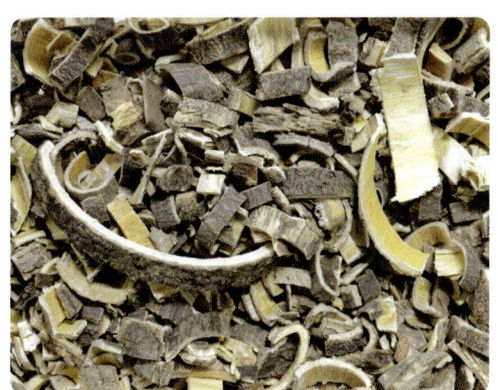
▲ 합환피(약재, 절단)

약재명	호유자	胡荽子

고수의 열매

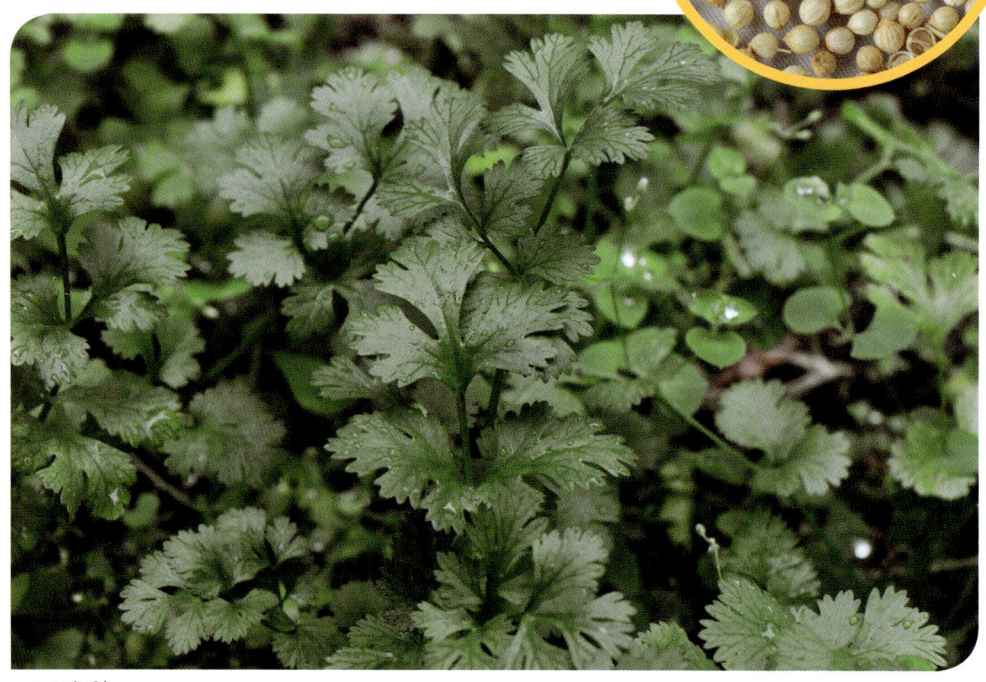

▲ 고수 잎

- **라틴 생약명** : Coriandri Fructus   - **이명 또는 영명** : 향채(香菜)   - **약초명 및 학명** : 고수 *Coriandrum sativum* Linné   - **과명** : 산형과(Umbelliferae)   - **약용부위** : 열매   - **조선시대 의서 수재** : 《동의보감》 탕액편의 채소부

동아시아 정부 공정서(약전)의 약재명

약전(藥典, Pharmacopoeia)은 국가 또는 국가가 공인한 기관 등에서 제정한 의약품에 대한 품질 규격서로, 의약품 규격을 위한 대표적인 공정서(公定書)에 해당한다.

대한민국약전외한약(생약)규격집(KHP) : 호유자(胡荽子, 2011년에 공정서에서 삭제됨)

조선민주주의인민공화국약전(북한약전, DP) : 고수열매

중화인민공화국약전(중국약전, CP) : −

대만중약전(THP) : −

일본약국방(일본약전, JP) : −

약재의 기원
약재 호유자는 고수 *Coriandrum sativum* Linné(산형과 Umbelliferae)의 열매이다.

기원식물의 해설
유럽에서는 고수의 열매를 '코리앤더(coriander)'로 부르며 향신료로 이용한다. 잎도 특이한 냄새가 나서 향신료로 쓴다.

동의보감 탕액편의 효능
호유자(胡荽子, 고수 열매)는 소아의 머리에 난 상처가 짓물러 머리카락이 끊어지거나 빠지는 것 그리고 다섯 가지 치질[五痔]에 주로 쓴다. 고기를 먹고 생긴 식중독으로 하혈(下血)하는 것을 치료하고 창진(瘡疹)이 잘 내돋지 않는 것을 내돋게 한다.[본초]

【동의보감 탕액편의 원문】

胡荽子 : 主小兒禿瘡及五痔. 療食肉中毒下血 能發瘡疹不出.[本草]

한방 약미(藥味)와 약성(藥性)
호유자의 맛은 맵고 시며 성질은 보통이다[주].

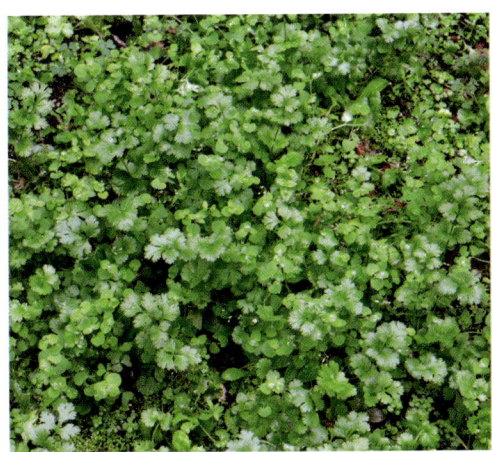
▲ 고수 어린잎

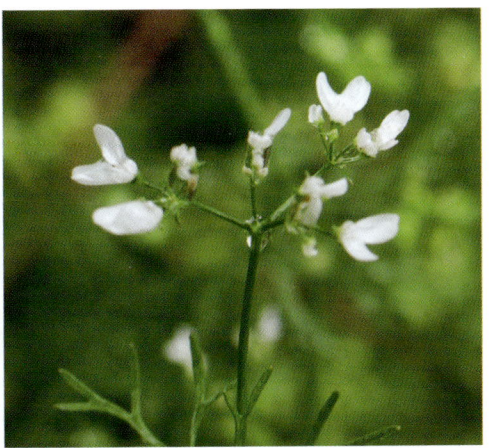
▲ 고수 꽃

한방 작용부위(귀경, 歸經) 호유자는 주로 폐, 위장, 대장 질환에 영향을 미친다.

한방 효능 위장을 튼튼하게 하여 음식물이 소화되지 않고 위장관에 남아 있는 식적(食積)을 소화시킨다(健胃消積 건위소적). 기 순환을 촉진시켜 통증을 멈추게 한다(理氣止痛 이기지통). 발진을 잘 돋게 하고 독성을 없앤다(透疹解毒 투진해독).

약효 해설 식욕부진에 사용하며, 가슴이 답답하고 그득하며 불편한 증상에 쓰인다. 복부가 부르고 통증이 있는 증상에 유효하다. 치질로 인하여 배변할 때 피가 나오는 증상을 낫게 한다. 고환이나 음낭이 커지면서 아랫배가 켕기고 아픈 병증에 활용한다. 두통, 치통을 없앤다.

북한의 약효 북한에서는 '고수열매'로 부른다. 풍한표증약으로서 땀을 내고 발진을 순조롭게 하며 소화를 돕는다. 풍한감기, 홍역내공, 소화불량에 쓴다.

약용법 열매 6~12g을 물 800mL에 넣고 달여서 반으로 나누어 아침저녁으로 마시거나 또는 가루나 환(丸)으로 만들어 복용한다. 외용할 때는 적당량을 사용한다.

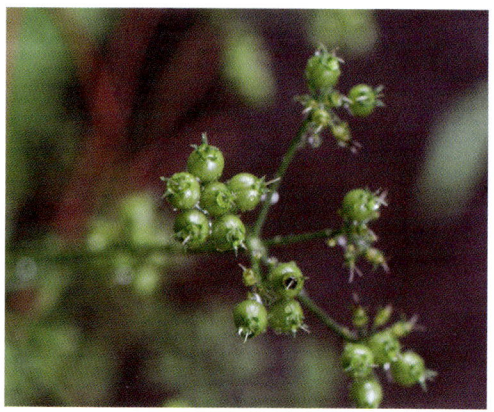
▲ 고수 열매

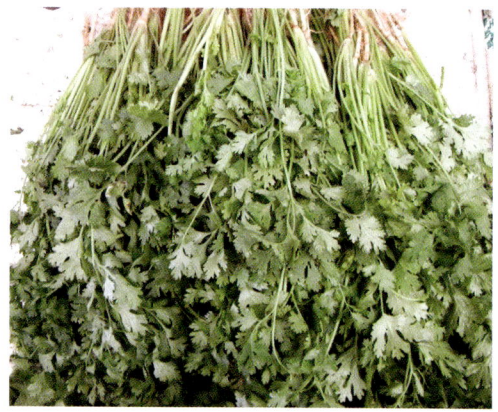
▲ 고수 전초(시장 판매품)

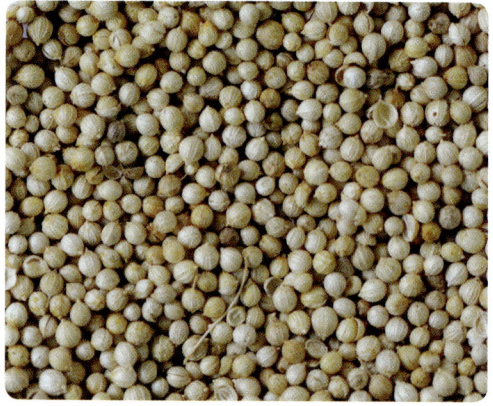
▲ 호유자(약재, 전형)

동의보감 속 한글 이름 **봇**

약재명 화피 / 樺皮

만주자작나무의 나무껍질

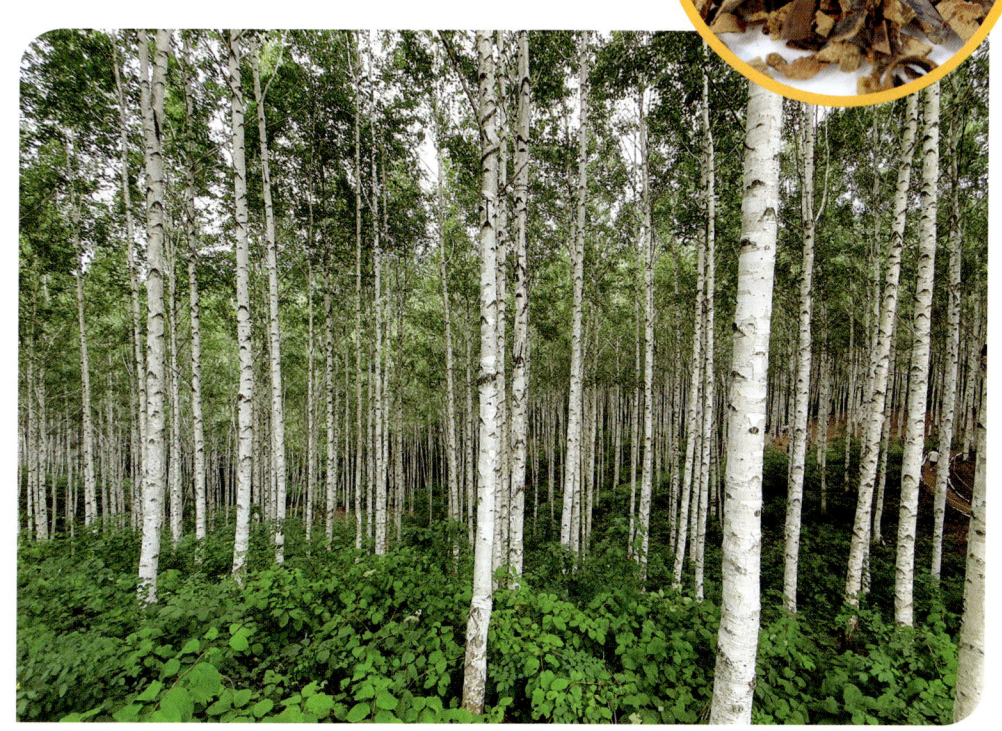

▲ 만주자작나무 숲(강원도 인제)

- **라틴 생약명**: Betulae Cortex
- **약초명 및 학명**: 만주자작나무 *Betula platyphylla* Suk.
- **과명**: 자작나무과(Betulaceae)
- **약용부위**: 나무껍질
- **조선시대 의서 수재**: 《동의보감》 탕액편의 나무부, 《방약합편》의 교목(喬木, 줄기가 곧고 굵으며 높이 자라는 나무)편

동아시아 정부 공정서(약전)의 약재명

약전(藥典, Pharmacopoeia)은 국가 또는 국가가 공인한 기관 등에서 제정한 의약품에 대한 품질 규격서로, 의약품 규격을 위한 대표적인 공정서(公定書)에 해당한다.

대한민국약전외한약(생약)규격집(KHP): 화피(樺皮)
조선민주주의인민공화국약전(북한약전, DP): −
중화인민공화국약전(중국약전, CP): −
대만중약전(THP): −
일본약국방(일본약전, JP): −

약재의 기원
약재 화피는 만주자작나무 *Betula platyphylla* Suk. 또는 기타 동속식물(자작나무과 Betulaceae)의 나무껍질이다.

기원식물의 해설
KHP에서 기원식물 만주자작나무의 학명이 '*Betula platyphylla* Suk.'로 되어 있는데, 여기서 명명자 'Suk.'는 올바른 표준 약칭이 아니다. 이 종의 명명자인 Vladimir Nikolajevich Sukaczev의 표준 약칭은 'Sukaczev'이므로, '*B. platyphylla* Sukaczev'로 표기하는 것이 옳다. [참고논문: 박종철, 최고야. 한약정보연구회지, 2016;4(2):9-35]

동의보감 탕액편의 효능
화목피(樺木皮, 자작나무 나무껍질)의 성질은 평(平)하며 맛은 쓰고[苦] 독이 없다. 황달(黃疸), 젖몽울[乳癰, 유옹], 코끝이 빨갛게 되는 병증[肺風瘡, 폐풍창]과 소아 마마, 홍역을 낫게 한다. ○ 요즘 활[弓]을 장식하는 자작나무 껍질[樺皮]이다. 나무는 산복숭아나무[山桃]와 비슷하고 껍질에는 꽃무늬가 있다. 북쪽 지방에서 자란 것이 좋다.[본초]

> 【동의보감 탕액편의 원문】
> 樺木皮 붓 : 性平 味苦 無毒. 主黃疸及乳癰 肺風瘡 小兒瘡疹. ○ 今之裝弓樺皮也. 木似山桃 皮有花紋 北來者佳.[本草]

한방 약미(藥味)와 약성(藥性)
화피의 맛은 쓰고 성질은 보통이다[平].

한방 작용부위(귀경, 歸經)
화피는 주로 폐, 위장, 대장 질환에 영향을 미친다.

한방 효능
열기를 식히고 습기를 배출한다(淸熱利濕 청열이습). 담(痰)을 제거하고 기침을 멎게 한다(祛痰止咳 거담지해). 독성

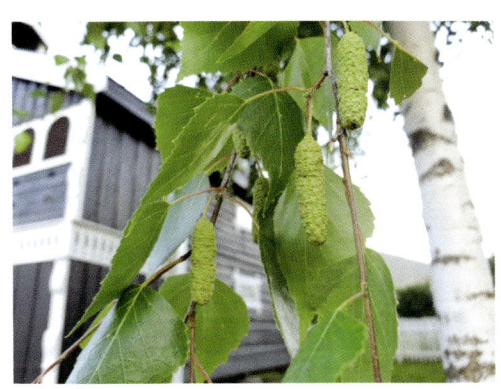
▲ 만주자작나무 열매(노르웨이)

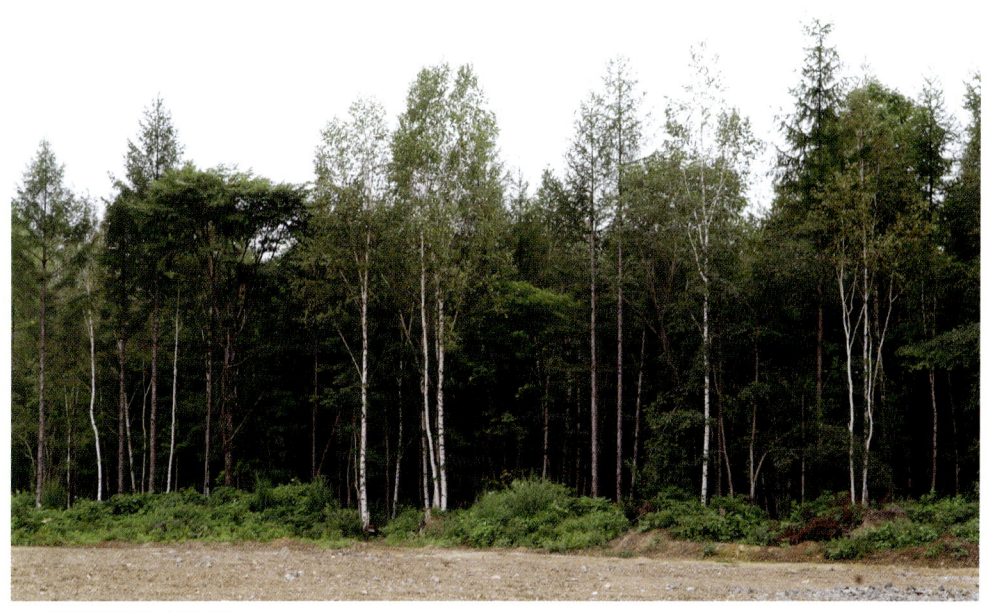

▲ 만주자작나무 숲(백두산)

을 없앤다(解毒 해독).

약효 해설 목 안이 붓고 아픈 증상을 치료한다. 기침할 때 숨이 가쁜 증상 그리고 만성 기관지염, 급성 편도염, 치주염에 쓰인다. 소변량이 줄거나 잘 나오지 않는 병증에 사용한다. 황달, 이질에 유효하다.

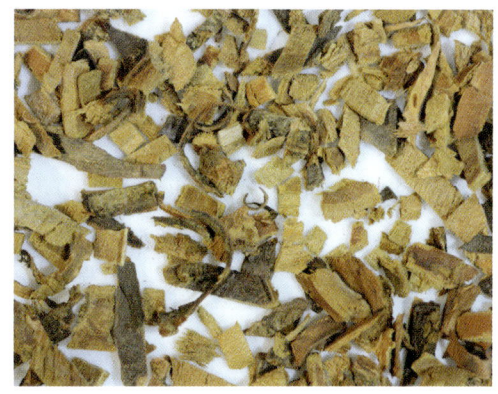

▲ 화피(약재, 절편)

약용법 나무껍질 10~15g을 물 800mL에 넣고 달여서 반으로 나누어 아침저녁으로 마신다. 외용할 때는 가루 내어 적당량을 환부에 붙인다.

동의보감 속 한글 이름 **속서근플**

약재명 황금 / 黃芩
속썩은풀의 뿌리

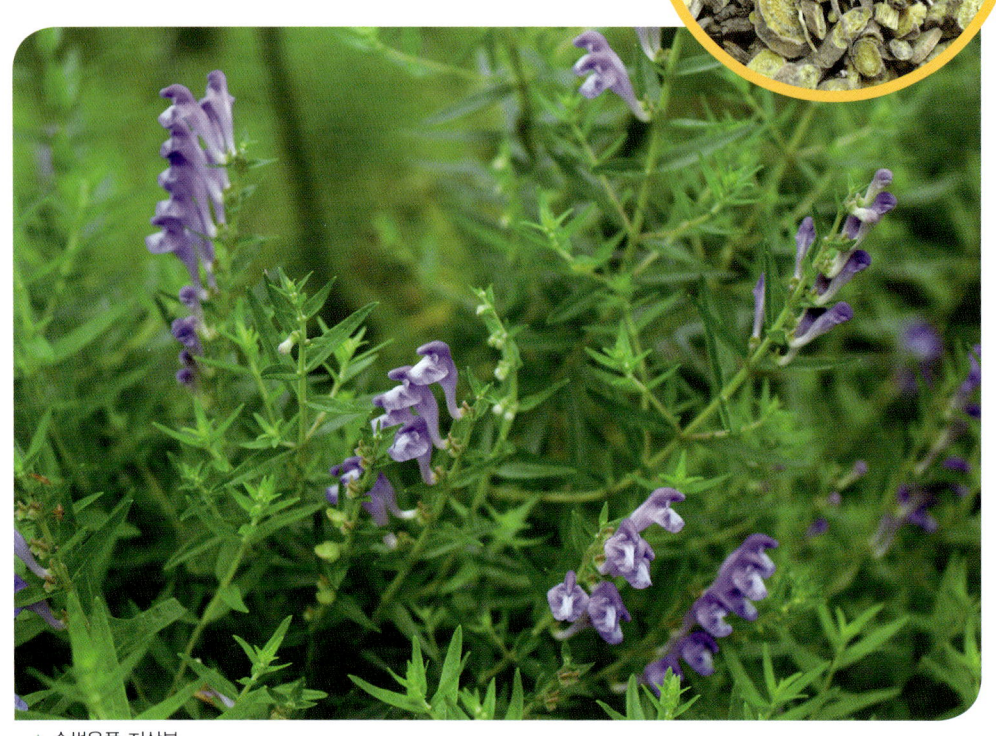

▲ 속썩은풀 지상부

- **라틴 생약명** : Scutellariae Radix　■ **이명 또는 영명** : Scutellaria Root　■ **약초명 및 학명** : 속썩은풀 *Scutellaria baicalensis* Georgi　■ **과명** : 꿀풀과(Labiatae)　■ **약용부위** : 뿌리로서 그대로 또는 주피를 제거한 것　■ **조선시대 의서 수재** : 《동의보감》 탕액편의 풀부, 《방약합편》의 산초(山草)편

동아시아 정부 공정서(약전)의 약재명

약전(藥典, Pharmacopoeia)은 국가 또는 국가가 공인한 기관 등에서 제정한 의약품에 대한 품질 규격서로, 의약품 규격을 위한 대표적인 공정서(公定書)에 해당한다.

대한민국약전(KP) : 황금(黃芩)
조선민주주의인민공화국약전(북한약전, DP) : 황금
중화인민공화국약전(중국약전, CP) : 황금(黃芩, Huangqin 후앙친)
대만중약전(THP) : 황금(黃芩)
일본약국방(일본약전, JP) : 황금(黃芩, オウゴン 오오곤)

약재의 기원
약재 황금은 속썩은풀 *Scutellaria baicalensis* Georgi(꿀풀과 Labiatae)의 뿌리로서 그대로 또는 주피를 제거한 것이다.

동의보감 탕액편의 효능
황금(黃芩, 속썩은풀)의 성질은 차고[寒] 맛은 쓰며[苦] 독이 없다. 열독(熱毒), 몸이 허약하여 뼛속이 후끈후끈 달아오르는 것, 추웠다 열이 났다 하는 것을 치료하고 열로 나는 갈증을 푼다. 황달(黃疸), 이질, 설사, 담열(痰熱), 위열(胃熱)을 치료하고 소장을 잘 통하게 한다. 젖멍울[乳癰, 유옹], 등에 종기가 난 것, 피부가 헐어 아프고 가려우며 벌겋게 부어 곪는 것, 유행성 열병[天行熱疾]을 낫게 한다. ○ 들에서 나는데 곳곳에서 다 자란다. 음력 3월 초나 2월과 8월에 뿌리를 캐어 햇볕에 말린다. 뿌리 속이 모두 썩었기 때문에 일명 부장(腐腸)이라고도 한다. 색이 진하고 단단한 것이 좋다. 둥근 것은 자금(子芩)이라 하고 갈라진 것은 숙금(宿芩)이라 한다.[본초] ○ 속이 마르고 가벼운 것은 폐의 열[火]을 내릴 수 있고 담을 삭이며 기를 잘 돌게 하여 수태음경에 들어간다. 뿌리가 가늘고 속이 차며 단단한 것은 하초(下焦, 배꼽에서 전음, 후음까지의 부위)의 병을 치료하고 대장의 열[火]을 내린다. 물에 넣어서 가라앉는 것을 약에 쓴다. 술로 볶으면 약 기운을 위로 올라가게 하고, 어린 사내아이의 소변(童便)에 볶으면 약 기운을 내려가게 한다. 보통 때는 생것을 쓴다.[입문]

【동의보감 탕액편의 원문】
黃芩 속서근플 : 性寒 味苦 無毒. 治熱毒骨蒸 寒熱往來 解熱渴. 療黃疸 腸澼泄痢 痰熱胃熱 利小腸. 治乳癰 發背 惡瘡 及天行熱疾. ○ 生原野 隙處有之. 三月三日 [一云二月八月] 採根 暴乾. 其腹中皆爛 故一名腐腸. 惟取深色堅實者 爲好. 圓者名子芩 破者名宿芩.[本草] ○ 中枯而飄 故能瀉肺中之火 消痰利氣 入手太陰經. 細實而堅者 治下部 瀉大腸火 入水而沈. 入藥 酒炒上行 便炒下行 尋常生用.[入門]

한방 약미(藥味)와 약성(藥性) 황금의 맛은 쓰고 성질은 차다.

한방 작용부위(귀경, 歸經) 황금은 주로 폐, 담낭, 비장, 대장, 소장 질환에 영향을 미친다.

한방 효능 열기를 식히고 습기를 말린다(清熱燥濕 청열조습). 화독(火毒)을 없앤다(瀉火解毒 사화해독). 출혈을 멎게 한다(止血 지혈). 태아를 안정시킨다(安胎 안태).

약효 해설 심한 열로 인해 가슴이 답답하고 갈증이 나는 증상을 치료한다. 폐열로 기침이 나는 증상을 제거한다. 황달, 설사에 유효하며, 임신부와 태아를 안정시킨다.

북한의 약효 북한에서는 '황금'으로 부른다. 청열조습약으로서 폐열을 내리우고 습을 없애며 태아를 안정시킨다. 폐열기침, 설사, 리질, 황달, 간열로 눈이 붉어지고 붓고 아픈 데, 열림, 태동불안, 위장염, 간염, 방광염, 뇨도염에 쓴다.

약용법 뿌리 3~10g을 물 800mL에 넣고 달여서 반으로 나누어 아침저녁으로 마신다.

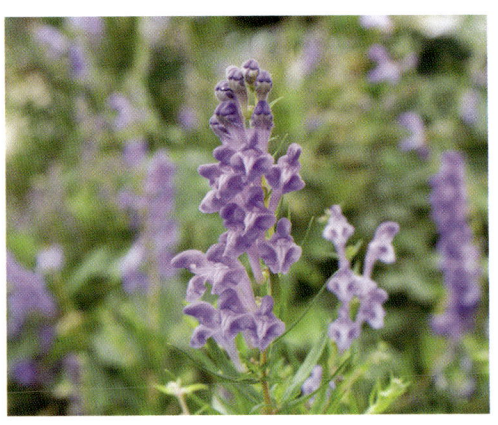
▲ 속썩은풀 꽃

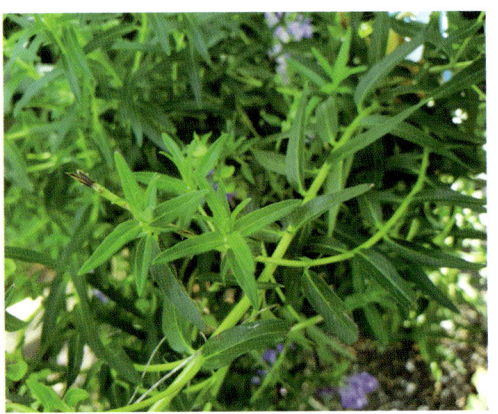
▲ 속썩은풀 잎

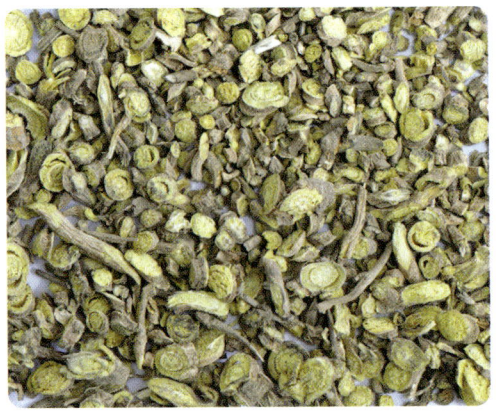
▲ 황금(약재, 절편)

동의보감 속 한글 이름 **원추리, 넙ᄂ믈**

약재명 **훤초근** / **萱草根**
원추리의 뿌리 및 뿌리줄기

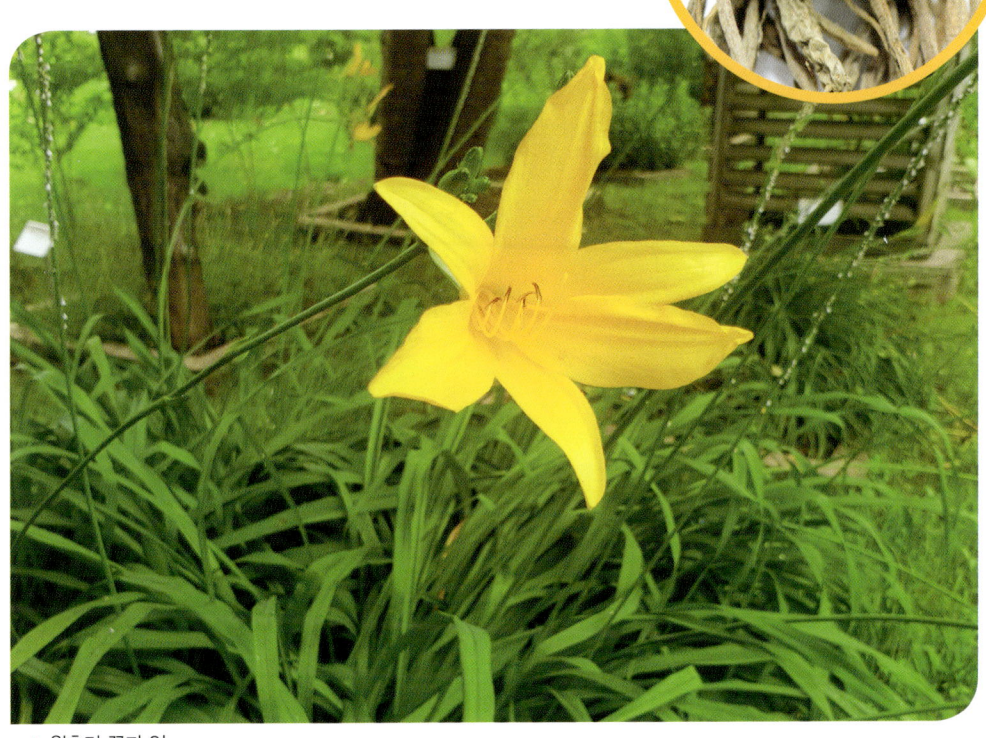

▲ 원추리 꽃과 잎

- **라틴 생약명** : Hemerocallidis Radix et Rhizoma **이명 또는 영명** : 황화채근(黃花菜根) **약초명 및 학명** : 원추리 *Hemerocallis fulva* Linné **과명** : 백합과(Liliaceae) **약용부위** : 뿌리 및 뿌리줄기 **조선시대 의서 수재** : 《동의보감》 탕액편의 풀부

동아시아 정부 공정서(약전)의 약재명

약전(藥典, Pharmacopoeia)은 국가 또는 국가가 공인한 기관 등에서 제정한 의약품에 대한 품질 규격서로, 의약품 규격을 위한 대표적인 공정서(公定書)에 해당한다.

대한민국약전외한약(생약)규격집(KHP) : 훤초근(萱草根)
조선민주주의인민공화국약전(북한약전, DP) : 원추리뿌리
중화인민공화국약전(중국약전, CP) : －
대만중약전(THP) : －
일본약국방(일본약전, JP) : －

약재의 기원   약재 흰초근은 원추리 *Hemerocallis fulva* Linné(백합과 Liliaceae)의 뿌리 및 뿌리줄기이다.

동의보감 탕액편의 효능

흰초근(萱草根, 원추리 뿌리)의 성질은 서늘하고[凉] 맛은 달며[甘] 독이 없다. 소변이 붉으면서 잘 나오지 않는 것과 답답하고 열나는 데 주로 쓴다. 사림(沙淋)을 치료하고 몸이 붓는 것을 내린다. 술 중독으로 인한 황달[酒疸]을 낫게 한다. ○ 집 근처에 심는다. 어린싹을 캐서 익혀 먹는다. 또 꽃받침을 따서 절여 먹기도 한다. 가슴을 시원하게 하는 데 아주 좋다. 일명 녹총(鹿蔥)이라고도 하고 꽃은 의남(宜男)이라고 하는데 임신부가 차고 다니면 아들을 낳게 된다. ○ 《양생론(養生論)》에서 "원추리가 근심을 잊게 한다"고 한 것이 바로 이것이다. [본초]

【동의보감 탕액편의 원문】

萱草根 원추리又名넘ᄂ물 : 性凉 味甘 無毒. 主小便赤澁 身體煩熱. 治沙淋 下水氣 療酒疸. ○ 人家種之 多採其嫩苗煮食. 又取花跗作菹 云利胸膈甚佳. 一名鹿葱. 花名宜男 孕婦佩之生男. ○ 養生論云 萱草忘憂 此也. [本草]

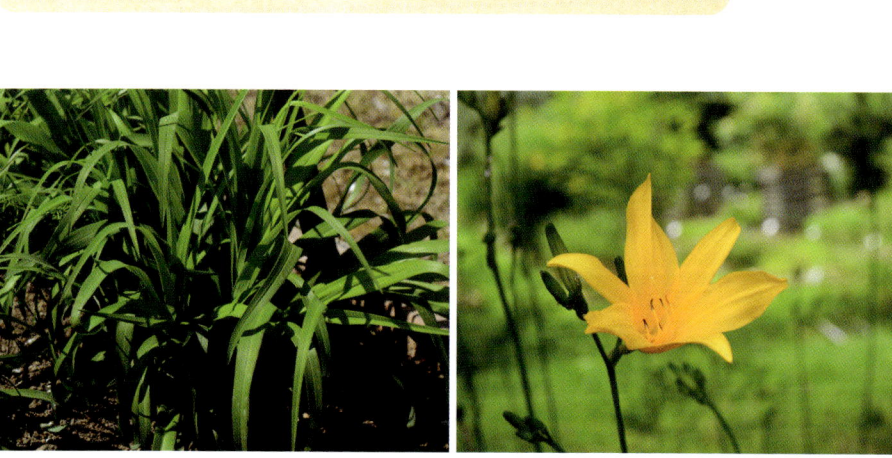

▲ 원추리 잎   ▲ 원추리 꽃

한방 약미(藥味)와 약성(藥性) 훤초근의 맛은 달고 성질은 서늘하며 독이 있다.

한방 작용부위(귀경, 歸經) 훤초근은 주로 비장, 간장, 방광 질환에 영향을 미친다.

한방 효능 열기를 식히고 습기를 배출한다(淸熱利濕 청열이습). 혈열(血熱)을 식히고 지혈한다(凉血止血 양혈지혈). 독을 풀어주고 종기를 가라앉힌다(解毒消腫 해독소종).

약효 해설 몸이 붓는 증상과 배뇨 곤란에 효과가 있다. 출산한 뒤에도 젖이 잘 나오지 않는 병증에 유효하다. 여성의 부정기 자궁출혈과 자궁에서 분비물이 나오는 증상 그리고 황달, 코피, 혈변(血便)에 쓰인다.

약용법 뿌리 및 뿌리줄기 6~9g을 물 800mL에 넣고 달여서 반으로 나누어 아침저녁으로 마신다. 외용할 때는 적당량을 짓찧어서 환부에 붙인다.

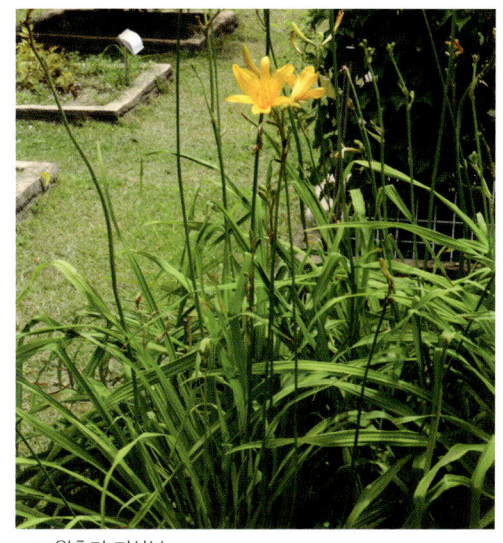

▲ 원추리 지상부

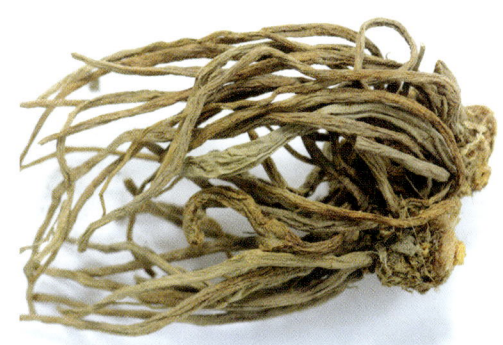

▲ 훤초근(약재, 전형)

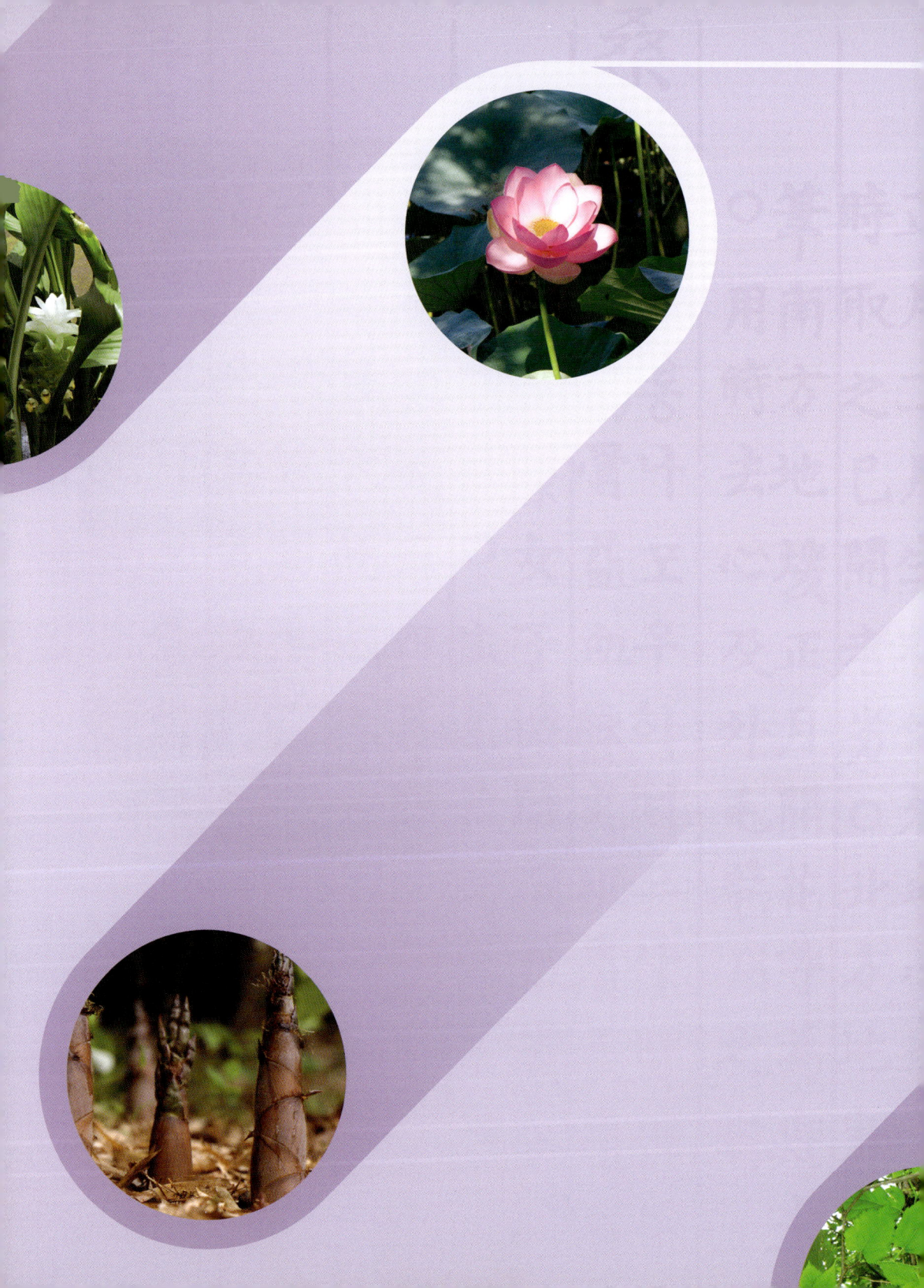

제3부 동의보감의 약초와 약재

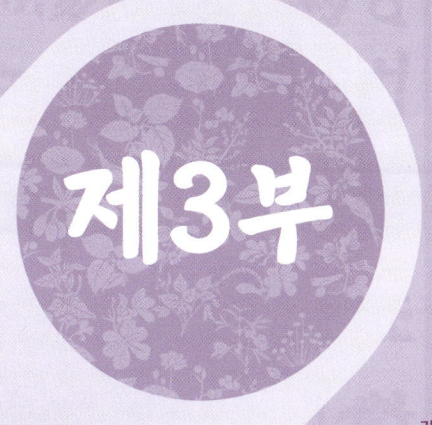

가자 감초 강황 건강 결명자 계피 고삼 고채 과루근 과루실 과루인 과체 곽향 교맥 구채 구채자 궁궁 궐채 궐채미 길경 녹두 단삼 당귀 대계 대두 대두황권 대맥 대산 대조 대황 도실 도핵인 도화 두부 두충 마엽 마자 만형실 매실 맥문동 목과 무화과 미후도 박하 반하 방풍 백동과 백동과자 백두옹 백시 변두 변두엽 사간 사삼 산사자 산수유 산조인 상엽 상지 생강 서과 석류 석류각 석류화 소방목 소산 수근 숭채 숭채제 시호 신이 아편 앵도 앵숙각 앵숙속 야자 양하 여지 여지핵 연교 연실 연화 영실 오매 오미자 오수유 와거 완두 용규 용안 용안핵 우슬 우엽 우자 욱리인 울금 위모 유자 율자 은행 음양곽 의이인 인진호 자소 자소자 자위 자초 작약 저근백피 적소두 정향 제니 제채 제채자 조각자 조협 죽순 즙채 지실 지유 차전자 천마 첨과 초 초엽 촉초 총백 출촉 치자 택사 포도 하고초 하엽 합환피 해동피 행실 행핵인 향유 현호색 형개 호과 호과엽 호도 호초 호총 홍시 홍촉규 홍촉규엽 홍촉규화 황금 황기 황련 황벽 황촉규자 황촉규화 회향 후박

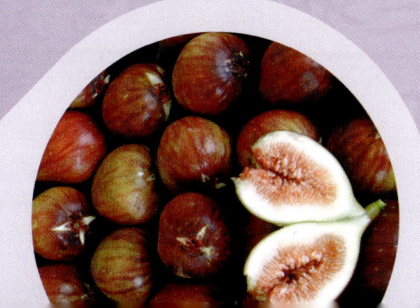

가자 茄子
가지의 열매

성질이 차고[寒] 맛은 달며[甘] 독이 없다. 추웠다 열이 났다 하는 오장의 허로[五藏勞]와 전시노채[傳尸勞氣, 폐결핵]를 치료한다.

性寒 味甘 無毒. 主寒熱 五藏勞 及傳尸勞氣.

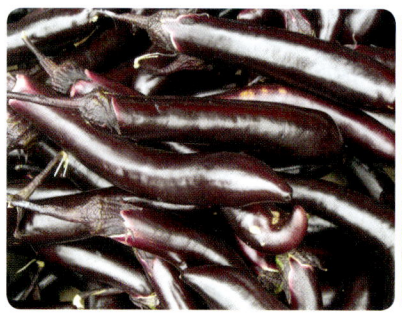
▲ 가지 열매(채취품)

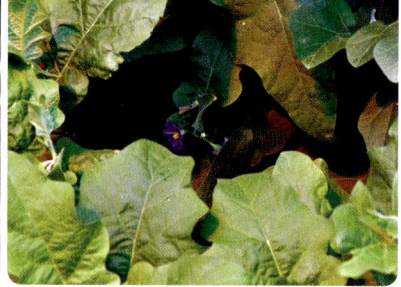
▲ 가지 잎과 꽃

감초 甘草
감초의 뿌리 및 뿌리줄기

성질이 평(平)하고 맛은 달며[甘] 독이 없다. 온갖 약의 독을 풀어준다. 아홉 가지 흙의 기운을 받아 72종의 광물성 약재와 1,200종의 식물성 약재를 조화시킨다. 여러 약을 조화시켜 약효를 나게 하므로 국로(國老)라고 한다. 오장육부의 한열과 사기[寒熱邪氣]에 주로 쓴다. 몸에 있는 9개의 구멍[九竅, 구규]을 통하게 하고 모든 혈맥(血脈)을 잘 돌게 한다. 근육과 뼈를 튼튼하게 하고 살찌게 한다.

性平 味甘 無毒. 解百藥毒. 爲九土之精 安和七十二種石 一千二百種草. 調和諸藥 使有功 故號爲國老.

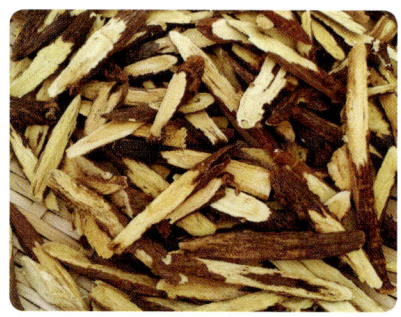
▲ 감초(약재, 절편)

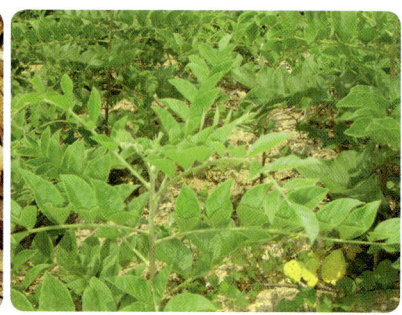
▲ 감초 지상부

강황
薑黃

강황의 뿌리줄기

성질이 뜨겁고[熱] 맛은 맵고[辛] 쓰며[苦] 독이 없다. 배 속에 생긴 덩어리, 혈액이 체내에서 정체해 응고된 덩어리, 국부에 발생하는 염증이나 종양[癰腫, 옹종]을 치료한다. 월경을 통하게 하고 넘어지거나 맞아서 멍든 것을 풀어준다. 찬 기운과 바람의 기운을 없애고 기가 정체되어서 배가 부풀어 오르는 증상을 낫게 한다.

性熱 味辛苦 無毒. 主癥瘕血塊癰腫. 通月經 治撲損瘀血 破冷除風 消氣脹.

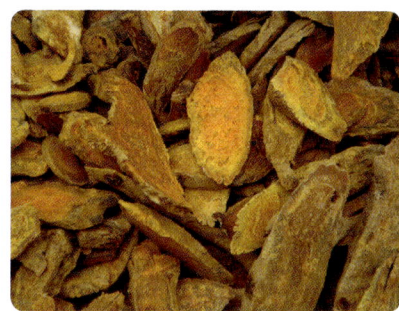

▲ 강황(약재, 절편)

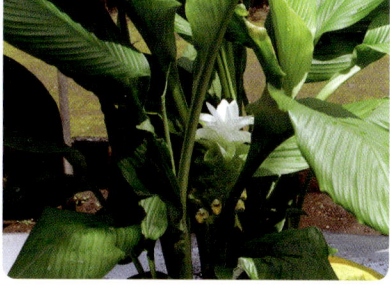

▲ 강황 꽃과 잎

건강
乾薑

생강의 말린 뿌리줄기

성질이 매우 뜨겁고[大熱] 맛은 매우며[辛](쓰다[苦]고도 한다) 독이 없다. 오장육부를 잘 통하게 하고 팔다리와 뼈마디를 잘 움직일 수 있게 하며 풍한습비(風寒濕痹)를 몰아낸다. 토하고 설사하여 배가 심하게 아픈 증상에 주로 쓴다. 차서[冷] 명치 아래가 아픈 것[心腹痛]과 이질을 치료한다. 비위(脾胃)를 따뜻하

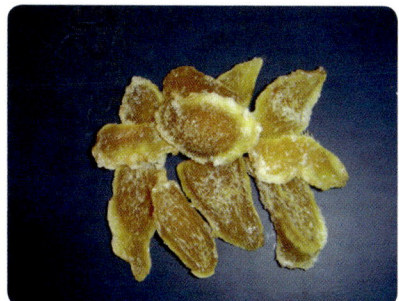

▲ 건강(약재, 절편)

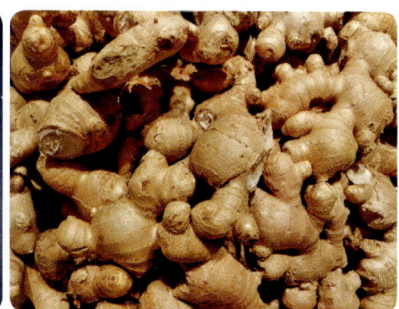

▲ 생강 뿌리줄기(채취품)

게 하고 숙식(宿食)을 없앤다. 팔과 다리가 차고 마비되어 근육이 군데군데 쑤시고 아픈 것을 낫게 한다.

性大熱 味辛[一云苦] 無毒. 開五藏六府 通四肢關節 逐風寒濕痺. 主霍亂吐瀉. 療寒冷心腹痛 治腸澼下痢. 溫脾胃 消宿食 去冷痰.

결명자 決明子
결명의 씨

성질이 평(平)하며(약간 차다고도[微寒] 한다) 맛은 짜고[鹹] 쓰며[苦] 독이 없다. 겉으로 보기에는 눈이 멀쩡하나 앞이 잘 보이지 않는 것, 눈이 벌겋고 아프며 눈물이 흐르는 것, 눈에 군살이나 흰색 또는 붉은색의 예막이 자라난 것에 쓴다. 간기를 돕고 정수(精水)를 더해준다. 머리가 아프고 코피가 나는 것을 치료하며 입과 입술이 파래진 것을 낫게 한다.

性平[一云微寒] 味鹹苦 無毒. 主靑盲 及眼赤痛 淚出淫膚 赤白膜. 助肝氣益精水 治頭痛鼻衄 療脣口靑.

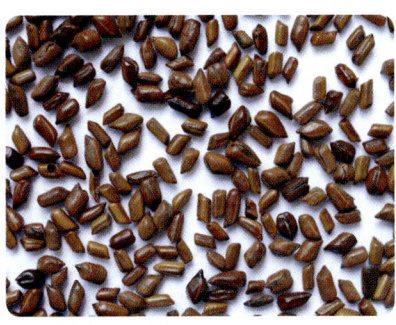
▲ 결명자(약재, 전형)

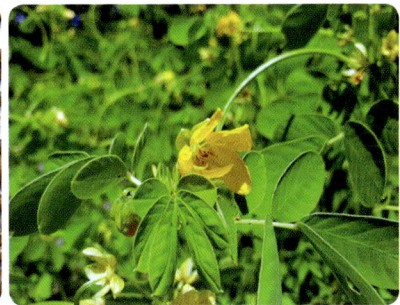
▲ 결명 꽃과 잎

계피 桂皮
육계의 줄기껍질

성질이 매우 뜨겁고[大熱] 맛은 달고[甘] 매우며[辛] 독이 조금 있다. 속을 따뜻하게 하며 혈액순환이 잘되게 하고 간과 폐[肝肺]의 기운을 잘 통하게 한다. 음식이 체하여 구토하고 설사하는 것, 근육이 뒤틀리고 오그라지는 것을 치료한다. 온갖 약을 이끌고 다니며 부작용을 나타내지 않는다. 유산시킬 수 있다.

性大熱 味甘辛 有小毒. 主溫中 通血脈 利肝肺氣. 治霍亂轉筋 宣導百藥 無所畏 能墮胎.

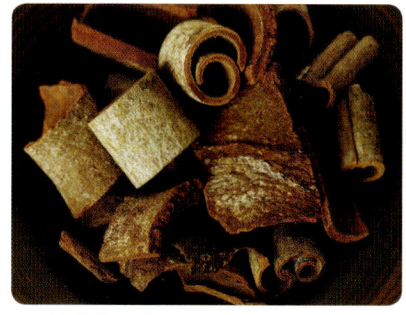
▲ 계피(약재, 절단)

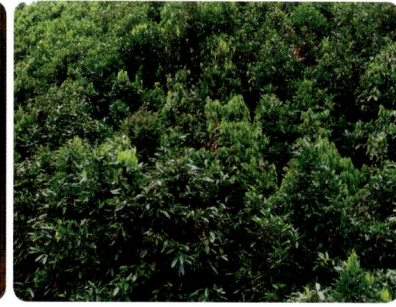
▲ 육계 재배지

고삼
苦蔘
고삼의 뿌리

성질이 차고[寒] 맛은 쓰며[苦] 독이 없다. 열독풍(熱毒風)으로 피부와 살에 헌데가 생기고 한센병[赤癩, 적라]으로 눈썹이 빠지는 것을 치료한다. 심한 열로 잠만 자려는 것을 낫게 하며 눈을 밝게 하고 눈물을 멎게 한다. 간담(肝膽)의 기를 보(補)하고 잠복된 열을 없애며 이질과 소변이 황적색인 것을 낫게 한다. 치통(齒痛), 피부가 헐어 아프고 가려우며 벌겋게 부어 곪는 것, 음부가 헌 것을 낫게 한다.

性寒 味苦 無毒. 治熱毒風 皮肌生瘡 赤癩眉脫. 除大熱嗜睡 明目止淚. 養肝膽氣. 除伏熱 腸澼 小便黃赤. 療齒痛及惡瘡 下部䘌.

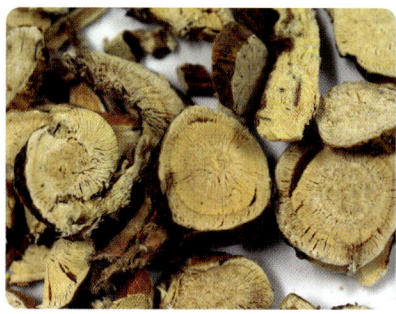
▲ 고삼(약재, 절편)

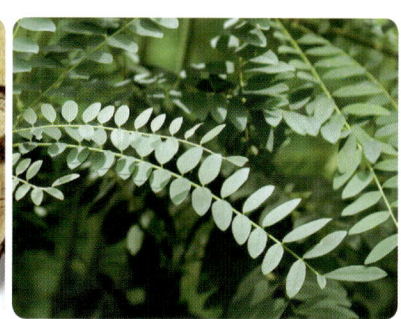
▲ 고삼 잎

고채
苦菜
씀바귀의 지상부

성질이 차고[寒] 맛은 쓰며[苦] 독이 없다(독이 약간 있다고도 한다). 오장(五藏)의 나쁜 기운에 주로 쓴다. 속의 열[中熱]을 없애고 마음과 정신을 안정시키며 잠을 덜 자게 한다. 피부가 헐어 아프고 가려우며 벌겋게 부어 곪는 것을 치료한다.

性寒 味苦 無毒[一云小毒]. 主五藏邪氣. 去中熱 安心神 少睡臥 療惡瘡.

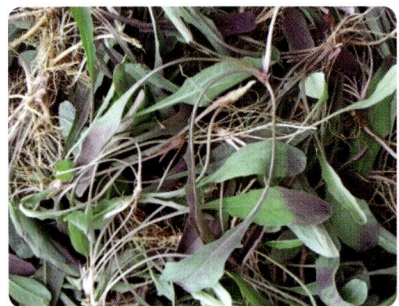
▲ 씀바귀 전초(채취품)

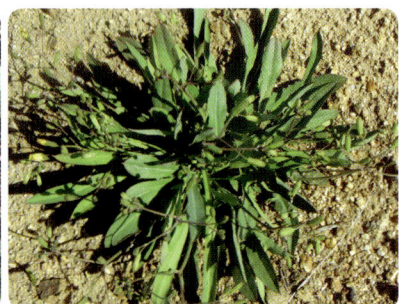
▲ 씀바귀 지상부

과루근
瓜蔞根
하늘타리의 뿌리

성질이 서늘하고[冷] 맛은 쓰며[苦] 독이 없다. 갈증을 풀어주며 열이 나고 가슴이 답답하면서 그득한 데 주로 쓴다. 위와 대소장[腸胃] 속에 오래된 열(熱)과 여덟 가지 황달(黃疸)로 몸과 얼굴이 누렇고 입술과 입안이 마르는 것을 치료한다. 소장을 잘 통하게 하고 고름을 빼

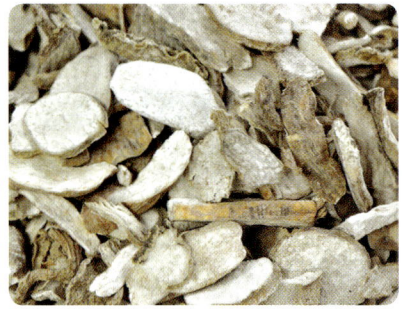
▲ 과루근(약재, 절편)

내며 독성이 있는 종기를 삭게 한다. 젖멍울[乳癰], 등에 나는 큰 종기[發背], 항문 주위에 구멍이 생긴 것, 피부에 생긴 헌데를 치료한다. 월경을 잘 통하게 하며 다쳐서 생긴 어혈(瘀血)을 풀어준다.

性寒 味苦 無毒. 主消渴 身熱煩滿. 除腸胃中痼熱 八疸身面黃 脣乾口燥. 通小腸 排膿 消腫毒. 療乳癰發背 痔瘻瘡癤 通月水 消撲損瘀血.

과루실
瓜蔞實
하늘타리의 열매

성질이 서늘하고[冷] 맛은 쓰며[苦] 독이 없다. 흉비(胸痺)를 낫게 하며 심(心)과 폐를 적시고 손과 얼굴에 생긴 주름을 없앤다. 토혈(吐血), 피똥을 싸는 것[瀉血], 치질[腸風, 장풍], 적리(赤痢), 백리(白痢)를 치료하는 데 다 볶아 쓴다.

性冷 味苦 無毒. 主胸痺. 潤心肺 療手面皺. 治吐血 瀉血 腸風 赤白痢 幷炒用.

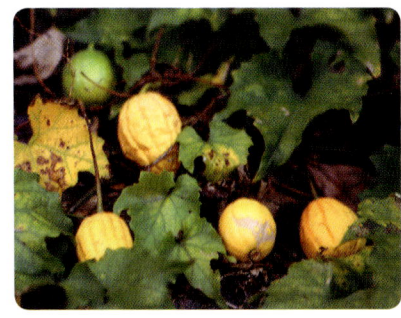
▲ 하늘타리 열매

과루인
瓜蔞仁
하늘타리의 씨

하늘타리 열매 속에 있는 씨다. 성질이 윤기가 나고[潤] 맛은 달다[甘]. 폐를 보(補)한다. 윤기는 기를 내리게 한다[潤能降氣]. 가슴에 담화(痰火)가 있을 때 달고 완화하며[甘緩] 윤택하고 내리는[潤下] 약으로 도와주면 담(痰)은 저절로 내려간다. 그러므로 이 약은 기침을 낫게 하는 데 중요한 약이다.[단심]

卽瓜蔞實中之子也. 性潤味甘 能補肺. 潤能降氣. 胸有痰火者 得甘緩潤下之助 則痰自降 宜爲治嗽要藥也.[丹心]

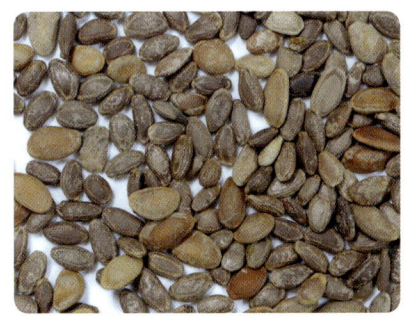
▲ 과루인(약재, 전형)

과체
瓜蔕
참외의 열매꼭지

성질이 차고[寒] 맛은 쓰며[苦] 독이 있다. 온몸이 부은 것을 치료하는데 물을 빼낸다. 독충의 독[蠱毒, 고독]을 없애고 코 안에 생긴 군살을 없앤다. 황달(黃疸)을 치료한다. 여러 음식을 지나치게 먹거나[食諸物過多] 또는 병이 가슴 속에 있는 경우에[病在胸中者], 토하게 하거나 설사시킨다.

性寒 味苦 有毒. 主通身浮腫 下水. 殺蠱毒 去鼻中瘜肉. 療黃疸 及食諸物過多 病在胸中者 皆吐下之.

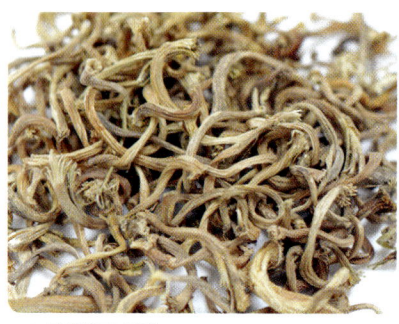
▲ 과체(약재, 전형)

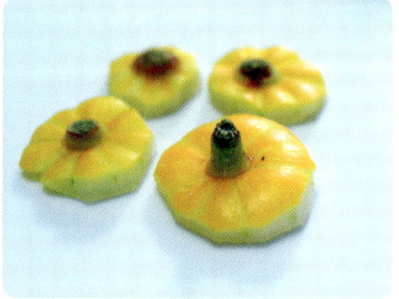
▲ 참외 열매꼭지(채취품)

곽향 藿香
배초향의 지상부

성질이 약간 따뜻하며[微溫] 맛은 맵고[辛] 독이 없다. 풍수독(風水毒)으로 부은 데 주로 쓴다. 나쁜 기운을 없애고 음식이 체하여 구토하고 설사하는 것을 멎게 한다. 비위(脾胃)병으로 오는 구토와 구역질을 낫게 하는 데 가장 중요한 약이다[泊脾胃吐逆爲最要之藥]. [본초]

性微溫 味辛 無毒. 療風水毒腫. 去惡氣 止霍亂. 泊脾胃吐逆爲最要之藥. [本草]

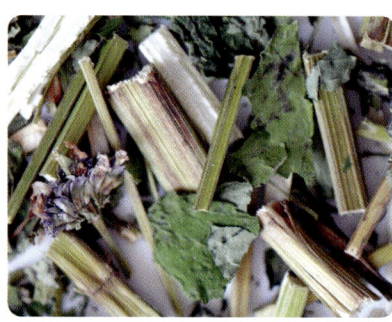
▲ 곽향(약재, 절단)

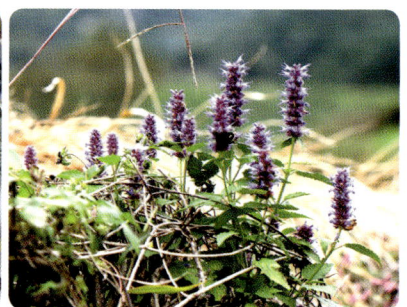
▲ 배초향 지상부

교맥 蕎麥

메밀의 씨

성질이 평(平)하면서 차고[寒] 맛은 달며[甘] 독이 없다. 위와 대소장[腸胃]을 튼튼하게 하고 기력을 돕는다. 여러 가지 병을 생기게 하지만[雖動諸病, 수동제병] 오장(五藏)의 더러운 찌꺼기를 없애고 정신을 맑게 한다.[본초]

性平寒 味甘 無毒. 實腸胃 益氣力. 雖動諸病 能鍊五藏滓穢 續精神.[本草]

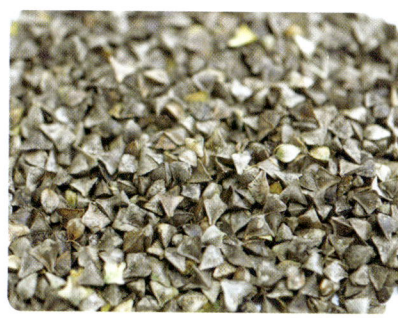
▲ 교맥(약재, 전형)

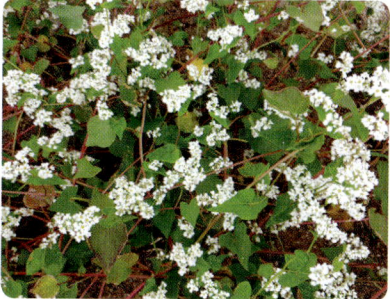
▲ 메밀 지상부

구채 韭菜

부추의 잎

성질이 따뜻하고[溫](뜨겁다[熱]고도 한다) 맛은 매우면서[辛] 약간 시고[微酸] 독이 없다. 심(心)으로 들어간다. 오장(五藏)을 편안하게 하고 위열(胃熱)을 없앤다. 허약한 것을 보(補)하고 허리와 무릎을 따뜻하게 한다. 가슴이 답답하면서 아픈 증상을 치료한다.[본초]

性溫[一云熱] 味辛微酸 無毒. 歸心. 安五藏 除胃中熱 補虛乏 煖腰膝 除胸中痺.[本草]

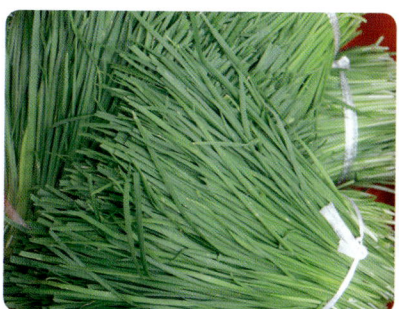
▲ 부추(시장 판매품)

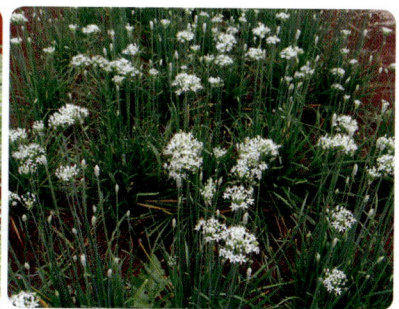
▲ 부추 지상부

구채자
韭菜子
부추의 씨

성질이 따뜻하다[煖]. 꿈을 꾸면서 정액이 배설되는 것과 소변에 정액이 섞여 나오는 것을 치료한다. 허리와 무릎을 따뜻하게 하고 양기(陽氣)를 세게 한다. 정(精)이 새어 나가는 것을 치료하는 데 매우 좋다. 약에 넣을 때는 약간 볶아서 쓴다.[본초]

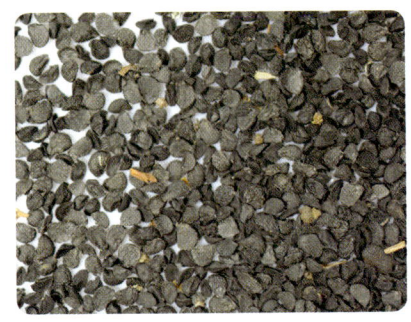
▲ 구채자(약재, 전형)

性煖. 主夢泄精尿白. 煖腰膝 壯陽道 療精滑 甚良. 入藥 微炒用之.[本草]

궁궁
芎藭
천궁의 뿌리줄기

성질이 따뜻하고[溫] 맛은 매우며[辛] 독이 없다. 모든 풍병, 기(氣)와 관련된 병[氣病, 기병], 몸과 마음이 허약하고 피로한 증상, 혈(血)과 관련된 병[血病, 혈병]을 치료한다. 오래된 어혈을 깨뜨리고 새로운 피를 만든다. 토혈(吐血), 코피, 요혈(尿血), 변혈(便血)을 멎게 한다. 바람과 찬 기운이 뇌에 들어가 머리가 아프고 눈물이 나는 것을 치료한다. 명치와 옆구리가 차고 아픈 것을 낫게 한다.

性溫 味辛 無毒. 治一切風·一切氣·一切勞損·一切血. 破宿血 養新血 止吐衄血及尿血便血 除風寒入腦頭痛 目淚出. 療心腹脇冷痛.

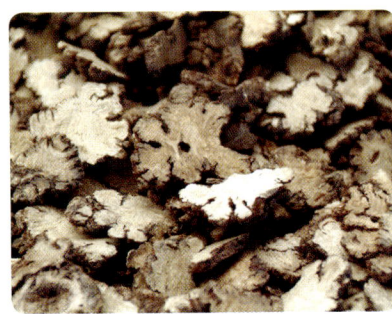
▲ 천궁(중국천궁, 약재, 절편)

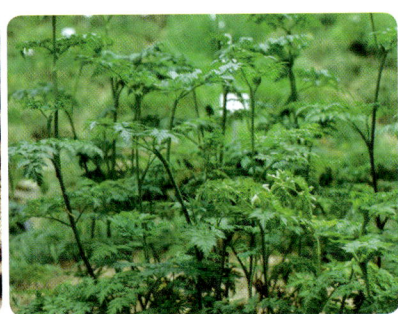
▲ 천궁 지상부

궐채 蕨菜
고사리의 어린순

성질이 차고[寒] 미끄러우며[滑] 맛은 달다[甘]. 갑자기 나는 열을 내리고 소변을 잘 나오게 한다.

性寒滑 味甘. 去暴熱 利水道.

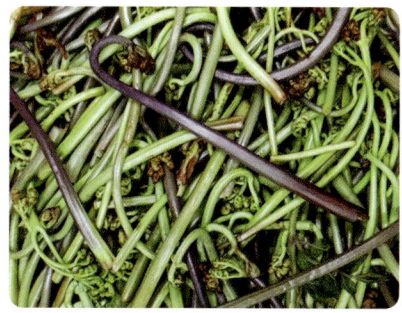
▲ 고사리 어린순(채취품)

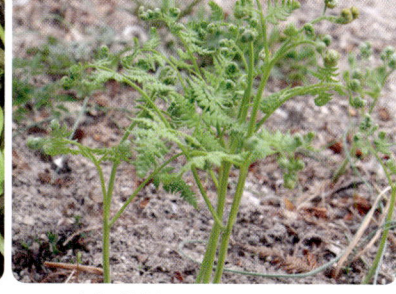
▲ 고사리 지상부

궐채미 蕨菜薇
고비의 어린잎

성질이 차고[寒] 맛은 달며[甘] 독이 없다. 중초(中焦, 횡격막 아래에서 배꼽까지의 부위)를 조화롭게 하고[調中] 대소장을 적셔주며 소변을 잘 나오게 한다. 부종(浮腫)을 가라앉힌다.

性寒 味甘 無毒. 調中 潤大小腸 通利水道 下浮腫.

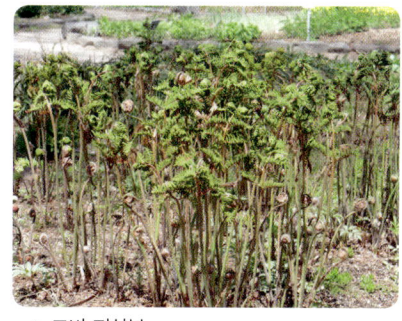
▲ 고비 지상부

길경 桔梗
도라지의 뿌리

성질이 약간 따뜻하며[微溫](평[平]하다고도 한다) 맛은 맵고[辛] 쓰며[苦] 독이 약간 있다. 폐기(肺氣)로 숨이 가쁜 것을 치료하고 온갖 기를 내린다. 목구멍이 아픈 것과 가슴, 옆구리가 아픈 것을 치료한다. 독충의 독[蠱毒, 고독]을 없앤다.

性微溫[一云平] 味辛苦 有小毒. 治肺氣喘促 下一切氣 療咽喉痛 及胸脇諸痛 下蠱毒.

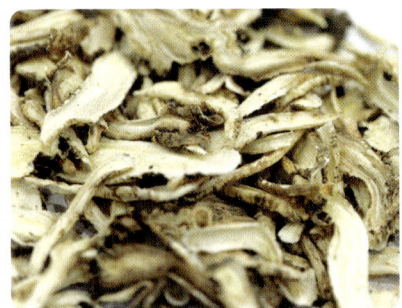
▲ 길경(약재, 절단)

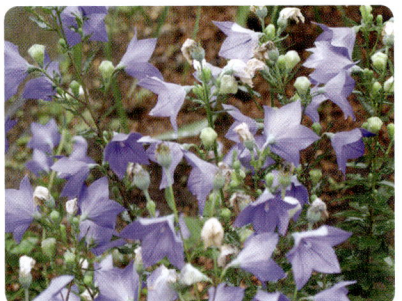
▲ 도라지 꽃과 열매

녹두
菉豆
녹두의 씨

성질이 차고[寒](평[平]하다고도 하고 서늘하다[冷]고도 한다) 맛은 달며[甘] 독이 없다. 피부가 벌겋게 되면서 화끈 달아 오르고 열이 나는 병증, 가슴이 답답하면서 열나는 증상, 급성 발진성 전염병[風疹. 풍진], 광물성 약 기운의 부작용에 주로 쓴다. 열을 내리고 부은 것을 가라앉힌다. 기를 내리고 갈증을 풀어준다.[본초]

性寒[一云平 一云冷] 味甘 無毒. 主一切丹毒 煩熱 風疹 藥石發動. 壓熱 消腫 下氣 止消渴.[本草]

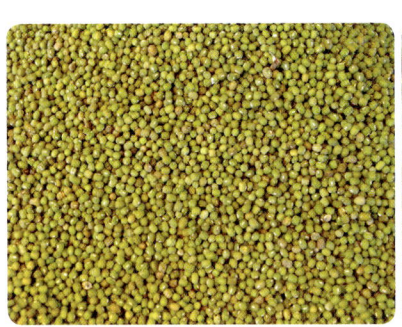
▲ 녹두(약재, 전형)

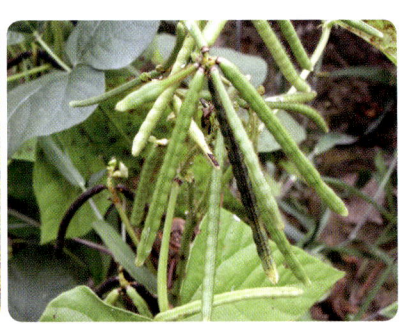
▲ 녹두 열매

단삼
丹參
단삼의 뿌리

성질이 약간 차고[微寒](평[平]하다고도 한다) 맛은 쓰며[苦] 독이 없다. 다리가 약하면서 저리고 아픈 것, 팔다리를 쓰지 못하는 것을 치료한다. 또는 고름을 빼고 통증을 멈추며 살찌게 한다. 오래된 어혈을 깨뜨리고 새로운 혈(血)을 보(補)한다. 안태시키며 죽은 태아를 나오게 한다. 또 월경을 고르게 하고 여성의 부정기 자궁출혈, 자궁에서 분비물이 나오는 것을 멎게 한다.

性微寒[一云平] 味苦 無毒. 治脚軟疼痺 四肢不遂. 排膿止痛 生肌長肉 破宿血 補新血 安生胎 落死胎. 調婦人經脈不勻 止崩漏帶下.

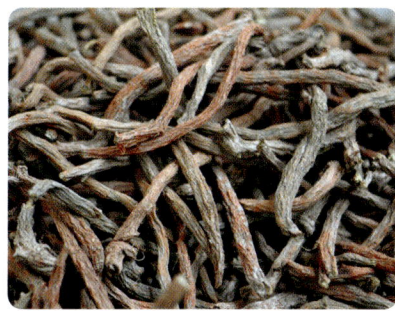
▲ 단삼(약재, 전형)

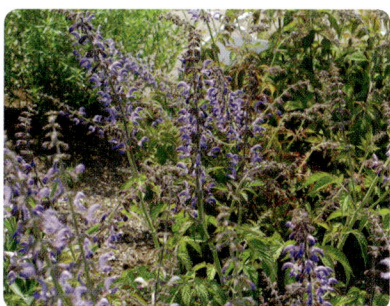
▲ 단삼 지상부

당귀
當歸
참당귀의 뿌리

성질이 따뜻하며[溫] 맛은 달고[甘] 매우며[辛] 독이 없다. 모든 풍병(風病), 혈(血)과 관련된 병[血病, 혈병], 몸과 마음이 허약하고 피로한 것을 낫게 한다. 어혈을 풀고[破惡血] 새로운 피를 생겨나게 한다. 배 속에 덩어리가 생겨 아픈 병증, 여성의 부정기 자궁출혈, 불임에 주로 쓴다. 여러 가지 나쁜 피부

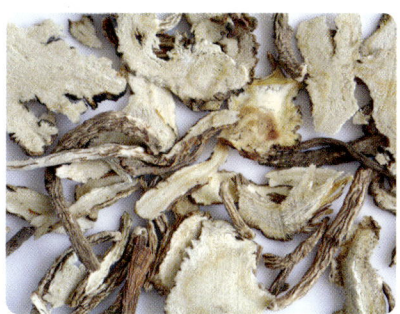
▲ 당귀(약재, 절편)

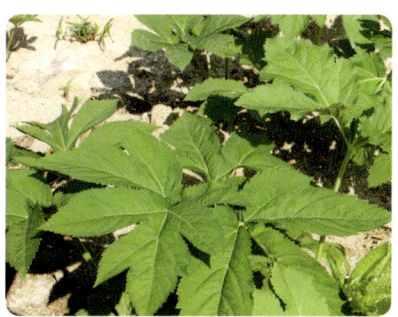
▲ 당귀 잎

질환과 쇠붙이에 상하여 어혈이 속에 뭉친 것을 치료한다. 이질로 배가 아픈 것을 멎게 하며 말라리아[溫瘧]를 낫게 한다. 오장(五藏)을 튼튼하게 하며 새살을 돋아나게 한다.

性溫 味甘辛 無毒. 治一切風·一切血·一切勞 破惡血 養新血. 及主癥癖 婦人崩漏絶子. 療諸惡瘡瘍金瘡 客血內塞 止痢疾腹痛. 治溫瘧 補五藏 生肌肉.

대계
大薊
엉겅퀴의 전초

성질이 평(平)하고 맛은 쓰며[苦] 독이 없다. 어혈을 치료하고 토혈(吐血), 코피를 멎게 한다. 국부에 발생하는 염증이나 종양[癰腫, 옹종], 옴과 버짐을 치료한다. 여성의 자궁에서 분비물이 나오는 것을 치료한다. 정(精)을 보태주며 혈을 보(補)한다.

性平 味苦 無毒. 治瘀血 止吐衄血 療癰腫疥癬. 主女子赤白帶. 養精保血.

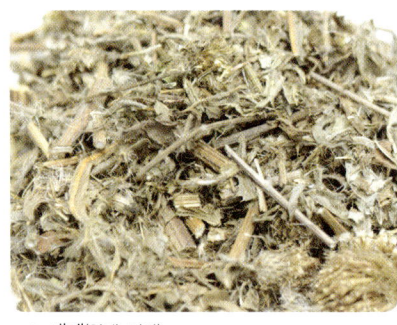
▲ 대계(약재, 절단)

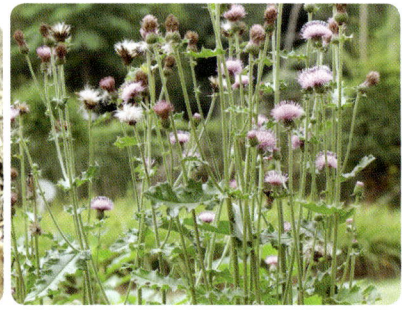
▲ 엉겅퀴 지상부

대두
大豆
콩의 씨

성질이 평(平)하고 맛은 달며[甘](짜다[鹹]고도 한다) 독이 없다. 오장(五藏)을 보(補)하고 중초(中焦, 횡격막 아래에서 배꼽까지의 부위)와 십이경맥을 도와준다. 속을 고르게 하고 위와 대소장[腸胃]을 따뜻하게 한다. 오래 먹으면 몸무게가 늘어난다.[본초]

性平 味甘[一云鹹] 無毒. 補五藏 益中 助十二經脈. 調中 煖腸胃. 久服令人身重.[本草]

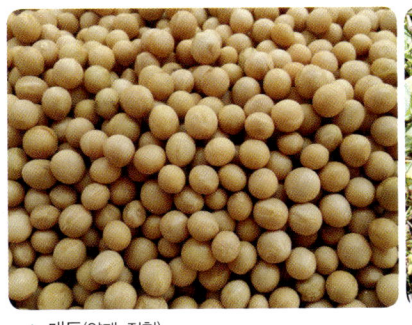
▲ 대두(약재, 전형)

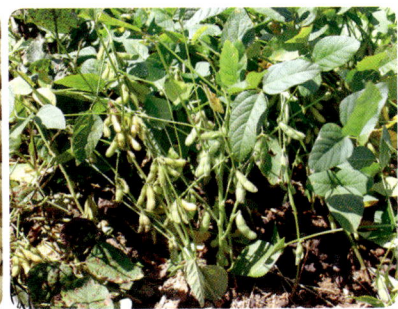
▲ 콩 지상부

대두황권 大豆黃卷

콩의 씨를 발아시킨 것

성질이 평(平)하고 맛은 달며[甘] 독이 없다. 팔다리를 잘 쓰지 못하고 마비되며 아픈 증상이 오래된 것, 힘줄[筋]에 경련이 이는 것, 무릎이 아픈 것에 주로 쓴다. 오장(五藏)과 위(胃) 속에 맺힌 것을 없앤다.[본초]

性平 味甘 無毒. 主久風濕痺 筋攣膝痛. 除五藏胃中結聚.[本草]

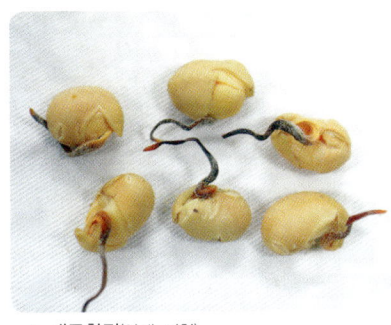
▲ 대두황권(약재, 전형)

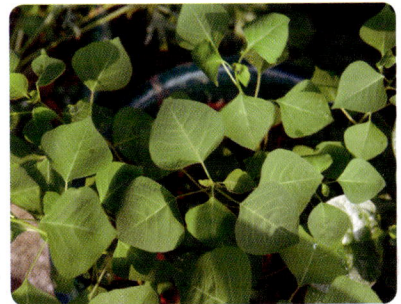
▲ 콩 잎

대맥 大麥

보리의 열매

성질이 따뜻하고[溫](약간 차다[微寒]고도 한다) 맛은 짜며[鹹] 독이 없다. 기를 보(補)하여 중초(中焦, 횡격막 아래에서 배꼽까지의 부위)를 조화시킨다[益氣調中]. 설사를 멎게 하여 허한 것을 보(補)한다. 오장(五藏)을 튼튼하게 한다. 오래 먹으면 살찌고

건강해지며 윤기가 흐르게 된다.[본초]

性溫[一云微寒] 味鹹 無毒. 益氣調中 止泄補虛 實五藏. 久食令人肥健滑澤.[本草]

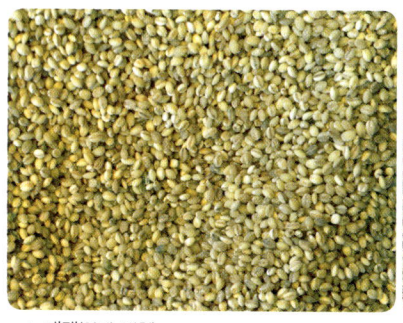
▲ 대맥(약재, 전형)

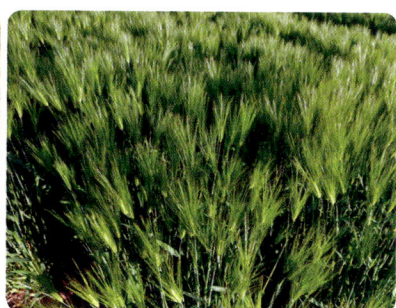
▲ 보리 지상부

대산
大蒜
마늘의 비늘줄기

성질이 따뜻하고[溫](뜨겁다[熱]고도 한다) 맛은 매우며[辛] 독이 있다. 주로 국부에 발생하는 염증이나 종양[癰腫, 옹종]을 치료한다. 팔다리를 잘 쓰지 못하고 마비되며 아픈 것을 낫게 한다. 축축하고 더운 땅에서 생기는 나쁜 기운[瘴氣, 장기]을 막으며 옆구리 부위에 덩어리가 생긴 것을 깨뜨린다. 냉과 풍을 없앤다. 비(脾)를 튼튼하게 하고 위(胃)를 따뜻하게 한다. 음식이 체하여 구토하고 설사[霍亂, 곽란]하며 경련이 일어 뒤틀리는 것같이 아픈 것을 멎게 한다. 급성 전염병을 물리치며 오래된 말라리아[勞瘧, 노학]를 치료한다. 독충의 독[蠱毒, 고독]을 없애고 뱀이나 벌레에 물린 것을 낫게 한다.

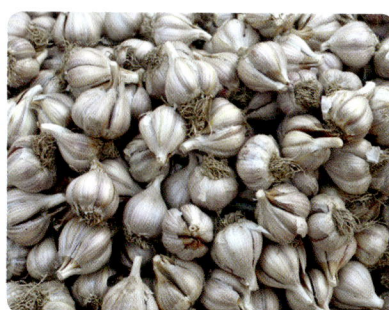
▲ 마늘 비늘줄기(채취품)

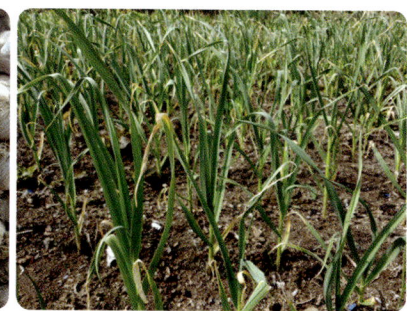
▲ 마늘 지상부

性溫[一云熱] 味辛 有毒. 主散癥腫 除風濕 去瘴氣 爛瘲癖 破冷除風 健脾溫胃 止霍亂轉筋 辟瘟疫 療勞瘧 去蠱毒 療蛇蟲傷.

대조
大棗
대추나무의 열매

성질이 평(平)하고(따뜻하다[溫]고도 한다) 맛은 달며[甘] 독이 없다. 속을 편하게 하고 비(脾)를 보양한다[養脾]. 오장(五藏)을 보(補)하고 십이경맥을 도와준다. 진액(津液)을 보(補)하고 몸에 있는 9개의 구멍을 통하게 한다. 의지를 강하게 하고[强志] 온갖 약을 조화시킨다.

性平[一云溫] 味甘 無毒. 安中養脾 補五藏 助十二經脈 補津液 通九竅 强志 和百藥.

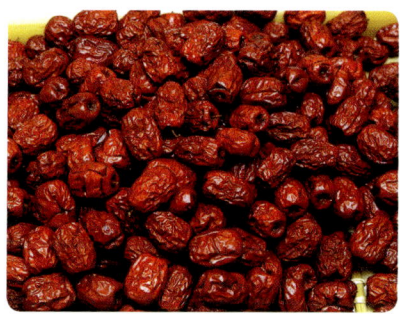
▲ 대조(약재, 전형)

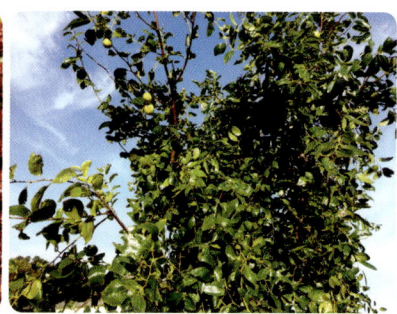
▲ 대추나무 나무모양

대황
大黃
장엽대황의 뿌리 및 뿌리줄기

성질이 매우 차고[大寒] 맛은 쓰며[苦] 독이 없다(독이 있다고도 한다). 어혈과 월경이 막힌 것을 나가게 하며 배 속에 생긴 덩어리를 깨뜨리고 대소장을 잘 통하게 한다. 온장(溫瘴)과 열병을 낫게 하고 큰 종기, 피부에 얇게 생긴 헌데, 독성이 있는 종기를 치료하는 데 주된 역할

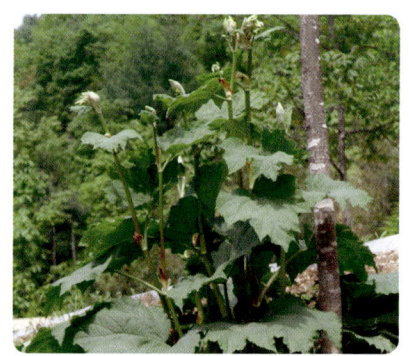
▲ 장엽대황 지상부

을 하여 장군(將軍)이라고 부른다.

性大寒 味苦 無毒[一云有毒]. 主下瘀血血閉 破癥瘕積聚 通利大小腸 除溫瘴熱疾 療癰疽瘡癤毒腫 號爲將軍.

도실
桃實
복숭아나무의 열매

성질이 뜨겁고[熱] 맛은 시며[酸] 독이 약간 있다. 안색을 좋게 한다[益顔色]. 많이 먹으면 열이 난다.[본초]

性熱 味酸 微毒. 益顔色. 多食令人發熱.[本草]

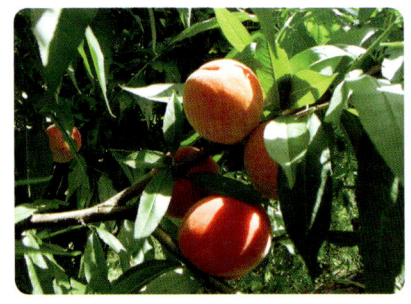

▲ 복숭아나무 열매

도핵인
桃核仁
복숭아나무의 씨

성질이 평(平)하며(따뜻하다[溫]고도 한다) 맛은 쓰고[苦] 달며[甘] 독이 없다. 어혈과 월경이 막힌 것을 치료한다. 배 속에 생긴 덩어리를 깨뜨리고 월경을 통하게 한다. 심장, 명치 부위의 통증을 멎게 하고 삼충(三蟲)을 죽인다.

性平[一云溫] 味苦甘 無毒. 主瘀血血閉. 破癥瘕 通月水 止心痛 殺三蟲.

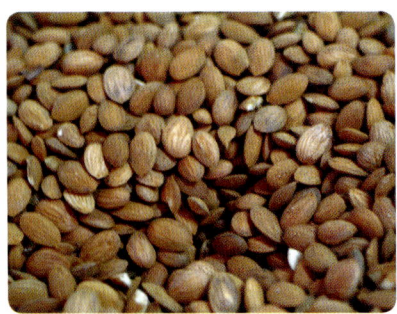

▲ 도핵인(약재, 전형)

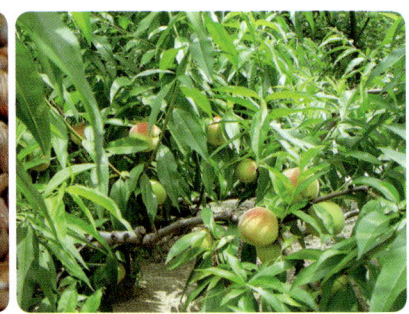

▲ 복숭아나무 나무모양

도화 桃花
복숭아나무의 꽃

성질이 평(平)하고 맛은 쓰며[苦] 독이 없다. 임질[石淋]을 낫게 하고 대소변을 잘 나오게 한다. 삼충(三蟲)을 내려보내고 전염병과 악귀를 물리치며 안색을 좋게 한다[好顏色].

性平 味苦 無毒. 破石淋 利大小便 下三蟲 殺疰惡鬼 令人好顏色.

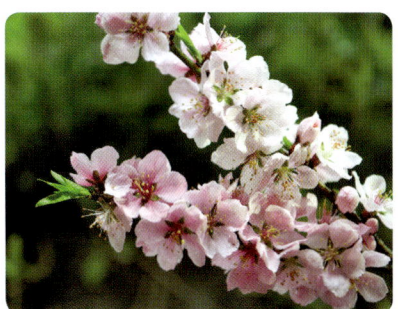
▲ 복숭아나무 꽃

두부 豆腐
두부

성질이 평(平)하고(서늘하다[冷]고도 한다) 맛은 달며[甘] 독이 있다. 기를 보하고[益氣] 비위(脾胃)를 조화시킨다.[입문]

性平[一云冷] 味甘 有毒. 益氣和脾胃.[入門]

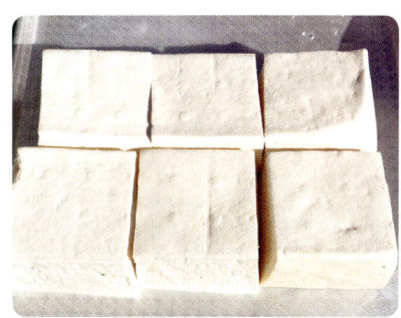
▲ 두부(시장 판매품)

두충 杜仲
두충나무의 줄기껍질

성질이 평(平)하고 따뜻하며[溫] 맛은 맵고[辛] 달며[甘] 독이 없다. 신장이 허약하여 피로해지는 것, 허리와 등에 경련이 생기면서 아픈 것, 다리가 시

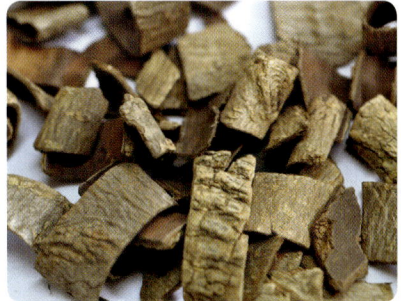
▲ 두충(약재, 절편)

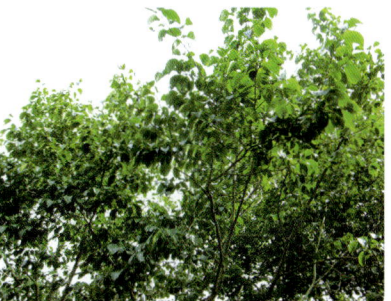
▲ 두충나무 나무모양

301

큰거리면서 아픈 것을 낫게 한다. 근육과 뼈를 튼튼하게 하며 음낭 아래가 축축하고 가려운 것, 소변이 찔끔찔끔 나오는 것을 없앤다. 정기(精氣)를 돕고 신이 차가운 증[腎冷]과 갑자기 오는 요통[腎腰痛, 개요통]을 낫게 한다.

性平溫 味辛甘 無毒. 治腎勞 腰脊攣痛 脚中痠疼. 堅筋骨 除陰下濕痒 小便餘瀝 益精氣 能治腎冷 腎腰痛.

마엽 麻葉
삼의 잎

회충(蛔蟲)을 죽인다. 삼 잎을 삶은 물로 머리를 감으면 머리카락이 길어지고 윤기가 난다[髮長潤]. [본초]

主蛔蟲. 煮湯沐頭 髮長潤. [本草]

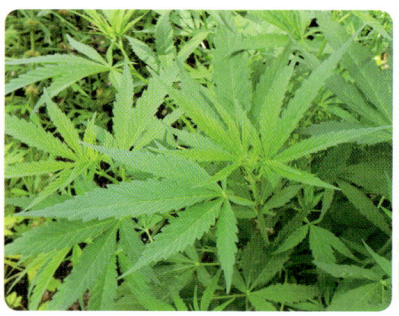
▲ 삼 잎

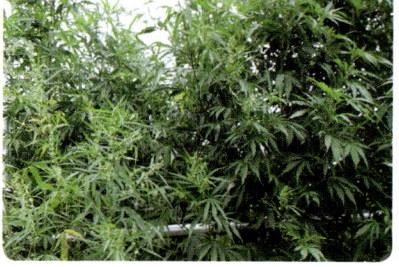
▲ 삼 지상부

마자 麻子
삼의 씨

성질이 평(平)하고(차다[寒]고도 한다) 맛은 달며[甘] 독이 없다. 몸과 마음이 허약하고 피로한 것을 보(補)한다. 오장(五藏)을 적시며 풍기(風氣)를 소통시킨다. 대장의 풍열(風熱)로 대변이 뭉친 것을 치료한다. 소변을 잘 나오게 하고 열로 생긴 비뇨기 감염증[熱淋, 열림]을 치료하며

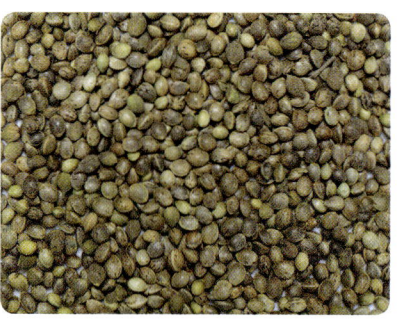
▲ 마자(약재, 전형)

대소변을 잘 나오게 한다. 정기(精氣)를 새어 나가게 하고 양기(陽氣)를 위축시키니 많이 먹으면 안 된다.[본초]

性平[一云寒] 味甘 無毒. 補虛勞 潤五藏 疏風氣. 治大腸風熱結澁 利小便 療熱淋 通利大小便. 不宜多食 滑精氣 痿陽氣.[本草]

만형실
蔓荊實
순비기나무의 열매

성질이 약간 차며[微寒](평[平]하다고도 한다) 맛은 쓰고[苦] 매우며[辛] 독이 없다. 풍(風)으로 머리가 아프며 뇌에서 소리가 나는 것, 눈물이 나는 것을 낫게 한다. 눈을 밝게 하고 치아를 튼튼히 한다. 몸에 있는 9개의 구멍을 잘 통하게 하고 수염과 머리카락을 잘 자라게 한다. 습한 기운으로 인해 뼈마디가 저리고 쑤시는 것, 경련이 이는 것을 치료한다. 촌충, 회충을 없앤다.

性微寒[一云平] 味苦辛 無毒. 主風頭痛 腦鳴 淚出. 明目堅齒 利九竅 長髭髮. 治濕痺拘攣 去白蟲長蟲.

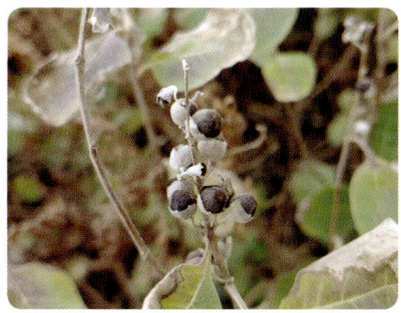
▲ 순비기나무 열매

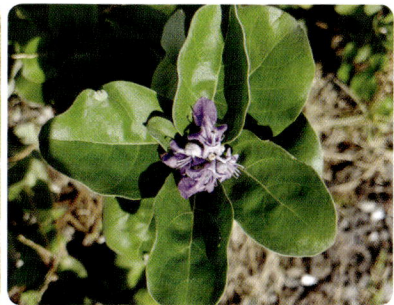
▲ 순비기나무 꽃

매실
梅實
매실나무의 열매

성질이 평(平)하고 맛은 시며[酸] 독이 없다. 갈증과 가슴의 열기를 없앤다.

性平 味酸 無毒. 止渴 令人膈上熱.

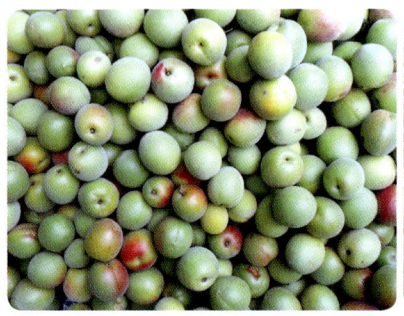
▲ 매실나무 열매(채취품)

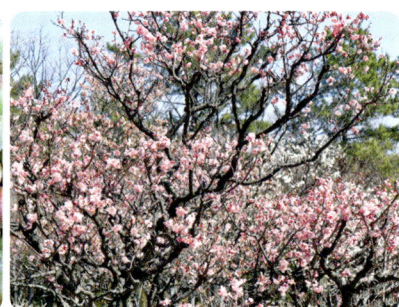
▲ 매실나무 나무모양

맥문동
麥門冬
맥문동의 뿌리 팽대부

성질이 약간 차고[微寒](평[平]하다고도 한다) 맛은 달며[甘] 독이 없다. 허로에 열이 나고 입이 마르며 갈증 나는 것을 낫게 한다. 폐열(肺熱)로 진액이 소모되어 기침하고 숨차는 것, 피고름을 토하는 것을 치료한다. 열독으로 몸이 검고 눈이 누렇게 되는 것을 낫게 한다. 심(心)을 보(補)하고 폐를 식혀주며 정신을 진정시키고 맥기(脈氣)를 안정시킨다.

性微寒[一云平] 味甘 無毒. 主虛勞客熱 口乾燥渴. 治肺痿吐膿 療熱毒 身黑目黃. 補心淸肺 保神 定脈氣.

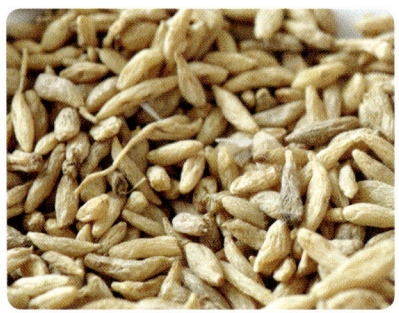
▲ 맥문동(약재, 전형)

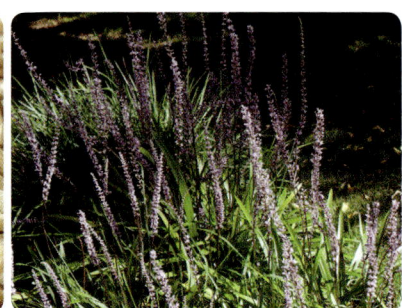
▲ 맥문동 지상부

목과
木瓜
모과나무의 열매

성질이 따뜻하며[溫] 맛은 시고[酸] 독은 없다. 곽란(霍亂)으로 심하게 토하고 설사하는 것을 낫게 한다. 쥐가 나서 근육이 뒤틀리고 오그라지는 것을 치료한다. 음식을 소화시키고 이질 후에 생긴 갈증을 멎게 한다. 아랫배에서 생긴 통증이 명치까지 치밀어 오르는 것을 낫게 한다. 다리가 붓거나 다리 힘이 약해지고 제대로 걷지 못하는 증상에 사용한다. 몸이 붓는 것, 갈증이 생기는 것, 속이 메슥메슥하여 토하려는 것을 치료하고 가래침을 없앤다. 근육과 뼈를 튼튼하게 하고 다리와 무릎에 힘이 없는 것을 낫게 한다.

性溫 味酸 無毒. 主霍亂大吐下 轉筋不止. 消食 止痢後渴. 治奔豚及脚氣 水腫 消渴 嘔逆 痰唾. 强筋骨 療足膝無力.

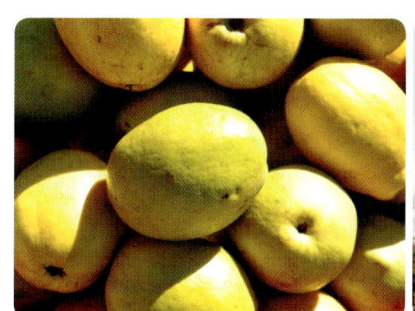
▲ 모과나무 열매(채취품)

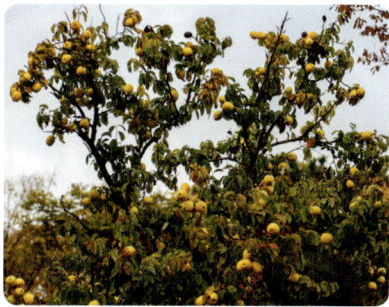
▲ 모과나무 지상부

무화과
無花果
무화과나무의 열매

맛은 달다[甘]. 식욕을 돋우고 설사를 멎게 한다.[식물]

味甘. 開胃 止泄瀉.[食物]

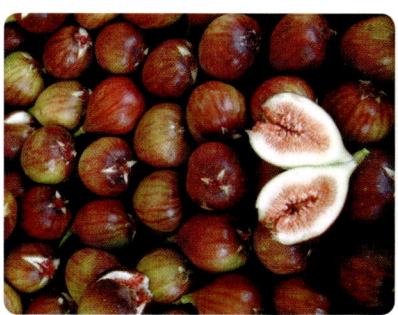
▲ 무화과나무 열매(채취품)

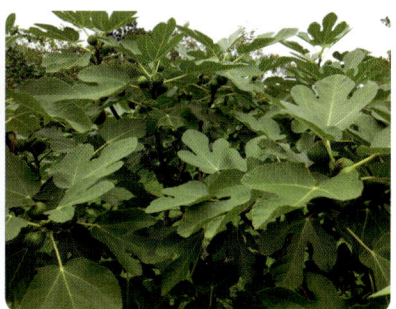
▲ 무화과나무 잎과 가지

미후도 獼猴桃

다래나무의 열매

성질이 차며[寒] 맛은 시고[酸] 달며 [甘] 독이 없다. 심하게 목마른 것을 멎게 하고 가슴이 답답하면서 열나는 것 그리고 임질[石淋, 석림]을 치료한다. 비위(脾胃)를 차게 하며 열이 막혀 음식을 먹은 후 토하는 것[反胃, 반위]을 치료한다.

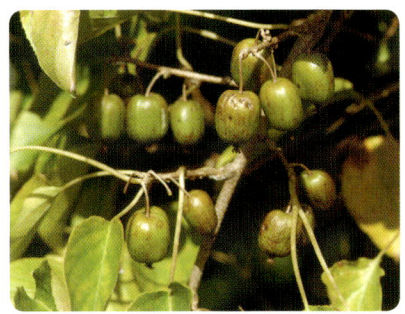
▲ 다래나무 열매

性寒 味酸甘 無毒. 止暴渴 解煩熱 下石淋 冷脾胃 療熱壅反胃.

박하 薄荷

박하의 지상부

성질이 따뜻하고[溫](평[平]하다고도 한다) 맛은 맵고[辛] 쓰며[苦] 독이 없다. 여러 약들을 영위(榮衛)로 끌고 가서 땀을 내고 독을 내보낼 수 있어 감기[傷寒, 상한] 두통을 치료한다. 중풍(中風), 적풍(賊風), 두풍(頭風)도 치료한다. 관절을 잘 통하게 하고 몹시 피로한 것을 풀리게 한다.

性溫[一云平] 味辛苦 無毒. 能引諸藥入榮衛 發毒汗 療傷寒頭痛. 治中風賊風頭風. 通利關節 大解勞乏.

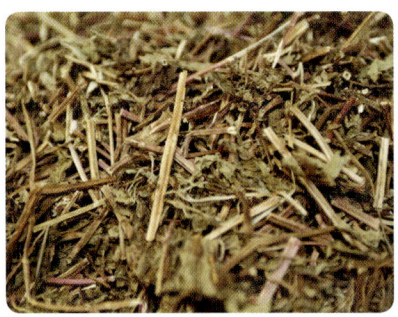
▲ 박하(약재, 절단)

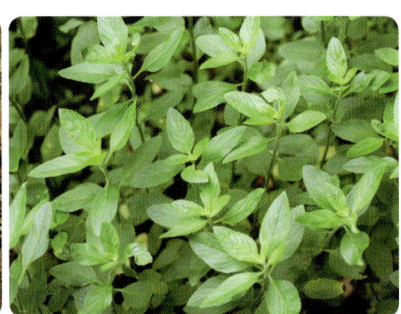
▲ 박하 지상부

반하 半夏

끼무릇의 덩이줄기

성질이 평(平)하고(생것은 약간 차고[微寒] 익히면 따뜻하다[溫]) 맛은 매우며[辛] 독이 있다. 추위로 인하여 추웠다 열이 났다 하는 것을 낫게 한다. 명치에 담열(痰熱)이 가득한 것과 기침하고 숨이 찬 것을 낫게 하며 가래침을 없앤다. 식욕을 돋우고 비(脾)를 튼튼하게 한다. 토하는 것을 멎게 하며 가슴 속의 가래나 침을 없앤다. 또 말라리아를 치료하고 유산시킨다.

性平[生微寒熟溫] 味辛 有毒. 主傷寒寒熱. 消心腹痰熱滿結 咳嗽上氣 消痰涎. 開胃健脾 止嘔吐 去胸中痰涎 療瘧 墮胎.

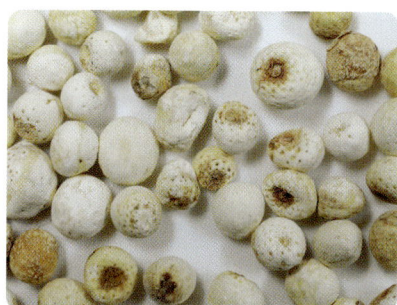
▲ 반하(약재, 전형)

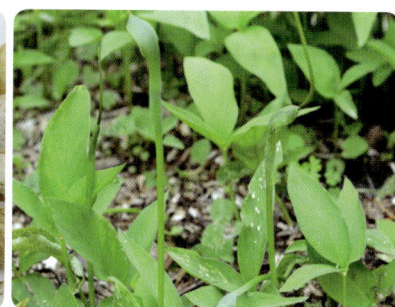
▲ 끼무릇 지상부

방풍 防風

방풍의 뿌리

성질이 따뜻하며[溫] 맛은 달고[甘] 매우며[辛] 독이 없다. 36가지 풍증을 치료하며 오장(五藏)을 좋게 하고 맥풍(脈風)을 몰아내며 어지럼증, 통풍(痛風), 눈이 충혈되고 눈물이 나는 것, 온몸의 관절이 아프고 저린 것을 치료한다. 식은땀을 멎게 하고 마음과 정신을 안정시킨다.

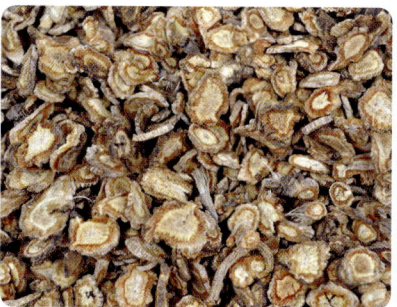
▲ 방풍(약재, 절편)

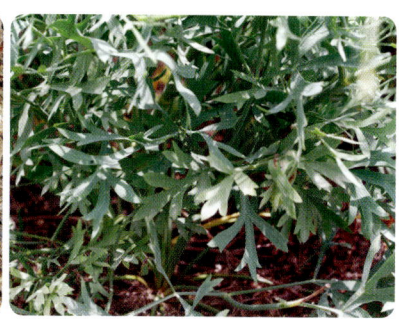
▲ 방풍 잎

性溫 味甘辛 無毒. 治三十六般風 通利五藏關脈 風頭眩 痛風 赤眼出淚 周身骨節疼痺. 止盜汗 安神 定志.

백동과
白冬瓜
동아의 열매

성질이 약간 차고[微寒](서늘하다[冷]고도 한다) 맛은 달며[甘] 독이 없다. 세 가지 소갈병[三消]에 주로 쓴다. 열이 쌓인 것을 풀고 대소장을 잘 통하게 한다. 광물성 약재의 독[丹石]을 없앤다. 몸이 붓는 것을 제거하며 가슴이 답답한 것을 멎게 한다.

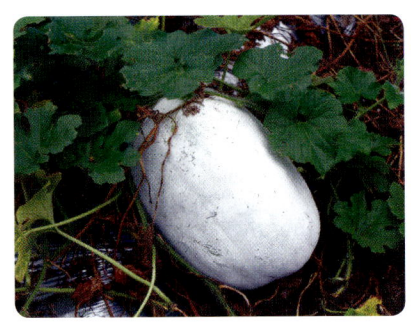
▲ 동아 열매

性微寒[一云冷] 味甘 無毒. 主三消渴疾. 解積熱 利大小腸 壓丹石毒 除水脹 止心煩.

백동과자
白冬瓜子
동아의 씨

동과자(冬瓜子)이다. 성질이 평(平)하고 차며[寒] 맛은 달고[甘] 독이 없다. 피부를 윤기 있게 하고 안색을 좋게 한다[好顏色]. 기미를 없애서 화장품으로 만들어 쓸 수 있다.

卽冬瓜子也. 性平寒 味甘 無毒. 潤肌膚 好顏色 剝黑𪒟 可作面脂.

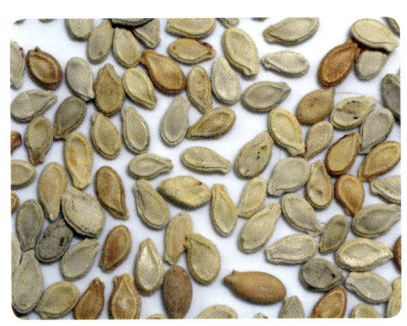
▲ 백동과자(약재, 전형)

백두옹
白頭翁
할미꽃의 뿌리

성질이 차고[寒] 맛은 쓰며[苦] 독이 조금 있다. 적독리(赤毒痢)와 대변에 피가 섞여 나오는 것에 많이 쓴다. 목덜미 아래의 영류(癭瘤, 혹 또는 병적으로 불거져 나온 살덩이), 림프절에 멍울이 생긴 병증(瘰癧, 나력)을 낫게 한다. 군살을 없애고 머리에 생긴 피부병(癩頭瘡, 나두창)을 치료한다.

性寒 味苦 有小毒. 主赤毒痢及血痢. 治項下瘤癧 消贅子 療頭癩.

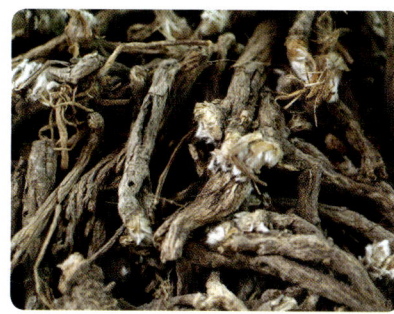
▲ 백두옹(약재, 전형)

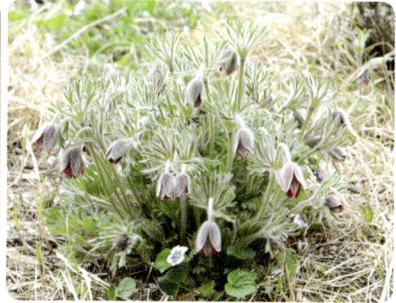
▲ 할미꽃 지상부

백시
白柿
곶감

곧 홍시를 볕에 말린 것으로, 성질은 서늘하다[冷](평[平]하다고도 한다). 위와 대소장[腸胃]을 온보(溫補)하고 두텁게 한다. 비위(脾胃)를 튼튼하게 하고 숙체(宿滯)를 소화시킨다. 얼굴의 기미와 어혈을 없애고 목소리를 부드럽게 한다. 건시(乾柿)라고도 하고 황시(黃柿)라고도 한다.[본초]

卽日乾者 性冷[一云平]. 溫補 厚腸胃 健脾胃 消宿食 去面䵟 除宿血 潤聲喉. 一名乾柿 一名黃柿.[本草]

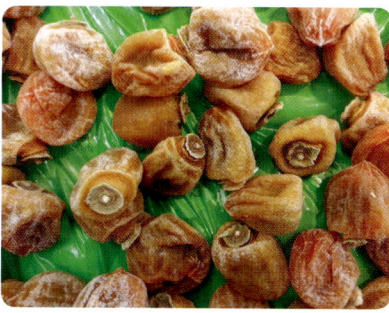
▲ 백시(약재, 전형)

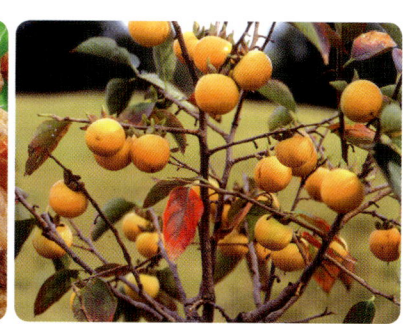
▲ 감나무 열매

변두
藊豆
편두,
까치콩의 씨

성질이 약간 따뜻하고[微溫](약간 차다[微寒]고도 하고 평[平]하다고도 한다) 맛은 달며[甘] 독이 없다. 속을 조화롭게 하고 기를 내린다[和中下氣]. 곽란(霍亂)으로 토하고 설사하는 것이 멎지 않는 것과 쥐가 나는 것을 치료한다.[본초]

性微溫[一云微寒 一云平] 味甘 無毒. 主和中下氣. 療霍亂吐利不止 轉筋.[本草]

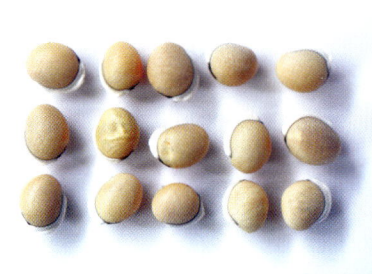
▲ 변두(약재, 전형)

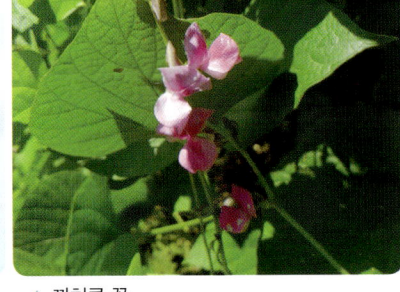
▲ 까치콩 꽃

변두엽
藊豆葉
편두,
까치콩의 잎

곽란(霍亂)으로 토하고 설사하는 것이 멎지 않는 것을 치료한다. 뱀이나 벌레에게 물린 데 찧어서 붙이기도 한다.[본초]

主霍亂吐下不止. 又搗付蛇蟲咬.[本草]

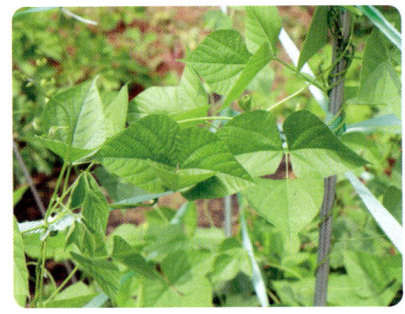
▲ 까치콩 잎

사간
射干
범부채의
뿌리줄기

성질이 평(平)하고 맛은 쓰며[苦] 독이 조금 있다. 목 안이 벌겋게 붓고 아프며 막힌 감이 있는 것, 물이나 미음을 넘기지 못하는 것을 낫게 한다. 오랜 어혈이 심비(心脾)에 있어서 기침하고 침 뱉는 것, 말할 때 입 냄새가 나는 것을 낫게 한다. 뭉친 담을 없애고 멍울을 삭인다.

性平 味苦 有小毒. 主喉痺咽痛 水漿不入. 療老血在心脾間咳唾 言語

氣臭 除積痰 消結核.

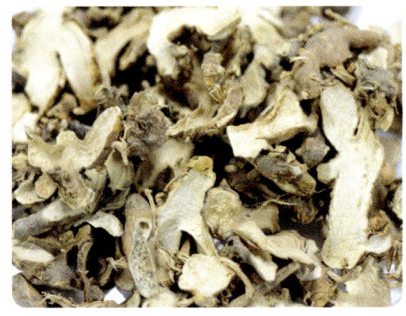
▲ 사간(약재, 절편)

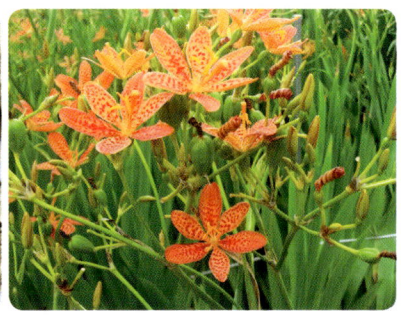
▲ 범부채 꽃

사삼 沙參

잔대의 뿌리

성질이 약간 차고[微寒] 맛은 쓰며[苦] 독이 없다. 비위(脾胃)를 보(補)하고 폐기(肺氣)를 보충한다. 산기(疝氣)로 음경과 고환이 당기는 것을 치료한다. 고름을 빼내며 독성이 있는 종기를 삭인다. 오장(五藏)의 풍기(風氣)를 흩는다.

性微寒 味苦 無毒. 補中 益肺氣. 治疝氣下墜 排膿消腫毒 宣五藏風氣.

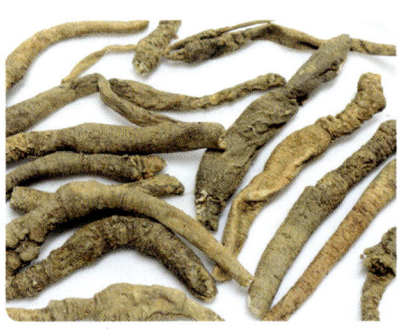
▲ 사삼(약재, 전형)

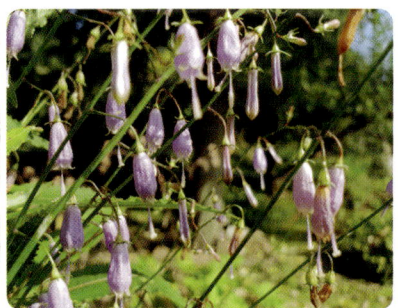
▲ 잔대 꽃

산사자
山楂子
산사나무의 열매

음식을 먹고 체한 것이나 오랜 체기를 풀어주고 기가 맺힌 것을 잘 돌아가게 한다. 배와 옆구리 부위에 덩어리가 단단하게 맺혀 만져지는 병증[積塊, 적괴], 담(痰)으로 멍울이 생긴 병증[痰塊, 담괴], 혈액이 체내에서 정체해 응고된 덩어리를 없앤다. 비(脾)를 튼튼하게 하며 가슴을 시원하게 한다[開膈, 개격]. 이질을 치료하며 종기를 빨리 삭게 한다.

消食積 化宿滯 行結氣 消積塊痰塊血塊 健脾開膈 療痢疾 兼催瘡痛.

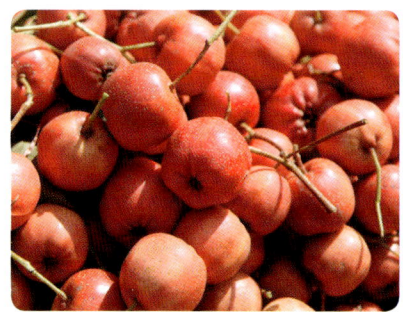
▲ 산사나무 열매(채취품)

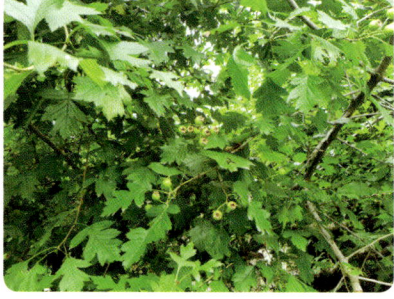
▲ 산사나무 나무모양

산수유
山茱萸
산수유나무의 열매

성질이 약간 따뜻하며[微溫] 맛은 시고[酸] 떫으며[澁] 독이 없다. 음(陰)을 왕성하게 하며 신정(精)과 신기(腎氣)를 보(補)한다. 발기를 돕고 음경을 단단하면서 크게 한다. 또한 정수(精髓)를 채우며 허리와 무릎을 따뜻하게 하고 신[水臟]을 돕는다. 소변이 잦은 것과 노인이 소변을 조절하지 못하는 것을 치료한다. 두통[頭風], 코막힘[鼻塞, 비색], 귀먹은 것[耳聾, 이롱]을 낫게 한다.

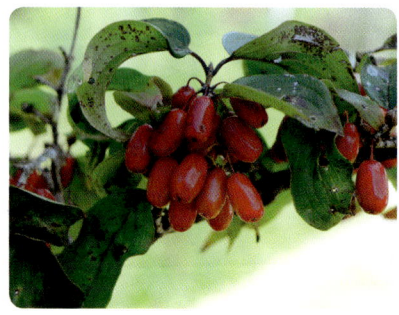
▲ 산수유나무 열매

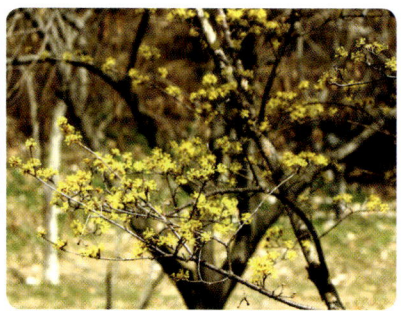
▲ 산수유나무 나무모양

性微溫 味酸澁 無毒. 强陰益精 補腎氣 興陽道 堅長陰莖 添精髓 煖腰膝 助水藏 止小便利 老人尿不節 除頭風鼻塞耳聾.

산조인
酸棗仁
멧대추나무의 씨

성질이 평(平)하며 맛은 달고[甘] 독이 없다. 마음이 답답하여 잠을 자지 못하는 것, 배꼽의 위아래가 아픈 것, 피가 섞인 설사, 식은땀을 낫게 한다. 또한 간기(肝氣)를 보(補)하며 근육과 뼈를 튼튼하게 하고 몸을 살찌게 한다. 또 근육과 뼈의 풍증[筋骨風]에 쓴다.

性平 味甘 無毒. 主煩心不得眠 臍上下痛 血泄 虛汗. 益肝氣 堅筋骨 令人肥健. 又主筋骨風.

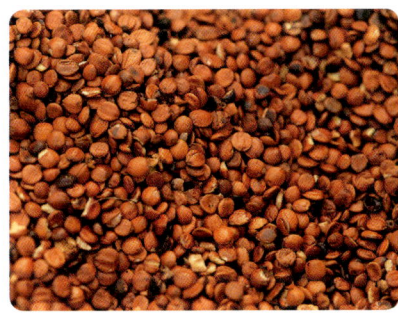
▲ 산조인(약재, 전형)

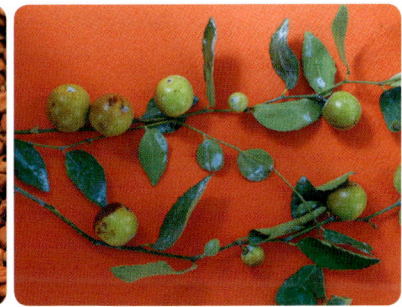
▲ 멧대추나무 열매(채취품)

상엽 桑葉

뽕나무의 잎

집에 심은 뽕잎은 성질이 따뜻하고[煖] 독이 없다. 다리가 붓거나 다리 힘이 약해지고 제대로 걷지 못하는 것 그리고 몸이 붓는 것을 낫게 한다. 대소장을 잘 통하게 하고 기를 내리며 풍(風)으로 오는 통증을 없앤다.

家桑葉 煖無毒. 除脚氣水腫 利大小腸 下氣 除風痛.

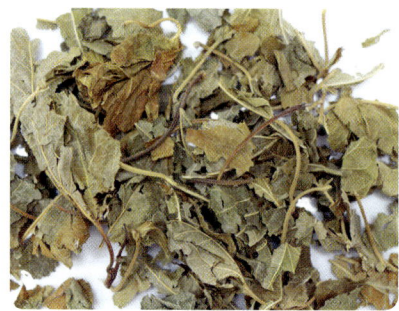
▲ 상엽(약재, 전형)

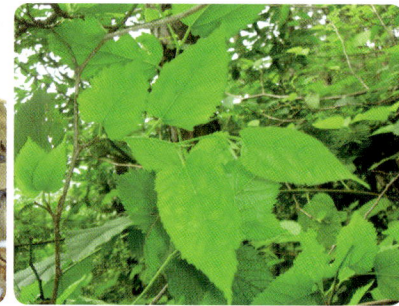
▲ 뽕나무 잎

상지 桑枝

뽕나무의 어린가지

봄에 잎이 아직 돋지 않은 가지를 잘라 볶아서 물에 달여 마시면 모든 풍증이 치료된다. 부종과 다리 힘이 약해지고 제대로 걷지 못하는 병증을 낫게 한다. 폐기(肺氣)가 막혀서 기침하고 기운이 위로 치미는 것[上氣]을 치료한다. 소화를 돕고 소변을 잘 나오게 한다. 팔이 아픈 것, 입안이 마르는 것을 치료한다. 즉 뽕나무 가지로 만든 차[桑枝茶]가 제일이다.[본초]

春葉未開枝 切炒 煮湯飮 治一切風. 療水氣 脚氣 肺氣咳嗽上氣. 消食利小便. 治臂痛 療口乾. 卽桑枝茶也.[本草]

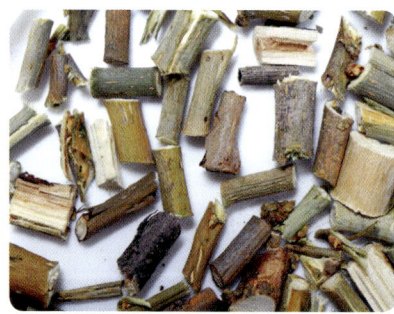
▲ 상지(약재, 절단)

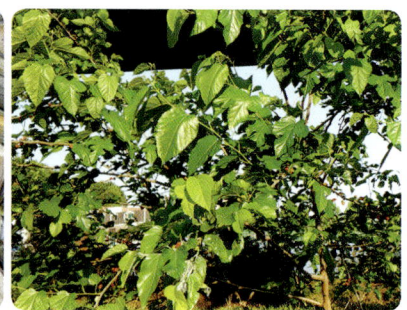
▲ 뽕나무 잎과 가지

생강 生薑

생강의 뿌리줄기

성질이 약간 따뜻하고[微溫] 맛은 매우며[辛] 독이 없다. 오장(五藏)에 들어가며 담(痰)을 삭이고 기를 내린다. 구토를 멎게 하며 풍한습기(風寒濕氣)를 제거한다. 딸꾹질하며 기운이 치미는 것과 숨이 차고 기침하는 것을 치료한다.

性微溫 味辛 無毒. 歸五藏 去痰下氣 止嘔吐 除風寒濕氣. 療咳逆上氣 喘嗽.

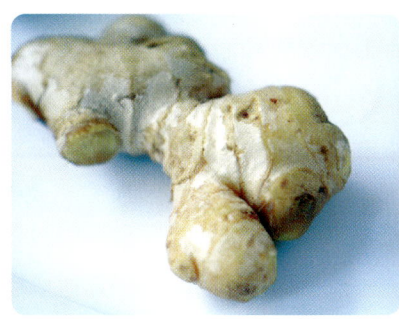
▲ 생강(약재, 전형)

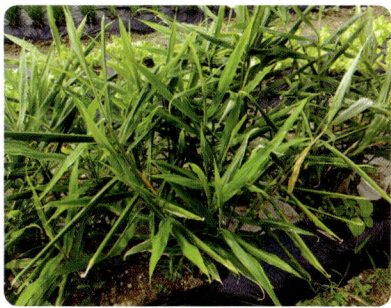
▲ 생강 지상부

서과 西瓜

수박의 열매

성질이 차고[寒] 맛은 달면서[甘] 매우 심심하며[極淡] 독이 없다. 답답하면서 목이 마른 것, 더위로 인한 독을 풀어준다. 속을 시원하게 하고 기를 내린다. 소변을 잘 나오게 하며 대변에 피가 섞여 나오는 것, 입이 허는 것을 치료한다.[입문]

性寒 味甘極淡 無毒. 壓煩渴 消暑毒 寬中下氣 利小便. 治血痢 療口瘡.[入門]

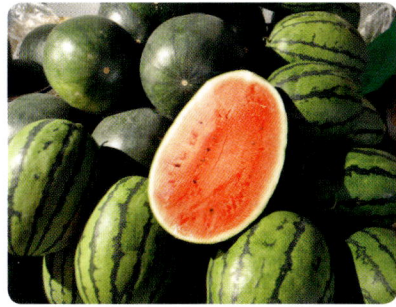
▲ 수박 열매(채취품)

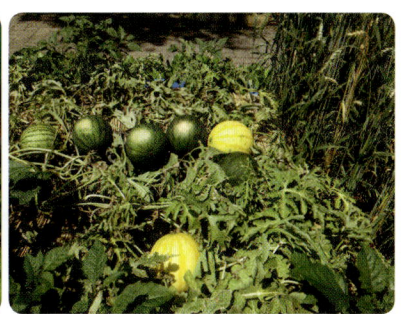
▲ 수박 지상부

석류

石榴

석류나무의 열매

성질이 따뜻하며[溫] 맛은 달고[甘] 시며[酸] 독이 없다. 목 안이 마르는 것과 갈증을 치료한다. 폐(肺)를 손상시키니 많이 먹지 말아야 한다.

性溫 味甘酸 無毒. 主咽燥渴. 損人肺 不可多食.

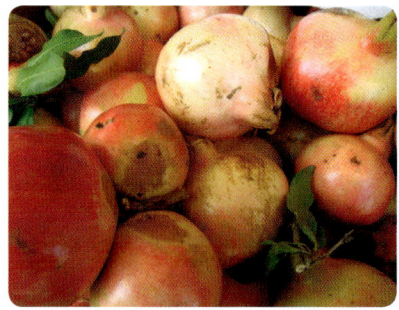
▲ 석류나무 열매(채취품)

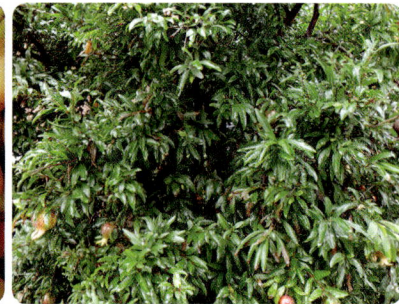
▲ 석류나무 나무모양

석류각

石榴殼

석류나무의 열매껍질

맛은 시고[酸] 독이 없다. 정액이 저절로 나오는 것을 멎게 하고 장을 수렴시켜 적백이질[赤白痢]을 치료한다. 늙은 나무의 껍질이나 오래 묵은 껍질이 좋다. 그리고 약간 볶아서 쓴다.[본초]

味酸 無毒. 止漏精 澁腸 止赤白痢. 須老木所結及陳久者 佳. 微炒用.[本草]

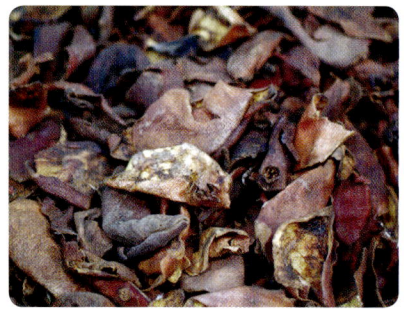
▲ 석류나무 열매껍질

석류화
石榴花
석류나무의 꽃

심열(心熱)로 인한 토혈(吐血), 코피에 주로 쓴다. 겹꽃이 더 좋다.[본초]

主心熱吐血及衄血. 百葉尤良.[本草]

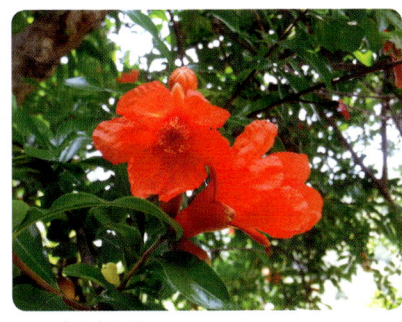
▲ 석류나무 꽃

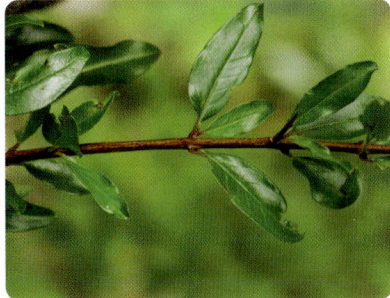
▲ 석류나무 잎

소방목
蘇方木
소목의 심재

성질이 평(平)하며(차다[寒]고도 한다) 맛은 달고[甘] 짜며[鹹] 독이 없다. 부인의 혈기통(血氣痛)으로 명치가 아픈 것, 산후에 어혈로 붓고 답답하면서 죽을 지경인 것, 여자가 피를 많이 흘려 이를 악물고 말을 하지 못하는 것을 치료한다. 국부에 발생하는 염증이나 종양[癰腫, 옹종]과 넘어지거나 다쳐서 생긴 어혈을 풀어준다. 고름을 빼내며 통증을 멎게 하고 어혈을 잘 깨뜨린다.

性平[一云寒] 味甘鹹 無毒. 治婦人血氣心腹痛 及産後血脹悶欲死 女子血噤失音. 消癰腫 撲損瘀血 排膿止痛 能破血.

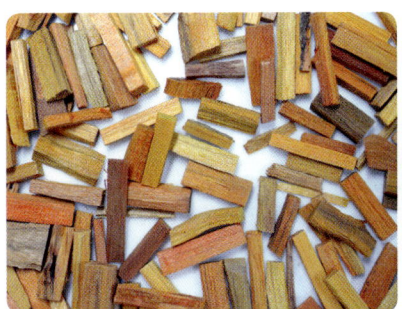
▲ 소방목(약재, 절단)

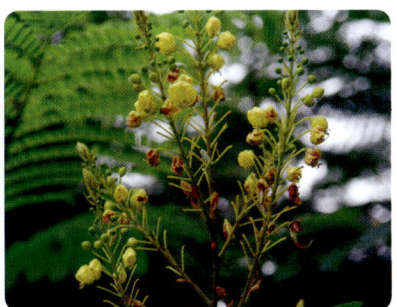
▲ 소목 꽃

소산 小蒜

달래의 비늘줄기

성질이 따뜻하고[溫](뜨겁다[熱]고도 한다) 맛은 매우며[辛] 독이 약간 있다. 비(脾)와 신(腎)으로 들어간다. 속을 데우고 음식을 소화시킨다. 곽란(霍亂)으로 토하고 설사하는 것을 멎게 한다. 독충의 독[蠱毒, 고독]을 없애고 뱀이나 벌레에 물렸을 때 붙인다.

性溫[一云熱] 味辛 有小毒. 歸脾腎. 溫中 消穀 止霍亂吐瀉 治蠱毒 付蛇蟲傷.

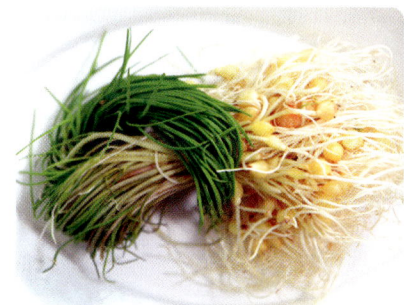

▲ 달래 전초(채취품)　　▲ 달래 꽃

수근 水芹

미나리의 전초

성질이 평(平)하며(차다[寒]고도 한다) 맛은 달고[甘] 독이 없다. 답답하고 목마른 것을 멎게 한다. 정신을 좋아지게 하고 정(精)을 보충해주며[養神益精] 살찌고 건강하게 한다. 술 마신 후에 생긴 열독(熱毒)을 치료하고 대소장을 잘 통하게 한다. 여성의 부정기 자궁출혈, 자궁에서 분비물이 나오는 것, 어린아이가 갑자기 열이 나는 것을 치료한다.

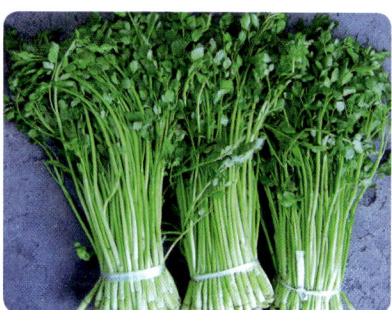 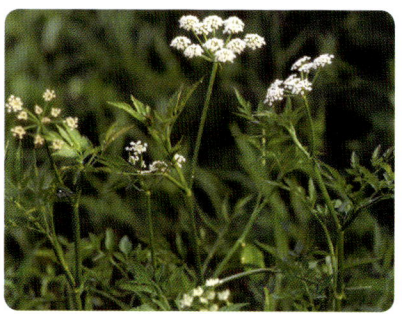

▲ 미나리 전초(시장 판매품)　　▲ 미나리 지상부

性平[一云寒] 味甘 無毒. 止煩渴 養神益精 令人肥健. 治酒後熱毒 利大小腸. 療女子崩中帶下 小兒暴熱.

숭채
菘菜
배추의 어린포기

성질이 평(平)하고(서늘하다[凉]고도 한다) 맛은 달며[甘] 독이 없다(독이 약간 있다고도 한다). 소화시키고 기를 내리며 위와 대소장[腸胃]을 잘 통하게 한다. 가슴의 열을 없애며 술로 인한 갈증을 풀고 당뇨병을 낫게 한다.

性平[一云凉] 味甘 無毒[一云微毒]. 消食下氣 通利腸胃 除胸中熱 解酒渴 止消渴.

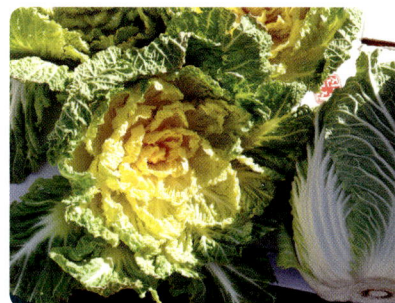
▲ 배추 전초(시장 판매품)

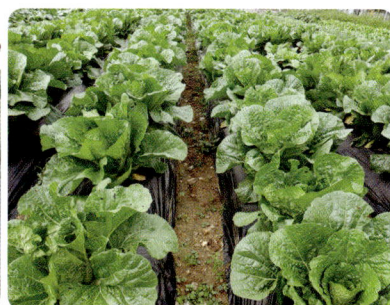
▲ 배추 재배지

숭채제
菘菜虀
배추김치의 국물

배추를 햇볕에 절반 정도 말린다. 다음 날 아침 단지에 넣고 더운 밥물[熱飯飮, 열반음]을 부어두면 3일 후에 식초같이 시어진다. 이것을 제수(虀水)라고 한다. 약에 넣으면 가래침을 토하게 할 수 있다[可吐痰涎]. 양념을 넣고 끓여서 먹으면 비위(脾胃)를 보(補)하고 술이나 국수의 독을 푼다.[입문]

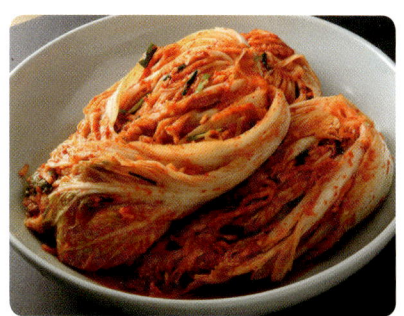
▲ 배추김치

菘菜 曬令半乾 次早取入罈內 以熱飯飲浸之三日後 則酸如醋 謂之虀水. 入藥 可吐痰涎. 和五味 作湯食 益脾胃 解酒䴷毒.[入門]

시호
柴胡
시호의 뿌리

성질이 약간 차고[微寒](평[平]하다고도 한다) 맛은 약간 쓰며[微苦](달다[甘]고도 한다) 독이 없다. 감기[傷寒, 상한]에 추웠다 열이 났다 하는 것, 유행성 질병으로 안팎의 열이 풀리지 않을 때에 주로 쓴다. 관절이 아픈 것을 치료한다. 몸과 마음이 허약하고 피로한 것과 추웠다 더웠다 하는 것을 낫게 한다. 몸살로 열이 있는 것과 이른 새벽에 나는 조열(潮熱)을 없앤다. 간화(肝火)를 잘 내리고 추웠다 더웠다 하는 말라리아와 가슴, 옆구리가 그득하면서 아픈 것을 낫게 한다.

性微寒[一云平] 味微苦[一云甘] 無毒. 主傷寒寒熱往來 天行時疾 內外熱不解. 治熱勞 骨節煩疼. 除虛勞寒熱 解肌熱 早晨潮熱 能瀉肝火 除寒熱往來瘧疾 及胸脇痛滿.

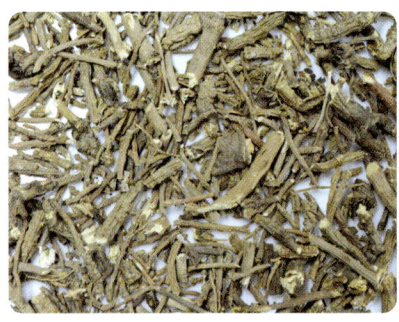
▲ 시호(약재, 절단)

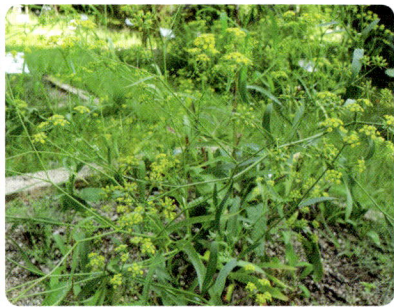
▲ 시호 지상부

신이
辛夷
백목련의 꽃봉오리

성질이 따뜻하며[溫] 맛은 맵고[辛] 독이 없다. 풍으로 머리가 아픈 것과 얼굴 기미에 주로 쓴다. 코 막힌 것을 뚫어 콧물이 나오게 한다. 얼굴이 부으면서 치아까지 당기며 아픈 것을 치료한다. 눈을 밝게 하며 머리카락과 수염을 나게 한다. 기름을 만들어 얼굴에 바르면 광택이 난다.

性溫 味辛 無毒. 主風頭腦痛 面䵟. 通鼻塞涕出. 治面腫引齒痛 明目 生鬚髮. 作面脂 生光澤.

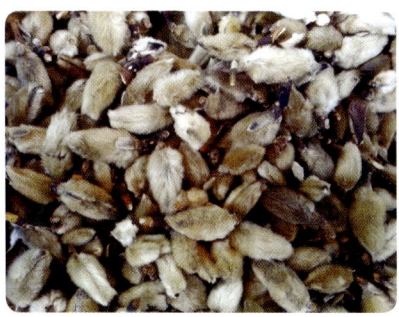
▲ 신이(약재, 전형)

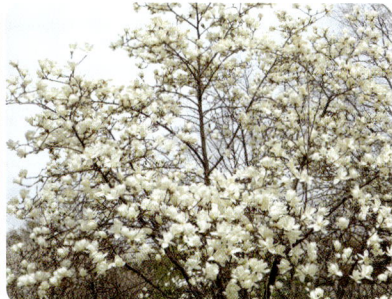
▲ 백목련 나무모양

아편
鴉片

양귀비의 열매껍질에 상처를 내어 얻은 진액

일명 아부용(啞芙蓉, 아[啞]를 아[阿]라고 하기도 한다)이라고도 한다. 양귀비꽃이 피기 전에 대나무 침[竹鍼, 죽침]으로 십여 곳을 찔러 구멍을 내면 진액이 저절로 흘러나온다. 다음 날 대나무칼로 긁어서 사기그릇에 담는다. 많이 받아서 종이로 그릇 입구를 잘 막는다. 햇볕에 14일 동안 말리면 아편이 완성된다. 이 약은 성질이 급(急)하기 때문에 많이 쓰면 안 된다.[입문]

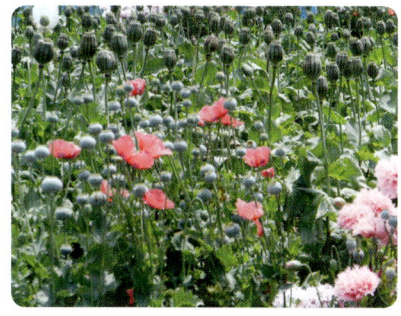
▲ 양귀비 재배지

一名啞芙蓉[一作阿]. 卽罌粟花未開時 用竹鍼刺十數孔 其津自出. 次日 以竹刀刮在磁器內 待積取多了 以紙封固 曬二七日 卽成片矣. 性急 不可多用.[入門]

앵도
櫻桃
앵두나무의 열매

성질이 뜨겁고[熱](따뜻하다[溫]고도 한다) 맛은 달며[甘] 독은 없다(독이 약간 있다고도 한다). 주로 속을 조화롭게 하고 비기(脾氣)를 도와준다. 안색을 좋게 하고 기분을 좋게 한다[美志]. 음식이 소화되지 않고 점액과 함께 나오는 설사[水穀利, 수곡리]를 멎게 한다.

性熱[一云溫] 味甘 無毒[一云微毒]. 主調中益脾氣 令人好顔色 美志 止水穀痢.

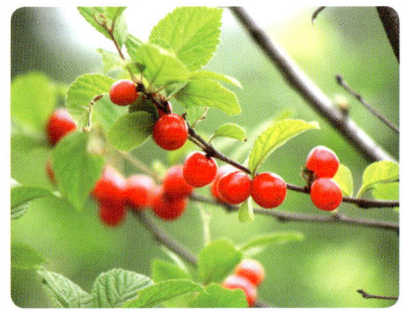
▲ 앵두나무 열매

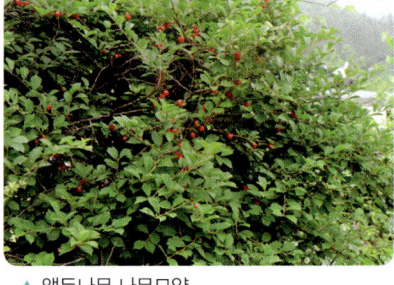
▲ 앵두나무 나무모양

앵속각
罌粟殼
양귀비의 열매껍질

설사와 오랜 이질을 치료한다. 장(腸)을 수렴시켜 설사를 멎게 한다. 몸과 마음이 허약하고 피로한 증상과 오랜 기침을 치료한다. 또 신(腎)으로 들어가서 뼈의 병[骨病]도 낫게 한다.[본초]

治脾瀉久痢 澁腸 及虛勞久嗽. 又入腎 治骨病.[本草]

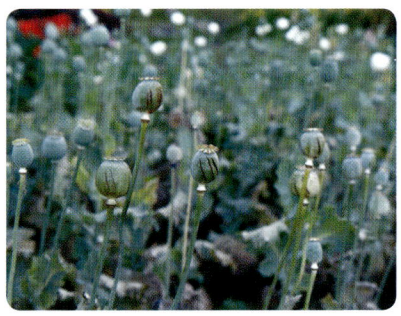
▲ 양귀비 열매

앵자속
罌子粟
양귀비의 씨

성질이 평(平)하고(차다[寒]고도 한다) 맛은 달며[甘] 독이 없다. 음식을 먹은 뒤 토하는 것을 치료한다. 가슴 속에 담(痰)이 막혀 음식이 내려가지 않는 것을 낫게 한다. 어미(御米)라고도 한다.[본초]

性平[一云寒] 味甘 無毒. 治反胃 胸中痰滯 不下食. 一名御米.[本草]

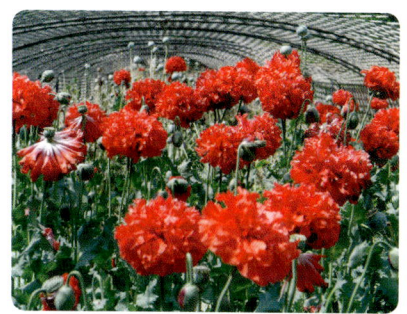
▲ 양귀비 꽃

야자
椰子
야자나무의 열매

야자의 살은 기(氣)를 보(補)하여 풍(風)을 치료한다. 그 속에는 술 같은 즙이 있는데 마셔도 취하지 않는다. 껍질은 술잔으로 쓰는데 술에 독이 있으면 끓어오른다.[식물]

肉 益氣治風. 其中有漿似酒 飮之不醉. 殼爲酒器 酒有毒則沸起.[食物]

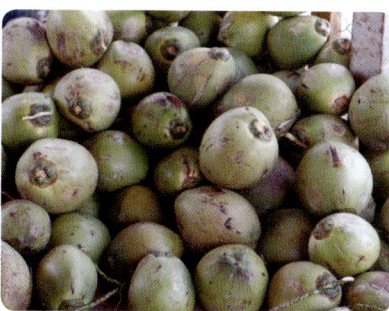
▲ 야자나무 열매(채취품)

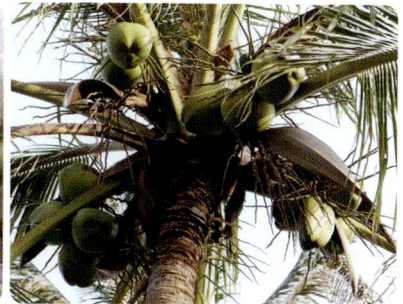
▲ 야자나무 나무모양

양하
蘘荷
양하의 꽃이삭 또는 새싹 줄기

성질이 약간 따뜻하고[微溫] 맛은 매우며[辛] 독이 약간 있다. 독충의 독[蠱毒, 고독]과 말라리아를 치료한다.

性微溫 味辛 有小毒. 主中蠱及瘧.

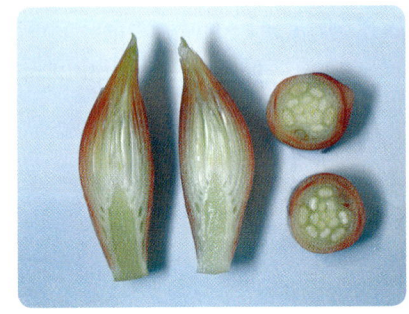
▲ 양하(채취품)

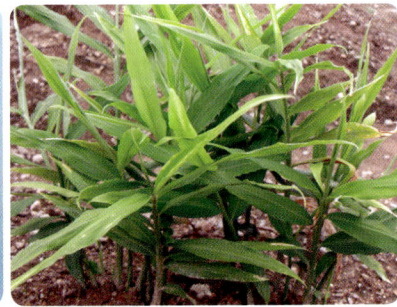
▲ 양하 지상부

여지
荔枝
여지의 열매

성질이 평(平)하고(약간 따뜻하다[微溫]고도 한다) 맛은 달며[甘](달고[甘] 시다[酸]고도 한다) 독이 없다. 정신을 깨끗하게 하고 지혜를 도운다[益智]. 답답하고 목마른 것을 멎게 하고 안색을 좋게 한다.

性平[一云微溫] 味甘[一云甘酸] 無毒. 通神 益智 止煩渴 好顔色.

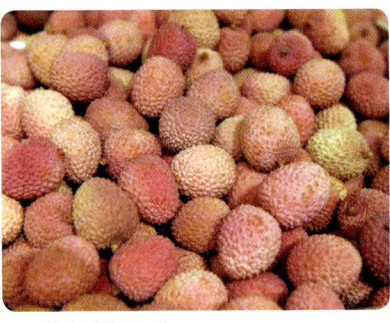
▲ 여지 열매(채취품)

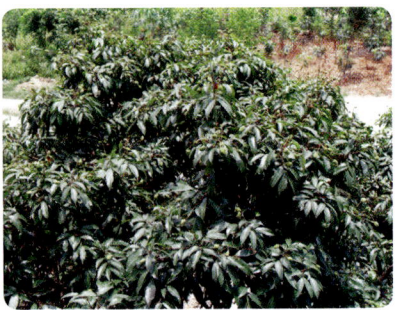
▲ 여지 나무모양

여지핵
荔枝核
여지의 씨

가슴앓이[心痛]와 배꼽 아래가 몹시 아픈 것[小腸疝氣, 소장산기]을 치료한다. 태워서 가루 낸 다음 따뜻한 술에 타 먹는다.[입문]

治心痛及小腸疝氣. 燒爲末 溫酒調下. [入門]

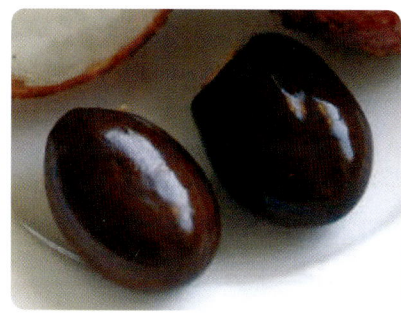
▲ 여지핵(약재, 전형)

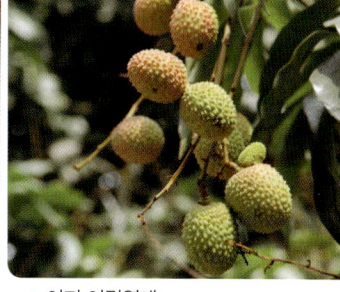
▲ 여지 어린열매

연교
連翹
의성개나리의 열매

성질이 평(平)하고 맛은 쓰며[苦] 독이 없다. 림프절에 멍울이 생긴 병증[瘰癧, 나력], 국부에 발생하는 염증이나 종양[癰腫, 옹종], 피부가 헐어 아프고 가려우며 벌겋게 부어 곪는 것을 치료한다. 혹 또는 병적으로 불거져 나온 살덩이[瘦瘤, 영류], 열이 뭉친 것[結熱], 독충의 독[蠱毒, 고독]에 주로 쓴다. 고름을 빼내고 피부에 얇게 생긴 헌데를 낫게 하며 통증을 멎게 한다. 오림(五淋)과 소변이 나오지 않는 것을 치료하고 심(心)에 열이 있는 것을 없앤다.

性平 味苦 無毒. 主療瘰癧 癰腫 惡瘡 瘦瘤 結熱 蠱毒. 排膿 治瘡癤 止痛. 療五淋 小便不通 除心家客熱.

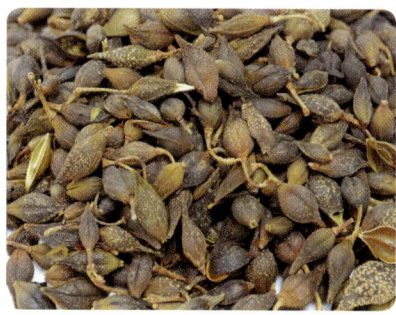
▲ 연교(약재, 전형)

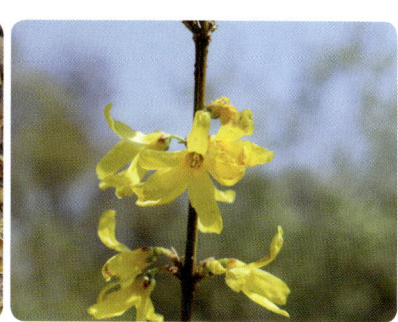
▲ 의성개나리 꽃

연실 練實
멀구슬나무의 열매

성질이 차고[寒] 맛은 쓰며[苦] 독이 없다. 온병(溫病), 감기[傷寒, 상한]로 열이 심하고 답답해 미칠 것 같은 데 주로 쓴다. 소변을 잘 나오게 하고 삼충(三蟲)을 죽이며 옴과 헌데를 치료한다.

性寒 味苦 無毒. 主溫病傷寒 大熱煩狂. 利水道 殺三蟲 疥瘍.

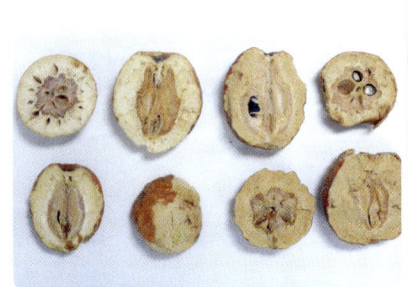
▲ 연실(약재, 절편)

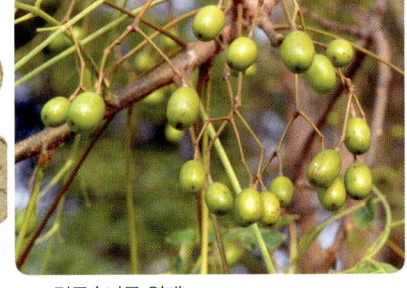
▲ 멀구슬나무 열매

연화 蓮花
연꽃

성질이 따뜻하고[煖] 독이 없다. 마음을 진정시키고 몸을 가볍게 하며 얼굴을 늙지 않게 한다[駐顔, 주안]. 향에 넣어 쓰면 매우 좋다.

性煖 無毒. 鎭心 輕身 駐顔. 入香甚妙.

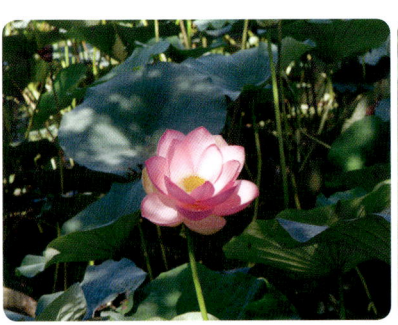
▲ 연꽃 꽃

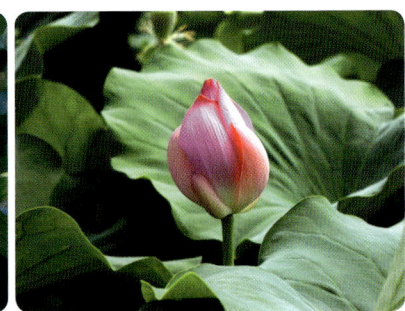
▲ 연꽃 꽃봉오리

영실
營實
찔레나무의 열매

성질이 따뜻하고[溫](약간 차다[微寒]고도 한다) 맛은 시며[酸](쓰다[苦]고도 한다) 독이 없다. 큰 종기[癰疽, 옹저], 피부가 헐어 아프고 가려우며 벌겋게 부어 곪는 것을 낫게 한다. 썩어 들어가는 종기, 여성의 음부가 헌 것이 낫지 않는 것, 머리에 나는 온갖 부스럼, 머리가 허옇게 빠지는 데[白禿瘡, 백독창]에 쓴다.

性溫[一云微寒] 味酸[一云苦] 無毒. 主癰疽惡瘡 敗瘡 陰蝕不瘳 頭瘡 白禿.

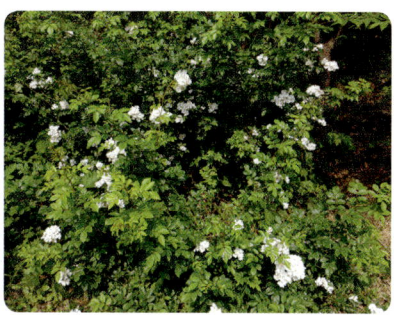

▲ 영실(약재, 전형)　　▲ 찔레나무 꽃과 잎

오매
烏梅
매실나무의 덜 익은 열매에 연기를 쏘인 것

성질이 따뜻하고[煖] 맛은 시며[酸] 독이 없다. 담(痰)을 삭이고 구토와 갈증, 이질을 멎게 한다. 몸이 허약하여 기침과 미열이 나며 식은땀이 흐르고 뼛속이 달아오르는 증상을 치료한다. 술독을 풀어준다. 감기[傷寒, 상한]와 음식이 체하여 구토하고 설사[霍亂, 곽란]할 때 갈증이 나는 것을 치료한다. 검은 사마귀를 없애고 입이 마르면서 침을 자주 뱉는 것을 치료한다.[본초]

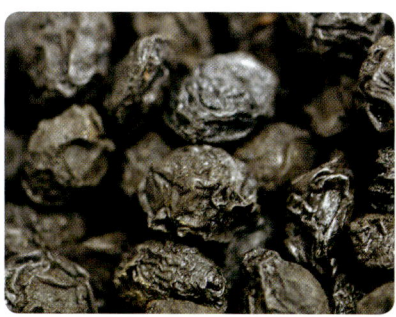 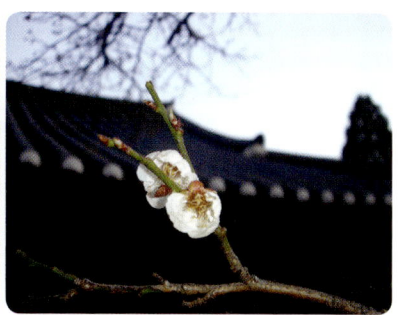

▲ 오매(약재, 전형)　　▲ 매실나무 꽃

性煖 味酸 無毒. 去痰 止吐逆 止渴 止痢 除勞熱骨蒸 消酒毒. 主傷寒及霍亂燥渴. 去黑痣 療口乾好唾.[本草]

오미자
五味子
오미자의 열매

성질이 따뜻하고[溫] 맛은 시며[酸](약간 쓰다[苦]고도 한다) 독이 없다. 허로(虛勞)로 몹시 야윈 것을 보(補)하고 눈을 밝게 한다. 신[水藏]을 덥히고 양기를 세게 하며 남자의 정을 보(補)하고 음경을 커지게 한다. 갈증을 풀어주고 가슴이 답답하면서 열나는 증상을 없앤다. 술독을 풀고 기침이 나면서 숨이 찬 것을 치료한다.

性溫 味酸[一云微苦] 無毒. 補虛勞羸瘦 明目 煖水藏 强陰 益男子精 生陰中肌 止消渴 除煩熱 解酒毒 治咳嗽上氣.

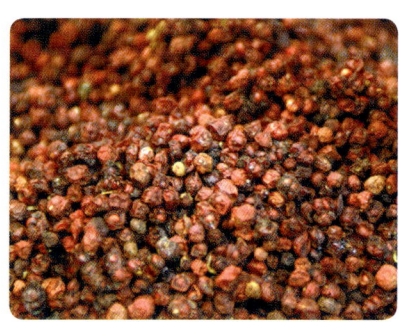

▲ 오미자(약재, 전형)　　　▲ 오미자 열매

오수유
吳茱萸
오수유의 열매

성질이 뜨겁고[熱] 맛은 매우며[辛] 독이 조금 있다. 속을 따뜻하게 하고 기를 내리게 하며 통증을 멎게 한다. 명치에 찬 기운이 쌓여 쥐어짜듯 아픈 것, 여러 가지 찬 기운이 뭉쳐 없어지지 않는 것, 중악(中惡, 중풍의 일종)으로 명치가 아픈 것을 낮게 한다. 곽란(霍亂)으로 토하고 설사하며 근(筋)이 뒤틀리는 것을 치료한다. 담을 삭이고 배 속에 생긴 덩어리와 옆구리 부위에 생긴 덩어리를 깨뜨린다. 습(濕)이나 혈(血)로 감각이 둔하고 저린 것[㿏痺, 군비]을 없앤다. 신기(腎氣) 허약으로 인해 다리가 붓거나 다리 힘이 약해지고 제대로 걷지 못하는 증상 그리고 위(胃) 속의 찬 기운을 낮게 한다.

性熱 味辛苦 有小毒. 主溫中下氣止痛. 心腹積冷絞痛 諸冷實不消 中惡心腹痛. 治霍亂吐瀉 轉筋. 消痰 破癥癖 除濕血痹痺 療腎氣脚氣 胃中冷氣.

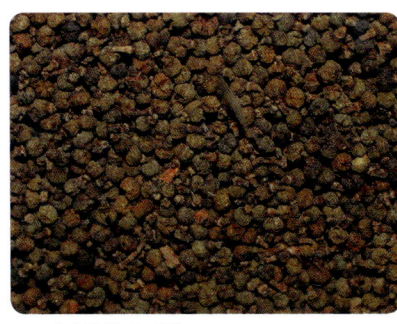
▲ 오수유(약재, 전형)

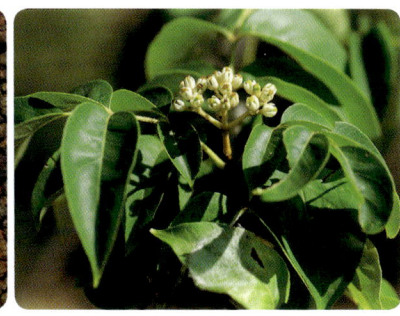
▲ 오수유 꽃과 잎

와거
萵苣
상추의 잎

성질이 서늘하고[冷](차다[寒]고도 한다) 맛은 쓰며[苦] 독이 약간 있다. 주로 근육과 뼈를 튼튼하게 하고 오장(五藏)을 편안하게 한다. 가슴에 막힌 기운을 풀어주고 경맥(經脈)을 통하게 한다. 치아를 희게 하고 총명(聰明)하게 하며 졸리지 않게 한다. 뱀에 물린 것도 치료한다.

性冷[一云寒] 味苦 微毒. 主補筋骨 利五藏 開胸膈壅氣 通經脈. 令人齒白聰明少睡 療蛇咬.

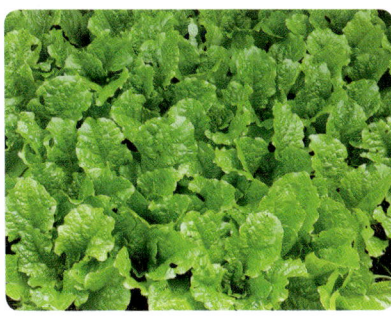
▲ 상추 잎

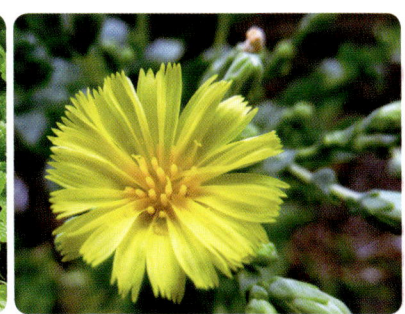
▲ 상추 꽃

완두
豌豆
완두의 열매

성질이 평(平)하고 맛은 달며[甘] 독이 없다. 속을 북돋우고 기를 고르게 하며[益中平氣] 영위(榮衛)를 순조롭게 한다.[일용]

性平 味甘 無毒. 主益中平氣 調順榮衛.[日用]

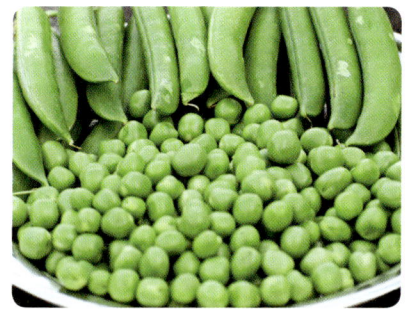
▲ 완두 열매(채취품)

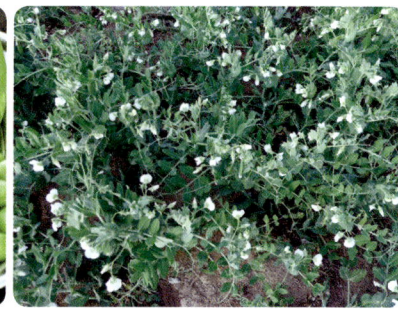
▲ 완두 지상부

용규
龍葵
까마중의 지상부

성질이 차고[寒] 맛은 쓰며[苦] 독이 없다. 피로를 풀어주고 잠을 적게 자게 하며 열로 부은 것[熱腫]을 없앤다.

性寒 味苦 無毒. 解勞 少睡 去熱腫.

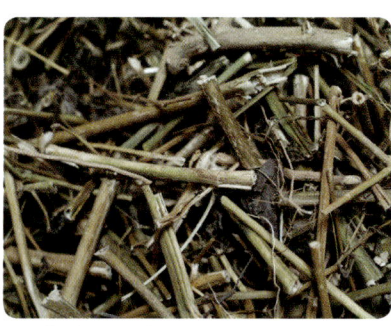
▲ 용규(약재, 절단)

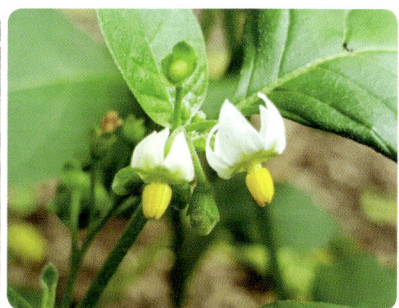
▲ 까마중 꽃

용안 龍眼
용안의 열매

성질이 평(平)하고 맛은 달며[甘] 독이 없다. 오장(五藏)의 나쁜 기운을 없애고 마음을 안정하게 하며 독충의 독[蠱毒, 고독]을 없애고 삼충(三蟲)을 죽인다.

性平 味甘 無毒. 主五藏邪氣. 安志 除蠱毒 去三蟲.

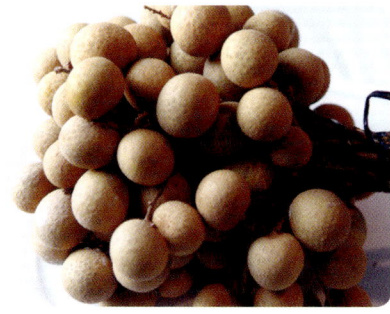

▲ 용안 열매(채취품)

▲ 용안 나무모양

용안핵 龍眼核
용안의 씨

연기가 나도록 태워 코에 쐬면 계속 콧물이 흐르던 것이 멎는다.[입문]

燒烟熏鼻 治流涕不止.[入門]

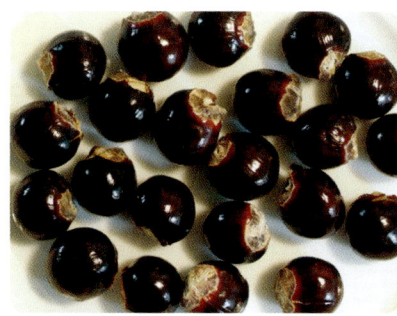

▲ 용안핵(약재, 전형)

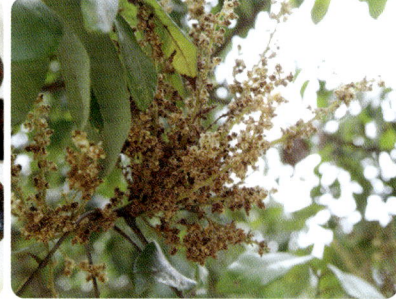

▲ 용안 꽃

우슬 牛膝
쇠무릎의 뿌리

성질이 평(平)하고 맛은 쓰며[苦] 시고[酸] 독이 없다. 주로 차고 습한 기운으로 팔다리의 근육이 약해져 마음대로 움직이지 못하는 것을 낫게 한다. 뼈마디가 아프고 손발이 저린 것, 무릎이 아파서 구부렸다 폈다 하지 못하는 것을 치료한다. 남자의 음소(陰消)증과 노인이 소변을 참지 못하는 데 주로 쓴다. 골수를 채우고 음기(陰氣)를 좋게 하며 머리카락이 희어지지 않게 한다. 발기부전과 허리, 등뼈가 아픈 것을 낫게 한다. 유산시키고 월경을 통하게 한다.

性平 味苦酸 無毒. 主寒濕痿痺 膝痛不可屈伸 男子陰消 老人失尿. 塡骨髓 利陰氣 止髮白 起陰痿 療腰脊痛 墮胎 通月經.

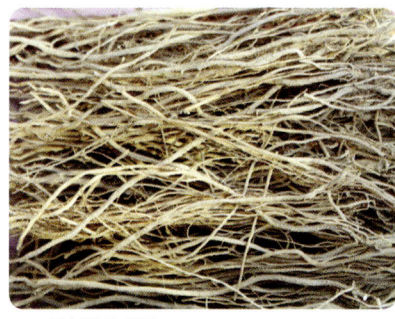

▲ 우슬(약재, 전형)   ▲ 쇠무릎 줄기

우엽 芋葉
토란의 잎

성질이 서늘하고[冷] 독이 없다. 답답한 것을 없애고 설사를 멎게 한다. 임신부가 태동(胎動)으로 속이 답답한 것을 치료한다.[본초]

性冷 無毒. 除煩 止瀉. 療姙婦胎動心煩.[本草]

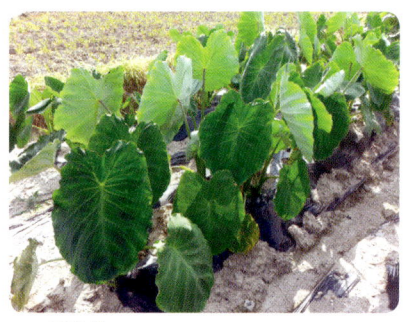

▲ 토란 잎

우자 芋子
토란의 땅속줄기

성질이 평(平)하고(서늘하다[冷]고도 한다) 맛은 매우며[辛] 독이 있다. 위와 대소장[腸胃]을 잘 통하게 하고 살과 피부를 튼튼하게 한다[充肌膚]. 속을 윤활하게 하고[滑中] 어혈과 괴사한 조직[死肌]을 없앤다.

性平[一云冷] 味辛 有毒. 寬腸胃 充肌膚 滑中 破宿血 去死肌.

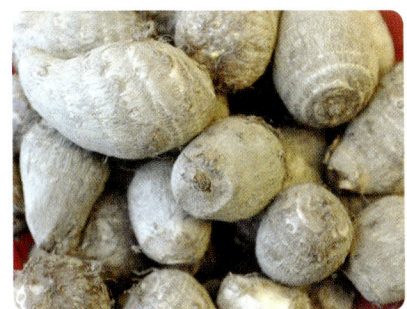
▲ 토란 땅속줄기(채취품)

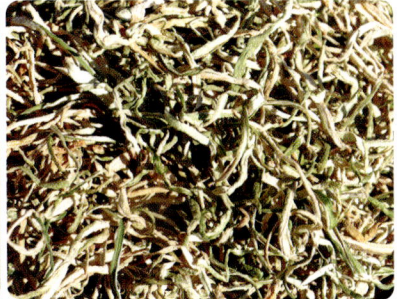
▲ 토란 줄기(건조)

욱리인
郁李仁
이스라지의 씨

성질이 평(平)하며 맛은 쓰고[苦] 매우며[辛] 독이 없다. 전신이 붓는 데 주로 쓴다. 소변을 잘 나오게 한다. 장(腸)에 기가 맺힌 것을 낫게 한다. 소변이 잘 나오지 않는 것, 구토가 멎지 않는 것이 동시에 나타나는 것을 치료한다. 방광을 잘 통하게 하며 오장(五藏)이 갑자기 아픈 것을 치료한다. 허리와 다리의 차가운 고름을 빠지게 하고 숙식(宿食)을 소화시키며 기를 내린다.

性平 味苦辛 無毒. 主通身浮腫 利小便. 治腸中結氣 關格不通 通泄膀胱 五藏急痛 宣腰脚冷膿 消宿食下氣.

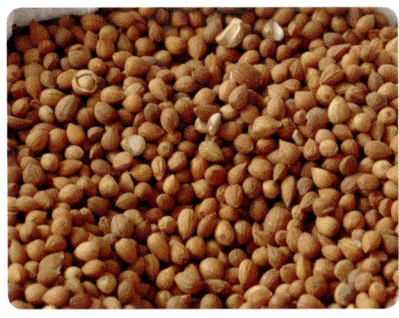
▲ 욱리인(약재, 전형)

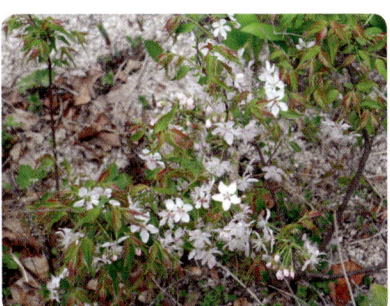
▲ 이스라지 나무모양

울금
鬱金
강황의 덩이뿌리

성질이 차며[寒] 맛은 맵고[辛] 쓰며[苦] 독이 없다. 피가 엉기어 맺혀서 생긴 덩어리를 없앤다. 기를 내리고 소변에 피가 섞여 나오는 임증, 요혈(尿血)을 낫게 한다. 쇠붙이에 다친 상처를 치료하고 혈기로 가슴이 아픈 것을 낫게 한다.[본초]

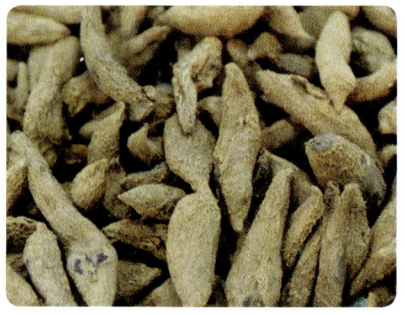
▲ 울금(약재, 전형)

性寒 味辛苦 無毒. 主血積 下氣 治血淋尿血金瘡 療血氣心痛.[本草]

위모
衛矛
화살나무의 줄기

성질이 차며[寒] 맛은 쓰고[苦] 독이 없다(독이 조금 있다고도 한다). 독충의 독[蠱毒, 고독], 전염병, 중악(中惡, 중풍의 일종)으로 배가 아픈 데 주로 쓴다. 나쁜 기운, 헛것에 들린 것, 가위눌리는 것을 낫게 한다. 배 속의 충을 죽이며 월경을 통하게 한다. 배 속에 생긴 덩어리를 깨뜨린다. 부정기 자궁출혈, 자궁에서 분비물이 나오는 것, 산후에 어혈로 아픈 것을 멎게 하고 풍독(風毒)으로 생긴 종기를 가라앉힌다. 유산시킬 수 있다.

性寒 味苦 無毒[一云小毒]. 主蠱疰 中惡腹痛. 除邪殺鬼 及百邪鬼魅 殺腹藏蟲 通月經 破癥結 止血崩帶下 産後瘀痛 消風毒腫 能落胎.

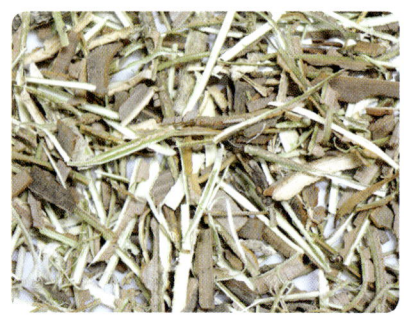
▲ 위모(약재, 절단)

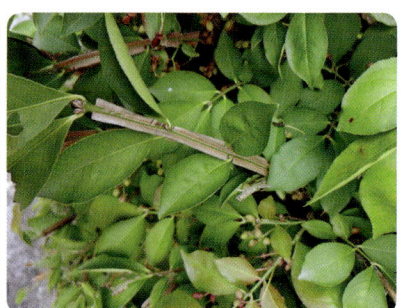
▲ 화살나무 줄기

유자
柚子
유자나무의 열매

유자의 껍질은 두껍고 맛은 달며[甘] 독이 없다. 위(胃) 속의 나쁜 기를 없애고 술독을 푼다. 술 마신 사람의 입에서 냄새나는 것을 치료한다.

皮厚 味甘 無毒. 去胃中惡氣 解酒毒 治飮酒人口氣.

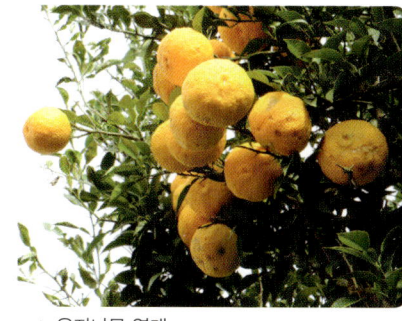
▲ 유자나무 열매

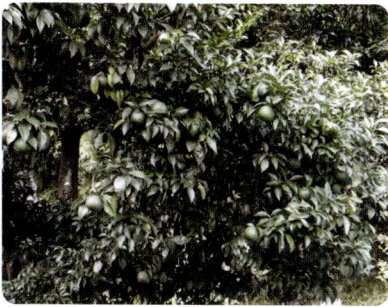
▲ 유자나무 나무모양

율자
栗子
밤나무의 열매

성질이 따뜻하고[溫] 맛은 짜며[鹹] 독이 없다. 기를 도와주고 위와 대소장[腸胃]을 두텁게 하며 신기(腎氣)를 보(補)하고 배고프지 않게 한다.

性溫 味鹹 無毒. 益氣 厚腸胃 補腎氣 令人耐飢.

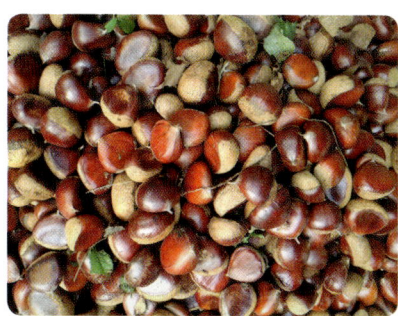
▲ 밤나무 열매(채취품)

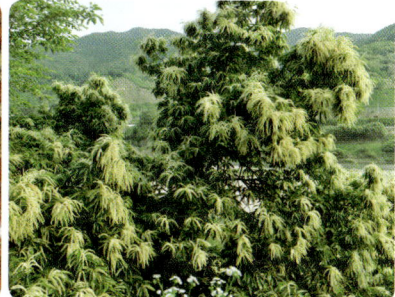
▲ 밤나무 나무모양

은행 銀杏

은행나무의 열매

성질이 차고[寒] 맛은 달며[甘] 독이 있다. 폐(肺)와 위(胃)의 탁한 기를 맑게 하며 천식과 기침을 멎게 한다.[입문]

性寒 味甘 有毒. 淸肺胃濁氣 定喘止咳.[入門]

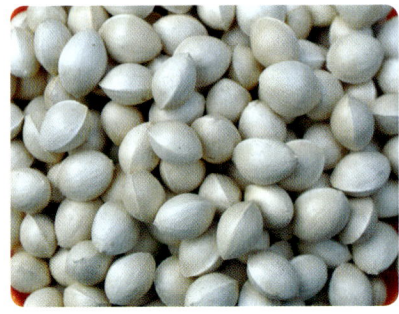
▲ 은행나무 열매(채취품)

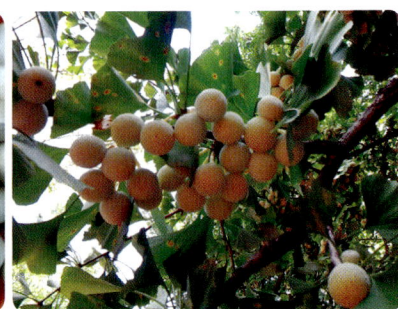
▲ 은행나무 열매

음양곽 淫羊藿

삼지구엽초의 지상부

성질이 따뜻하고[溫](평[平]하다고도 한다) 맛은 매우며[辛](달다[甘]고도 한다) 독이 없다. 모든 풍랭증(風冷證)과 몸과 마음이 허약하고 피로한 것을 낫게 하며 허리와 무릎에 힘을 더하여 준다. 남자의 양기(陽氣)가 다하여 발기가 안 되는 것, 여자의 음기가 다하여 아이를 낳지 못하는 데 쓴다. 노인의 정신이 혼미한 것, 중년의 건망증을 치료한다. 발기부전과 음경 속이 아픈 것을 치료한다. 기력을 도와주고 근육과 뼈를 튼튼하게 한다. 남자가 오래 먹으면 자식을 낳게 할 수 있다. 림프절에 멍울이 생긴 병증[瘰癧, 나력]을 없애고 음부가 헐었을 때 이것을 달인 물로 씻으면 벌레가 나온다.

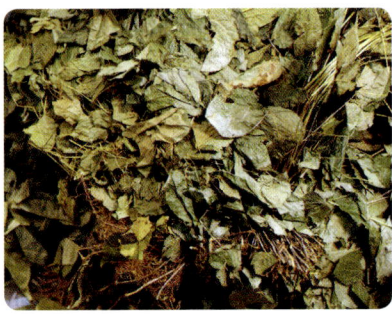
▲ 음양곽(약재, 절단)

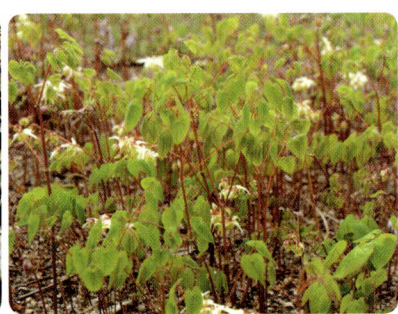
▲ 삼지구엽초 지상부

性溫[一云平] 味辛[一云甘] 無毒. 主一切冷風勞氣. 補腰膝 丈夫絶陽不起 女人絶陰無子 老人昏耄 中年健忘. 治陰痿 莖中痛 益氣力 堅筋骨 丈夫久服令有子. 消瘰癧 下部有瘡 洗出蟲.

의이인
薏苡仁
율무의 씨

성질이 약간 차고[微寒](평[平]하다고도 한다) 맛은 달며[甘] 독이 없다. 폐열(肺熱)로 진액이 소모되어 기침하고 숨차는 것을 낫게 한다. 폐기(肺氣)로 인해 생기는 피고름을 토하고 기침하는 데 주로 쓴다. 또 팔다리를 잘 쓰지 못하고 마비되며 아픈 것과 힘줄과 핏줄[筋脈]이 당기는 것을 낫게 한다. 다리에 힘이 없고 점차 다리의 피부가 마르고 살이 여위며 마비감이 있고 저린 것을 치료한다. 다리와 무릎이 붓고 잘 걷지 못하는 증상에 사용한다.[본초]

性微寒[一云平] 味甘 無毒. 主肺痿肺氣吐膿血咳嗽. 又主風濕痺 筋脈攣急 乾濕脚氣.[本草]

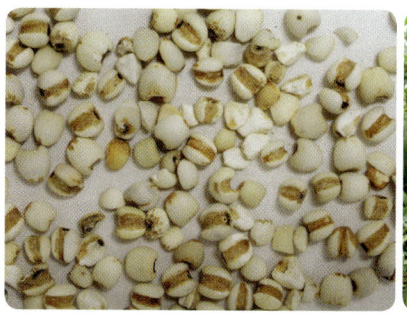
▲ 의이인(약재, 전형)

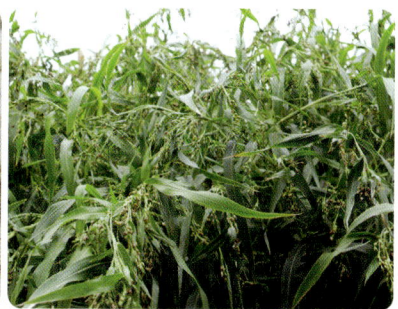
▲ 율무 지상부

인진호
茵陳蒿
사철쑥의 지상부

성질이 약간 차고[微寒](서늘하다[凉]고도 한다) 맛은 쓰고[苦] 매우며[辛] 독이 없다(독이 조금 있다고도 한다). 열이 뭉쳐 생긴 황달(黃疸)로 온몸이 노랗게 되고 소변이 잘 나오지 않는 것을 낫게 한다. 유행병으로 열이 몹시 나면서 발광[狂]하는 것, 머리가 아픈 것과 말라리아[瘴瘧, 장학]를 낫게 한다.

性微寒[一云凉] 味苦辛 無毒[一云小毒]. 主熱結黃疸 通身發黃 小便不

利. 治天行時疾 熱狂 頭痛及瘴瘧.

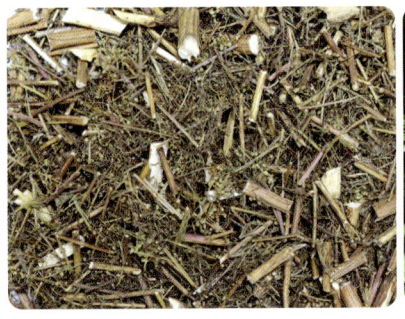
▲ 인진호(약재, 절단)

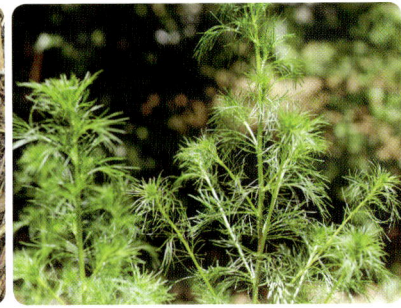
▲ 사철쑥 지상부

자소
紫蘇
차즈기의 잎

성질이 따뜻하고[溫] 맛은 매우며[辛] 독이 없다. 배가 몹시 부르며 속이 그득한 감을 주는 증상을 치료한다. 음식이 체하여 구토하고 설사하는 것을 멎게 한다. 다리가 붓거나 다리 힘이 약해지고 제대로 걷지 못하는 병증을 치료하고 대소장을 잘 통하게 한다. 온갖 냉기(冷氣)를 없애고 풍한으로 겉에 나쁜 기운이 있는 것을 흩는다. 또 가슴에 있는 담(痰)과 기운을 내려가게 한다.

性溫 味辛 無毒. 治心腹脹滿 止霍亂. 療脚氣 通大小腸 除一切冷氣 散風寒表邪. 又能下胸膈痰氣.

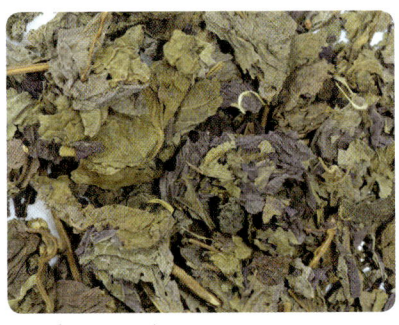
▲ 자소(약재, 전형)

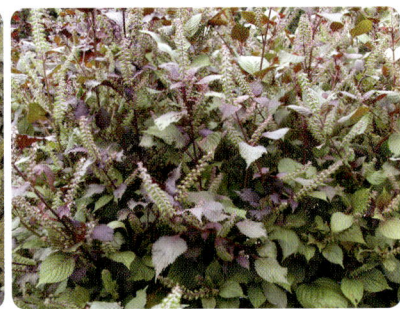
▲ 차즈기 지상부

자소자
紫蘇子
차즈기의 열매

기운이 치밀어 오르는 것과 딸꾹질에 주로 쓴다. 중초(中焦, 횡격막 아래에서 배꼽까지의 부위)를 조화롭게 하고 오장(五藏)을 보(補)하며 기운을 내린다. 곽란(霍亂)과 음식을 먹은 뒤 토하는 것을 멎게 한다. 대소변을 잘 나오게 하고 기침을 멎게 한다. 심(心)과 폐(肺)를 적셔주고 담기(痰氣)를 삭인다. 폐기(肺氣)로 숨이 찬 것도 치료한다. 귤피와 함께 쓰는 것이 좋다. 약간 볶아서 쓴다.[본초]

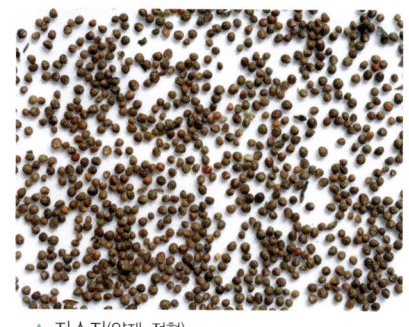
▲ 자소자(약재, 전형)

主上氣咳逆. 調中 益五藏 下氣 止霍亂反胃 利大小便 止嗽 潤心肺 消痰氣. 又療肺氣喘急. 與橘皮相宜 微炒用.[本草]

자위
紫葳
능소화의 꽃

성질이 약간 차며[微寒] 맛은 시고[酸](달다[甘]고도 한다) 독이 없다. 출산 및 수유기의 온갖 질환, 여성의 부정기 자궁출혈, 배 속에 생긴 덩어리, 월경이 중단된 것을 낫게 한다. 출산 후 어혈이 이리저리 돌아다니는 것, 자궁에서 분비물이 나오는 것에 주로 쓴다. 혈을 보(補)하고 태아를 안정시킨다. 코 끝이 빨갛게 되는 것, 열독, 여드름 같은 피부병[風刺, 풍자]을 치료하며 대소변이 잘 통하게 한다.

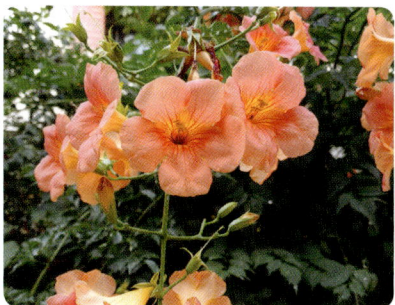
▲ 능소화 꽃

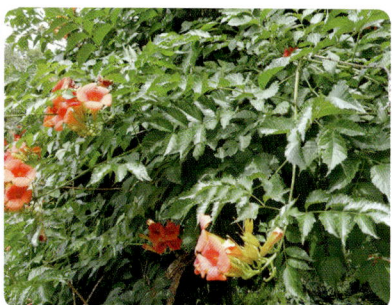
▲ 능소화 나무모양

性微寒 味酸[一云甘] 無毒. 主婦人産乳餘疾 崩中 癥瘕 血閉 産後奔血不定 及崩中 帶下. 能養血安胎 治酒瘡 熱毒 風刺 利大小便.

자초
紫草
지치의 뿌리

성질이 차고[寒][평[平]하다고도 한다] 맛은 쓰며[苦][달다[甘]고도 한다] 독이 없다. 다섯 가지 황달[五疸]에 주로 쓴다. 소변을 잘 나오게 하고 배가 붓거나 불러 올라 그득한 것을 내린다. 악성 부스럼증, 종기, 여드름[面皶, 면사], 어린아이의 머리에 나는 온갖 부스럼을 치료한다.

性寒[一云平] 味苦[一云甘] 無毒. 主五疸. 通水道 腹腫脹滿. 療惡瘡 瘑癬 面皶 及小兒痘瘡.

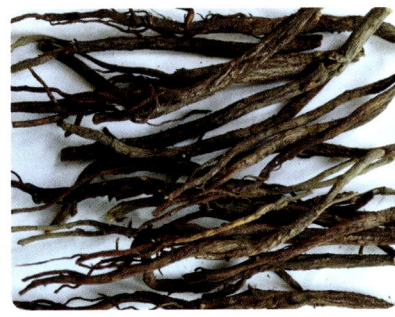
▲ 지치 뿌리(채취품)

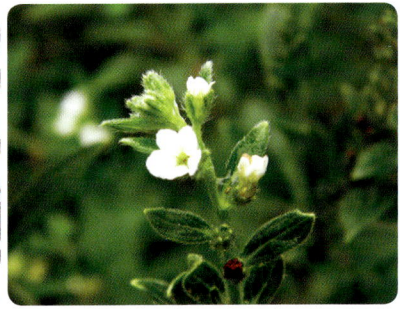
▲ 지치 꽃

작약
芍藥
작약의 뿌리

성질이 평(平)하고 약간 차다[微寒]. 맛은 쓰고[苦] 시며[酸] 독이 조금 있다. 혈비(血痺)를 없애고 혈맥(血脈)을 잘 통하게 하며 속을 느긋하게 한다. 어혈을 깨뜨리며 국부에 발생하는 염증이나 종양[癰腫, 옹종]을 삭인다. 복통(腹痛)을 멈추고 어혈과 고름을 없앤다. 여자의 모든 병과 산전산후의 온갖 질환에 쓴다. 월경을 통하게 하고 치질[腸風, 장풍]로 피를 쏟는 것, 항문 주위에 구멍이 생긴 병증, 등에 나는 큰 종기[發背], 눈이 충혈되고 눈에 군살이 자라는[目赤努肉, 목적노육] 데 쓰며 눈을 밝게 한다.

性平 微寒 味苦酸 有小毒. 除血痺 通順血脈 緩中 散惡血 消癰腫 止腹

痛 消瘀血 能蝕膿. 主女人一切病 幷産前後諸疾. 通月水 療腸風瀉血
痔瘻 發背瘡疥 及目赤努肉 能明目.

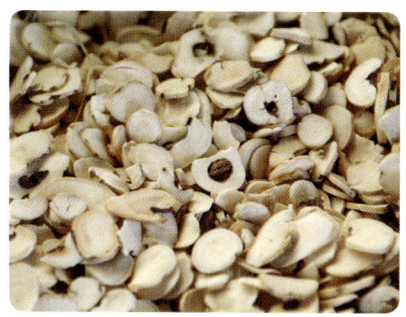
▲ 작약(약재, 절편)

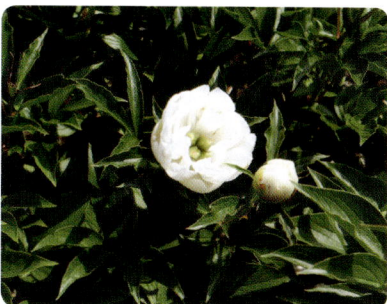
▲ 작약 지상부

저근백피
樗根白皮
가죽나무의 뿌리껍질

성질이 서늘하며[凉] 맛은 쓰고[苦] 독이 조금 있다. 적리(赤痢), 백리(白痢), 만성이질, 설사, 치질과 장풍(腸風, 치질의 일종)으로 피가 계속해서 나오는 데 주로 쓴다. 코와 입 속의 감충을 죽이고 옴, 감닉창을 제거한다. 귀주(鬼疰), 폐결핵[傳尸, 전시], 독충의 독[蠱毒, 고독]으로 하혈(下血)하는 데 쓰고 소변을 줄일 수 있다.

性凉 味苦 有小毒. 主赤白久痢 腸滑 及痔疾 腸風瀉血不住. 殺口鼻中
疳蟲 去疥䘌. 主鬼疰 傳尸 蠱毒下血 能縮小便.

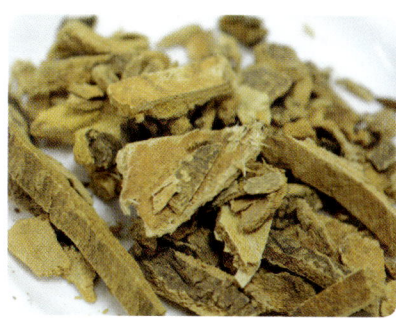
▲ 저근백피(약재, 전형)

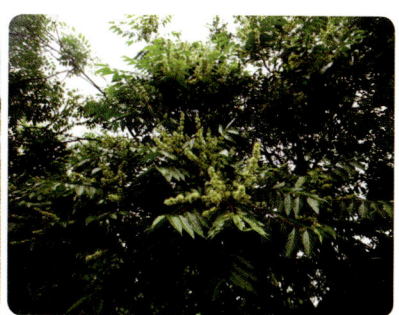
▲ 가죽나무 나무모양

적소두
赤小豆
팥의 씨

성질이 평(平)하고(약간 차다(微寒)고도 하고 따뜻하다(溫)고도 한다) 맛은 달면서[甘] 시고[酸] 독이 없다. 물을 빠지게 하며 국부에 발생하는 염증이나 종양[癰腫, 옹종]을 치료하고 피고름을 나가게 한다. 갈증을 풀어주고 설사를 멎게 하며 소변을 잘 나오게 한다. 몸이 붓는 것 그리고 배가 몹시 부르며 속이 그득한 감을 주는 것을 낫게 한다.[본초]

性平[一云微寒 一云溫] 味甘酸 無毒. 主下水 排癰腫膿血. 治消渴 止泄利小便 下水腫脹滿.[本草]

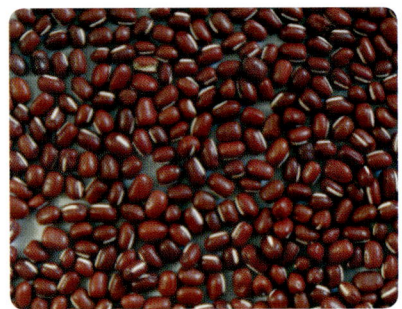
▲ 적소두(약재, 전형)

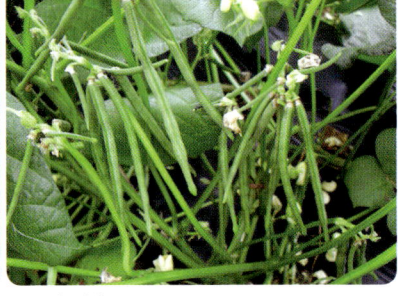
▲ 팥 열매

정향
丁香
정향나무의 꽃봉오리

성질이 따뜻하며[溫] 맛은 맵고[辛] 독이 없다. 비위(脾胃)를 따뜻하게 하고 음식이 체하여 구토하고 설사하는 것을 멎게 한다. 신기(腎氣), 아랫배에서 생긴 통증이 명치까지 치밀어 오르는 것[奔豚氣, 분돈기], 찬 기운으로 배가 아픈 것, 음낭이 아픈 것을 낫게 한다. 또한 성기능을 높이고 허리와 무릎을 따

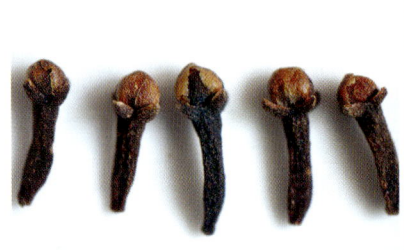
▲ 정향(약재, 전형)

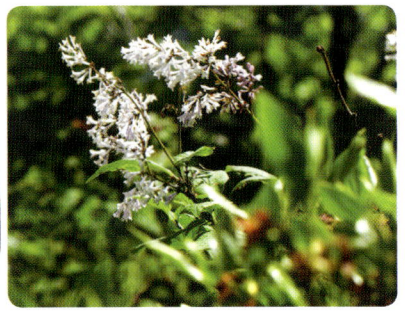
▲ 정향나무 꽃

뜻하게 한다. 음식을 먹은 뒤 토하는 것을 낫게 한다. 술독을 없애며 풍독으로 부어오른 것을 삭인다. 잇몸이 곪아 썩는 병[齒䘌, 치감]을 낫게 하며 여러 가지 향기를 낸다.

性溫 味辛 無毒. 溫脾胃 止霍亂 及腎氣 奔豚氣 冷氣腹痛 陰痛. 壯陽 煖腰膝 療反胃 殺酒毒 消風毒諸腫 除齒䘌䘌 能發諸香.

제니
薺苨
모시대의 뿌리

성질이 차고[寒] 맛은 달며[甘] 독이 없다. 온갖 약독(藥毒)을 풀고 독충의 독[蠱毒, 고독]을 없앤다. 뱀이나 벌레에 물린 것을 치료한다. 독화살에 맞은 데[毒箭傷, 독전상]에 붙인다.

性寒 味甘 無毒. 解百藥毒 殺蠱毒. 治蛇蟲咬 署毒箭傷.

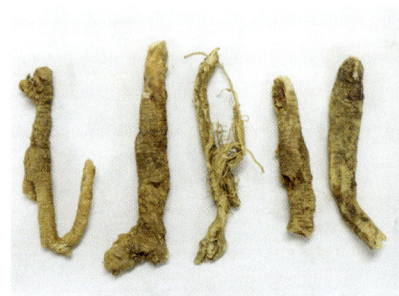 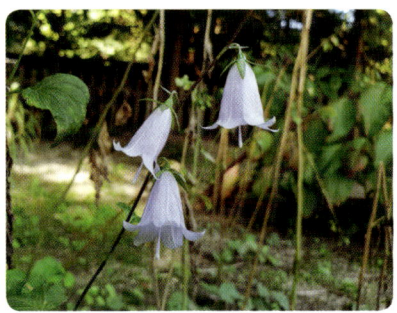

▲ 제니(약재, 전형)   ▲ 모시대 꽃

제채 薺菜
냉이의 전초

성질이 따뜻하고[溫] 맛은 달며[甘] 독이 없다. 간기(肝氣)를 잘 통하게 한다. 속을 고르게 하며[和中] 오장(五藏)을 잘 통하게 한다.

性溫 味甘 無毒. 利肝氣 和中 利五藏.

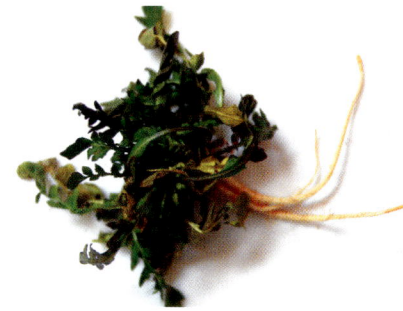
▲ 냉이 전초(채취품)

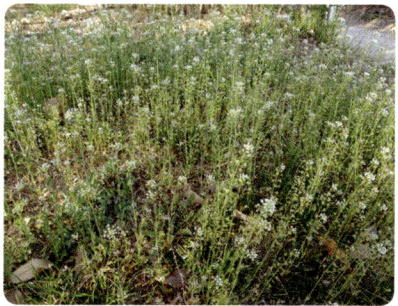
▲ 냉이 지상부

제채자 薺菜子
냉이의 씨

석명자(菥蓂子)라고도 한다. 오장(五藏)의 부족을 보(補)하고 풍독(風毒)과 나쁜 기운[邪氣]을 없앤다. 겉으로 보기에는 눈이 멀쩡하나 잘 보이지 않는 것을 낫게 한다. 눈이 아파 사물이 보이지 않는 것을 치료한다. 눈을 밝게 하며 눈에 막 같은 것이 생기는 장애를 없애고 열독을 풀어준다. 오래 먹으면 사물이 선명하게 보인다. 음력 4월과 8월에 캔다.[본초]

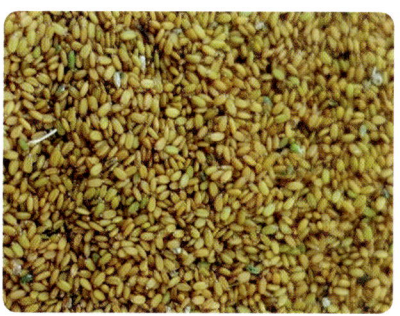
▲ 제채자(약재, 전형)

薺菜子. 一名菥蓂子. 補五藏不足 去風毒邪氣 療靑盲目痛不見物 明目去障翳 解熱毒. 久食 視物鮮明. 四月八月採.[本草]

조각자

皂角刺

주엽나무,
조각자나무의
가시

일명 천정(天丁)이라고도 한다. 큰 종기[癰疽, 옹저]가 아직 터지지 않았을 때는 터지게 할 수 있다. 이미 터진 뒤에는 터진 부위로 약 기운을 끌고 가기 때문에 피부가 헐어 곪는 것과 나병[癩風, 여풍]에 중요한 약이다.[입문]

一名天丁. 凡癰疽未破者 能開竅 已破者 能引藥達瘡處 乃諸惡瘡及癩風要藥也.[入門]

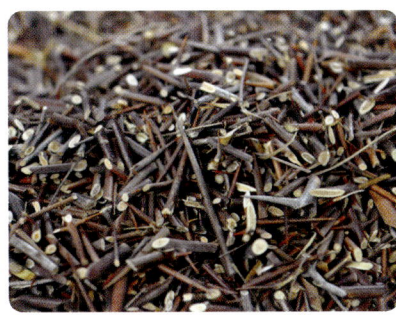
▲ 조각자(약재, 전형)

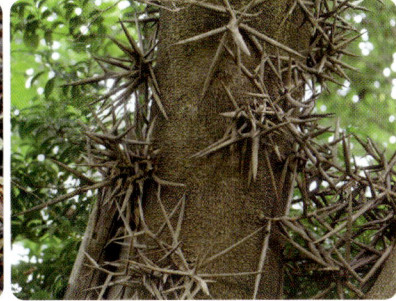
▲ 주엽나무 가시

조협

皂莢

주엽나무,
조각자나무의
열매

성질이 따뜻하며[溫] 맛은 맵고[辛] 짜며[鹹] 독이 조금 있다. 관절을 잘 통하게 하고 두통[頭風]을 제거한다. 몸에 있는 9개의 구멍을 잘 통하게 하고 담연(痰涎)을 삭게 한다. 기침을 멎게 하고 배가 몹시 부르면서 속이 그득한 감을 주는 증상을 치료한다. 배 속에 생긴 단단한 덩어리를 깨뜨리고 유산시킬 수 있다. 중풍으로 입을 악다무는 것을 낫게 하며 노채충(勞瘵蟲)을 죽인다.

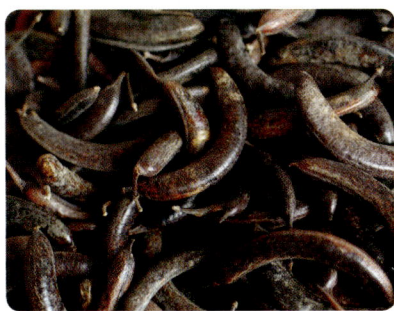
▲ 조협(약재, 전형)

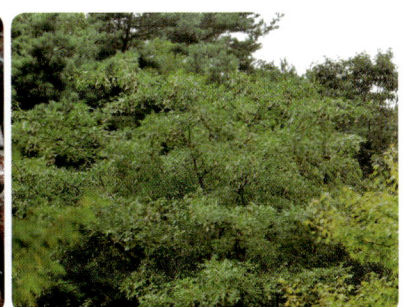
▲ 주엽나무 나무모양

性溫 味辛鹹 有小毒. 通關節 除頭風 利九竅 消痰涎 止咳嗽 療脹滿 破堅癥 能墮胎. 治中風口噤 殺勞蟲.

죽순 竹筍

대나무의 어린순

성질이 차고[寒] 맛은 달며[甘] 독이 없다. 갈증을 풀어주고 소변을 잘 나오게 한다. 가슴이 답답하면서 열나는 증상을 없애고 기운을 돕는다[益氣].

性寒 味甘 無毒. 止消渴 利水道 除煩熱 益氣.

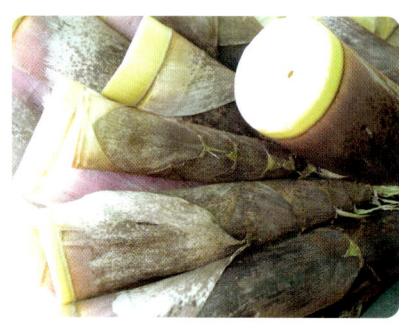
▲ 죽순(채취품)

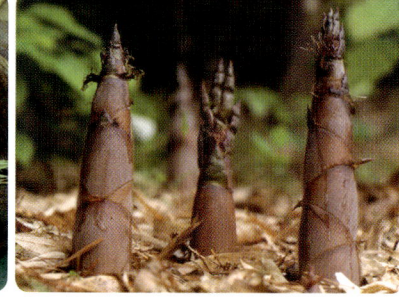
▲ 죽순 올라온 모습

즙채 蕺菜

약모밀의 지상부

성질이 약간 따뜻하고[微溫] 맛은 매우며[辛] 독이 있다. 집게벌레[蠼螋, 구수]의 소변에 의해 생긴 헌데에 주로 쓴다.

性微溫 味辛 有毒. 主蠼螋尿瘡.

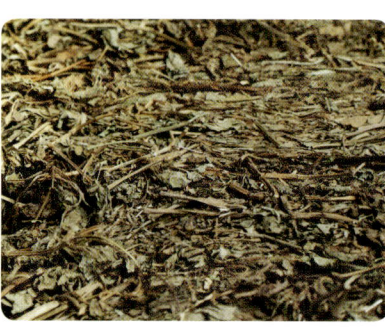
▲ 즙채(약재, 전형)

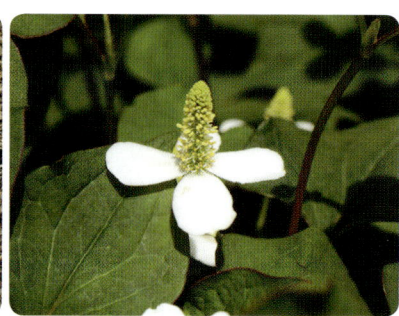
▲ 약모밀 꽃

지실 枳實

탱자나무의 어린열매

성질이 차며[寒](약간 차다[微寒]고도 한다) 맛은 쓰고[苦] 시며[酸][쓰고[苦] 맵다[辛]고도 한다] 독이 없다. 피부가 심하게 가려운 데 주로 쓴다. 담(痰)이 옆구리로 가서 옆구리가 아픈 것을 치료한다. 배가 몹시 부르며 속이 그득한 감을 주는 것, 명치가 답답하고 아픈 것을 낫게 하고 오랜 식체를 삭인다.

性寒[一云微寒] 味苦酸[一云苦辛] 無毒. 主皮膚苦痒. 除痰癖 消脹滿 心下痞痛 消宿食.

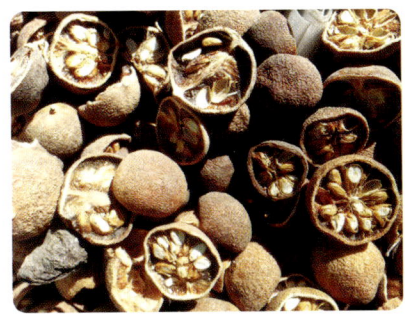
▲ 지실(약재, 전형)

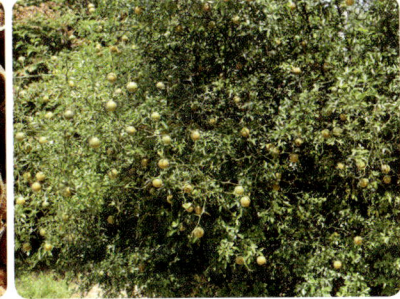
▲ 탱자나무 나무모양

지유 地楡

오이풀의 뿌리

성질이 약간 차고[微寒](평[平]하다고도 한다) 맛은 쓰고[苦] 달며[甘] 시고[酸] 독이 없다. 부인의 칠상(七傷), 자궁에서 분비물이 나오는 것, 산후에 어혈로 아픈 것을 낫게 한다. 대변에 피가 섞여 나오는 것을 멎게 하고 고름을 빼내며[排, 배] 쇠붙이에 다친 것을 낫게 한다.

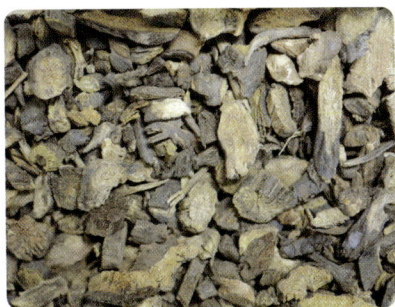
▲ 지유(약재, 절편)

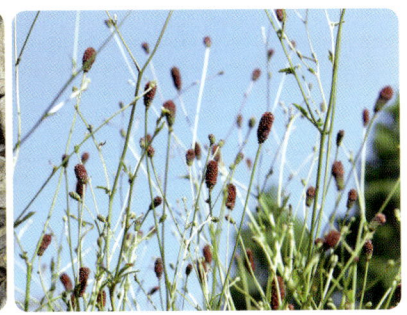
▲ 오이풀 지상부

性微寒[一云平] 味苦甘酸 無毒. 主婦人七傷帶下病 及産後瘀痛. 止血痢 排膿 療金瘡.

차전자
車前子
질경이의 씨

성질이 차며[寒][평[平]하다고도 한다] 맛은 달고[甘] 짜며[鹹] 독이 없다. 주로 기륭(氣癃)에 쓰며 오림(五淋)을 통하게 한다. 소변을 잘 나오게 하며 소변이 찔끔찔끔 나오는 것을 통하게 한다. 눈을 밝게 하고 간의 풍열(風熱)과 독풍(毒風)이 눈을 쳐서 눈이 붉어지고 아픈 것, 눈에 막 같은 것이 생기는 장애를 치료한다.

性寒[一云平] 味甘鹹 無毒. 主氣癃 通五淋 利水道 通小便淋澁. 明目 能去肝中風熱 毒風衝眼 赤痛障瞖.

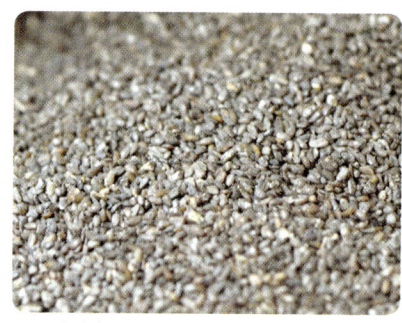
▲ 차전자(약재, 전형)

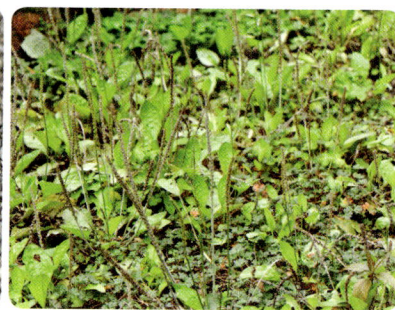
▲ 질경이 지상부

천마
天麻
천마의 덩이줄기

성질이 평(平)하고(차다[寒]고도 한다) 맛은 매우며[辛](달다[甘]고도 한다) 독이 없다. 팔다리를 잘 쓰지 못하고 마비되며 아픈 것, 팔다리에 경련이 이는 것, 어린아이가 경련을 일으키는 병증을 낫게 한다. 어지럼증을 치료한다. 심기(心氣)가 부족하고 열(熱)이 가슴에 몰린 데다 풍사(風邪)를 받아서 생기는 전간(癲癇)으로 말을 잘 하지 못하는 것, 잘 놀라며 정신이 온전치 못한 것을 낫게 한다. 근육과 뼈를 튼튼하게 하며 허리와 무릎을 부드럽게 한다.

性平[一云寒] 味辛[一云甘] 無毒. 主諸風濕痺 四肢拘攣 小兒風癇驚氣.

治眩暈風癎 語言蹇澁 多驚失志. 强筋骨 利腰膝.

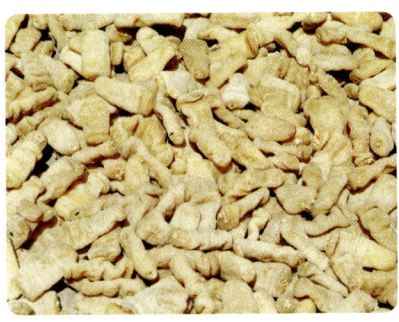
▲ 천마(약재, 전형)

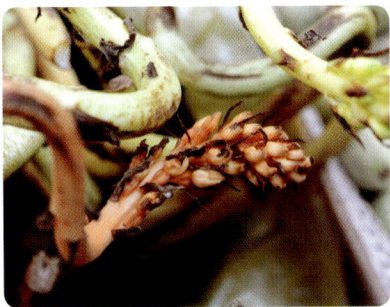
▲ 천마 꽃

첨과
甛瓜
참외의 열매

성질이 차고[寒] 맛은 달며[甘] 독이 있다(독이 없다고도 한다). 갈증을 멎게 하고 가슴이 답답하면서 열나는 증상을 없앤다. 소변을 잘 나오게 하고 삼초(三焦) 사이에 막힌 기운을 뚫어준다. 또한 입과 코에 생긴 헌데를 치료한다.

性寒 味甘 有毒[一云無毒]. 止渴 除煩熱 利小便 通三焦間壅塞氣. 兼主口鼻瘡.

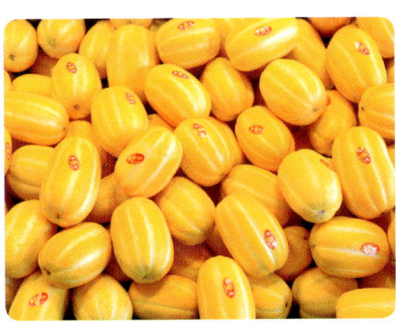
▲ 참외 열매(시장 판매품)

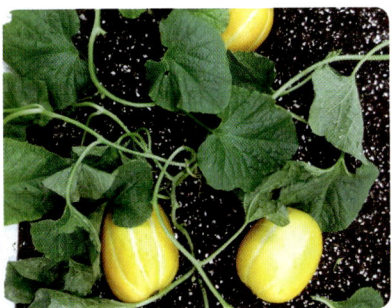
▲ 참외 지상부

초 醋
식초

성질이 따뜻하고[溫] 맛은 시며[酸] 독이 없다. 국부에 발생하는 염증이나 종양[癰腫, 옹종]을 없애고 출혈이 심하여 정신이 혼미해지는 증상을 낫게 한다. 아랫배 속에 생긴 단단한 덩어리[堅積, 견적]를 깨뜨린다. [본초]

性溫 味酸 無毒. 主消癰腫 破血暈 除癥塊堅積. [本草]

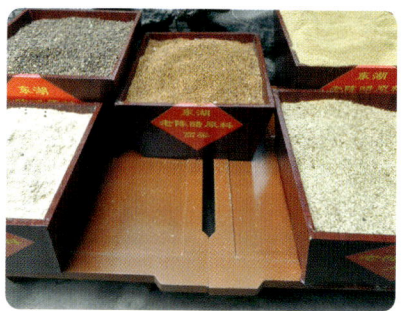
▲ 식초 원료(중국 산시성)

초엽 椒葉
초피나무의 잎

성질이 뜨겁다[熱]. 아랫배에서 생긴 통증이 명치까지 치밀어 오르는 것, 심(心)과 관련되어 생긴 덩어리[伏梁氣, 복량기] 및 신[內腎]과 음낭이 당기면서 아픈 것을 낫게 한다. 곽란(霍亂)으로 경련이 일어 뒤틀리는 것같이 아픈 것을 치료한다. 쪄서 찜질한다. [본초]

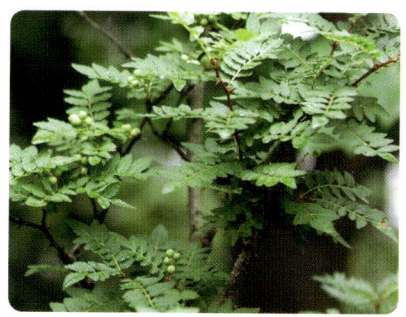
▲ 초피나무 잎

性熱. 治奔豚伏梁氣 及內外腎釣痛 幷霍亂轉筋. 蒸熨之. [本草]

촉초 蜀椒
산초나무, 초피나무의 열매

성질이 뜨겁고[熱] 맛은 매우며[辛] 독이 있다(독이 조금 있다고도 한다). 속을 따뜻하게 한다. 피부의 괴사한 조직[死肌]을 없애며 한습비통(寒濕痺痛)에 주로 쓴다. 육부에 있는 찬 기운을 없애며 귀주(鬼疰), 독충의 독[蠱毒, 고독]을 치료한다. 벌레와 물고기의 독을 푼다. 치통을 없애고 성기능을 높이며 음낭에서 땀이 나는 것을 멈추게 한다. 허리와 무릎을 따뜻하게 하며 소변을 자주 보는 것을 줄이고 기를 내린다.

性熱 味辛 有毒[一云小毒]. 溫中. 主皮膚死肌 寒濕痺痛. 除六府寒冷 鬼疰蠱毒 殺蟲魚毒. 除齒痛 壯陽 止陰汗 煖腰膝 縮小便 下氣.

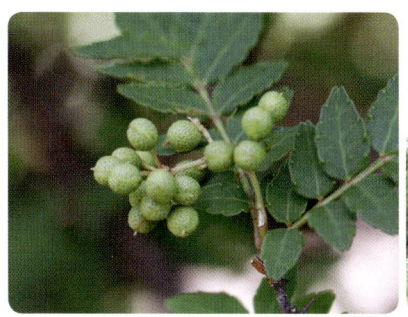
▲ 초피나무 열매

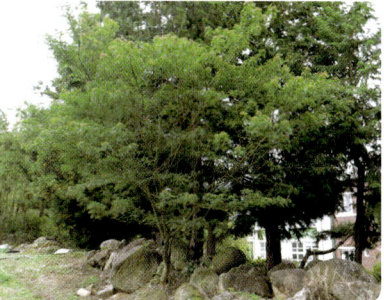
▲ 산초나무 나무모양

총백
蔥白
파의 흰 밑

성질이 서늘하고[凉](평[平]하다고도 한다) 맛은 매우며[辛] 독이 없다. 감기[傷寒, 상한]로 추웠다 열이 나는 것, 중풍으로 얼굴과 눈이 붓는 것에 쓴다. 목 안이 벌겋게 붓고 아프며 막힌 감이 있는 증상을 치료한다. 태아를 편안하게 하며 눈을 밝게 한다. 간에 있는 나쁜 기운을 없애며 오장(五藏)을 고르게 한다. 온갖 약독(藥毒)을 없애고 대소변을 잘 나오게 한다. 아랫배에서 생긴 통증이 명치까지 치밀어 오르는 증상을 낫게 한다. 다리가 붓거나 다리 힘이 약해지고 제대로 걷지 못하는 증상을 치료한다.

性凉[一云平] 味辛 無毒. 主傷寒寒熱 中風面目腫. 療喉痺 安胎 歸目 除肝邪 利五藏 殺百藥毒 通大小便. 治奔豚脚氣.

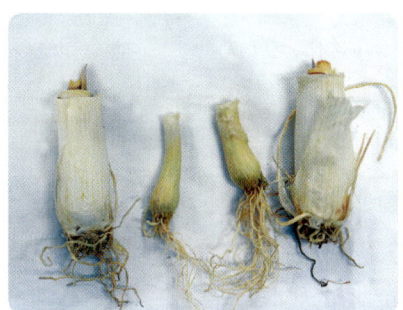
▲ 총백(채취품)

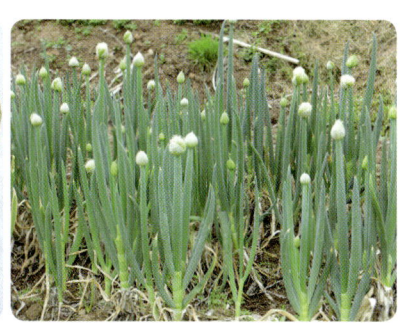
▲ 파 지상부

출촉
秫薥
수수의 씨

곡식 중에 키가 제일 크고 낟알도 크면서 많이 달린다. 북쪽 지방에서 심는다. 식량이 부족할 때를 대비하여 준비하거나 소나 말에게 먹인다. 남쪽 지방에서는 노제(蘆穄)라고 부른다.[입문]

穀之最長 米粒亦大而多者. 北地種之 以備缺粮 否則喂牛馬. 南人呼爲蘆穄.[入門]

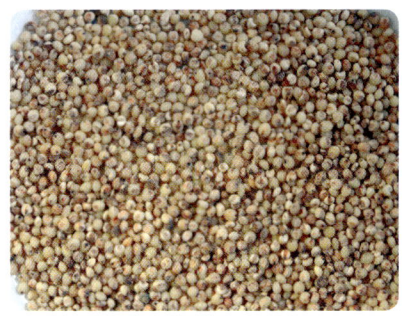
▲ 출촉(약재, 전형)

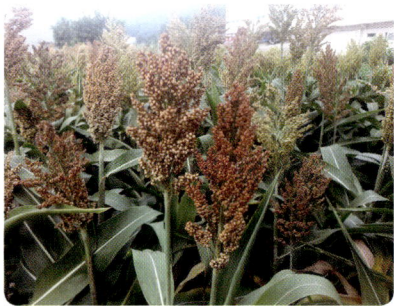
▲ 수수 열매

치자
梔子
치자나무의 열매

성질이 차며[寒] 맛은 쓰고[苦] 독이 없다. 가슴, 대소장, 위(胃)에 심한 열이 있는 것과 가슴이 답답하고 괴로운 데[煩悶, 번민] 주로 쓴다. 열독풍(熱毒風)을 없애고 오림(五淋)을 잘 통하게 하며 소변을 잘 나오게 한다. 다섯 가지 황달[五疸]을 낫게 하며 갈증을 풀어준다. 입안이 마르는 것, 눈이 벌겋게 붓고 아픈 것, 얼굴이 벌게지는 것, 코끝이 빨갛게 되는 것[酒齄鼻, 주사비], 나병 등의 피부병을 치료한다. 자충(蠐蟲, 곤충의 일종)의 독을 없앤다.

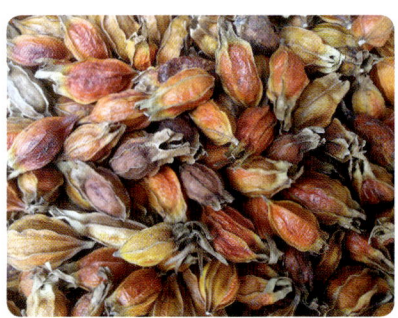
▲ 치자(약재, 전형)

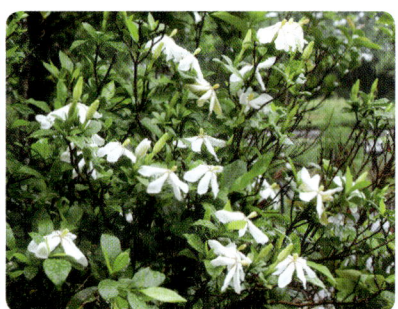
▲ 치자나무 나무모양

性寒 味苦 無毒. 主胸心大小腸大熱 胃中熱氣 心中煩悶. 去熱毒風 利五淋 通小便 除五種黃病 止消渴. 治口乾 目赤腫痛 面赤 酒皰 齄鼻 白癩 赤癩 瘡瘍 殺蠱蟲毒.

택사
澤瀉

질경이택사의 덩이줄기

성질이 차며[寒] 맛은 달고[甘] 짜며[鹹] 독이 없다. 방광에 몰린 소변을 잘 나오게 하며 오림(五淋)을 치료한다. 방광의 열을 없애며 소변과 소장을 잘 통하게 하고 소변이 찔끔찔끔 새는 것을 멎게 한다.

性寒 味甘鹹 無毒. 逐膀胱停水 治五淋 利膀胱熱 宣通水道 通小腸 止遺瀝.

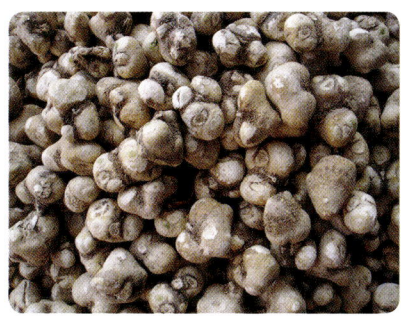
▲ 택사(약재, 전형)

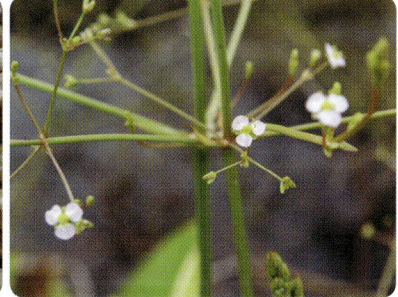
▲ 질경이택사 꽃

포도
葡萄
포도의 열매

성질이 평(平)하고 맛은 달며[甘](달고[甘] 시다[酸]고도 한다) 독이 없다. 습한 기운으로 인해 뼈마디가 저리고 쑤시는 것에 주로 쓴다. 임병을 치료하고 소변을 잘 나오게 한다. 기를 보(補)하고 의지를 강하게 하며[益氣强志] 살찌고 건강하게 한다.

性平 味甘[一云甘酸] 無毒. 主濕痺. 治淋 通小便 益氣强志 令人肥健.

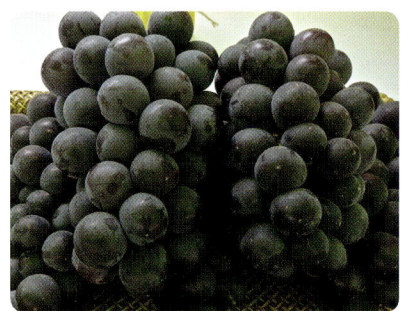
▲ 포도 열매(채취품)

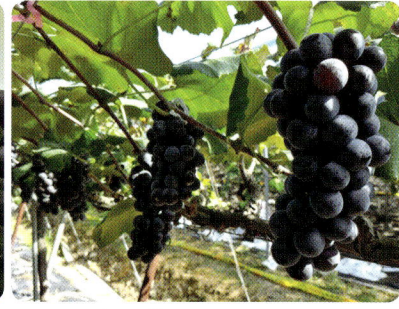
▲ 포도 나무모양

하고초
夏枯草
꿀풀의 꽃대

성질이 차고[寒] 맛은 쓰며[苦] 맵고[辛] 독이 없다. 추웠다 열이 났다 하는 것, 림프절에 멍울이 생긴 병증[瘰癧, 나력], 서루(鼠瘻, 나력이 곪아 농이 되어 피부에 구멍이 뚫리는 병증. 목이나 겨드랑이의 림프샘결핵에서 볼 수 있다), 머리의 피부 질환을 치료한다. 배 속에 생긴 덩어리를 깨뜨리고 영류(癭瘤, 혹 또는 병적으로 불거져 나온 살덩이)로 기가 몰린 것을 흩으며 눈이 아픈 것[目疼, 목동]을 낫게 한다.

性寒 味苦辛 無毒. 主寒熱 瘰癧 鼠瘻 頭瘡. 破癥 散癭結氣 治目疼.

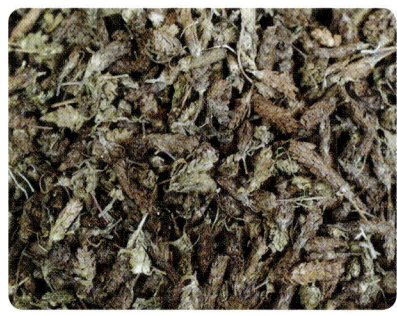
▲ 하고초(약재, 전형)

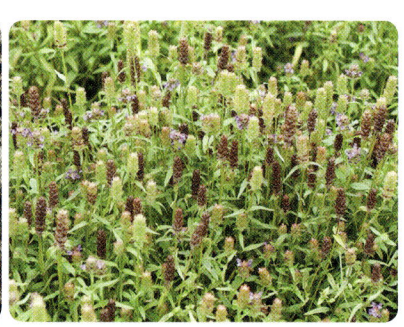
▲ 꿀풀 지상부

하엽 荷葉
연꽃의 잎

갈증을 멎게 하고 태반을 나오게 하며 버섯의 독[蕈毒, 심독]을 풀어준다. 혈창(血脹)으로 배가 아픈 것을 치료한다.

止渴 落胞 殺蕈毒. 主血脹腹痛.

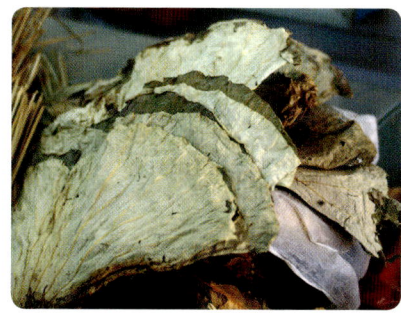
▲ 하엽(약재, 전형)

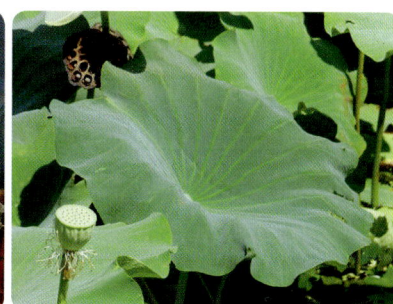
▲ 연꽃 잎

합환피 合歡皮
자귀나무의 줄기껍질

성질이 평(平)하며 맛은 달고[甘] 독이 없다. 주로 오장(五藏)을 편안하게 하고 마음을 안정시키며 근심을 없애고 즐겁게 한다.

性平 味甘 無毒. 主安五藏 利心志 令人歡樂無憂.

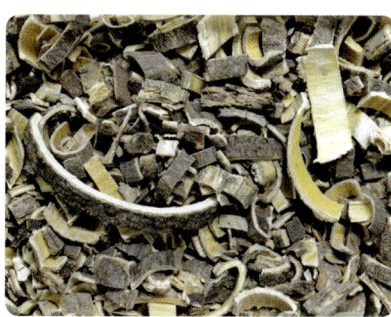
▲ 합환피(약재, 절단)

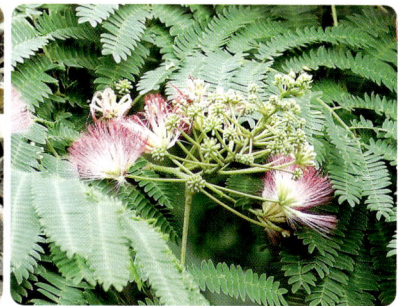
▲ 자귀나무 꽃

해동피 海桐皮

음나무의 줄기껍질

성질이 평(平)하며(따뜻하다[溫]고도 한다) 맛은 쓰고[苦] 독이 없다. 허리나 다리를 쓰지 못하는 것, 마비되고 아픈 것을 낫게 한다. 적백이질, 중악(中惡, 중풍의 일종), 음식이 체하여 구토하고 설사하는 것을 낫게 한다. 감닉, 옴, 버짐, 치통 및 눈이 충혈된 것을 치료한다. 풍증을 없앤다.

性平[一云溫] 味苦 無毒. 主腰脚不遂 麻痺疼痛 赤白瀉痢. 治中惡霍亂 療疳蠶疥癬 牙齒痛 及目赤 除風氣.

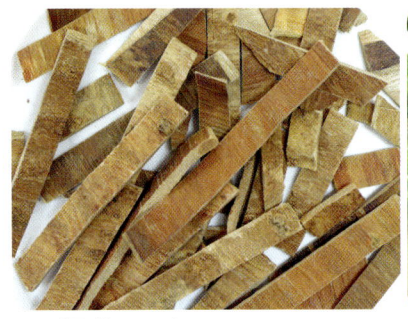
▲ 해동피(약재, 절단)

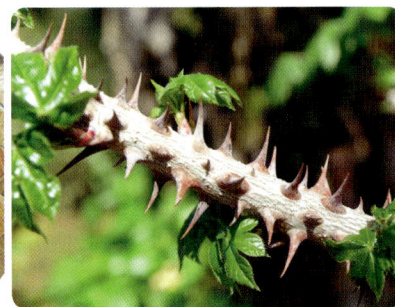
▲ 음나무 가시

행실 杏實

살구나무의 열매

성질이 뜨겁고[熱] 맛은 시며[酸] 독이 있다. 많이 먹으면 정신이 상하고 근육과 뼈도 상한다.[본초]

性熱 味酸 有毒. 不可多食 損神 傷筋骨.[本草]

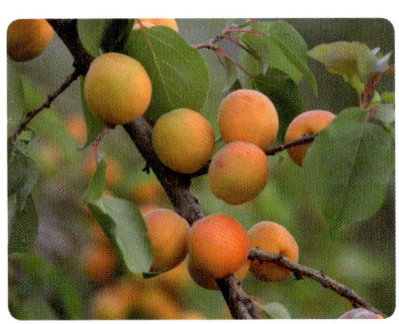
▲ 살구나무 열매

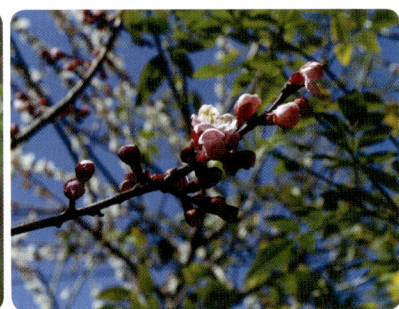
▲ 살구나무 꽃

행핵인
杏核仁
살구나무의 씨

성질이 따뜻하며[溫] 맛은 달고[甘] 쓰며[苦] 독이 있다(독이 조금 있다고도 한다). 기침을 하면서 기운이 치밀어 올라 숨이 차는 증상을 낫게 한다. 폐기(肺氣)로 숨이 가쁜 것[喘促, 천촉]을 치료한다. 땀을 약간 나가게 하며 개의 독[狗毒, 구독]을 풀어준다.

性溫 味甘苦 有毒[一云小毒]. 主咳逆上氣. 療肺氣喘促 解肌出汗 殺狗毒.

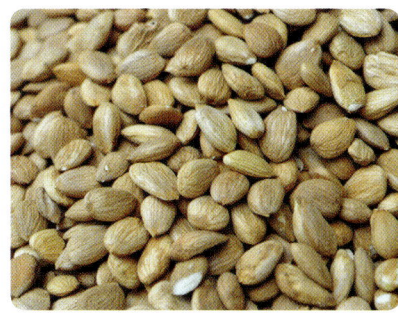

▲ 행핵인(약재, 전형, 키르기스스탄)　　▲ 살구나무 나무모양

향유
香薷
향유의 전초

성질이 약간 따뜻하고[微溫] 맛은 매우며[辛] 독이 없다. 곽란(霍亂)으로 배가 아프면서 토하고 설사하는 데 주로 쓴다. 몸이 부은 것을 내리게 하고 더위 먹은 것을 낫게 한다. 위기(胃氣)를 따뜻하게 하고 가슴이 답답하면서 열나는 것을 없앤다.

性微溫 味辛 無毒. 主霍亂腹痛吐下. 散水腫 消暑濕 煖胃氣 除煩熱.

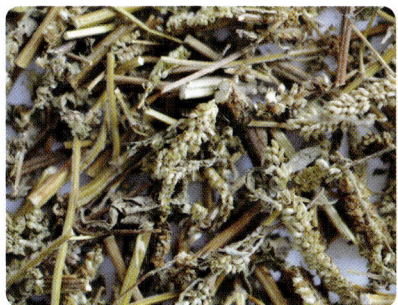 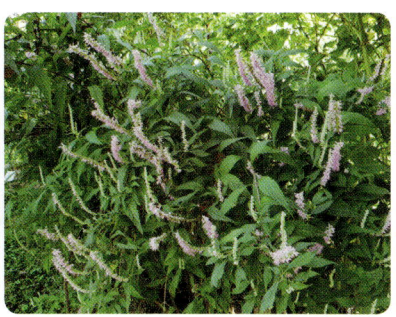

▲ 향유(약재, 절단)　　▲ 향유 지상부

현호색
玄胡索
들현호색의 덩이줄기

성질이 따뜻하고[溫] 맛은 매우며[辛](쓰다[苦]고도 한다) 독이 없다. 산후에 혈로 인한 여러 가지 병을 낫게 한다. 월경이 고르지 못한 것, 배 속에 있는 덩어리, 여성의 부정기 자궁출혈, 산후에 출혈이 심하여 정신이 흐리고 혼미해지는 증상을 낫게 한다. 다쳐서 멍든 것을 치료하고 유산시킨다. 배 속이나 옆구리 부위에 생긴 덩어리, 어혈을 깨뜨린다. 기(氣)와 관련된 병[氣病, 기병], 가슴앓이, 아랫배가 아픈 것을 낫게 하는 데 효과가 좋다.

性溫 味辛[一云苦] 無毒. 主産後諸病因血所爲者. 治月經不調 腹中結塊 崩中淋露 産後血暈. 消撲損瘀血 落胎 破癥癖 破血. 治氣 治心痛 小腹痛如神.

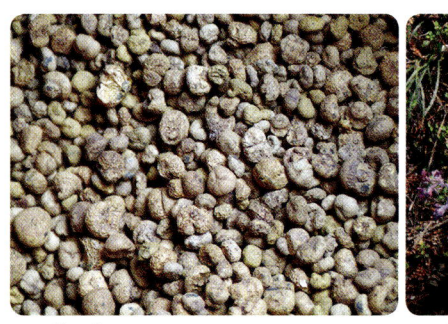
▲ 현호색(약재, 전형)

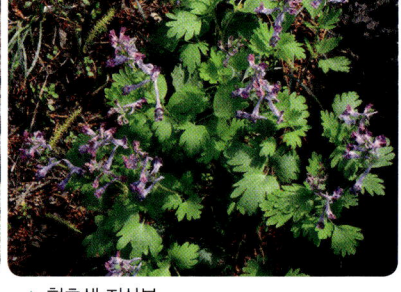
▲ 현호색 지상부

형개
荊芥
형개의 꽃이삭

성질이 따뜻하고[溫] 맛은 매우면서[辛] 쓰며[苦] 독이 없다. 악풍(惡風), 적풍(賊風), 온몸에 감각이 없는 것, 감기[傷寒, 상한]로 머리가 아픈 것, 근육과 뼈가

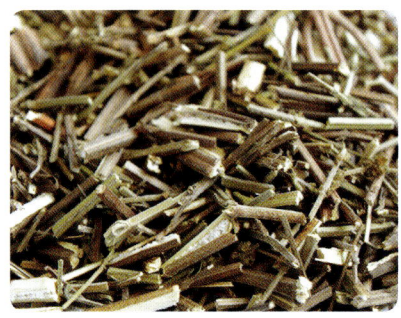
▲ 형개(약재, 절단)

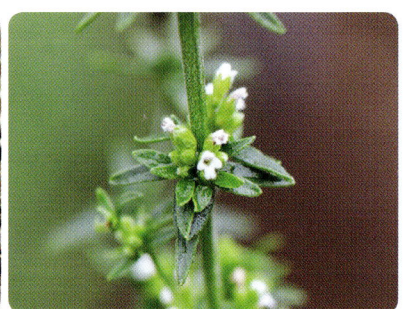
▲ 형개 꽃

욱씬욱씬 쑤시는 것을 치료한다. 혈로(血勞), 풍기(風氣)에 효과가 있으며 림프절에 멍울이 생긴 병증[瘰癧, 나력], 피부 질환을 낫게 한다.

性溫 味辛苦 無毒. 治惡風賊風 遍身痒痺 傷寒頭痛 筋骨煩疼 血勞風氣 療瘰癧瘡瘍.

호과
胡瓜
오이의 열매

성질이 차고[寒] 맛은 달며[甘] 독이 없다. 많이 먹으면 안 된다. 많이 먹으면 한기와 열기가 일어나고 말라리아를 자주 앓는다.

性寒 味甘 無毒. 不可多食 動寒熱 多瘧病.

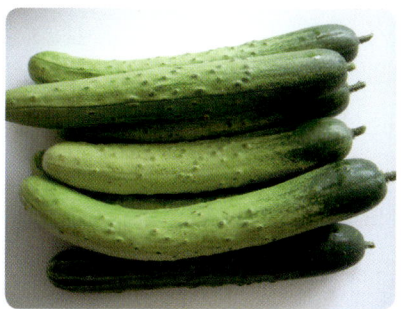
▲ 오이 열매(채취품)

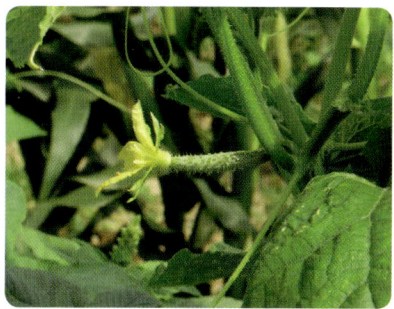
▲ 오이 꽃과 열매

호과엽
胡瓜葉
오이의 잎

어린아이의 섬벽(閃癖)을 치료하는 데 주로 쓴다. 짜낸 즙을 복용해서 토하거나 설사하면 좋아진다.[본초]

主小兒閃癖. 接汁服 得吐下良.[本草]

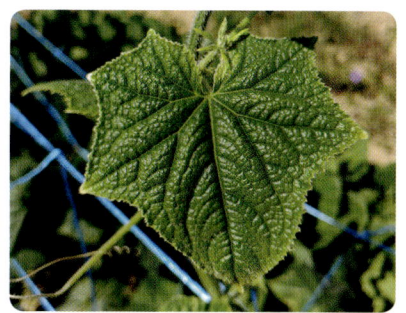
▲ 오이 잎

호도 胡桃
호두나무의 씨

성질이 평(平)하며(뜨겁다[熱]고도 한다) 맛은 달고[甘] 독이 없다. 경맥(經脈)을 통하게 하고 혈맥(血脈)을 윤활하게 한다. 귀밑머리[鬢髮, 빈발]를 검게 하며 몸을 살찌게 하고 튼튼하게 한다.

性平[一云熱] 味甘 無毒. 通經脈 潤血脈 黑鬢髮 令人肥健.

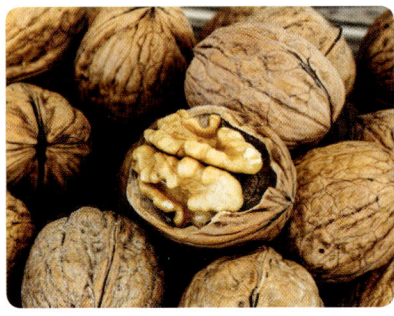
▲ 호두나무 열매(채취품)

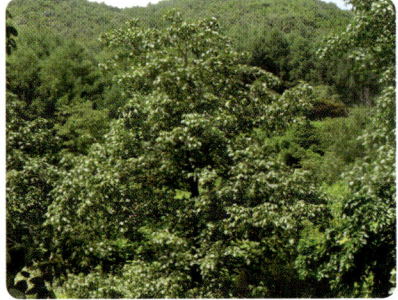
▲ 호두나무 나무모양

호초 胡椒
후추의 열매

성질이 매우 따뜻하며[大溫] 맛은 맵고[辛] 독이 없다. 기를 내리고 속을 따뜻하게 하며 담(痰)을 삭이고 장부의 풍(風)과 냉(冷)을 없앤다. 곽란(霍亂)으로 명치가 차고 아픈 것을 멎게 한다. 몸이 차고 습하게 되면 생기는 설사[冷痢, 냉리]에 주로 쓴다. 온갖 물고기, 고기, 자라, 버섯의 독을 풀어준다.

性大溫 味辛 無毒. 下氣溫中去痰 除藏府中風冷 止霍亂心腹冷痛 及主冷痢. 殺一切魚·肉·鱉·菌蕈毒.

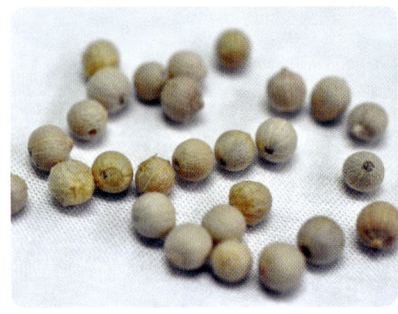
▲ 호초(약재, 전형)

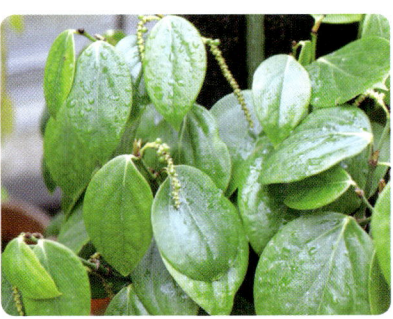
▲ 후추 잎

호총
胡蔥
양파의 비늘줄기

성질이 따뜻하고[溫] 맛은 매우며[辛] 독이 없다. 속을 데우고 음식을 소화시키며 기를 내린다. 벌레를 죽인다. 오래 먹으면 정신이 나빠진다.

性溫 味辛 無毒. 溫中消穀 下氣殺蟲. 久食傷神損性.

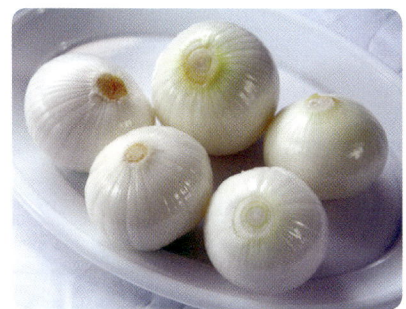
▲ 양파 비늘줄기(채취품)

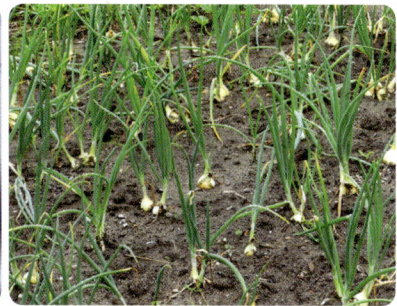
▲ 양파 지상부

홍시
紅柿
감나무의 잘 익은 열매

성질이 차고[寒](서늘하다[冷]고도 한다) 맛은 달며[甘] 독이 없다. 심폐(心肺)를 적셔주고 갈증을 멎게 한다. 폐열(肺熱)로 진액이 소모되어 기침하고 숨차는 것을 낫게 한다. 심열(心熱)을 치료한다. 식욕을 돋우고 술의 열독(熱毒)을 풀어준다. 위열을 내리고 입이 마르는 것을 낫게 하며 피를 토하는 것도 치료한다.

性寒[一云冷] 味甘 無毒. 潤心肺 止渴 療肺痿心熱. 開胃 解酒熱毒 壓胃間熱 止口乾 亦治吐血.

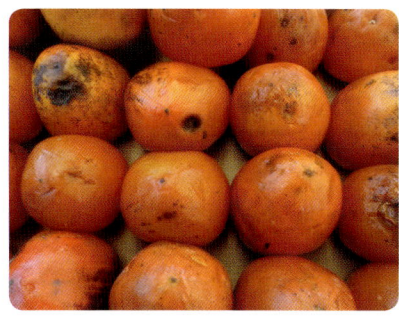
▲ 감나무 열매(채취품)

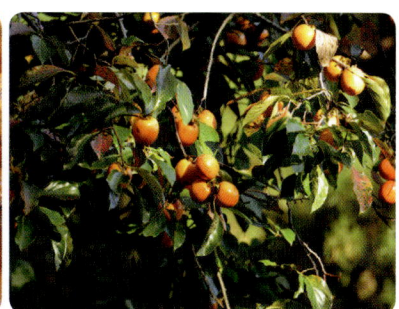
▲ 감나무 나무모양

홍촉규 紅蜀葵

접시꽃의 뿌리와 줄기

성질이 차고[寒] 맛은 달며[甘] 독이 없다. 뿌리와 줄기를 모두 감기로 인한 열[客熱, 객열]에 쓴다. 소변을 잘 나오게 하고 피고름과 궂은 물[惡汁]을 없앤다.

性寒 味甘 無毒. 根莖幷主客熱. 利小便 散膿血惡汁.

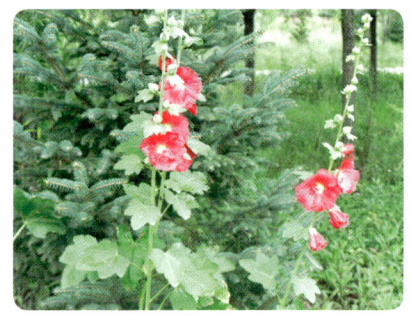
▲ 접시꽃 지상부

홍촉규엽 紅蜀葵葉

접시꽃의 잎

쇠붙이에 다친 상처, 불에 덴 상처를 치료한다. 어른과 어린아이의 열독이질[熱毒痢]을 낫게 한다. [본초]

主金瘡火瘡 大小人熱毒痢. [本草]

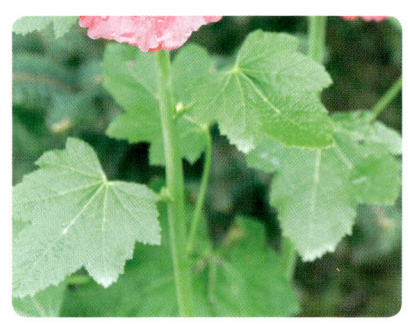
▲ 접시꽃 잎

홍촉규화 紅蜀葵花

접시꽃의 꽃

붉은 꽃과 흰 꽃이 있다. 붉은 꽃은 적대하[赤帶]를 치료하고 흰 꽃은 백대하[白帶]를 치료한다. 붉은 꽃은 혈(血)과 관련된 병[血病, 혈병]을 치료하고 흰 꽃은 기(氣)와 관련된 병[氣病, 기병]을 치료한다. [본초]

有赤白. 赤者治赤帶 白者治白帶. 赤治血 白治氣. [本草]

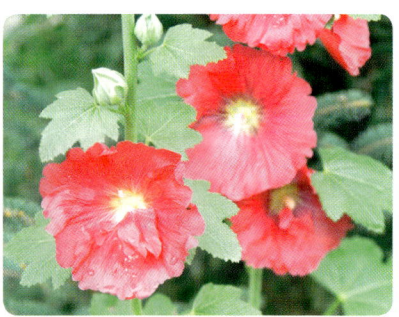
▲ 접시꽃 꽃

황금 黃芩
속썩은풀의 뿌리

성질이 차고[寒] 맛은 쓰며[苦] 독이 없다. 열독(熱毒), 몸이 허약하여 뼛속이 후끈후끈 달아오르는 것, 추웠다 열이 났다 하는 것을 치료하고 열로 나는 갈증을 푼다. 황달(黃疸), 이질, 설사, 담열(痰熱), 위열(胃熱)을 치료하고 소장을 잘 통하게 한다. 젖멍울[乳癰, 유옹], 등에 종기가 난 것, 피부가 헐어 아프고 가려우며 벌겋게 부어 곪는 것, 유행성 열병[天行熱疾]을 낫게 한다.

性寒 味苦 無毒. 治熱毒骨蒸 寒熱往來 解熱渴. 療黃疸 腸澼泄痢 痰熱 胃熱 利小腸. 治乳癰 發背 惡瘡 及天行熱疾.

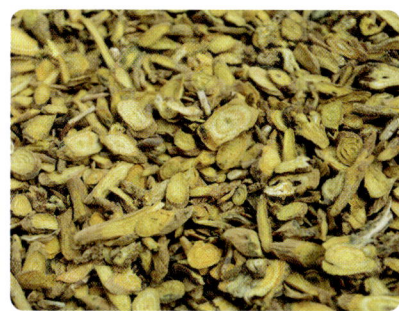
▲ 황금(약재, 절편)

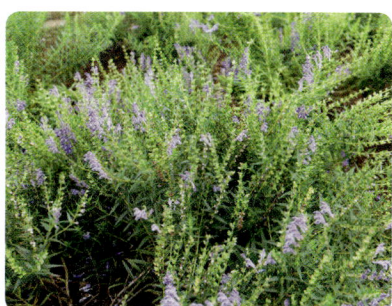
▲ 속썩은풀 지상부

황기 黃芪
황기의 뿌리

성질이 약간 따뜻하고[微溫] 맛은 달며[甘] 독이 없다. 허손(虛損)으로 몹시 야윈 데 쓴다. 기를 돕고 살찌게 하며 추웠다 열나는 것을 멎게 한다. 신(腎)이 약해서 귀가 먹은 것을 치료한다. 큰 종기[癰疽, 옹저]를 없애고 오래된 헌데에서 고름을 빼내며 아픈 것을 멎게 한다. 또한 어린아이의 온갖 병과

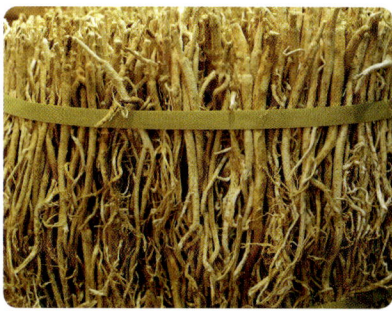
▲ 황기(약재, 전형)

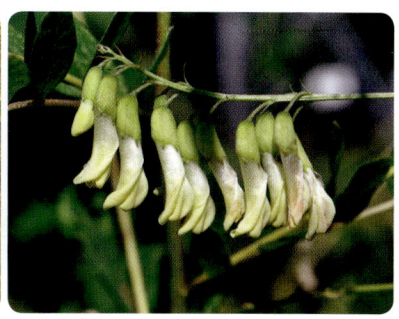
▲ 황기 꽃

여성의 부정기 자궁출혈, 자궁에서 분비물이 나오는 것 등 여러 가지 질병을 치료한다.

性微溫 味甘 無毒. 主虛損羸瘦. 益氣長肉 止寒熱. 療腎衰耳聾 治癰疽久敗瘡 排膿止痛. 又治小兒百病 婦人崩漏 帶下諸疾.

황련 黃連

황련의 뿌리줄기

성질이 차고[寒] 맛은 쓰며[苦] 독이 없다. 눈을 밝게 하고 눈물이 나오는 것을 멎게 하며 간기를 진정시키고 열독을 없앤다. 눈이 충혈되어 잘 보이지 않고 아플 때 넣는다. 이질로 피고름이 섞여 나오는 것을 치료한다. 갈증을 풀어주고 놀라서 가슴이 두근거리는 것을 낫게 한다. 가슴 속이 달아오르면서 답답하고 불안한 것을 치료하며 담(膽)을 도와준다. 입안이 허는 것을 낫게 하며 어린아이의 감충(疳蟲)을 죽인다.

性寒 味苦 無毒. 主明目 止淚出 鎭肝 去熱毒 點赤眼昏痛. 療腸澼下痢膿血 止消渴. 治驚悸煩躁 益膽 療口瘡 殺小兒疳蟲.

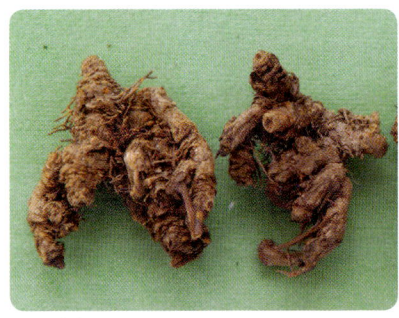
▲ 황련(약재, 전형)

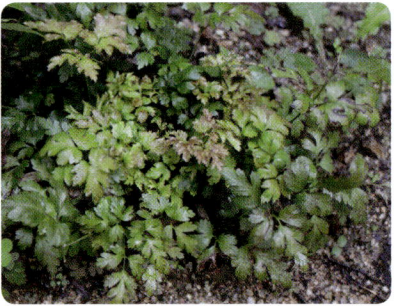
▲ 황련 지상부

황벽 黃蘗

황벽나무의 줄기껍질

성질이 차며[寒] 맛은 쓰고[苦] 독이 없다. 오장(五藏)과 위와 대소장[腸胃]에 열이 맺힌 것과 황달(黃疸), 치질[腸痔, 장치]을 주로 치료한다. 설사, 이질, 여성의 부정기 자궁출혈, 자궁에서 분비물이 나오는 것, 여성의 음부가 허는 것을 치료한다. 감충(疳蟲)을 죽이고 옴과 버짐, 입안이 헌 것을 낫게 한다.

몸이 허약하여 기침과 미열이 나며 식은땀이 흐르고 뼛속이 달아오르는 증상을 치료한다.

性寒 味苦 無毒. 主五藏腸胃中結熱 黃疸 腸痔. 療泄痢 女子漏下赤白 陰蝕瘡. 殺疳蟲 疥癬 治目熱赤痛 口瘡 除骨蒸勞熱.

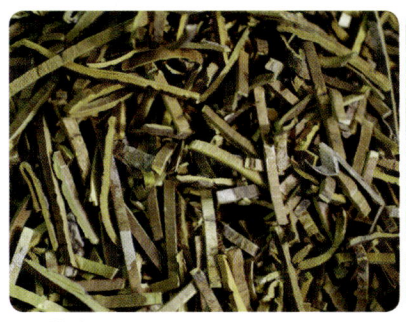
▲ 황벽(약재, 절편)

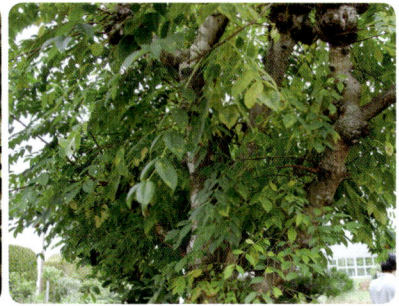
▲ 황벽나무 나무모양

황촉규자
黃蜀葵子
닥풀의 씨

소변이 찔끔찔끔 나오면서 껄끄러운 것에 주로 쓴다. 부인의 출산을 돕는다.[본초]

主小便淋澁. 令婦人易産.[本草]

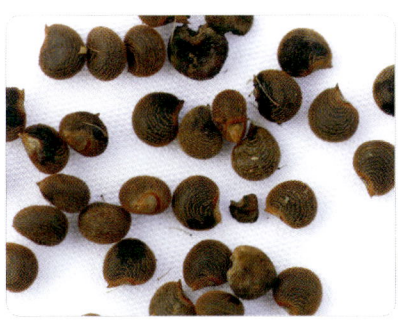
▲ 황촉규자(약재, 전형)

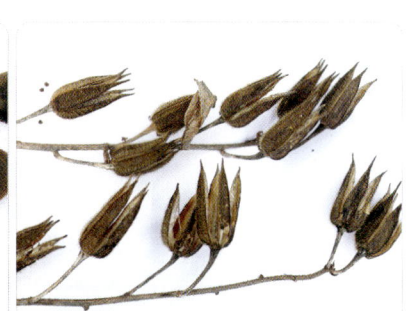
▲ 닥풀 익은 꼬투리

황촉규화
黄蜀葵花
닥풀의 꽃

임병(淋病)과 난산(難産)을 치료한다. 또 여러 가지 악성 부스럼[惡瘡, 악창]에서 고름이 나오면서 오래도록 낫지 않는 것을 치료한다.

治小便淋及難産. 又主諸惡瘡 膿水久不差.

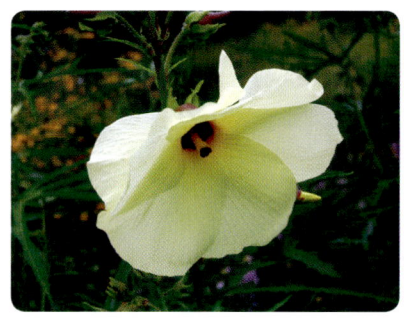
▲ 닥풀 꽃

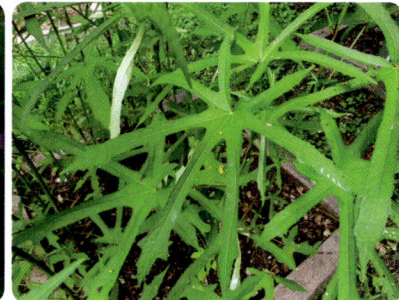
▲ 닥풀 잎

회향
茴香
회향의 열매

성질이 평(平)하고 맛은 매우며[辛] 독이 없다. 식욕을 돋우고 음식을 잘 내려가게 한다. 음식이 체하여 구토하고 설사하는 것, 메스껍고 배 속이 편안치 못한 것을 낫게 한다. 신장이 허약하여 피로해지는 것, 음낭이 붓는 증상[㿉疝, 퇴산], 방광이 아픈 것, 음부가 아픈 것을 치료한다. 또 중초(中焦, 횡격막 아래에서 배꼽까지의 부위)의 기운을 조화시키며 위(胃)를 따뜻하게 한다.

性平 味辛 無毒. 開胃下食. 治霍亂及惡心 腹中不安 療腎勞㿉疝 及膀胱痛 陰疼. 又調中煖胃.

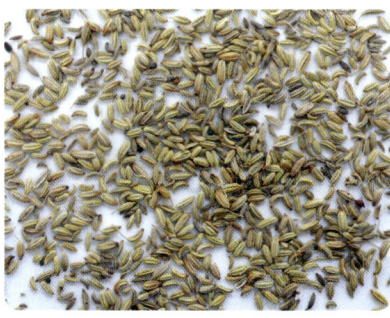
▲ 회향(약재, 전형)

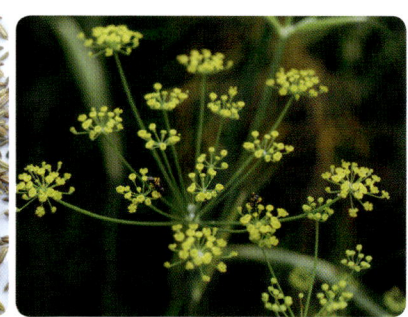
▲ 회향 꽃

후박
厚朴
일본목련의 줄기껍질

성질이 따뜻하며[溫] 맛은 쓰고[苦] (맵다[辛]고도 한다) 독이 없다. 오래된 냉기(冷氣), 배가 몹시 부르며 속이 그득한 감을 주는 것, 배가 끓는 것 같으면서 꾸르륵거리는 소리가 나는 것[雷鳴, 뇌명], 식체가 소화되지 않는 데 주로 쓴다. 위기(胃氣)를 매우 따뜻하게 하고 곽란(霍亂)으로 토하고 설사하며 경련이 일어 뒤틀리는 것같이 아픈 것을 멎게 한다. 담(痰)을 삭이고 기를 내리며 위와 대소장[腸胃]의 기능을 좋게 한다. 설사, 이질, 속이 메슥메슥하여 토하려는 것을 낫게 한다. 삼충(三蟲)을 죽이며 오장(五藏)에 몰려 있는 모든 기를 내보낸다.

性溫 味苦[一云辛] 無毒. 主積年冷氣 腹中脹滿 雷鳴 宿食不消. 大溫胃氣 止霍亂吐瀉轉筋 消痰下氣 厚腸胃. 治泄痢嘔逆 去三蟲 泄五藏一切氣.

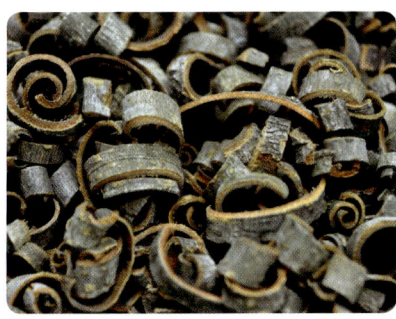
▲ 후박(약재, 절단)

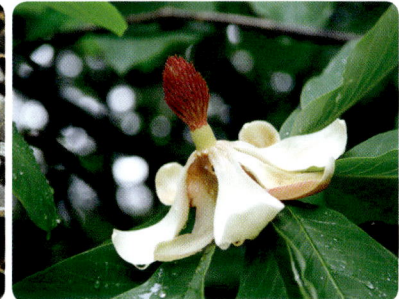
▲ 일본목련 꽃

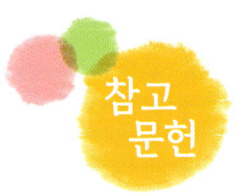

[한국]

김창민, 한약재감별도감, 아카데미서적(2014)
박종철, 생약 한약 기능식품 통섭사전, 푸른행복(2011)
박종철, 일본 약용식물 한방약 도감, 푸른행복(2011)
박종철, 약이되는 열대과일, 푸른행복(2013)
박종철, 중국 약용식물과 한약, 푸른행복(2014)
박종철, 향신료 백과, 푸른행복(2014)
박종철, 약초 한약 대백과, 푸른행복(2015)
박종철, 한국의 약초, 푸른행복(2018)
박종철, 세계의 약초 어디에 있는가, 신일서적(2019)
박종철, 세계의 약초와 향신료, 푸른행복(2020)
박종철, 유럽의 약초와 식물원, 푸른행복(2020)
박종철, 동의보감 속 우리약초, 푸른행복(2020)
박종철, 아시아의 약초와 식물원, 푸른행복(2021 출간 예정)
배기환, 천연약물도감, 교학사(2019)
생약학교재편찬위원회, 생약학, 동명사(2010)
안덕균, 한국본초도감, 교학사(2008)
이영종, 한약재관능검사해설서, 식품의약품안전평가원(2012)
주영승, 운곡본초도감, 도서출판 우석(2018)
주영승, 서영배, 추병길, 본초감별도감, 한국한의학연구원(2014)
최고야, 한약학명목록(관속식물편), 도서출판 우석(2013)
최고야, 주영승, 본초감별검색집, 도서출판 우석(2020)
허준, 원본동의보감, 남산당(2014)
허준박물관, 세계의 약초 특별전(박종철 개인전) 도록, 허준박물관(2019)

[중국]

國家藥典委員會, 中華人民共和國藥典, 中國醫藥科技出版社(2010)
中華本草編委會, 中華本草, 上海科學技術出版社(1999)

[그 밖의 자료]

산림청 국가생물종지식정보시스템 홈페이지, www.nature.go.kr

식품의약품안전처 홈페이지, www.mfds.go.kr

위키피디아 홈페이지, www.wikipedia.org

Korea Institute of Oriental Medicine. Defining Dictionary for Medicinal Herbs[Korean, 'Hanyak Giwon Sajeon'](2019). Published on the Internet; http://boncho.kiom.re.kr/codex/ (accessed 2020-12-11)

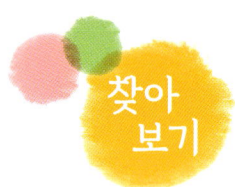

찾아보기

ㄱ

가는잎사위질빵 • 230
가시연꽃 • 20
가위톱뿌리 • 183
가자 • 284
가죽나무 • 341
가지 • 284
가지과 • 30, 34
가회톱 • 183
가희톱 • 183
갈대 • 146
갈뿌리 • 146
감국 • 16
감나무 • 361
감초 • 284
갓 • 115
강성황 • 16
강진향 • 112
강향(단) • 112
강황 • 285, 334
개맨드라미 • 254
개미취(뿌리) • 239
개암풀열매 • 192
개자 • 115
갯실새삼 • 94
거믄츰깨 • 106
거식년밤 • 20
건강 • 285
건율 • 118
검인 • 20

검홧불휘 • 189
겨자 • 115
결명(자) • 286
경천 • 121
계피 • 286
계화 • 121
고란초과 • 214
고본(뿌리) • 124
고비 • 293
고사리 • 293
고삼 • 287
고수(열매) • 270
고채 • 288
곡도숑 • 251
골속 • 155
골풀(속살) • 155
골풀과 • 155
곶감 • 309
과루근 • 288
과루실 • 289
과루인 • 289
과체 • 289
곽향 • 290
광목향 • 177
괴각 • 24
괴실 • 24
괴좃나모여름 • 30
괴화 • 28
교맥 • 291
구기자(나무) • 30, 34

구맥 • 128
구멍장이버섯과 • 52, 56
구채(자) • 291, 292
국화과 • 16, 46, 50, 149, 177, 233, 239, 264
궁궁 • 292
권백 • 131
궐채 • 293
궐채미 • 293
귤나무 • 134
귤인 • 134
귤자인 • 134
귤핵 • 134
금사초 • 94
금앵자 • 137
급성자 • 140
기원식물의 해설 • 153, 178, 187, 196, 208, 212, 215, 218, 222, 246, 271, 274
기호 • 233
길경 • 293
길불휘 • 146
까마중 • 330
까치콩 • 310
꼭두서니(뿌리) • 251
꼭두서니과 • 251
꿀풀 • 354
꿀풀과 • 236, 257, 276
꿩의비름 • 121
끼무릇 • 307

ㄴ

나모딸기 • 195
낙석등 • 143
남가새(열매) • 248
남가새과 • 248
납가시 • 248
내복자 • 38
냉이 • 344
넙ᄂᆞ물 • 279
년밤 • 76
노근 • 146
노모근 • 146
녹두 • 294
누로 • 149
능소화 • 339

ㄷ

다래나무 • 306
다화황정 • 102
닥풀 • 365, 366
단삼 • 295
달래 • 318
담쟝이 • 143
당귀 • 295
대계 • 296
대나무 • 346
대두 • 296
대두황권 • 297
대맥 • 297
대산 • 298
대조 • 299
대청엽 • 152
대청잎 • 152
대추나무 • 299
대황 • 299

도라지 • 293
도실 • 300
도핵인 • 300
도화 • 301
돌나물과 • 121
동아 • 308
두릅나무과 • 80, 260
두부 • 301
두충(나무) • 301
듁댓불휘 • 102
들깨 • 236
들맨드라미씨 • 254
들빼 • 236
들현호색 • 358
등심초 • 155
딱총나무 • 242

ㅁ

마늘 • 298
마디풀과 • 44, 152, 221
마삭줄 • 143
마엽 • 302
마인 • 158
마자 • 302
마전과 • 180
마치현 • 161
마황 • 164
마황과 • 164
만ᄃᆞ라미ᄢᅵ • 254
만생백미 • 186
만주자작나무 • 273
만주족도리풀 • 218
만청자 • 36
만형실 • 303
망과산모 • 222

매실(나무) • 304, 327
맥문동 • 304
멀구슬나무 • 326
메꽃과 • 94
메밀 • 291
멧대추나무 • 313
모과나무 • 305
모란뿌리껍질 • 168
모란솟불휘겁질 • 168
모시대 • 343
모창출 • 50
목과 • 305
목단(피) • 168
목별(자) • 171
목적 • 174
목적마황 • 164
목해 • 171
목향 • 177
무 • 38
무화과(나무) • 305
묵한련 • 264
미국자리공 • 207
미나리 • 318
미나리아재비과 • 230
미후도 • 306
민족도리풀 • 217
밀몽화 • 180
물오좀나무 • 242
믜자깃불휘 • 204

ㅂ

박과 • 171
박새 • 224
박주가리과 • 40, 186
박하 • 306

반하 • 307
밤(나무) • 118, 335
방풍 • 307
배초향 • 290
배추(김치) • 319
백개자 • 115
백동과(자) • 308
백두옹 • 309
백렴 • 183
백목련 • 320
백미(꽃) • 186
백미뿌리 • 186
백복령 • 52
백복신 • 56
백선(피) • 189
백선뿌리껍질 • 189
백수오 • 40
백시 • 309
백엽 • 88
백자인 • 92
백출 • 46
백합과 • 84, 102, 224, 279
범부채 • 310
범의귀과 • 211
벼과 • 146
변두 • 310
변두엽 • 310
보골지 • 192
보리 • 297
복령 • 52, 56
복분자(딸기) • 195
복숭아(나무) • 141, 300, 301
복신 • 56
봇 • 273
봉선자 • 140

봉선화 • 140
봉선화과 • 140
봉선화 • 140
부처손 • 131
부처손과 • 131
부추 • 291, 292
부텨손 • 131
북장출 • 50
비 • 198
비름과 • 254
비자(나무) • 198
비즈 • 198
비파나무 • 201
비파잎 • 201
뻐꾹채(뿌리) • 149
뽕나무 • 58, 314
뽕나무과 • 58, 158

ㅅ

사간 • 310
사삼 • 311
사철쑥 • 337
산딸기 • 195
산사나무 • 312
산사자 • 312
산수유(나무) • 312
산조인 • 313
산초나무 • 350
산형과 • 124, 270
살구나무 • 356, 357
삼 • 158, 302
삼릉 • 204
삼찌 • 158
삼지구엽초 • 336
삽듯불휘 • 46

삽주 • 46
상륙 • 207
상륙과 • 207
상산 • 211
상심(자) • 58
상엽 • 314
상지 • 314
상추 • 329
새박불휘 • 40
새삼삐 • 94
생강 • 285, 315
생지 • 62
생지황 • 62
서과 • 315
석란 • 214
석류(나무) • 316, 317
석류각 • 316
석류화 • 317
석위 • 214
석죽과 • 128
석창포 • 68
선지황 • 62
세뿔석위 • 214
세신 • 217
셕듁화 • 128
셕챵포 • 68
소나모진 • 72
소나무 • 72
소나무과 • 72, 98
소리쟁이뿌리 • 221
소목 • 317
소방목 • 317
소산 • 318
속새 • 174
속새과 • 174

372

속서근플 • 276
속썩은풀 • 276, 363
솔옷불휘 • 221
송자인 • 98
송지 • 72
송진 • 72
송향 • 72
쇠무릎 • 331
쇠비름 • 161
쇠비름과 • 161
수근 • 318
수련과 • 20, 76
수박 • 315
수수 • 352
수치 • 229
숙지황 • 66
순무 • 36
순비기나무 • 303
술위ᄂᆞ믈불휘 • 230
술패랭이꽃 • 128
숭람 • 152
숭채 • 319
숭채제 • 319
쉰무우 • 36
쉽싸리 • 257
시호 • 320
식초 • 350
신이 • 320
십자화과 • 36, 38, 115, 152
짯둘흡 • 80
뽕나모 • 58
씀바귀 • 288

ㅇ

아마존 • 186

아편 • 321
애기석위 • 214
앵두(나무) • 322
앵속각 • 322
앵자속 • 323
야국 • 16
야대황 • 221
야자(나무) • 323
야자과 • 245
야합피 • 267
약모밀 • 346
양귀비 • 321, 322, 323
양제근 • 221
양제대황 • 221
양파 • 361
양하 • 324
엉겅퀴 • 296
여뀌과 • 153
여로(두) • 224
여지(핵) • 324, 325
역삼열매 • 158
연교 • 325
연꽃 • 76, 326, 355
연실 • 326
연육 • 76
연자육 • 76
연화 • 326
열찌 • 158
영실 • 327
영하구기 • 30, 34
오가피 • 80
오갈피나무 • 80
오매 • 327
오미자 • 328
오수유 • 328

오이 • 359
오이풀 • 347
옥비 • 198
온죠롱 • 40
와거 • 329
완두 • 330
요고본 • 124
요람 • 152
용규 • 330
용안(핵) • 331
우슬 • 331
우엽 • 332
우자 • 332
욱리인 • 333
운목향 • 177
운향과 • 134, 189
울금 • 334
원추리(뿌리) • 279
원화 • 227
위령선 • 230
위모 • 334
유기노 • 233
유자(나무) • 335
육계 • 286
율무 • 337
율자 • 118, 335
으아리(뿌리) • 230
으흐름너출 • 260
은조롱 • 40
은행(나무) • 336
음나무 • 356
음양곽 • 336
의성개나리 • 325
의이인 • 337
이스라지 • 333

인동과 • 242
인진호 • 337
일본목련 • 367
임자 • 236

ㅈ

자괴나모겁질 • 267
자귀나무 • 267, 355
자리공(뿌리) • 207
자리공과 • 207
자소(자) • 338, 339
자완 • 239
자위 • 339
자작나무과 • 273
자초 • 340
작약 • 340
작약과 • 168
잔대 • 311
잣(나무) • 98
장미과 • 137, 195, 201
장불로 • 207
장엽대황 • 299
쟈리공불휘 • 207
저근백피 • 341
적복령 • 52
적소두 • 342
전황정 • 102
절굿대 • 149
점상권백 • 131
접골목 • 242
접시꽃 • 362
정향(나무) • 342
제니 • 343
제채(자) • 344
졀국대 • 149

조각자(나무) • 345
조팝나못불휘 • 211
조협 • 345
족두리풀(뿌리) • 217
종려(피) • 245
주목과 • 198
주엽나무 • 345
죽순 • 346
중국고본 • 124
중마황 • 164
쥐방울덩굴과 • 217
즙채 • 346
지골피 • 34
지실 • 347
지유 • 347
지치 • 340
지황 • 62, 66
진황정 • 102
질경이 • 348
질경이택 • 353
질려자 • 248
집우디기 • 121
찔레나무 • 327

ㅊ

차전자 • 348
차즈기 • 338, 339
참깨 • 106
참깨과 • 106
참나무과 • 118
참당귀 • 295
참소리쟁이 • 221
참여로 • 224
참외 • 289, 349
창출 • 50

천궁 • 292
천남성과 • 68
천마 • 348
천문동 • 84
천초(근) • 251
철선련 • 230
첨과 • 349
청상자 • 254
초 • 350
초마황 • 164
초엽 • 350
초피나무 • 350
촉초 • 350
촉칠 • 211
총백 • 351
출촉 • 352
측백나무 • 88, 92
측백나무과 • 88, 92
측백엽 • 88
측빅나모 • 88
층층갈고리둥굴레 • 102
치자(나무) • 352

ㅋ

코리앤더 • 271
콩 • 296, 297
콩과 • 24, 28, 112, 192, 267
큰절굿대 • 149
큰조롱 • 40

ㅌ

택란 • 257
택사 • 353
탱자나무 • 347
털마삭줄 • 143

토대황 • 221
토란 • 332
토목향 • 178
토사자 • 94
통초 • 260
통탈목 • 260
팅알 • 239

ㅍ

파 • 351
파고지 • 192
파란여로 • 224
팥 • 342
팥꽃나무(꽃망울) • 227
팥꽃나무과 • 227
패랭이꽃 • 128
편두 • 310
포도 • 354
포도과 • 183
포제 • 229

ㅎ

하고초 • 354
하늘타리 • 288, 289
하수오 • 44
하엽 • 355
한년초 • 264
한년풀 • 264
한련초 • 264
할미꽃 • 309
합환피 • 267, 355
해동피 • 356
해송자 • 98
행실 • 356
행핵인 • 357

향유 • 357
향채 • 270
현삼과 • 62, 66
현호색 • 358
협죽도과 • 143
형개 • 358
호과 • 359
호과엽 • 359
호도 • 360
호두나무 • 360
호유자 • 270
호초 • 360
호총 • 361
홍시 • 361
홍천근 • 251
홍촉규 • 362
홍촉규엽 • 362
홍촉규화 • 362
화동 • 196
화동복분자 • 197
화마인 • 158
화살나무 • 334
화피 • 273
황금 • 276, 363
황기 • 363
황련 • 364
황벽(나무) • 364
황상산 • 211
황정 • 102
황촉규자 • 365
황촉규화 • 366
황화채근 • 279
회향 • 366
회화나모여름 • 24
회화나무 • 24, 28

후박 • 367
후추 • 360
훤초근 • 279
흑삼릉 • 204
흑삼릉과 • 204
흑지마 • 106
흑호마 • 106

A

Acanthopanacis Cortex • 80
Acanthopanax Root Bark • 80
Acanthopanax sessiliflorum • 80
Acori Graminei Rhizoma • 68
Acorus gramineus • 68
Albizzia julibrissin • 267
Albizziae Cortex • 267
Amaranthaceae • 254
Ampelopsis japonica • 183
Ampelopsis Radix • 183
Apocynaceae • 143
Araceae • 68
Araliaceae • 80, 260
Aristolochiaceae • 217
Artemisia anomala • 233
Artemisiae Anomalae Herba • 233
Asclepiadaceae • 40, 186
Asiasari Radix et Rhizoma • 217
Asiasarum heterotropoides var. mandshuricum • 217
Asiasarum Root and Rhizome • 217
Asiasarum sieboldii var. seoulense • 217
Asparagi Tuber • 84
Asparagus cochinchinensis • 84
Asparagus Tuber • 84
Aster Root and Rhizome • 239
Aster tataricus • 239
Asteris Radix et Rhizoma • 239
Atractylodes chinensis • 50
Atractylodes japonica • 46
Atractylodes lancea • 50
Atractylodes macrocephala • 46
Atractylodes Rhizome • 50
Atractylodes Rhizome White • 46
Atractylodis Rhizoma • 50
Atractylodis Rhizoma Alba • 46
Aucklandia lappa • 177
Aucklandiae Radix • 177

B

Balsaminaceae • 140
Betula platyphylla • 273
Betulaceae • 273
Betulae Cortex • 273
Brassica juncea • 115
Brassica rapa var. rapa • 36
Brassicae Semen • 115
Buddleja officinalis • 180
Buddlejae Flos • 180

C

Cannabis sativa • 158
Cannabis Semen • 158
Caprifoliaceae • 242
Caryophyllaceae • 128
Castanea crenata • 118
Castaneae Semen • 118
Celosia argentea • 254
Celosiae Semen • 254
Chrysanthemi Indici Flos • 16
Chrysanthemum indicum • 16
Citri Semen • 134
Citrus reticulata • 134
Citrus unshiu • 134
Clematidis Radix • 230
Clematis chinensis • 230
Clematis hexapetala • 230
Clematis manshurica • 230
Compositae • 149, 177, 233, 239, 264
Compositae • 16, 46, 50
Convolvulaceae • 94
Coriandri Fructus • 270
Coriandrum sativum • 270
Crassulaceae • 121
Cruciferae • 36, 38, 115, 152
Cucurbitaceae • 171
Cupressaceae • 88, 92
Cuscuta chinensis • 94
Cuscutae Semen • 94
Cynanchi Atrati Radix et Rhizoma • 186
Cynanchi Wilfordii Radix • 40
Cynanchum atratum • 186
Cynanchum versicolor • 186
Cynanchum wilfordii • 40

D

Dalbergia odorifera • 112
Dalbergiae Odoriferae Lignum • 112
Daphne genkwa • 227
Dianthi Herba • 128
Dianthus chinensis • 128
Dianthus superbus var. longicalycinus • 128
Dichroa febrifuga • 211
Dichroae Radix • 211
Dictamni Radicis Cortex • 189
Dictamnus dasycarpus • 189
Dictamnus Root Bark • 189

E

Echinops latifolius • 149
Echinops setifer • 149
Eclipta prostrata • 264
Ecliptae Herba • 264
Ephedra equisetina • 164
Ephedra Herb • 164
Ephedra intermedia • 164
Ephedra sinica • 164
Ephedraceae • 164
Ephedrae Herba • 164
Equisetaceae • 174
Equiseti Herba • 174
Equisetum hyemale • 174
Eriobotrya japonica • 201
Eriobotrya Leaf • 201
Eriobotryae Folium • 201
Euryale ferox • 20
Euryale Seed • 20
Euryales Semen • 20

F

Fagaceae • 118
Fresh Rehmania Root • 62

G

Genkwae Flos • 227
Gramineae • 146

H

Hemerocallidis Radix et Rhizoma • 279
Hemerocallis fulva • 279
Hylotelephii Herba • 121
Hylotelephium erythrostictum • 121

I

Impatiens balsamina • 140
Impatientis Semen • 140
Inula helenium • 178
Isatidis Folium • 152
Isatis indigotica • 152

J

Juncaceae • 155
Junci Medulla • 155
Juncus effusus • 155
Juncus Medulla • 155

L

Labiatae • 236, 257, 276
Leguminosae • 24, 28, 112, 192, 267
Ligustici Tenuissimi Rhizoma et Radix • 124
Ligusticum jeholense • 124
Ligusticum sinense • 124
Ligusticum tenuissimum • 124
Liliaceae • 84, 102, 224, 279
Loganiaceae • 180
Lycii Fructus • 30
Lycii Radicis Cortex • 34
Lycium barbarum • 30, 34
Lycium chinense • 30, 34
Lycium Fruit • 30
Lycium Root Bark • 34
Lycopi Herba • 257
Lycopus Herb • 257
Lycopus lucidus • 257

M

Madder Root • 251
Momordica cochinchinensis • 171
Momordicae Semen • 171
Moraceae • 58, 158
Mori Fructus • 58
Morus alba • 58
Moutan Radicis Cortex • 168
Moutan Root Bark • 168
Mustard Seed • 115

N

Nelumbinis Semen • 76
Nelumbo nucifera • 76
Nelumbo Seed • 76
Nymphaeaceae • 20, 76

O

Orixa japonica • 212

P

Paeonia suffruticosa • 168
Paeoniaceae • 168
Palmae • 245
Pedaliaceae • 106
Perilla frutescens var. japonica • 236
Perillae Japonicae Semen • 236
Persicaria tinctoria • 153
Phragmites communis • 146
Phragmitis Rhizoma • 146
Phytolacca americana • 207
Phytolacca esculenta • 207
Phytolaccaceae • 207
Phytolaccae Radix • 207
Pinaceae • 72, 98

Pini Koraiensis Semen • 98
Pini Resina • 72
Pinus densiflora • 72
Pinus koraiensis • 98
Polygonaceae • 44, 152, 221
Polygonati Rhizoma • 102
Polygonatum cyrtonema • 102
Polygonatum falcatum • 102
Polygonatum kingianum • 102
Polygonatum Rhizome • 102
Polygonatum sibiricum • 102
Polygoni Multiflori Radix • 44
Polygonum multiflorum • 44
Polygonum Multiflorum Root • 44
Polygonum tinctorium • 152
Polypodiaceae • 214
Polyporaceae • 52, 56
Poria • 52
Poria cocos • 52, 56
Poria Sclerotium • 52
Poria Sclertum Cum Pini Radix • 56
Portulaca oleracea • 161
Portulacaceae • 161
Portulacae Herba • 161
Prepared Rehmannia Root • 66
Psoralea corylifolia • 192
Psoraleae Semen • 192
Pyrrosia lingua • 214
Pyrrosia petiolosa • 214
Pyrrosia tricuspis • 214
Pyrrosiae Folium • 214

R

Ranunculaceae • 230
Raphani Semen • 38

Raphanus sativus • 38
Raphanus Seed • 38
Rehmannia glutinosa • 62, 66
Rehmanniae Radix Preparata • 66
Rehmanniae Radix Recens • 62
Rhapontici Radix • 149
Rhaponticum uniflorum • 149
Rosa Fruit • 137
Rosa laevigata • 137
Rosaceae • 137, 195, 201
Rosae Laevigatae Fructus • 137
Rubi Fructus • 195
Rubia akane • 251
Rubiaceae • 251
Rubiae Radix • 251
Rubus chingii • 196, 197
Rubus coreanus • 195
Rubus Fruit • 195
Rumecis Radix • 221
Rumex aquaticus • 222
Rumex chalepensis • 221
Rumex japonicus • 221
Rutaceae • 134, 189

S

Sambuci Lignum • 242
Sambucus williamsii var.
   coreana • 242
Saxifragaceae • 211
Scrophulariaceae • 62, 66
Scutellaria baicalensis • 276
Scutellaria Root • 276
Scutellariae Radix • 276
Selaginella pulvinata • 131
Selaginella tamariscina • 131

Selaginellaceae • 131
Selaginellae Herba • 131
Sesami Semen Nigra • 106
Sesamum indicum • 106
Solanaceae • 30, 34
Sophora Flower • 28
Sophora japonica • 24, 28
Sophorae Flos • 28
Sophorae Fructus • 24
Sparganiaceae • 204
Sparganii Rhizoma • 204
Sparganium Rhizome • 204
Sparganium stoloniferum • 204

T

Taxaceae • 198
Tetrapanacis Medulla • 260
Tetrapanax papyriferus • 260
Thuja orientalis • 88, 92
Thuja Seed • 92
Thujae Orientalis Folium • 88
Thujae Semen • 92
Thymeleaceae • 227
Torreya grandis • 198
Torreya nucifera • 198
Torreyae Semen • 198
Trachelospermi Caulis • 143
Trachelospermum asiaticum • 143
Trachelospermum jasminoides var.
   pubescens • 143
Trachycarpi Petiolus • 245
Trachycarpus fortunei • 245
Tribuli Fructus • 248
Tribulus Fruit • 248
Tribulus terrestris • 248

Umbelliferae • 124, 270

Veratri Rhizoma et Radix • 224
Veratrum nigrum var. ussuriense • 224
Veratrum oxysepalum • 224
Vitaceae • 183

Zygophyllaceae • 248

저자의 주요 저서

허준이 한글 이름으로 정리한
동의보감 속 우리약초

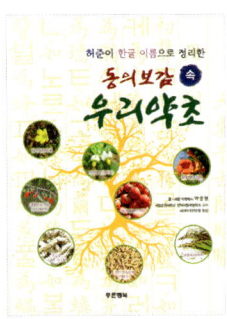

이 책은 우리나라의 의약품 공정서인 《대한민국약전(KP)》과 《대한민국약전외한약(생약)규격집(KHP)》에 수록된 약재 중에서 《동의보감》 탕액편에 조선시대의 한글 이름으로 기록된 약재를 찾아 처음으로 선보이는 책이다. 조선시대에 사용했던 한글 약초명이 현재 어떻게 변해왔는지 그 내용을 찾아보는 것도 중요한 자료라고 여겨 이 같은 책자 발간을 기획하게 되었다.
저자가 직접 촬영한 풍부한 약초, 약재 사진과 《동의보감》의 효능, 원문은 물론 약효해설, 《북한약전》의 효능, 약용법 등을 담았다.

724쪽 │ 4×6배판 │ 올 컬러 │ 값 48,000원

한글 이름 약초 188종
동의보감 한방약초

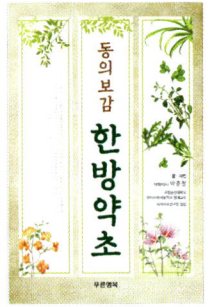

저자는 우리나라 의약품 공정서에 수록된 약재와 약초의 사진을 촬영하고 그 효능을 조사하는 작업을 꾸준히 해왔다.
우리나라의 두 가지 의약품 공정서인 《대한민국약전(KP)》과 《대한민국약전외한약(생약)규격집(KHP)》에 수록된 약재 중에서 《동의보감》에 조선시대의 한글 이름으로 기록된 약재와 약초를 찾아 정리했다.
약초와 비교 약초의 사진 그리고 약재의 기원, 《동의보감》의 효능, 한방 약미와 약성, 한방 효능, 약효해설, 《북한약전》의 효능, 약용법, 주의사항 등을 담았다.

784쪽 │ 4×6판 │ 올 컬러 │ 값 29,800원

식약처가 공인한 542종 한약(생약)·약용식물
약초 한약 대백과

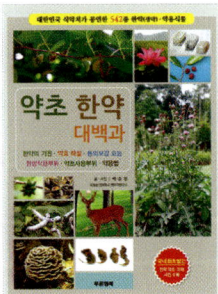

국내 최초로 대한민국 식품의약품안전처(식약처)에서 인정하는 모든 한약(생약)의 효능을 정리하고 해당 한약과 약용식물의 사진을 함께 게재하여 우리나라에서 처음으로 선보이는 책이다.
우리나라의 두 가지 공정서[대한민국약전, 대한민국약전외한약(생약)규격집]에 수록된 542종 한약(생약)의 명칭과 약용식물명, 기원, 그리고 이들의 한방 성미(性味)와 귀경(歸經)을 정리하고 약효해설과 약용법을 실어 독자 여러분들께 정확한 한방 정보를 제공하고자 했다. 각 한약의 《동의보감》과 《방약합편》 수재 여부도 조사하여 자료로서 활용도가 높도록 하였다.
각 항목마다 저자가 직접 촬영한 생생한 약용식물 사진은 물론 한약 사진도 함께 곁들였다. 즉 식약처에서 인정하는 한약의 식물학적 특성을 시각적으로 보여주기 위해 살아있는 식물의 다양한 모습을 풍부하게 실어 편집한 것이다.

1,192쪽 │ 4×6배판 │ 올 컬러 │ 값 86,000원

식약처가 공인한
식품 약초 한약 백과

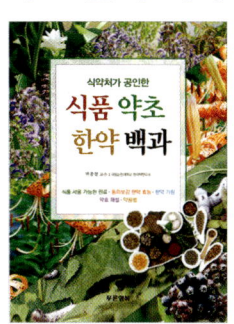

이 책은 대한민국 식품의약품안전처에서 공인하는 한약(생약)과 약용식물 그리고 식품에 사용할 수 있는 원료를 정리한 책이다. 《동의보감》 탕액편에 수록된 풀, 나무, 과일, 채소, 곡식의 효능과 해당 한약과 약용식물 사진도 함께 게재하여 백과로서 활용도가 높도록 하였다. 한약(생약)의 정부 공정서인 《대한민국약전(KP)》과 《대한민국약전외한약(생약)규격집(KHP)》에 수재된 의약품 중에 150종의 한약(생약)의 명칭, 약용식물명, 기원, 한방 성미(性味), 귀경(歸經), 약효해설 및 약용법을 실었다. 《동의보감》에 수록된 한약 가운데 713종의 약용 풀, 나무, 과일, 채소, 곡식의 효능과 이에 해당하는 한약 및 약용식물 사진을 곁들여 독자 여러분들께 정확한 한방 정보를 제공하고자 했다. 또한 식약처에서 인정하는 식품 사용이 가능한 4,894종의 원료를 수록했다. 즉 《식품공전》에 소개된 식품에 사용할 수 있는 원료인 식물 3,680종, 동물 941종, 미생물 69종, 기타 15종 그리고 식품에 제한적으로 사용할 수 있는 원료인 식물 145종, 동물 8종, 미생물 27종, 기타 9종을 이 책에 게재했다.

992쪽 | 4×6배판 | 올 컬러 | 값 62,000원

약차 제조법, 식약처 인정 약초·한약, 동의보감 약초·한약의 효능 수록
사계절 동의보감 약초 약차

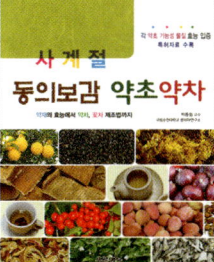

이 책은 32종의 한약과 약초(약용식물)의 효능 그리고 이를 이용하여 만들 수 있는 한방 건강약차의 제조법에 대해 기술하였다. 그리고 식약처가 인정한 한약(약용식물) 50종의 기원, 약효해설, 약용법을 소개했다.
또한, 《동의보감》이 간직해 온 약이 되는 나무 158종과 풀 266종의 효능에 대해서도 소개하여 한약과 건강식품에 관심 있는 분들의 제품 개발과 연구에까지도 도움을 드리고자 했다.
갈피마다 풍부하게 수록된 약초와 한약의 사진들은 독자 여러분들의 이해를 돕는 데 많은 도움이 될 것이라 기대한다.

528쪽 | 4×6배판 | 올 컬러 | 값 32,000원

요리와 약으로 쓰는
향신료 백과

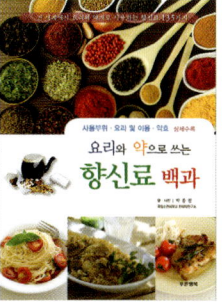

전 세계에서 요리와 약재로 사용하는 향신료 135가지에 대하여 사용부위, 요리 및 이용법, 약효에 대해 상세히 수록한 향신료 백과이다. 우리나라에서 처음으로 선보이는 향신료 효능 전문서적으로서, 저자가 10여 년 동안 수집한 방대한 사진 자료를 곁들여 상세하게 해설을 함으로써 '향신료 도감'으로서도 손색이 없다.
총 3개의 장으로 구성된 이 책에는 97종의 향신료와 38종의 향기가 나는 한약 등 135종의 향(香) 식물을 수록하였고, 각 식물들의 재배지, 효능, 요리법, 약용법을 소개했다. 또한 국내, 국외의 향신료와 허브를 화보로 편집하여 시각적인 이해도 도왔다. 아울러 향이 있는 식물 중에는 식품으로 사용하지 않는 약용식물과 향기가 나는 한약(방초, 芳草)도 함께 게재하여 가급적 다양한 한방 정보를 제공하고자 했다.

496쪽 | 4×6배판 | 올 컬러 | 값 32,000원

저자의 주요 저서

건강에 좋고 영양성분도 풍부한
약이 되는 열대과일

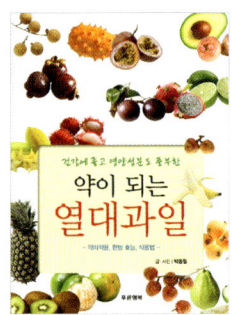

필리핀, 베트남, 태국, 인도네시아, 캄보디아, 라오스, 미얀마, 프랑스, 스페인, 일본, 그리고 한반도 등에서 건강에 좋은 데다가, 영양성분도 풍부한 열대과일 81종을 조사하여 저술한 책이다. 열대과일의 약리작용과 한방 효능, 그리고 식용법을 저자가 직접 촬영한 사진과 함께 알기 쉽게 소개하고 있다. 각 나라마다 부르는 열대과일의 이름도 소개하고 있다.

우리나라에서 처음으로 선보이는 열대과일의 효능을 설명한 이 책을 통해 식품 분야는 물론 한의약 분야의 학생을 포함한 과학자와 실무에 종사하는 분들께도 도움이 되길 바란다.

408쪽 | 4×6배판 | 올 컬러 | 값 28,600원

약용식물원·한약시장과 재배지·한의약대학 수록
중국약용식물과 한약

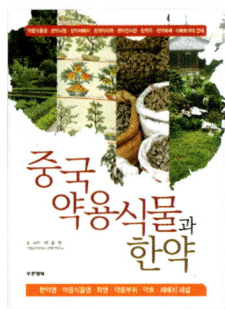

이 책을 통해 중국에서 접할 수 있는 한약에서부터 희귀한 남방 약용식물에 이르기까지 주요 재배지와 약용식물원, 한약시장 등 한약의 전반을 이루는 현장을 만날 수 있다. 더불어 중국의 한약전시관, 한의약대학, 한방약국, 한약축제 등을 찾는 여정도 수록하였다.

시쌍반나 열대식물원, 시쌍반나 남약원, 하이난성 약용식물원 등 약용식물원 17곳, 막대한 한약 물동량을 실감케 하는 안궈 한약시장, 광저우 한약시장을 포함한 8군데의 한약시장 그리고 감초, 마황, 삼칠, 서양삼, 대황 등 19곳의 한약 재배지를 안내하였다. 티베트의 전통의약책인 《사부의전》을 비롯한 장(藏)문화 3곳도 티베트 인근 지역에서 그리고 일본과 한국의 전시관을 통해 만날 수 있다.

568쪽 | 4×6배판 | 올 컬러 | 값 29,800원

대표적인 일본의 약용식물원과 한방약 자료 총망라
일본 약용식물 한방약 도감

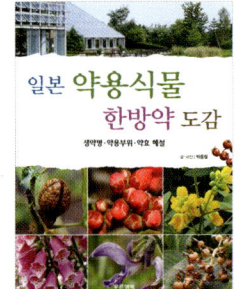

이 책은 일본의 대표적인 약용식물원과 한약자료관, 전시 중인 희귀식물 등을 도감 형식으로 소개하여 일본의 자연 식물을 관찰하고 여행을 겸할 수 있도록 하였다.

저자가 수년 동안 현지에서 직접 촬영한 수천 장의 사진 중 800여 장을 추리고 자료를 정리하였으며, 일본 약용식물원이나 한약자료관 탐방 및 연구를 위한 지침서 또는 안내서가 거의 없는 실정에서 자료로서의 가치가 크다고 하겠다.

아울러 이 책에 나오는 20여 곳을 직접 찾아가볼 수 있도록, 각 약용식물원이나 한약자료관 등의 인터넷 홈페이지 주소와 약도를 게재하였다. 특히 일본 한방 관련 기관과 약대 홈페이지를 게재하여 독자들이 일본 한약 자료 등을 쉽게 찾아볼 수 있도록 하였다.

448쪽 | 4×6배판 | 올 컬러 | 값 28,000원

프랑스 파리에서 핀란드 헬싱키까지 식물원, 궁전, 공원, 시장의 약초
유럽의 약초와 식물원

이 책은 유럽의 식물원, 궁전과 정원, 길거리에서 자라는 약초들의 사진과 효능 그리고 그곳 자료를 정리하여 제작한 서적이다.

찾은 나라는 서유럽의 프랑스, 스위스, 오스트리아, 독일, 벨기에, 동유럽의 체코, 남유럽의 크로아티아, 스페인 그리고 북유럽의 핀란드, 스웨덴, 노르웨이, 덴마크, 에스토니아의 13곳이다. 체코의 카를대학교 식물원을 포함한 12곳의 식물원, 프랑스의 헝지스 국제시장을 포함한 6곳의 시장, 오스트리아의 헬브룬 궁전을 포함한 12곳의 궁전과 정원 그리고 알프스와 유럽 길거리에서 자라는 약초의 사진과 그곳 자료를 조사하여 책자에 게재했다.

관심 있는 독자들이 개인적으로 찾아갈 수 있는 길라잡이 역할을 하고자 이들 장소의 주소, 홈페이지와 지도도 함께 실었다.

404쪽 | 4×6배판 | 올 컬러 | 값 26,800원

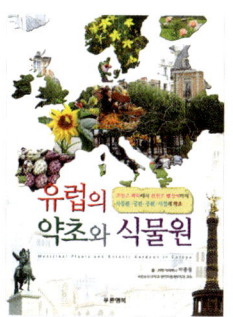

아시아 · 유럽 · 아메리카 · 아프리카의 약초와 향신료 · 열대과일 106종의 효능 및 이용법 수록
세계의 약초와 향신료

이 책은 '세계의 약초 특별전'에서 전시된 다양한 약초와 향신료 · 열대과일의 효능 및 이용법 등을 상세한 사진과 함께 수록하고 있다.

책에서 소개하는 식물은 육종용, 쇄양, 유향, 침향, 몰약, 아위 같은 세계의 희귀 약재와 가시오갈피나무, 강황, 만삼, 바위솔, 참당귀 등의 약초 그리고 레몬그라스, 월계수, 재스민 같은 향신료와 나한과, 두리안, 백향과 등의 열대과일이다.

또한 이 책에서는 체코의 카를대학교 식물원, 오스트리아의 잘츠부르크대학교 식물원, 크로아티아의 자그레브 식물원, 인도네시아의 보고르 식물원을 포함한 12개 나라의 식물원 23곳도 소개하고 있다.

336쪽 | 신국판 | 올 컬러 | 값 22,000원

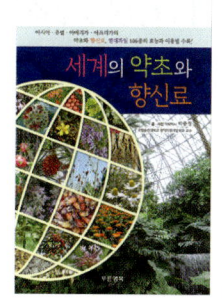

식약처가 인정하는 463종 약초의 약효 · 동의보감 효능 · 약용법을 정리한
한국의 약초

이 책은 우리나라에서 처음으로, 식약처에서 공인하는 약용식물 가운데 국내에서 자라는 약초 463종의 효능을 정리하고, 각 약용식물과 그 한약 사진을 함께 게재한 서적이다. 그리고 한자로 된 약초의 한방 효능을 모두 우리말로 알기 쉽게 해석하여 병기한 점이 이 책의 가장 큰 특징이자 자랑이다.

의약품 공정서에 수재된 한약(생약) 가운데 우리나라에서 자라는 약초의 기원, 한방 효능, 한방 성미(性味)와 귀경(歸經), 약효해설 그리고 약용법을 실어 독자 여러분들께 정확한 한방 정보를 제공하고자 한 것이다. 각 한약은 《동의보감》 효능의 원문과 번역문도 함께 소개하여 자료로서의 활용도를 높였다.

1,048쪽 | 4×6배판 | 올 컬러 | 값 58,000원

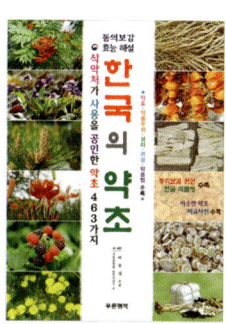

저자의 주요 저서

셰프들이 즐겨쓰는
향신료 · 허브 따라잡기

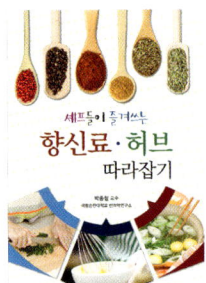

이 책은 셰프들이 즐겨 쓰는 향신료 · 허브의 효능과 이용 방법에 대해 설명한 백과이다. 향신료 · 허브의 효능 전문서적으로서, 저자가 10여 년 동안 수집한 방대한 향신료와 허브의 식물 사진과 함께 상세하게 해설을 함으로써 '향신료 허브 도감'으로서도 손색이 없다.
총 2개의 장으로 구성된 이 책에는 114종의 향신료와 허브 식물을 수록하였고, 각 식물들의 재배지, 효능, 요리 및 이용법 등을 소개했다.
독자들에게 식용과 약용으로 폭넓게 쓰이는 향신료 · 허브에 관한 유익한 정보를 전달하고, 다양한 식물에 관심을 가지고 연구할 수 있게 하는 계기가 되기를 기대한다. 요리 분야 등에서 실무에 종사하는 분들 그리고 식품영양학, 식품공학, 조리학, 자원식물학 등의 분야에서 공부하는 학부생, 대학원생을 포함한 전공 학자들께 실질적인 도움이 되기를 바란다.

431쪽 | 4×6판 | 올 컬러 | 값 19,800원

현대의학의 기능성 물질과의 만남
동의보감 속 한방약초 · 약재 · 약차 · 꽃차 · 약술

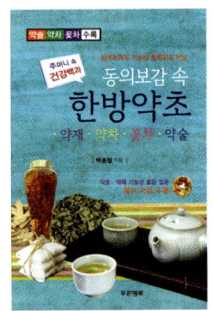

이 책은 32종의 한약과 약용식물의 효능 그리고 이를 이용하여 만들 수 있는 한방 약차와 약술의 제조법에 대하여 기술했다. 특히 한약과 약용식물의 기능성 및 약효에 대한 특허자료도 수록하였다.
무병장수 한약 21종, 동의보감 속의 약이 되는 나무 158종과 풀 266종의 효능에 대해 소개하여 한약과 건강식품에 관심 있는 분들의 제품 개발과 연구에 유용한 정보를 제공한다.
'주머니 속 건강백과'라는 부제가 붙은 이 책은 휴대가 용이한 포켓북으로 편집되었지만 실용적인 정보와 다양한 사진을 수록함으로써 약초도감으로 활용하는 데 손색이 없도록 하였다.

468쪽 | 4×6판 | 올 컬러 | 값 19,800원

한의학 · 한약학 · 약학 · 식품학의 지침서
생약 · 한약 · 기능식품 통섭사전

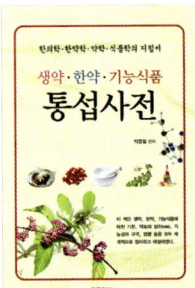

이 책에서는 생약, 한약, 식품에 대해 기술하였다. 생약편에는 의약품 공정서에 수록된 내용을 종합하여 생약의 기원, 라틴생약명, 이명 또는 영명을 수록하였다. 한약편에는 동의보감에 수재된 약이되는 채소, 과일, 풀, 나무, 곡식, 짐승의 효능을 기재하였다. 식품편에는 식품공전 속의 식품 원료와 건강기능식품의 개별 기준 및 규격을 실었다. 생약, 한약, 천연물, 식품 분야가 서로 융합될 수 있도록 정리한 책이다.

656쪽 | 신국판 | 값 26,000원